이주강 교수의

# 도수치료사를 위한 임상 카이로프랙틱

이주강 교수의

# 도수치료사를 위한 임상 카이로프랙틱

이 주 강

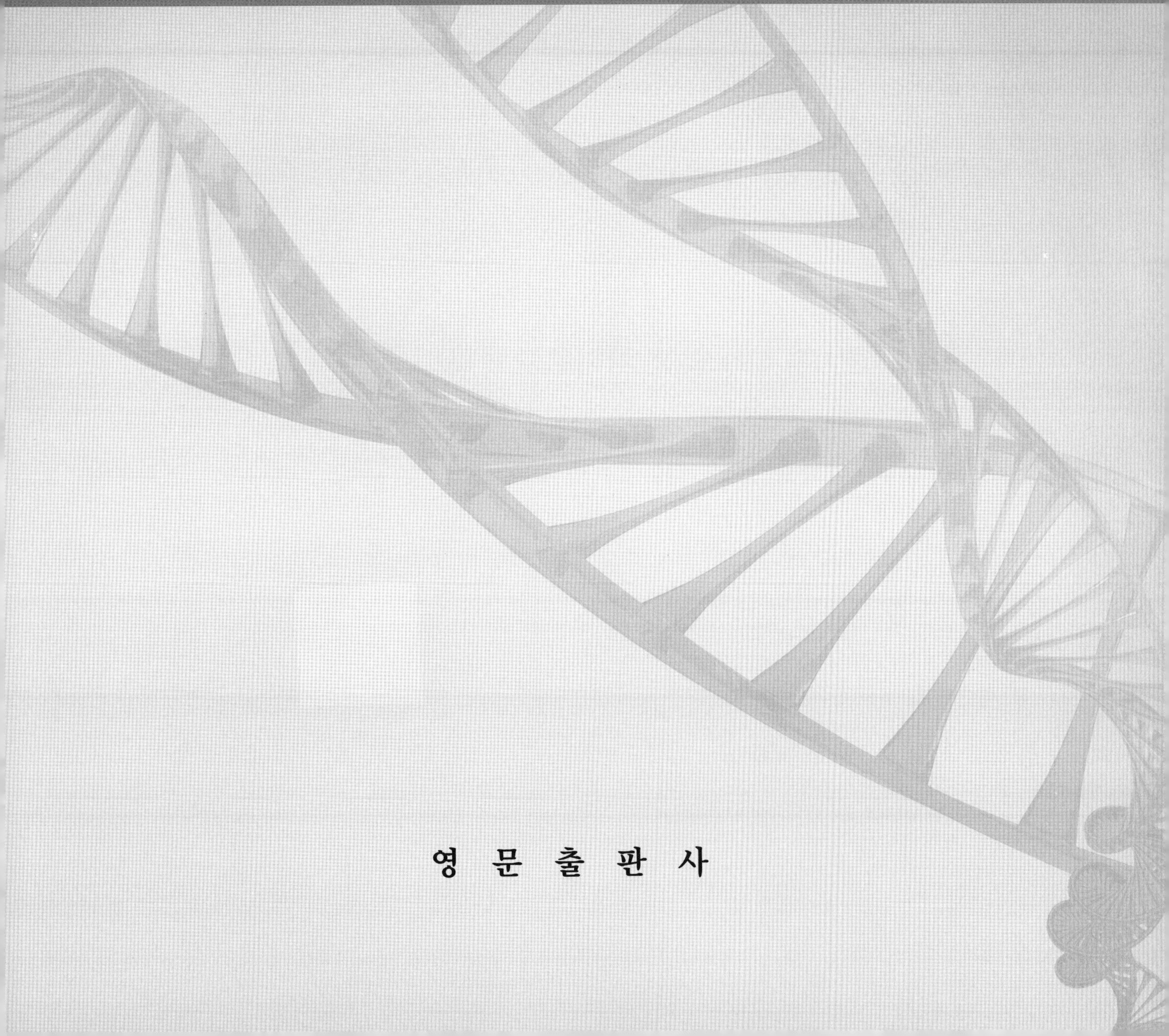

영 문 출 판 사

## 저자소개


이 주 강 D.C. 대한카이로프랙틱학회 학회장

나 강 호 을지로신경외과 물리치료실장
대한카이로프랙틱학회 이사, 교육위원 (instructor)

이 중 현 현대통증의학과 물리치료실장
대한카이로프랙틱학회 부학회장, 교육위원 (instructor)

안 성 현 바른몸한의원 과장
대한카이로프랙틱학회 부학회장, 교육위원 (instructor)

한 주 영 연세힐링재활의학과 물리치료사
대한카이로프랙틱학회 이사, 교육위원 (instructor)




이주강 교수의

**도수치료사를 위한 임상 카이로프랙틱**


2008년 6월 28일 초판발행
2015년 11월 30일 발행

저 자 : 이 주 강
발행인 : 박 병 조
발행처 : 도서출판 영문출판사
등 록 : 1987년 12월 21일 제2-419호
주 소 : 서울시 강남구 삼성동 69-1
전 화 : (02) 514-5590, 776-5590
팩 스 : (02) 756-8943
E-mail : yeongmunsa@empal.com
홈페이지 : www.ymsbook.net
정 가 : 40,000원
ISBN 978-89-7224-375-5 93510

이주강인

※ 파본은 교환해 드립니다.

# 머리말

카이로프랙틱 의학이 창시된지 올해로써 120년이다. 정확하게 120년 전인 1895년, 9월 18일, 카이로프랙틱 의학이 탄생한 것이다. 출판을 앞두고 머리말을 시작하려다 보니, 오늘부터 약 한달 반 정도 남았다. 나름대로 의미를 부여하고 싶은 마음에서 머리말을 이어나간다.

"척추의 구조적 기능과 신경계와의 섬세한 관계는 인체의 질병을 치료하고 건강유지를 위한 필수적 조건"이라는 서블럭세이션 임상철학은 카이로프랙틱 의학의 핵심이다. 북미 지역 국가들과 유럽 국가들을 포함하는 의료선진국가에서는 이미 오래전부터 제도화되어 국가 의료제도에 큰 몫을 담당하고 있다. 뿐만 아니다. 일본과 홍콩을 포함하는 다수의 아시아 국가에서도 이미 카이로프랙틱 의학은 제도적으로 정착되어 있으며 또한 국민건강을 위해 빠르게 제도화되고 있다. 불행하게도 현재까지 제도화되지 못하고 있는 국내 현실에서 이번 KCI 학회가 출판하는 이 책이 한국에서 카이로프랙틱의 미래를 밝혀주며 제도화에 한 발짝 더 가까워지는 초석이 되기를 바란다.

현 정부 차원에서도 카이로프랙틱 의학의 제도화에 대해 논의되고 있는 것으로 알고 있다. 그럼에도 불구하고 여전히 진행되고 있지 못하고 있는 데는 이유가 있다. 과학적으로 증명되지 않았다고 주장하는 의료계의 강력한 반대 때문일 것이다. 그것은 카이로프랙틱 의학에 대한 국내 의료계의 의도적인 무관심과 국민건강을 책임지고 있는 국내 의료계의 무책임 때문이라고 저자는 지적한다. 카이로프랙틱 의학에 대한 과학성, 임상적인 효율성과 안전성, 그리고 치솟고 있는 의료경비에 대한 카이로프랙틱 치료의 경제성은 세계적으로 존경받고 있는 공인된 연구 집단들의 논문을 통해 발표되었다: 미국의 RAND 보고서, 캐나다의 MANGA REPORT, 영국의 카이로프랙틱 보고서, 오스트렐리아 보고서, 뉴질랜드 보고서. 국가 차원에서 준비된 이러한 연구 보고서들은 여러 국가들에게 카이로프랙틱 의학을 제도화하는데 중요한 자료가 된 논문들이다. UN의 산하기관인 WHO 역시 카이로프랙틱 의학의 위치를 인정하고 있지 않는가!

이미 국내에서도 다양한 전문분야의 의료인 (MD, OMD, DDS)과 치료사 그리고 운동치료사들이 카이로프랙틱 의학의 필요성을 인지하고 나름대로의 교육 프로그램을 찾아다니며 교육받고 있다. 전문적 지식에 목말라 하고 있는 것이다. 그러나 미래를 바라보는 통찰력으로 인재를 배양시켜야 할 대학조차도 카이로프랙틱 교육을 허락받지 못하고 있는 현실에서 무분별한 카이로프랙틱 교육은 난립될 수밖에 없다. 이러한 현실은 카이로프랙틱 의학에 대한 불신임으로 이어질 수밖에 없다. 결과적으로 우리 국민들은 전문적인 카이로프랙틱 진료를 받지 못하고 또한 무책임한 진료행위로 인해 발생할 수 있는 우리 국민들의 불이익일 것이다.

이러한 국내 카이로프랙틱 현실을 보면서 대한카이로프랙틱 학회는 카이로프랙틱 전문서적 번역 작업에 중요성을 인지하고 지난 20여 년간 11권의 카이로프랙틱 전문서적을 출판했다. 이번 대한카이로프랙틱학회에서 출판하는 "이주강 교수의 도수치료사를 위한 임상 카이로프랙틱"은 카이로프랙틱 의학의 서블럭세이션 이론과 함께 척추의 기능해부학, 서블럭세이션 진단, X-ray 필름 분석, 그리고 카이로프랙틱 치료의 금기증에 집중하면서 자세하게 설명했다. 뿐만 아니라, 독자들이 쉽게 이해할 수 있도록 모든 어져스트먼트 프로시져들을 집중 촬영하여 환자 세팅, 임상가의 치료자세, 주동 손과 보조 손의 정확한 접촉점(contact point), 피부끌어당기기(tissue pull), 치료방향(Line of correction)이 시각적으로 이해될 수 있도록 준비되었다. 카이로프랙틱 의학의 전문성을 탐구하고자 하는 전문 의료인들과 임상가들에게 쉽게 접근할 수 있도록 노력했다.

이 책을 집필하는데 모든 과정을 함께한 공동저자, 나강호 (을지로 신경외과 의원), 이중현 (현대 통증의학과 의원), 한주영 (연세힐링 재활의학과 의원), 그리고 안성현 (바른몸 한의원) KCI 학회 교육이사님들에게 감사드린다. 그리고 이 책을 감수해주신 신원주 (미래로 으랏차 정형외과 의원), 심규대 (강남 우리들병원 마취과 원장), 주지신 (함께하는 치과병원 대표원장), 임준성 (바른몸 한의원 원장), 최병건 (한국 치과 원장), 이한구 (추자 한의원 원장), 김영준 (로뎀 재활의학과 원장), 오상호 (오상호 재활의학과 원장), 장재훈 (연세 자세굿 재활의학과 원장), 최유준 (웰 마취통증의학과 원장), 남건우 (춘해보건대학교 물리치료과 학과장), 김종복 (청운 한의원 원장)님께 감사드린다.

Doctors in future will seek the cause of disease from the spine....... from 히포크라테스의 저서 "Spine".

chiropractically yours,
이 주 강, DC
대한카이로프랙틱 학회 회장

# 추 천 사

근 골격계를 전공으로 하는 의사들 중 상당수는 카이로프랙틱의 유용성과 효과에 대해 아직도 의구심을 가지고 마사지나 지압 정도로 폄하해서 바라보는 이들도 분명히 있을 것이다. 본인 역시 대학병원 척추센터 교수로 근무하며 수술 위주의 치료를 시행 했던 시절 카이로프랙틱이라는 분야에 대해서 막연한 거부감이 있었다. '세상만사 모든 일은 아는 만큼 보인다' 는 말이 있다. 이주강 교수님의 가르침을 받고 나서야 카이로프랙틱이라는 것이 얼마나 유용하며 효과적인 치료 분야인지를 깨닫게 되었다. 정형외과 의사로서 10년 이상 환자를 보면서 그냥 원래 그런 것이다라고 간과한 - 그렇지만 환자는 그로 인해서 상당한 불편을 느끼는-증상들 혹은 상태들을 카이로프랙틱에서는 관심을 가지고 해결하기 위해 노력하는 모습은 상당히 놀라웠다. 물론 카이로프랙틱이라는 치료의 분야가 모든 문제를 해결할 수는 없다. 마찬가지로 기존의 증거기반의 의학(evidence based medicine)도 모든 문제를 해결할 수는 없다. 그렇지만 카이로프랙틱을 배워나가고 연구하며 보다 다양화되고 풍부해진 의료 지식과 경험으로 말미암아 여러 각도에서 효율적으로 환자를 치료 할 수 있게 되었음은 부정 할 수 없는 사실이다.

평생을 카이로프래틱이라는 학문을 탐구하고 그 진실에 접근하여 완성된 이 책은 카이로프랙틱 디버시파이드(diversified) 테크닉에 관한 의학사에 길이 남을 명저가 될 것임을 자신한다. 또한 언제나 열정적인 마음으로 후배들을 구도하시는 이주강 교수님께 찬사를 보내며 추천서의 영광을 주신 것에 대해서도 감사를 드리고 싶다.

정형외과 전문의 신 원 주 헌사

# 차 례

## Chapter 1 카이로프랙틱 역사와 변천과정



## Chapter 2 카이로프랙틱 패러다임



## Chapter 3 카이로프랙틱 방사선학

## Chapter 4 카이로프랙틱 용어



## Chapter 5 척추 서블럭세이션 리스팅 분석

## Chapter 6 경추 진단과 치료

## Chapter 7 흉추 진단과 치료

## Chapter 8 요추 진단과 치료

## Chapter 9 골반 진단과 치료

# 1

chapter one

# 카이로프랙틱 역사와 변천과정

전통적 Chiropractic과 현대적 Chiropractic 모두 검증될 수 있는, 그리고 검증될 수 없는 원리에 대해 이원론적인 모습을 보여주고 있다. 그러나 현대적인 Chiropractic 철학은 초기 Chiropractic 철학이 주장했던 심령주의적 이론(spiritualism)들로부터 탈피하고 새로운 주장을 세우고 있다. 임상경험을 통한 확신, 비판적 사고, 열린 마음 그리고 자연 질서의 존중, 이 모든 것을 현대 Chiropractic 학문은 주장하는 것이다. Chiropractic은 인체의 구조적 균형은 기능적 상태와 매우 밀접한 관계가 있다는 실제적이며 검증될 수 있는 원리와 함께 하며, 생명이란 스스로 유지한다고 주장하는 생기론적(vitalism) 이론에 대한 인식을 함께 하는 것이다.

## 1 척추 교정치료의 기록

카이로프랙틱 학문이 시작되기 전 시대에도 척추 교정을 통해 환자를 치료하려 했던 노력은 동양과 서양을 포함하는 여러 고대 국가들로부터 그 흔적들을 찾아 볼 수가 있었다. 물론 치료하는 환자의 대상은 주로 근골격계 질환이었으나 내과적 질환 역시 치료의 대상에 포함되었던 역사적 기록이 있다.

현대 의학의 아버지라고 하는 히포크라테스는 2000여 년 전 그의 저서인 "On Joint"에서 척추 교정 테크닉에 대한 상세한 설명과 함께 척추 측만증을 치료하기 위한 개념을 발표하였다. 치료를 위한 특수 척추 치료테이블을 이미 사용하였으며 그의 치료개념은 오늘날도 사용되고 있다. 뿐만 아니라 히포크라테스는 그의 저서에서 척주측만증과 척추 서블럭세이션으로 인해 발생하는 근골격계 질환과 내과적 질환들을 설명하였으며 척추치료의 필요성을 언급하였다.

태국에 있는 한 고대 사원에서 발견된 석상 사진을 보고 놀라움을 금치 못한 적이 있었다. 환자 골반을 교정하는 석상이었다. 골반 해부학에 비추어 볼 때 비교적 정확한 주동손의 위치 그리고 보조손의 접촉 위치, 그리고 시술자의 자세를 보면서 해부학에 대한 그들의 해박한 지식을 엿볼 수 있었기 때문이다. 척추 교정치료에 대한 이러한 역사적 흔적들은 우리 인간들이 보편적으로 경험하게 되는 척추의 질환과 관련된 통증의 결과라 볼 수 있다.

척추 교정치료에 대한 임상적 효율성에 대한 보고서와 논문들, Friar Thomas Moulinton의 "The complete Bone Setter" (1956), Johannis Scultetus의 "Surgeons Store House"(1964)은 의료인들을 통해 17-18세기까지 계승되어 왔으나 언제부터인가 척추치료에 대한 관심이 사라지기 시작하였다. 이유 중 하나는 척추 측만증 치료에 실망스러운 결과 때문이었을 것이다. 특발성 척추측만증에 대한 의학적 지식이 부족한 시대였기 때문이다. 그리고 특정한 질병들에겐 척추 교정 치료가 위험할 수 있다고 판단했었기 때문이다. 그 시대에 창궐 되었던 결핵과 매독과 같은 질병들은 척추를 손상시키고 척추 교정치료는 금기라는 사실을 몰랐기 때문이었다. 이러한 이유 때문이었는지 점차적으로 의사들은 척추 교정치료에 대한 관심을 잃어갔다. 하지만 요통, 좌골신경통, 류마티즘과 같은 척추질환을 앓고 있는 환자들은 여전히 척추 교정치료를 받기를 원하였다. 따라서 척추 교정치료에 대한 의학적 관심과 연구는 여러 의학자들로부터 지속되었다. 그리고 척추 교정치료에 대한 적응증은 단순히 근골격계 뿐 아니라 내과 질환을 포함한다는 여러 연구논문들이 발표되었다. 1845년 의학자 Monell은 급성 류마티즘 환자들을 관찰한 결과 환부와 관련된 척추부위에 압력이 가해진 현상을 발견하였다고 보고하였다. 1849년 의학자 Stanley는

"특히 복부와 골반강에 있는 내부 장기 질환들은 척추질환으로 인해 나타나는 신경장애와 관련이 있다"라고 발표하였다. 1843년 Royal College of Surgeon 회원인 Evans Riadore는 "인체 내 모든 장기는 척추신경과 연결되어 있기 때문에 척추신경에 가해진 자극으로 인해 발생하는 내과적 질환들과 척추 교정치료의 중요성에 대해 심도 있는 대화가 필요하다"라고 발표하였다. 그리고 제6번에서부터 제8번 흉추를 통해 나오는 척추신경에 가해진 자극이 소화계 질환의 원인이라는 것을 설명하였다. 그러나 척추 교정치료에 대한 반감이 강한 James Paget과 같은 의학자들은 이러한 주장들에 대한 이중성을 이렇게 설명 하였다. "효과 있는 척추 교정치료는 배우고, 효과 없는 치료는 무시하라." 의학자 Wharton Hood 는 척추 교정치료는 안전하고 효과적이라고 발표하였으며 상지와 하지 교정 테크닉에 대한 그의 저서 "Lancet"을 1871년에 출판하였다.

## 2 현대 의학의 초기 시대

18세기 후반까지도 의학은 원시적 단계를 벗어나지 못하고 있었던 시대였다. 이 시대에 흔하게 사용되었던 치료법 중에는 피를 흘리게 하여는 사혈요법(bloodletting) (그림 1-1), 몸을 정화 시킨다는 정화요법(Purge)들이 있었다. 미국의 초대 대통령인 George Washington의 예는 당대 의학의 정도를 충분히 말해주고 있는 사례일 것이다. 그는 어느 날 아침 심한 두통과 함께 몸에 이상 현상을 느끼면서 일어났다. 그리고 그의 주치의 James Craik는 즉각적으로 목에 상처를 내어 bloodletting 치료를 두 번이나 실행하였다. 그 날 오후 George Washington의 건강은 더욱 악화되고 있어 또 다시 bloodletting을 처방하였다. 결과적으로 대통령은 그 날 저녁 10시에 과다출혈로 사망하였다는 역사적 기록이 있다.

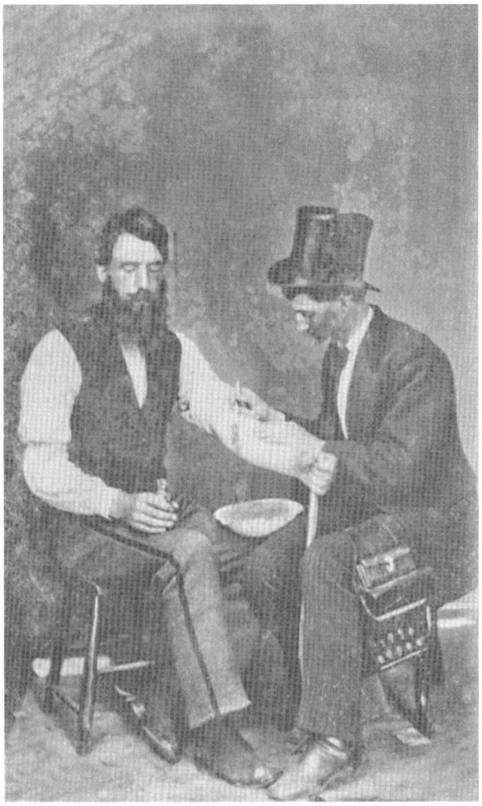

그림 1-1 유일하게 남아있는 3장의 사진 중 하나로써 1860년 사혈요법을 실행하는 모습이다.

미생물학의 발전과 함께 19세기 중반부터 의학은 원시적인 의학으로부터 발돋움하는 시기를 맞게 되었다. 세균들에 의해 질병이 발생한다는 세균이론이 시작 되었고 이에 따라 약물치료가 빠른 속도로 발전되기 시작하였다. 그 당시 사용되었던 주 약품들은 quinine, opium, alcohol, mercury, strychnine, arsenic과 같이 매우 위험한 약품들이 포함되었다. 뿐만 아니라 과감하게 실행되는 외과적 노력들은 환자들을 공포감에 휩싸이게 하였고 결과적으로 많은 환자들은 이러한 과정에서 수많은 희생이 따랐던 것이다. 이러한 의학적 환경은 각 가정의 어머니를 중심으로 의학에 반대하는 국민적 움직임이 조성되었으며 이것이 오늘날

"Know your body"라고 하는 교육 과정의 뿌리가 되었다. 이와 거의 같은 때에 미국 New Hampshire에 살고 있었던 Samuel Thompson은 자기 가족이 의사가 준 처방으로 인해 고통을 받고 사망하는 것을 본 후 자연의학을 독학하기 시작하면서 오늘 날 대체의학의 뿌리가 되는 학문을 시작하였다. 그의 의학철학은 단순히 의학의 독점을 철회하고 민주화하여 건강은 국민 각자가 지키고 책임져야 할 것이라고 주장하면서 "Friendly Botanical Society" 라는 학회를 창설하였다. 그리고 이 학회를 통해 다양한 치료법에 대한 교육을 시작하였다. 또한 미국 전체 인구의 약 1/4 (당시 미국 인구는 1700백만이었다)에 해당하는 국민들이 학회에 가입하여 Thompson 치료법을 서로 나누었다는 기록이 있다. 이 후에도 Sylvester Grahm은 당대의 의학을 반대하는 대국민적 건강 운동을 벌이고 "모든 과일과 채소는 생식으로 먹어야 한다. 그리고 정제되지 않은 빵을 먹어야 한다."고 주장하였다. 지금도 그의 이름은 자연 식품의 대명사가 되고 있다.

이러한 대국민적 운동은 당대의 의학을 뛰어 넘는 승리를 얻게 되었고 미국 내 여러 주는 제한적인 의사면허 제도를 변화시켜 비정규적인 치료법을 사용하는 임상가들에게 환자를 진료할 수 있는 새로운 면허 제도를 실시하게 되는 동기가 되었다. 그리고 이 성공적인 대국민적 움직임을 국민의학, 'People's Medicine' 이라고 하였다. 지금도 의학의 역사는 이 시대의 과도하게 도전적이었던 의학을 Heroic medicine 이라고 한다. 물론 당대의 제한된 의학지식으로 인한 발생한 착오 과정은 오늘날 놀라운 의학의 발전을 가져오게 한 밑거름이 되었다는 사실을 부정할 수 없는 것이다.

## 3 카이로프랙틱 역사의 시작

19세기의 의학은 무모할 정도로 도전적이며 원시적인 단계에 있었다. 그리고 당대의 약물치료와 수술로 인한 부작용으로 발생한 수많은 희생자들은 국민들로 하여금 또 다른 의학의 개념을 찾게 하였고 척추로부터 질병의 근본적 원인을 찾는 새로운 학문이 태어남을 기다리고 있었다. 1845년 캐나다에서 출생한 Daniel David Palmer(그림 1-2)는 1886년 미국 중서부 지방인 Iowa주로 이주하면서 인체 해부학과 생리학에 대한 연구를 시작하였으며 특히 중추신경과 인체의 모든 내장기는 신경망을 통해 연결된 사실과 함께 건강을 위한 신경계의 중요성을 깨닫게 되었다. 그리고 당시 의학이 주장하던 세균론에 대한 의구심을 갖게 되었다. 눈에 보이지 않는 작은 세균에 의해 질병이 발생한다면 생활환경이 동일한 가족 내의 생활 속에서 왜 한 형제는 질병을 앓고

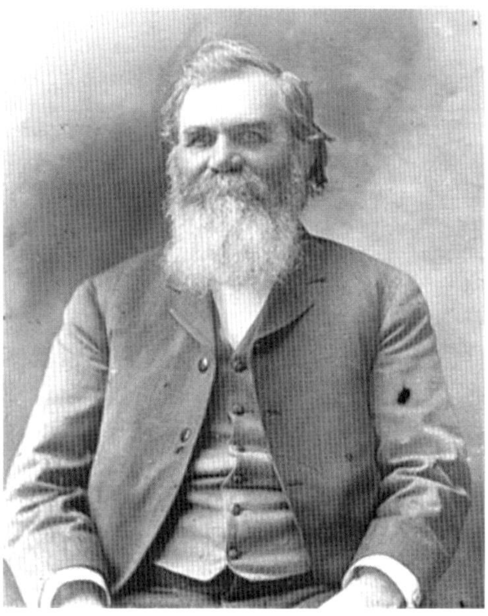

그림 1-2 카이로프랙틱 창시자 (Daniel David Palmer)

다른 형제는 건강을 유지할 수 있는가? 그리고 같은 음식을 먹고 같은 공기를 마시고 사는 형제들 간의 차이점은 신경기능에 있을 것이라는 생각을 하게 되었다.

Palmer 박사가 50세가 되던 1895년 9월 18일 Harvey Lillard라는 흑인이 찾아왔다. 17년 전 앉아서 일을 하다 갑자기 등 부위에 통증과 함께 소리가 난 후부터 아무 소리도 들을 수 없는 청각 장애가 발생하였다는 환자였다. 이 날 Palmer 박사는 Chiropractic 이라는 역사적인 순간을 맞게 됐다. 환자의 등을 자세히 관찰한 결과, 한 척추 마디(상부흉추)의 극돌기가 배열의 중심선에서 벗어나 뒤틀린 모습을 관찰한 후, 자신의 손으로 극돌기에 접촉하여 변위된 부위를 교정하였다. 그리고 흑인 환자의 청각장애는 즉각적으로 회복되었다는 기록이다. Palmer 박사가 기록한 또 한 사례는 심장질환 환자였다. 모든 치료법으로도 회복되지 않았던 심장질환을 가진 환자가 Palmer 박사로부터 제4번 흉추 교정치료를 받은 후 심장 기능이 완전히 회복된 것이다. 이 두 사례를 경험한 Palmer 박사는 변위된 척추를 Subluxation이라고 명명하였고 Subluxation은 중추신경으로부터 온 몸으로 흘러가는 생명의 흐름을 방해하여 질병의 원인이 된다는 Subluxation 이론을 주장하였다.

위 글에서도 언급 되었듯이 Palmer 박사만이 질병을 치료하기 위해 최초로 척추를 교정한 것은 아니었다. Palmer 박사 전 시대에도 많은 임상가들은 척추 교정 치료법을 사용하였다. 하지만 그들의 척추교정은 생체역학적 평가와 계획 없는 무작위적인 방법이었다. 그러나 Palmer 박사는 중심선에서 벗어난 극돌기를 평가하고 정확한 접촉점과 함께 계획된 방향으로 트러스트를 실행하는 척추교정 테크닉을 정립했다는 사실이다. 질병의 원인을 설명하는데 있어서 신경계의 중요성을 지적한 Subluxation 이론은 당대의 의학계를 놀라게 한 혁신적인 주장이었다. Palmer 박사보다 먼저 시작한 Osteopathy의학 역시 척추 교정치료의 중요성을 강조하였다. 그들은 질병의 근본적 원인을 설명하는데 Chiropractic의 Subluxation 이론과는 달리 뇌척수액과 임파 순환의 중요성을 강조한 것이 두 학문의 주요 차이점이다.

## 4 Chiropractic 철학

1895년 9월 18일 Palmer 박사는 지난 17년간 청각장애를 앓고 있었던 환자, Harvey Lillard를 성공적으로 치료한 후 아래와 같은 글을 남겼다.

He had been so deaf for seventeen years that he could not hear the racket of a wagon or the tickling of a watch. I made inquiry as to the cause of his deafness, and was told that when he was exerting himself in a cramped, stooping position, he felt something give way in his back and immediately became deaf. As examination showed a vertebra racked from its normal position, I reasoned that if the vertebra was replaced, the man's hearing could be restored. I racked it into position by using a spinous process as a lever, and soon the man could hear as before. There was nothing "accidental" about this as it was accomplished with an objective in view, and the result expected was obtained.

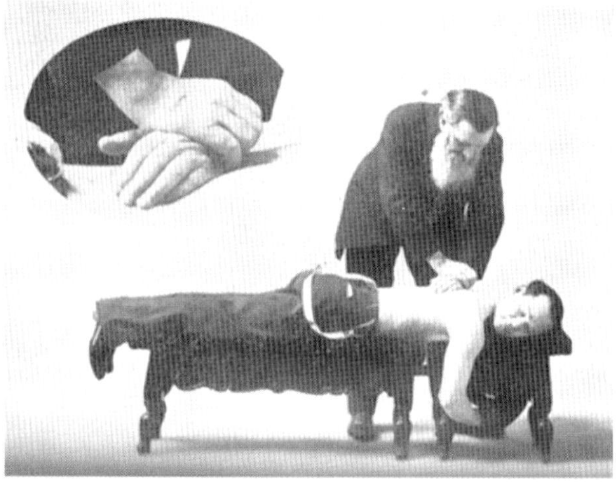

그림 1-3 D. D. Palmer 박사의 치료 모습

"그는 지난 17년 동안 시계소리도 들을 수 없었고 마차 바퀴 굴러가는 소리도 들을 수 없었다. 청각장애자가 된 사연을 묻자, 그는 이렇게 말했다. 어느 날, 좁은 공간에서 엎드리고 비틀린 자세로 열심히 일하고 있을 때 갑자기 그의 등에서 뭔가 움직이는 소리가 나면서 갑자기 모든 소리를 들을 수 없게 되었다. 나는 그의 등을 자세히 살펴본 결과, 그의 척추 하나가 정상적인 위치에서 벗어난 현상을 관찰했다. 이것이 청각장애의 문제라면 척추를 바르게 교정할 때 청각장애가 회복되지 않겠는가 생각했다. 그리고 나는 극돌기에 접촉하여 그 척추마디를 정상 위치로 회복시켰다. 그러자 그는 예전처럼 들을 수 있게 된 것이다. 이것은 우연한 일이 아니었고 목적을 달성시켰을 때 얻어진 예상된 결과였다."

위의 경험을 통해 얻어진 Palmer 박사의 Subluxation 이론은 순수한 신경 생리의 과학적 개념에서 얻어진 것이지만 새롭게 탄생한 Chiropractic의 임상 철학은 과학의 경계를 뛰어 넘는 형이상학적 개념까지도 포함하고 있었다. 그의 형이상학적 개념은 본유의 지혜 (innate intelligent), 우주의 지혜 (universal intelligent), 정신(mind), 생명(life), 그리고 영혼(soul)들이 인체의 건강과 생명력을 유지한다는 개념들을 포함하고 있었다. 여기서 말하는 universal intelligent, innate intelligent는 모든 생명체가 태어날 때 함께 존재하는 생명력으로서 신경망을 통해 모든 정보를 주고받아 인체 내 모든 생리적 활동을 조절하고 통제할 뿐 아니라 영혼과 정신까지도 건강한 상태로 유지하고 치유하는 본유의 지혜인 것이다. Chiropractic 역사학자들은 이러한 Palmer 박사의 두 개념을 형이상학적 생기주의 (Vitalism)와 과학(Science)이라는 이원적 개념으로 나눈다.

Palmer 박사는 일반의학과 Chiropractic의 뚜렷한 철학적 차이점을 다음과 같이 언급하였다. 일반의학은 질병의 원인을 과도한 환경변화의 결과라고 하였으나 Chiropractic은 좀 더 전신적인 관점으로 질병의 원인을 척추의 구조적 변화로 인한 신경 기능장애로 환경변화에 적응하지 못하게 되는 것이라고 지적하였다. 다시 말한다면 척추의 한 마디가 정상적 위치에서 벗어나 추간공을 통과하는 척추 신경근에 압박이 가해 질 때 그 신경은 innate intelligent의 정상적인 정보를 인체에 전달하지 못하고, 또한 인체로부터 환경변화에 대한 정확한 정보를 받지 못하기 때문에 병이 발생한다고 주장한 것이다. Palmer 박사는 대부분의 질병들이 이렇게 변위된 척추로 인해 발생한다고 지적하면서 나는 질병을 치유하는 것이 아니고 단순히 변위된 척추를 정상적인 위치로 회복시키는 것이라고 하였다.

1896년 Palmer 박사는 Palmer Institute and Chiropractic Infirmary 라는 이름으로 최초로 Chiropractic 대학을 설립하였다. 새롭게 탄생한 Chiropractic이란 말은 Palmer 박사님의 친한 친구이자 그의 환자인 Samuel H. Weed 목사에 의해 지어졌으며, Chiro는 '손' 이라는 뜻이며 practic은 '치료하다' 라는 뜻의 라틴어에서 온 것이다. 최초로 Chiropractic 대학을 설립한 Palmer 박사는 그 동안 저술한

글들을 함께 묶어 1910년 "Chiropractor' s Adjuster"라는 책을 출판하였다. 그는 이 책을 통해 일반의학의 대증적 약물요법에 대해 강한 비판적인 견해를 보였으며 모든 병에 대한 Chiropractic 치료의 잠재성을 강하게 주장하였다. 이로 인해 Palmer 박사는 의료계에 큰 파문을 만들어 비판의 대상이며 논쟁의 중심적 인물이 되었으나 질병에 관한 그의 혁신적인 새로운 주장은 당대에 성행하였던 약물치료에 대한 불신감과 함께 의학계에 새로운 빛을 밝혔다.

Chiropractic 역사를 논할 때 창시자인 Palmer 박사의 아들인 Bartlett Joshua Palmer에 대한 언급은 피할 수 없을 것이다(그림 1-4, 1-5). 그의 뛰어난 웅변술과 함께 강한 카리스마는 그의 30여권의 광대한 저서를 통해 잘 나타나고 있으며 라디오와 텔레비전 출연을 통한 숱한 그의 연설들은 오늘날의 Chiropratic을 가능하게 한 기폭제였다. 1904년 아버지인 Daniel David Palmer 박사로부터 대학을 이어받은 후 대학과 Chiropractic 학문을 대표하던 B. J. Palmer는 유능하고 강력한 조직 운영 능력으로 그를 반대하는 세력에게는 여지없이 힘을 발휘하였고 그를 따르고 추종하는 사람에게는 뜨거운 마음으로 포용하였다. B. J. Palmer를 만났던 사람들은 그에게서 풍겨나는 강한 에너지를 경험하면서 마치 종교적 경험을 갖는 듯한 느낌이었다 한다. 하얀색 양복에 어깨까지 내려오는 검은 머리, 그리고 가슴 아래까지 길게 맨 검은 실크 나비넥타이의 모습은 Chiropractic을 대표하는 인물로서 강력한 인상을 주었다.

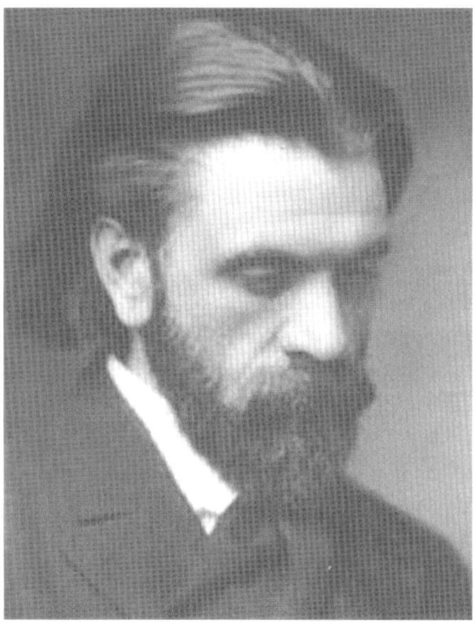

**그림 1-4 Bartlett Joshua Palmer**

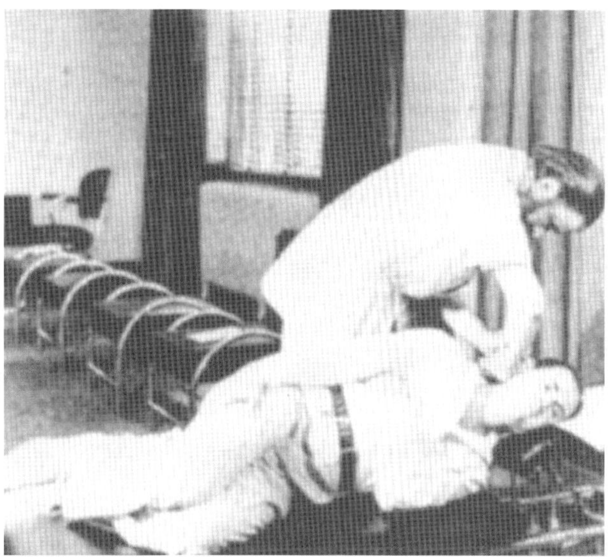

**그림 1-5 B. J. Palmer 박사의 치료 모습**

Palmer 대학이 소장하고 있던 인체 골격 박물관은 D. D. Palmer 박사에 의해 처음으로 설립 하였으나 그 후 B. J. Palmer에 의해 확장되어, 92년 미국의사협회 American Medical Association와 의과대학 교육부의 공식 방문단에 의해 당대 최고의 인간 척추 박물관이라는 칭송을 받았다. B. J. Palmer는 Roentgen 박사가 방사선을 발명한 13년 후 최초로 대학 내에 방사선 연구소를 설치하여 척추 엑스레이를 사용하였다. 1934년 그는 독일 의료진과 생리학자들의 협조를 통해 상부경추 척추관의 실제적인 모습을 소장하게 되었으며 이 분야에 대한 연구를 위해 특수 진료실을 설립하여 그 시대에 가장 어려운 환자만을 의뢰받아 Chiropractic 치료에 대한 연구를 실시하였다. B. J. Palmer는 미 서부에서 최고의 시설을 자랑하는 의료센터를 구축하여 모든 분야의 전문 의료진들을 고용하고 당대에 완벽한 의료 시스템과 진단센터를 설립하였다. 그는 또한 요양소를 건립하여 정신질환 환자를 위한 Chiropractic 치료실을 개설하였으며 학생들에게 충분한 진료경험을 쌓게하였다. 1935년 그는 최초로 오늘날 뇌파를 검사하는 뇌전도(electrocardiogram)의 최초 모델을 발명하여 척추와 뇌사이의 신경관계를 연구하였다. 1924년 그가 발명한 Neurocalometer를 사용하여 Subluxation의 위치를 진단할 수 있다고 보고하면서 Neurocalometer 없이는 누구도 효율적인 Chiropractic 치료를 할 수 없다고 발표하였다.

Chiropractic 철학에 관한 B. J. Palmer 개념은 생기론(vitalism)을 주장하던 아버지의 뜻을 그대로 수렴하였으나 그의 철학은 세 개의 뚜렷한 부분으로 다음과 같이 구별 되었다.

1) Chiropractic의 원리 …… Chiropractic에 대한 간단한 설명이며 다음과 같이 요약될 수 있다. Chiropractic 치료는 척추의 서블럭세이션을 회복시킴으로서 신경계의 기능을 정상화시키고 인체로 하여금 아무런 간섭 없이 스스로를 치료한다는 것이다. B. J. Palmer는 오랫동안 축적된 그의 임상경험을 근거로 후두골, 환추 그리고 축추 사이, 상부경추의 관절에 대한 중요성을 주장하였다. 이 부위에 발생하는 Subluxation은 건강을 유지시키는데 있어서 가장 큰 장애가 되는 주요 major Subluxation이라고 주장하였다. 그리고 그의 논리에 따라 Chiropractic 의사는 질병을 치료하는 것이 아니고 단지 Subluxation을 회복시키는 것이라고 주장하였다.

2) 큰 생각(Big Idea) …… 본유의 지혜에 대한 생명력(vitalism)으로서 Daniel David Palmer 박사로부터 이어받은 개념이다. 인체 내 본유의 지혜인 innate가 정상적으로 기능을 발휘할 때 인체는 항상 건강하고 완벽한 기능을 나타낼 수 있다는 것이다. B. J. Palmer가 주장한 Big Idea는 완벽한 감각 신경계에 대한 독특한 믿음이었다. 인체의 본유의 지혜와 우주의 지혜 사이의 관계를 설명하기 위한 B. J. Palmer의 above-down, inside-out 개념은 감각신경의 구심성 신경신호는 Subluxation 으로 인해 영향을 받지 않는다는 것을 뜻한다. Innate는 완벽한 기능을 발휘하기 위해 항상 충분한 정보를 갖고 있다. 만약 어떤 장애현상이 있다면 그것은 원심성 신경계에 문제가 있다는 믿음인 것이다. 물론 이러한 B. J. Palmer의 독단적 주장은 여러 Chiropractic 학자들로부터 도전을 받게 되었고 다양하고 새로운 Chiropractic 이론들이 주장되었다.

3) 건강과 질병 그리고 Chiropractic 치료에 대한 상세한 설명을 담고 있는 포괄적이며 특이한 생명체에 대한 견해

B. J. Palmer 박사는 1961년 5월 플로리다 주 Sarasota 시에 있는 그의 별장에서 Chiropractic 발전을 위한 자신의 뜨거운 열정과 함께 풍운아적인 삶을 마쳤다. 그는 여행가였고 성공적인 사업가였으며 또한 세계적인 예술작품들을 소장한 예술품 수집가로서 그 명성이 높았다. 무엇보다 그의 중요한 역사적인 업적은 오늘날의 Chiropractic을 가능하게 한 것이다.

Osteopathic 의학은 대증학적 일반의학에 흡수되어 정체성을 잃어버린 학문이 되었지만 현대 Chiropractic 철학은 mind-body 사이의 역동적 관계에 대한 믿음에 그 뿌리를 두고 있으며, 알지 못하고 이해 할 수 없는 힘에 대한 존재를 인지하고 과학의 한계를 인정한다. 그렇지만 냉철한 과학적 탐구 또한 새

로운 지식을 얻는데 매우 중요한 역할을 한다는 것을 인정한다. 이러한 현대적인 철학은 Chiropractic의 뚜렷한 정체성을 밝히고 과학과 예술로서 승화되는 것이다. Chiropractic 철학은 주류 의학으로부터 인정받기 원하거나 흡수되는 것을 원치 않는다. 다만 주류 의학과 협력하여 철학과 과학이 일치된 학문 발전을 통해 사회로부터 더욱 인정받기를 원하는 것이다.

전통적 Chiropractic과 현대적 Chiropractic 모두는 검증될 수 있는, 그리고 검증될 수 없는 원리에 대해 이원론적인 모습을 보여주고 있다. 그러나 현대적인 Chiropractic 철학은 초기 Chiropractic 철학이 주장했던 이론들을 부분적으로 탈피하고 새로운 주장을 내세우고 있다. 임상경험을 통한 확신, 비판적 사고, 열린 마음 그리고 자연 질서의 존중, 이 모든 것들을 현대 Chiropractic은 주장하는 것이다. Chiropractic은 인체의 구조적 균형은 기능적 상태와 매우 밀접한 관계가 있다는, 실제적이며 검증될 수 있는 원리와 함께 생명이란 스스로 유지한다고 주장하는 vitalism에 대한 인식을 함께 하는 것이다.

Chiropractic은 어느 특정한 계통의 질병을 치료하는 것이 아니다. 중추신경계와 몸 사이의 생물학적 대화를 방해하는 Subluxation을 치료하여 인체에 내재하는 innate intelligent를 깨우고 항상성을 회복시킴으로서 인체의 모든 기능장애를 회복시키기 위해 노력하는 학문이다.

# 2

chapter two

# 카이로프랙틱 패러다임

카이로프랙틱은 어느 특정한 계통의 질병을 진단하고 증세를 치료하는 대증의학적 학문 (allopathic medicine)이 아니다. 우리 몸은 건강이라는 최적의 상태를 유지하기 위해 뇌와 몸 사이에 끊임없이 이루어지고 있는 생물학적 대화를 통해 항상성, 즉 homeostatis가 유지되고 있는 것이다. 이 생물학적 대화가 척추에서 발생하는 외적 요인, Subluxation으로 인해 방해받거나 간섭 없이 정상적으로 이루어질 때, 인체에 내재하는 본유의 지혜(innate intelligent)는 스스로를 치료하고 건강을 유지하는 것이다. 카이로프랙틱 학문은 이 생물학적 대화가 척추를 통해 이루어지고 있다는 신경해부학적 그리고 신경생리학적 관계를 근거로 하여 척추에서 관찰되는 Subluxation을 회복시키는 학문이다.

의학사전에서 Subluxation은 아탈구라 설명한다. 가벼운 정도의 관절 부정열(misalignment)을 말한다. 그러나 카이로프랙틱 학문에서 말하는 Subluxation의 임상적 의미는 단순한 아탈구의 의미를 넘어 뇌와 몸 사이에 생물학적 대화를 간섭하고 방해하여 통증뿐 아니라 모든 질병발생의 근원적 요인이라는 의미를 담고 있으며 카이로프랙틱 학문의 임상 철학의 중심이다. 아래 그림을 통해 Subluxation의 의미를 되새겨보자.(그림 2-1)

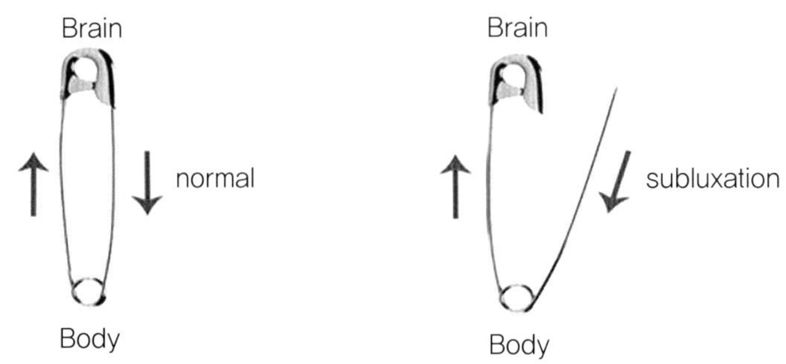


**그림 2-1 Safe pin cycle**

카이로프랙틱 역사의 시작은 청각장애 환자를 기적처럼 치료하면서 시작되었다. 이로 인해 초기 시대 카이로프랙틱 치료는 전반적인 질환을 대상으로 치료노력이 이루어졌으나 점차적으로 신경근골격계 계통의 질환들을 주로 치료하는데 역점을 두게 되었다. 이러한 현상은 카이로프랙틱 치료에 대한 질환별 만족도와 환자확보의 편리성으로 인한 것이라 생각된다.

카이로프랙틱 치료의 안전성과 효율성에 대해선 신뢰성 있는 다국적 연구 단체의 논문과 보고서를 통해 발표 되었으며 현재 대부분의 일반 의료보험과 미연방 그리고 주정부에서 운영하는 공공 의료보험 제도는 신경근골격계 질환에 대한 카이로프랙틱 치료에 대한 환자의 높은 만족도에 근거하여 일찍부터 보험 수가에 포함하고 있었다. 여러 연구단체와 학자를 통해 발표된 많은 논문과 보고서들은 카이로프랙틱 치료 효과에 대한 결과를 다양한 각도에서 발표하였다. 요통치료에 관한 비교 논문에서 보면 카이로프랙틱 치료가 일반 대증의학적 치료(약물치료, 수술요법)보다 안전하고 효율적이라는 사실을 높이 평가하는 사실을 보고하였으며, 중요하게 논문을 발표한 여러 연구단체 중 가장 신뢰성 높은 RAND 연구단체에서 발표된 논문은 신경장애가 없는, 그리고 경증 신경 장애가 있는 급성과 아급성 상태의 요통에 있어서

Chiropratic 치료는 어느 치료보다도 가장 훌륭한 결과를 보였다고 발표하였다.

만성 요통인 경우에서는 아직 결정적인 결론을 내리지 않고 있다. 하지만 의학자 Waggen과 Meade가 발표한 논문에는 만성 요통의 사례에서도 카이로프랙틱 치료의 우월성을 높이 평가하였다. 특히 Waggen은 허위적 척추교정 치료와 수련된 카이로프랙틱 치료를 비교 한 후 카이로프랙틱 치료의 임상적 효율성을 더욱 높이 평가하였다. Meade는 카이로프랙틱 치료와 일반 종합병원에서 치료하는 수많은 환자를 대상으로 비교 분석한 후 만성적인 심각한 요통환자 치료에 있어서 카이로프랙틱 치료의 효과성을 단기적인 효과 뿐 아니라 장기적인 효과에 있어서도 높이 평가하였다. 위와 같이 신뢰성 있는 연구단체들이 논문들을 통해  카이로프랙틱 치료의 효율성 을 높이 평가할 때 카이로프랙틱 학문은 다음과 같은 임상이론을 주장한다.

## 1 역학적 이론

역학적 가설에서 카이로프랙틱 치료는 신경근골격계 외상과 질환으로 인해 관련된 관절의 역학적 장애와 근조직 질환의 증세를 완화 또는 회복시키기 위해 집중된다. 역학적 장애로 인한 근질환들은 외상, 반복적인 역학적 스트레스, 나쁜 자세, 이상발육, 관절고착 현상, 정신사회적 요인, 노화 또는 퇴행성 질환 등으로 발생할 수 있다. 그리고 이러한 질환들에 대한 카이로프랙틱 치료의 범위는 매우 광범위하다. 그러나 임상적인 치료효과를 얻기 위해선 질환의 병리적 생리와 함께 충분한 수련기간을 통해 수기 테크닉을 정확하게 실행할 수 있는 지식이 있어야 한다.

카이로프랙틱치료는 통증과 염증현상을 완화시키고 악화되는 것을 예방하며 관절의 유연성을 증가시켜 치료를 돕는다. 근조직의 외상이 가벼운 경우에는 대부분의 경우 아무런 후유증이 없이 치유되나 외상의 정도가 심한 경우엔 치유과정에서 자연스럽게 발생하는 상처조직으로 인해 근조직의 탄력성과 유연성이 감소되며 그 근육조직의 기능이 감소된다. 외상 또는 수술로 인해 발생하는 비대칭적 상처조직 형성은 나아가 생체역학의 기능을 감소시킬 수 있다. 그러므로 근조직에 외상이나 퇴행성 현상으로 인해 근육구축 현상이 발생하여 관절이 경직되고 만성적인 통증이 발생하는 경우 관절과 근조직의 운동성과 기능이 회복되도록 집중적인 카이로프랙틱 치료가 요구되는 것이다. 카이로프랙틱 치료와 함께 근육 스트레칭, 근막이완 그리고 트리거 포인트 치료들이 포함되어야 한다.

카이로프랙틱 어져스트먼트는 피부조직을 끌어당기는 tissue pull, 관절놀이의 구역을 넘어 탄성 한계선까지 밀어 들어가는 point of tension 그리고 정확한 치료방향을 위한 line of correction 이라는 3과정에서 "트러스트, thrust"라는 테크닉을 사용하여 관절사이의 공간을 빠르게 분리시킴으로 관절통과 관절고착 현상에 기계적인 임상효과를 나타낸다. Subluxation 유형에 따라 위에 언급된 3과정을 정확하게 구사하지 못하고 트러스트를 가하면서 치료행위가 이루어진다면 만족스러운 어져스트먼트의 효과를 기대할 수 없을 뿐 아니라 오히려 관절생리를 악화시키는 역효과를 경험하게 될 것이다. 교정치료 과정 중 관절음이 흔히 발생한다. 이때 발생하는 관절음은 관절 내에 있는 활액의 압력변화로 인해 발생한다. 카이로프랙틱 치료 후 관절의 가동범위는 순간적으로 증가되며 Sandoz는 이 현상을 paraphysiological movement라고 하였다(그림 2-2). 치료교정 중 발생하는 관절음은 교정치료의 정확성을 항상 지적하는 것은 아니다. 또한 치료의 완성을 지적하는 것 역시 아니다. 정확한 치료는 Subluxation의 유형에 따라 이루어져야 하며 관절 기계수용체 신경기능을 정상화시킴으로써 완성되는 것이다. 그리고 결과는 가동범위, 촉진, 근력검사를 통해 검증될 수 있으며 이 현상을 객관화하기 위해 Neurocalometer와 같은 Subluxation 진단기를 사용할 수 있다.(그림 2-3, 4)

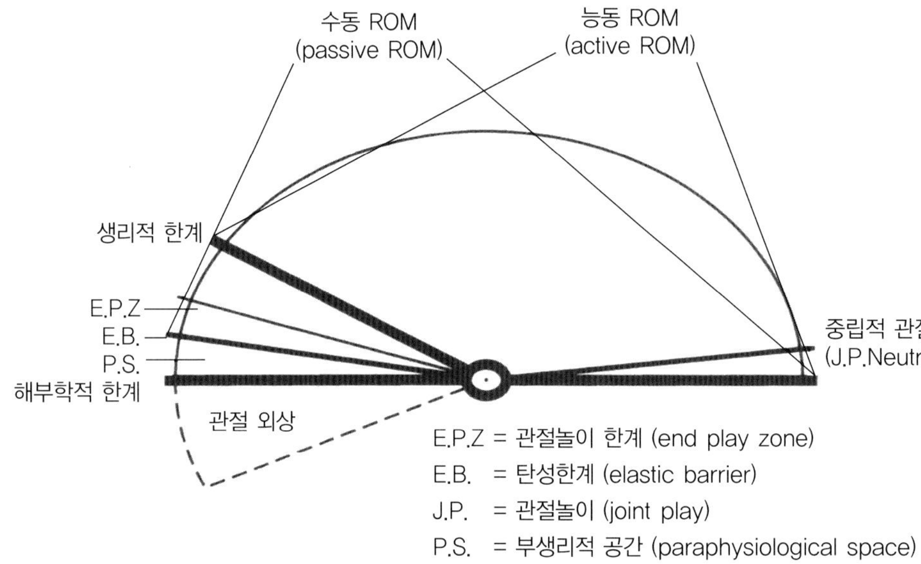


**그림 2-2 관절 운동 : 중립 위치에서 한쪽 방향으로의 관절 운동의 도식**

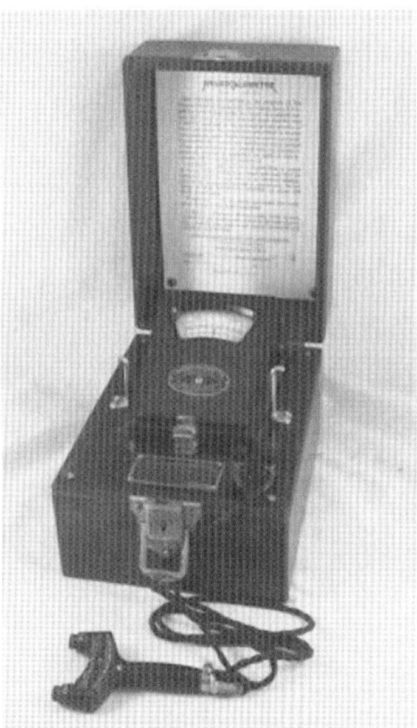

**그림 2-3 초기 Neurocalometer**

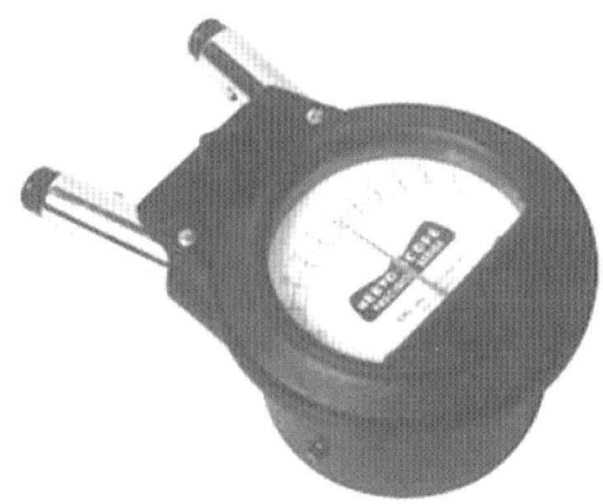

**그림 2-4 현재 Nervo Scope**

## 1.1 관절 고착 현상

관절간 고착 현상(inter-articular fixation)이란 관절 주위에 강력한 근육 긴장으로 인해 관절이 움직일 수 없게 되는 현상을 말한다. 이러한 현상은 척추 면관절(facet joint) 내에 있는 섬유성 지방조직(fibroadipose tissue) 때문이라고 주장한다. 이 섬유성 지방조직은 활액관절 내 압력변화에 따라 움직인다. 관절이 움직일 때 변화되면서 내부 압력이 높아질 때 밀려나오고, 반대로 내부 압력이 낮아질 때 빨려들어간다. 빨려 들어간 이 조직이 관절의 비정상적인 움직임으로 인해 발생하는 반사적인 과긴장 현상으로 섬유성 지방조직이 원래 위치로 밀려나오지 못하고 포착될 때 발생한다고 추측한다. 이러한 현상은 턱관절 그리고 척추관절 사이에서 관찰된다.

지속적으로 발생되는 연부조직의 과긴장 현상은 악순환을 조성하여 근육조직의 허혈현상과 함께 근육피로와 관절 기계수용체의 통각신경을 자극하고 통증을 유발시키게 된다. 이러한 현상은 카이로프랙틱 교정치료를 통해 관절 내에 갇혀있는 섬유성 지방조직을 탈출시키고 가동범위를 회복시키며, 악순환의 고리를 깨트리고, 기계수용체의 신경신호를 정상화하며, 결과적으로 통증을 완화시킨다. (그림 2-5).

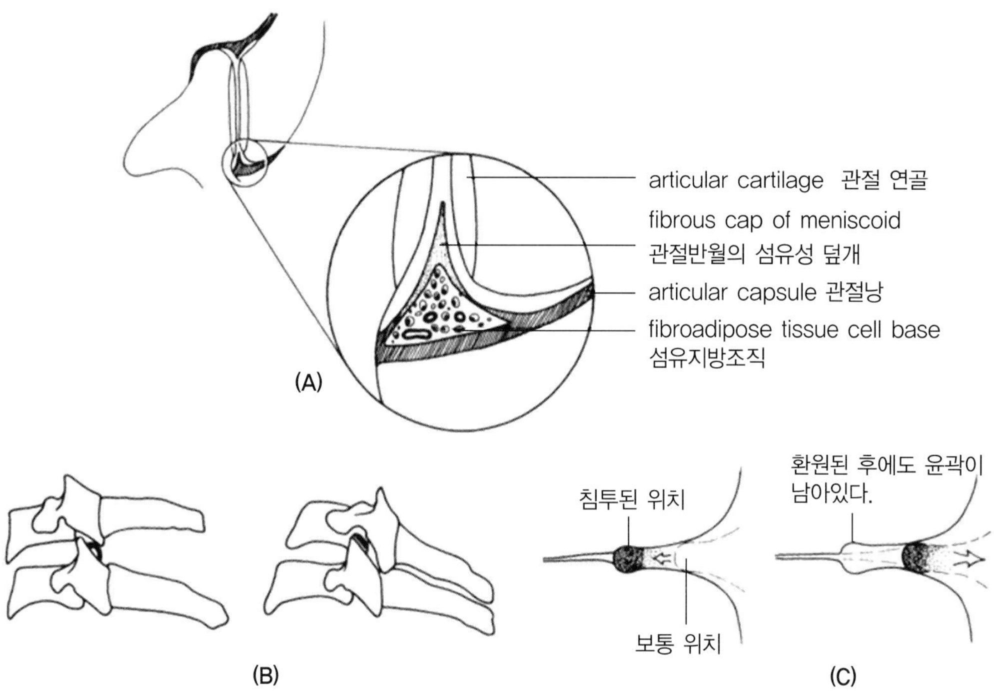


**그림 2-5 활액 관절에서 관절반월의 위치와 감금현상 (Incarceration)**

## 1.2 관절간 유착

관절간 유착 현상(interarticular adhesion)은 관절에 가해진 외상, 염증 또는 지속된 관절 고정으로 인해 발생할 수 있다. 반복적이고 지속적으로 가해지는 관절 자극은 만성적인 염증현상과 함께 부종 현상을 유발시키고 활막의 비대현상과 함께 상처조직이 발생하여 관절 유착 현상을 유발시킨다. 카이로프랙틱 교정치료는 관절 간 유착현상을 완화시키며 가동범위가 증가하고 활막으로부터 활액 생산을 증가시킨다. 결과적으로 관절 내 영양공급 기전이 활발해진다. 물론 이러한 관절의 생리적 변화는 유착으로 인한 통증을 완화시키며 퇴행성관절염 치료와 예방에 절대적인 조건이다.

## 1.3 추간판 교란현상

척추관절의 기능장애를 추간판은 섬유성 연골로 이루어진 섬유륜(annulus fibrosus)와 수핵(nucleus pulposus)로 구성된다. 섬유륜은 마치 양파껍질처럼 12-20개의 층으로 구성되어 있다. 기본적으로 무혈관 조직이다. 성장하면서 서서히 혈관 조직이 사라지면서 19세가 되는 시기에 완전히 무혈관 조직으로 변화된다. 감각신경은 섬유륜 주변층 조직에만 있을 뿐 내부 조직에는 발견되지 않는다. 섬유륜에 싸여있는 수핵은 젤과 같은 물질로서 무혈관 그리고 무신경 조직이다. 흔히 디스크라고 부르는 추간판은 척추에 가해지는 압력을 효과 있게 분산시켜주며 척추 사이에 공간을 유지시켜주는 매우 중요한 역할을 갖고 있다. 척추의 추간판 관절은 기능적으로 분류할 때 반관절(amphiarthrosis)이며 척추간 움직임을 허락하는 탄력성을 주면서 동시에 운동성을 억제하는 역할을 한다.

추간판 내 교란현상(interdiscal derangement)를 유발시키는 추간판의 기계적 문제점은 노화, 퇴행성 질환 그리고 외상과 관련된 병리적 변화의 결과라고 Farfan은 주장한다. 그리고 척추관절에 반복적으로 가해지는 회전적 스트레스로 인해 발생하는 디스크 질환의 모델을 발표하였다. 이러한 회전, 그리고 뒤틀림 현상이 지속적이며 반복적으로 나타날 때 디스크의 섬유륜은 외부층부터 서서히 손상되어 원주적 열상(circumferential tear) 현상을 유발시키고 이어지는 방사적 열상(radial tear) 현상으로 인해 디스크의 수핵은 점차적으로 약해진 섬유륜을 향해 이동한다고 주장하였다(그림 2-6). 요추에서는 면관절에 의해 요추 마디가 변위되는 현상은 발생하지 않는다. 정상적인 요추에선 상관절 돌기와 하관절 돌기의 면이 시상면으로 형성되어 있어 회전은 매우 제한되어 있다. 하지만 굴곡 시 요추 전만이 풀어진 상태에서 시상관절의 면관절은 더 이상 관절 변위를 예방할 수 없게 된다. 이로 인해 몸을 숙인 상태에서 상체를 회전시키는 형태의 생활 또는 작업 활동은 쉽게 디스크를 손상시키게 된다. 허리를 외측으로 굴곡 시킨 자세에 이어서 허리를 굴곡 시킬 때 역시 디스크의 섬유륜은 쉽게 손상될 수 있다.

Naylor는 자기면역 반응에 의해 디스크가 손상될 수 있다고 주장한다. 디스크에 외상이 발생하여 손상된 조직이 치유되는 과정에서 발생하는 상처조직과 혈관 형성은 항체와 항원의 염증반응을 일으키게 되며 결과적으로 수핵의 다당류(polysaccharide) 단백질의 양이 감소하고 수핵 내 탈수현상으로 인해 디스크 퇴화현상이 가속화 된다고 하였다. 수핵이 퇴화 되면서 섬유륜은 가해지는 수직적 압력을 견디지 못하게 되며 점차적으로 척추 관절의 간격이 좁아지게 되는 것이다. 결과적으로 섬유륜은 서서히 척추관절로부터 탈출하게 되며 경막에 압박을 가하게 되면서 좌골신경통과 함께 척추주위 근조직이 경직되는 현상이 발생한다고 Cyriax는 주장하였다.

추간판 디스크 손상으로 인해 발생하는 요통 치료를 위해 카이로프랙틱 척추교정 치료 테크닉은 매우 효과적인 치료법이다. 척추 교정 치료는 관절의 고착현상과 유착현상을 깨뜨리고 가동범위를 회복시키며 요통의 악순환 고리를 제거시킨다. Gonstead는 척추 Subluxation을 치료할 때 수핵이 돌출된 쪽의 open wedge를 닫아주는 테크닉을 사용함으로써 돌출된 수핵에 직접적인 힘을 가해 수핵이 중심 위치로 회복되어 관절의 생체 역학적 기능이 효율적이 되도록 그리고 신경조직에 압력이 감소되도록 한다고 주장 하였다. Sandoz는 척추 교정치료를 통해 관절에 나선형 견인력 (helicoid traction)을 조성하여 탈출된 수핵이 더욱 중심 위치로 빨려 들어갈 수 있다고 주장하였다.

디스크 환자를 위한 척추교정 치료의 효과는 신뢰성 있는 여러 연구 단체들의 논문들을 통해 매우 높이 평가되었다. 그리고 척추교정 치료로 인해 발생하는 의료사고의 발생율은 매우 낮지만 척추교정 치료는 조심스럽게 이루어져야 한다는 사실을 지적한다. 특히 디스크 환자인 경우 과도하게 척추 관절을 비트는 형태의 테크닉은 환자의 상태를 더욱 악화시킬 수 있으므로 환자의 상태에 적합한 섬세한 테크닉을 구사해야 한다. 마미신경마비 증후군 (Cauda Equina syndrome)인 경우 척추 교정 치료는 금기라는 사실을 지적한다.

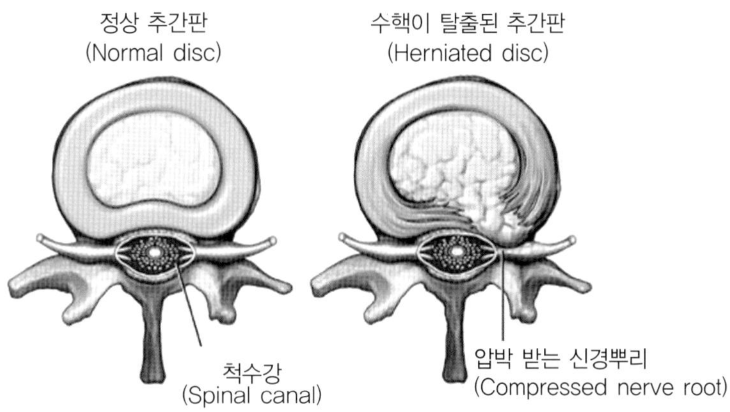


**그림 2-6 정상 추간판과 섬유륜의 손상으로 수핵이 탈출된 추간판 모습**

# 2 진통이론

카이로프랙틱 척추 교정치료를 통해 통증이 완화된다는 사실은 많은 연구 논문을 통해 이미 검증된 바 있으나 통증이 완화되는 근본적 기전은 여전히 가설적인 추측으로서 남아있다. 관절 Subluxation으로 인한 기계적 장애는 반복적인 스트레스로 인해 통증과 염증 현상을 유발시키기 때문에 Subluxation을 회복시키는 척추 교정치료는 이러한 증세들을 회복시킨다는 가설들이 제안되었다. 여기에서 주장하는 진

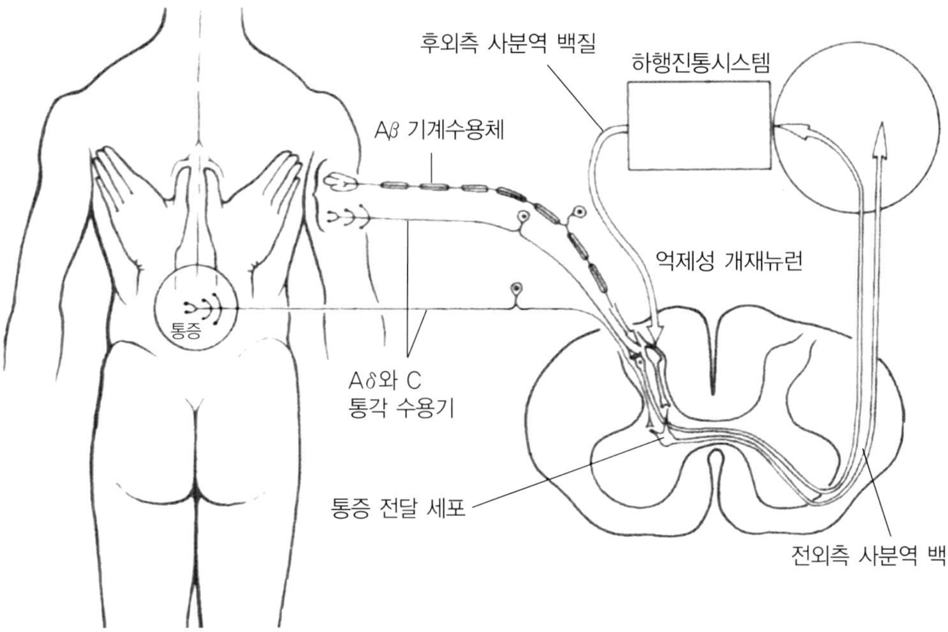


**그림 2-7 고속의 카이로프랙틱 어져스트먼트가 기계 수용체를 활성화 시켜 통증 신호 전달을 억제하는 기전**

통가설(Analgesic hypothesis)에서 척추 교정치료는 관절의 기계수용체, 고유수용체 그리고 통각신경을 동시에 활성화 시키는데 충분한 자극을 조성한다. 그리고 치료 자극은 통증 전달을 차단할 수 있는 척수의 감각신경인 원심성 신경을 억제시키는 효과가 있는 것을 주장한다(그림 2-7). 척추교정 치료를 통해 발생하는 기계수용체, 고유수용체 그리고 통증수용체의 반응은 TENS 또는 침 치료처럼 통증을 억제하는 신경 전달물질의 레벨을 증가시킨다는 이론이 있다. 척추 교정치료 후 관찰되는 Enkephaline과 Endorphine 양의 증가는 통증을 억제하는 진통 역할을 한다는 가설을 뒷받침한다.

## ❸ 신경 생물학적 이론

카이로프랙틱과 osteopathic의 수기 의학에서 척추교정은 단순히 근조직의 체성적 질환에 효과가 있을 뿐 아니라 내과적 질환 치료에도 효과가 있다고 주장한다. 카이로프랙틱에서 주장했던 전통적인 패러다임은 신경근골격계 기능장애는 체성적 문제 뿐 아니라 내과적인 문제를 유발시킨다는 것을 주장하였다. Subluxation은 추간공에 구조적 변화를 일으키고 신경혈관 조직들은 주위 조직으로 인해 압박을 받게 되며 이로 인해 신경근의 축상형질 흐름(axoplasmic flow)를 손상시킨다는 이론이다(그림 2-8). 그리고 이 신경근을 통해 지배받고 있는 내장기의 기능은 원활한 원심성 신경신호를 받지 못해 점진적으로 질환적 환경이 진행된다는 것이다(non-impulse model). 이러한 환경에서 척추교정 치료는 Subluxation

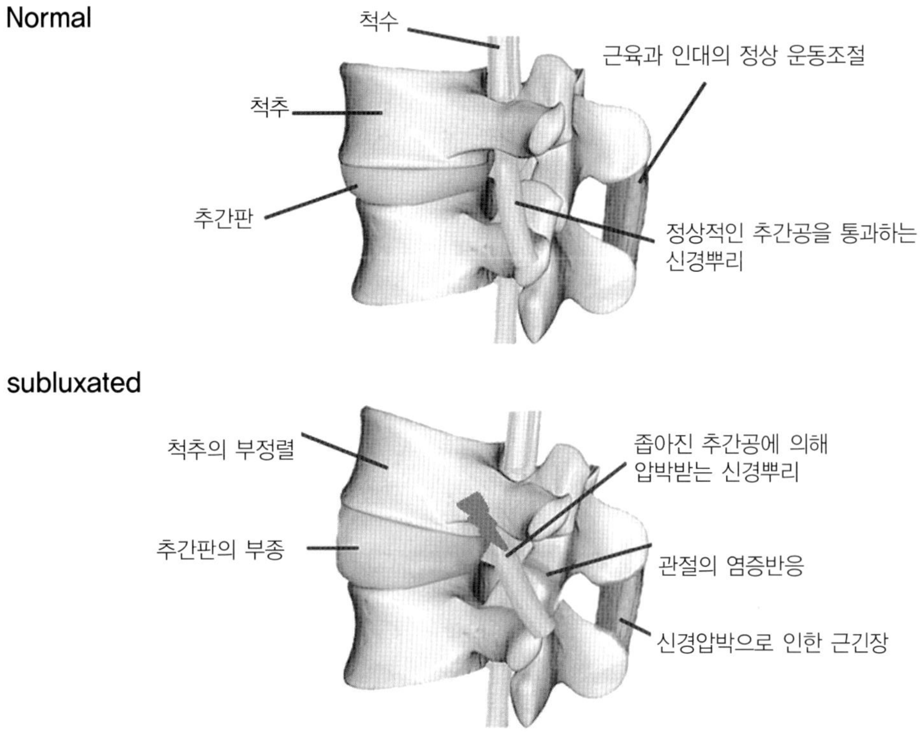


**그림 2-8 정상관절과 subluxation으로 인해 추간공에서 신경근이 눌린 모습**

을 회복시킴으로써 신경근에 가해진 견인현상, 압박 또는 염증 현상을 유발시키는 신경압박을 제거 시킬 수 있다는 사실을 추측할 수 있다.

Homewood의 주장은 전통적인 카이로프랙틱 의학의 non-impulse 패러다임으로부터 서서히 발전되어 더 역동적인 impulse 패러다임 이론으로 발전되어졌다. 이 새로운 패러다임은 체성장애와 관절장애는 지속적인 통각신경과 고유 신경계를 자극한다는 주장이다. 이러한 지속적인 구심성 신경자극은 척수의 국소적인 반응을 유발시켜 병적인 체성-체성 (somatosomatic), 그리고 체성-내장기 질환반사(somatovisceral reflex)를 조성한다고 주장하는 것이다. 카이로프랙틱 치료는 관절 기능을 정상화함으로써 관절장애와 관련된 신경반사의 변화를 중지시키는 효과가 있다고 주장하는 것이다. 그리고 이 새로운 패러다임은 카이로프랙틱 치료를 통해 치유되었다고 주장하는 다양한 질환들에 대한 치유 기전을 설명하는 연구에 중심점이 되었다. 물론 impulse 패러다임에 대한 과학적 증명은 설명되고 있지만 수많은 성공적인 임상사례들을 두고 볼 때 이 주장에 대한 심각한 연구는 충분한 가치가 있다고 생각된다(그림 2-9).

신경 생물학적 가설에서 추가적인 패러다임은 자율신경계에 직접적인 기계적 자극으로 인한 신경기능 변화이다. 이 패러다임은 T1에서 L2사이에 있는 교감신경절(sympathetic ganglion)과 매우 가깝게 위치

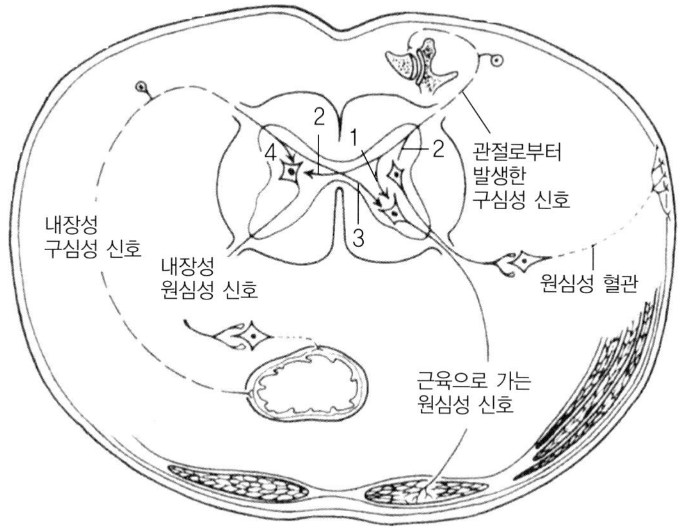


1. 체성-체성 반사현상 (somatosomatic)
2. 체성-내장성 반사현상 (somatovisceral)
3. 내장성-내장성 반사현상 (viscerovisceral)
4. 내장성-체성 반사현상 (viscerosomatic reflex phenomena)

**그림 2-9 내장기와 체성 구조물의 구심성 및 원심성 통로**

하고 있는 흉강 후면 장기와 늑골척추관절의 해부학적 위치에 근거를 두고 있다. 척추와 늑골척추관절의 Subluxation은 교감신경절을 과도하게 흥분시켜 자율신경의 불균형을 유발시킨다는 이론이다.(그림 2-10)

부교감 신경계는 뇌, 뇌줄기, 그리고 천골에서부터 시작되며 척추와는 해부학적으로 가까운 위치에 있지 않다. 하지만 두개골, 경추 그리고 골반의 기계적 장애는 부교감 신경섬유에 압박을 조성하며 부교감

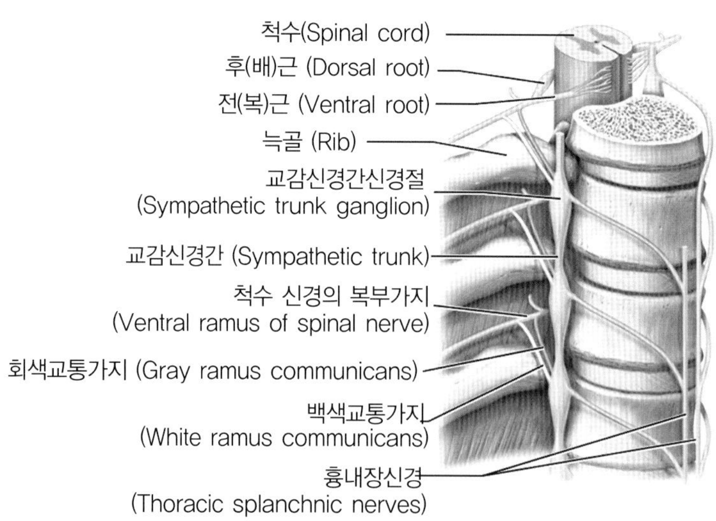


**그림 2-10 신경근과 교감 신경절**

신경장애를 유발시킨다고 주장한다. 두개골과 경추 그리고 두개천골계에서 발생하는 기능장애는 경막과 두개골 신경을 끌어당기는 또는 압박이 가해지는 효과가 발생한다는 이론이다. 이러한 형태의 문제들을 치료하는 데 중요한 것은 기계적 스트레스가 가해지는 곳을 정확하게 판단한 후 적절한 수기치료를 통해 경막계의 균형을 회복하는 것이다.

## 4 순환이론

카이로프랙틱 치료를 통해 나타나는 긍정적인 임상반응은 자율신경계 밸런스 또는 근골격계 기능 호전으로 인해 나타나는 현상이라고 주장한다. 먼저 언급되었듯이 척추관절에서 발생하는 Subluxation은 교감 신경을 흥분시켜 국소적인 혈관수축 현상을 유발시키고 결과적으로 그 신경이 지배하고 있는 조직에 혈액공급을 감소시킨다. 카이로프랙틱 치료는 척추관절의 기능을 회복시키고 교감신경에 가해지는 자극 요인을 완화시킴으로써 혈액순환을 호전시킬 수 있다고 주장한다. 근골격계의 정상적 기능은 순환계에 직접적인 영향을 미친다. 정맥계와 림프계 역시 근육활동, 호흡으로 인한 흉강과 복강 내 압력변화에 영향을 받는다. 건강한 호흡은 정상적인 횡격막 기능, 유연한 척추와 늑골의 원만한 기능으로 이루어진다. 그러므로 근골격계의 질환들은 혈액순환과 림프순환 장애 그리고 뇌척수액 순환장애의 원인이 되며, 근골격계의 기능을 회복시키는 카이로프랙틱 치료는 이러한 순환계의 기능을 호전시키는 데 매우 중요한 역할을 하게 된다.

뇌척수액(cerebrospinal fulid) 순환 역시 카이로프랙틱 의학에서 중요하게 다루는 영역이다(그림 2-11). Sacro-Occipital Technique (SOT)에서 주장하는 Category 1 병리학적 기전은 천장관절의 전면구역 (활액관절)에서 발생하는 Subluxation은 후두골에 보상적 서블럭세이션을 유발시킨다. 결과적으로 발생하는 척수경막과 뇌경막의 과긴장 현상과 비틀림(torsion) 현상은, 뇌의 생리현상을 유지하고 또한 뇌에서 분비된 화학신호를 전달시키는 뇌척수액의 정상적인 순환을 방해한다. 뿐만 아니라 두개골의 율동적 움직임을 방해하며 두개골 봉합 변형으로 인해 12쌍의 뇌신경의 기능장애로 인해 발생할 수 있는 신경질환을 유발시킨다고 주장한다. 이러한 경막계의 기능해부학을 근거로 하여 개발된 SOT 치료법을 통해 관찰되는 성공적인 임상적 사례들을 볼 때, 이 분야에 대한 더욱 적극적이며 깊이 있는 연구가 요구된다.

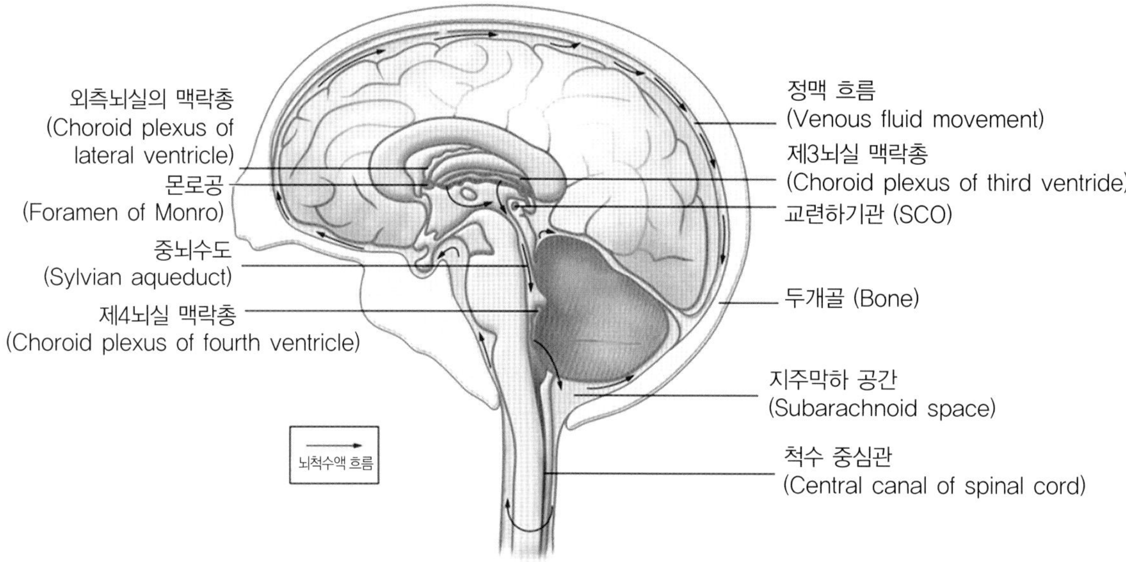


**그림 2-11 뇌척수액 순환**

# 3

# chapter three

# 카이로프랙틱 방사선학

1895년 Roentgen에 의해 X-ray가 발명된 후 인체를 투과할 수 있는 방사선의 놀라운 물리학적 특성을 발견하였고, 곧 산업계와 의학계에서 응용되기 시작하였다. B. J. Palmer 박사는 카이로프랙틱 발전을 위해 방사선 사용이 매우 중요하다는 사실을 인지하고 1908년 팔머대학 내에 방사선 연구실을 개설하였다. 이것은 일반 의학계를 포함, 최초의 시설이었으며 카이로프랙틱 척추 생체역학에 대한 연구 활동의 근간을 이루게 되었다(그림 3-1, 3-2).

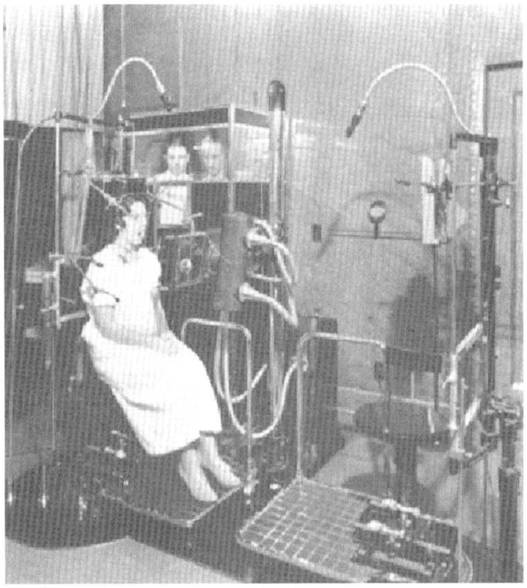

**그림 3-1 초기 방사선 연구실**

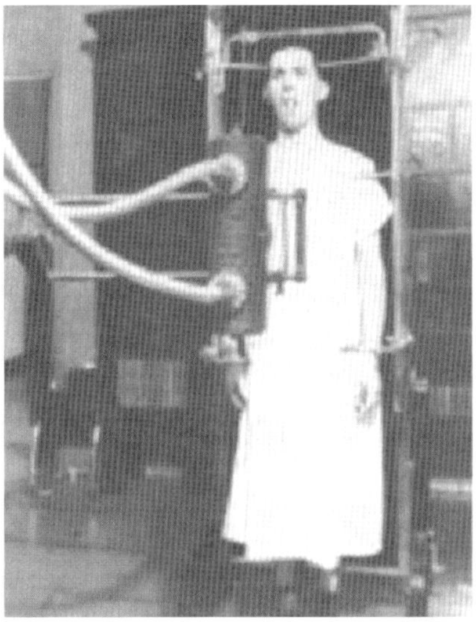

**그림 3-2 초기 full spine X-ray 촬영 모습**

당대 의학계와 동시에 방사선을 응용하기 시작한 카이로프랙틱 학계는 척추 운동학을 발전 시켰으며 독립적인 카이로프랙틱 척추분석법을 개발하였다. 카이로프랙틱 임상가인 Dr. Sausser는 1934년 최초로 척추 전체를 촬영할 수 있는 기법을 개발하였으며 오늘 날에도 사용되고 있는 full spine 방사선 검사를 통해 체중과 중력이 가해진 직립자세에서 척추의 상태를 검사할 수 있게 되었다.

이 쳅터에서는 X-ray 영상에서 나타나는 정상적인 척추 해부학과 함께 카이로프랙틱 임상을 위해 필수적으로 알아야 할 다양한 척추 질환에 대해 설명한다. 카이로프랙틱 방사선 분석은 기립자세에서 촬영된 영상을 사용해야 한다. 흔히 standing view 또는 erector view라고 한다.

# ❸ 카이로프랙틱 방사선 척추 해부학

## 1.1 경추 X-ray

경추 방사선 검사는 기본적 으로 3개의 영상을 (AP, lateral, Open mouth) 촬영한다(그림 3-3~5) 그러나 환자의 상태에 따라 또는 정밀한 검사를 위해 flexion, extension(그림 3-6), oblique(그림 3-7)과 같은 영상을 추가적으로 촬영한다. 이 책에서 수록된 각 영상들은 안전하고 효율적인 카이로프랙틱 임상을 위해 반드시 인지되어야 할 부분을 설명하는 데 주 목적이 있다.

AP Cervical view: 관상면에서 경추의 수직적 배열을 관찰한다. 극돌기의 회전변위를 관찰할 수 있으며 Z축에서 회전 변위인 추간판의 좌우 높낮이 즉, open wedge 또는 closed wedge 변위를 관찰한다. 특히 퇴행성 변화로 인한 구상돌기의 골증식체를 관찰한다. 경추의 구상돌기는 추간판을 안정시키며 위에 있는 척추와 luschka 관절을 이룬다. 퇴행성 관절염에 의한 구상돌기 골증식체는 후방에 위치한 추골동맥에 압박을 가할 수 있다. George's 검사는 추골동맥 상태를 검사하는 것으로써 안전한 경추교정 치료를 위해 필수적으로 실행되어야 한다.

AP open mouth view: 경추의 전만현상으로 인해 AP view에서 관찰될 수 없는 환추와 축추의 영상을 볼 수 있다. 환추의 laterality 그리고 rotation 변위를 분석할 수 있으며 축추 치돌기의 기형적 모습 그리고 교통사고와 같은 외상 후 발생할 수 있는 환추와 축추의 골절을 관찰한다.

Lateral view: 시상면에서 경추의 전만 현상을 관찰한다. C2서부터 C7까지 각 경추의 추체 후면 상부와 하부 꼭지점을 이어주는 George's line를 관찰하며 posterior subluxation을 지적하는 step sign을 관찰한다. 경추의 Lateral view에선 추체 마디사이에 추간판의 높이를 다른 부위와 비교 관찰할 수 있다. 특히 C5, 6, 7 부위에서 퇴행성 변화와 함께 추간판 공간이 감소된 현상이 흔히 관찰된다.

Flexion과 Extension view: 교통사고 또는 외상 후 (골절상이 없다는 사실이 확인된 후), 굴곡과 신전 상태에서 관찰된 영상은 경추의 생체 역학적 변화를 관찰할 수 있다. 또한 축추의 치돌기와 환추의 전결절 사이의 공간인 ADI(atlanto-dental interspace)를 관찰한다.

Oblique view: 이 영상은 경추의 추간공을 관찰하는 것이 주 목적이다. 좌우, 2개의 영상으로 촬영되며 또한 posterior oblique 그리고 anterior oblique으로 촬영된다. Posterior oblique 영상에서 반대측 추간공이 관찰되며 anterior oblique 영상은 동측쪽 추간공이 관찰된다. 예를 들어 Right posterior oblique (RPO)에서는 왼쪽 추간공이 보이고, Right anterior oblique (RAO)에서는 오른쪽 추간공이 관찰된다. 퇴행성 변화로 인해 나타나는 골증식체가 추간공을 침투하는 현상이 관찰될 수 있다. 양쪽 추간공을 비교한다.

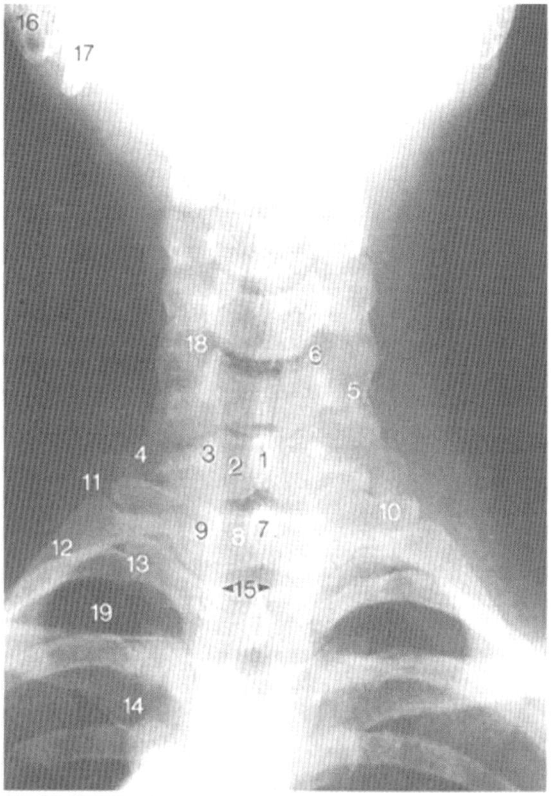

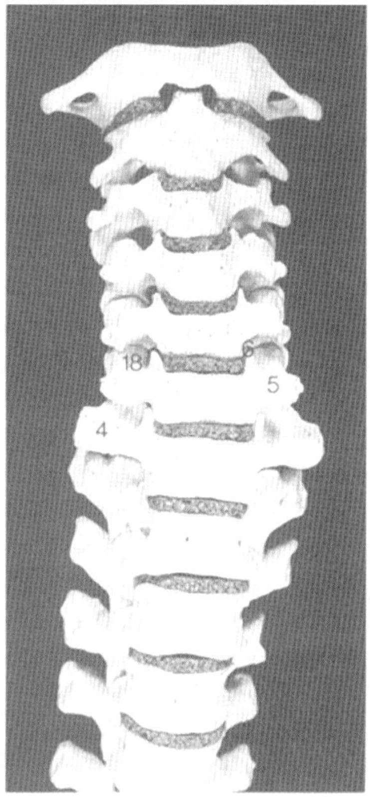

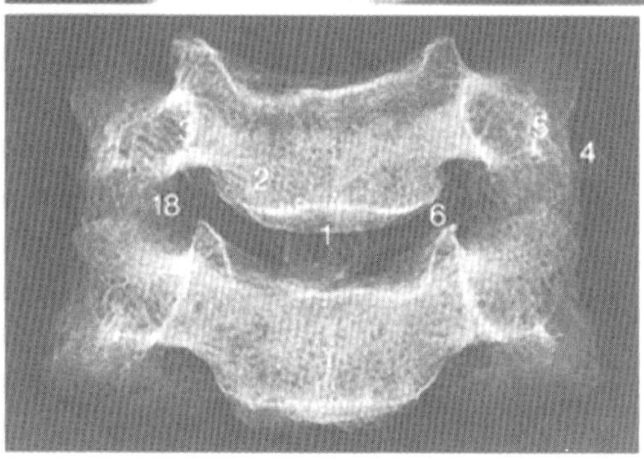

1. C7의 극돌기(spinous process)
2. C7의 추궁판(lamina)
3. C7의 추궁근(pedicle)
4. C7의 횡돌기(transverse process)
5. C6의 관절주(articular pillar)
6. C5-C6의 Von Luschka 관절 구상돌기 (uncinate process)
7. T1의 극돌기
8. T1의 추궁판
9. T1의 추궁근
10. T1의 횡돌기
11. 제1번 늑횡관절 (costotransverse joint)
12. 제1번 늑골(1st rib)
13. 제2번 늑횡관절
14. 쇄골(clavicle)
15. 기도(trochea)
16. 유양돌기(mastoid process)
17. 하악각(mandibular angle)
18. C5 추간공(foramen of C5)
19. 폐(lung)

**그림 3-3 경추 AP view**

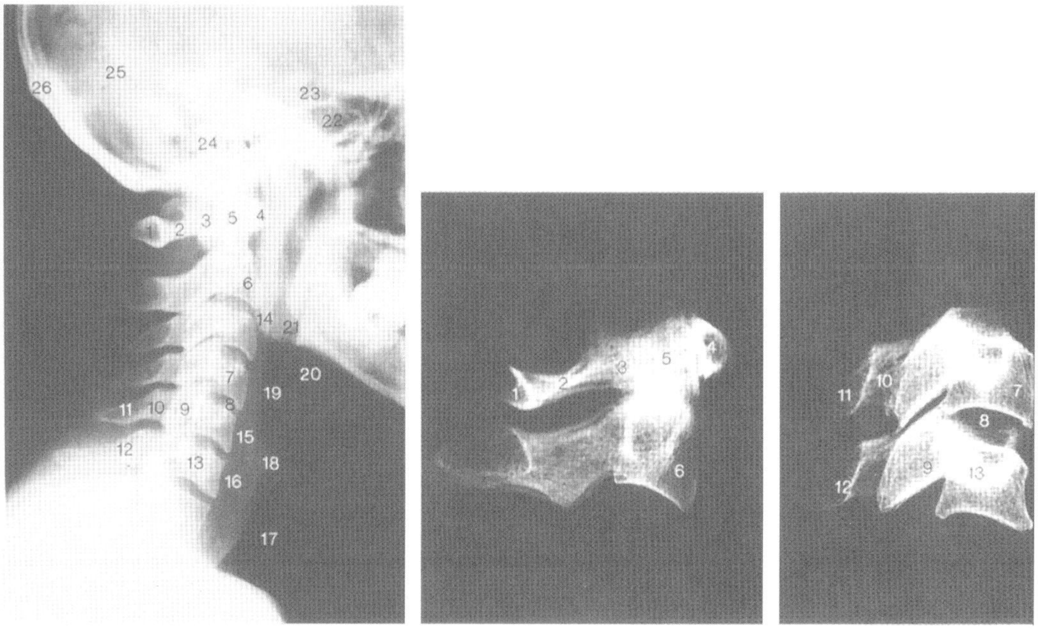


**그림 3-4 경추 Lateral view**

1. 환추 후결절(posterior tubercle)
2. 환추 후궁(posterior arch)
3. 환추 외측괴(lateral mass)
4. 환추 전궁(anterior arch)
5. 치돌기(odontoid process)
6. 축추의 추체
7. C4 추체
8. C4 추간판
9. C5의 관절주와 면과절(facet)
10. C5 추궁판
11. C5 극돌기
12. C5의 극돌기와 추궁판 사이(spinolaminar junction)
13. C5 횡돌기
14. 인두뒤 공간(retropharyngeal interspace)
15. 후두뒤 공간(retrolaryngeal interspace)
16. 기관뒤 공간(retrotrocheal interspace)
17. 기관(trachea)
18. 갑상선연골과 후두(thyroid cartilage와 larynx)
19. 인두(pharynx)
20. 설골(hyoid bone)
21. 하악각(angle of mandible)
22. 접형동(sphenoid sinus)
23. 터키 안장(sella turcica)
24. 유양골(mastoid)
25. 인자 봉합(lamboid suture)
26. 외후두융기(external occipital protuberance)

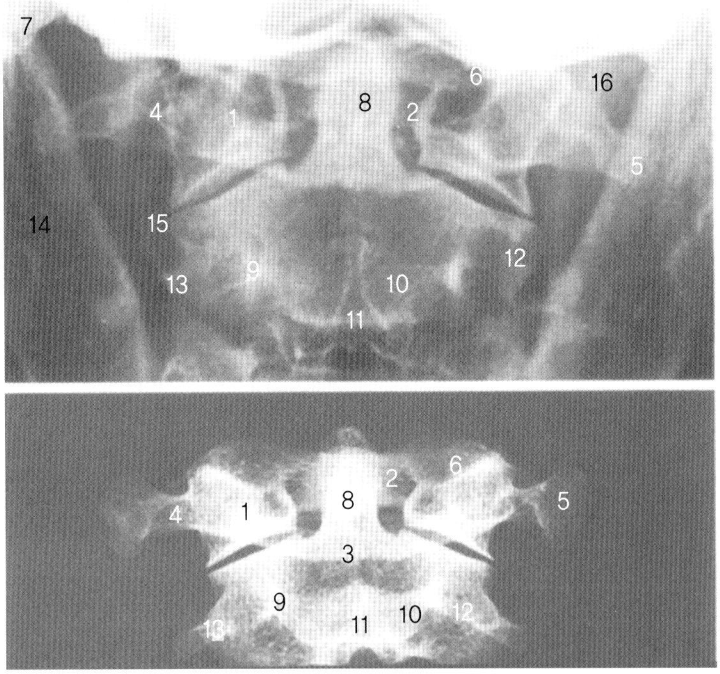


**그림 3-5 경추 open mouth view**

1. 환추 외측괴
2. 환추 전궁
3. 환추 후궁
4. 환추 횡돌기공
5. 환추 횡돌기
6. 환추-후두 관절
7. 유양돌기
8. 치돌기
9. 축추 추궁근
10. 축추 추궁판
11. 축추 극돌기
12. 축추 횡돌기공
13. 축추 횡돌기
14. 하악골
15. 혀
16. 경상돌기(styloid process)

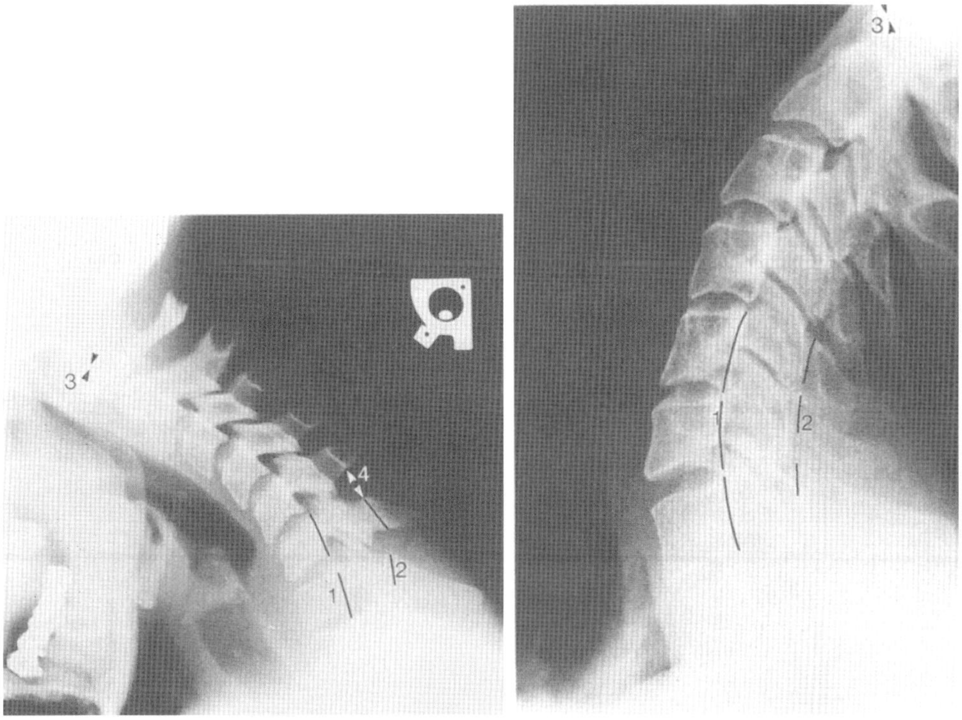


**그림 3-6 경추 flexion & extension view**

flexion과 extension 영상은 경추 마디 사이에 정상적인 움직임을 평가하며 인대의 안정성을 관찰하기 위한 영상이다. 또한 환추의 전결절과 축추의 치돌기 사이 공간(ADI)을 측정하기 위해 사용된다. Neutral lateral view에서 ADI 공간은 1.5mm가 정상이다. 그리고 flexion 상태에서 4mm 정도 증가될 수 있다. 더 이상 증가되는 경우 환추와 축추 사이의 관절 안정성이 의심된다. 물론 이 관절의 불안정성은 교정 치료의 부적응증이 될 수 있다.

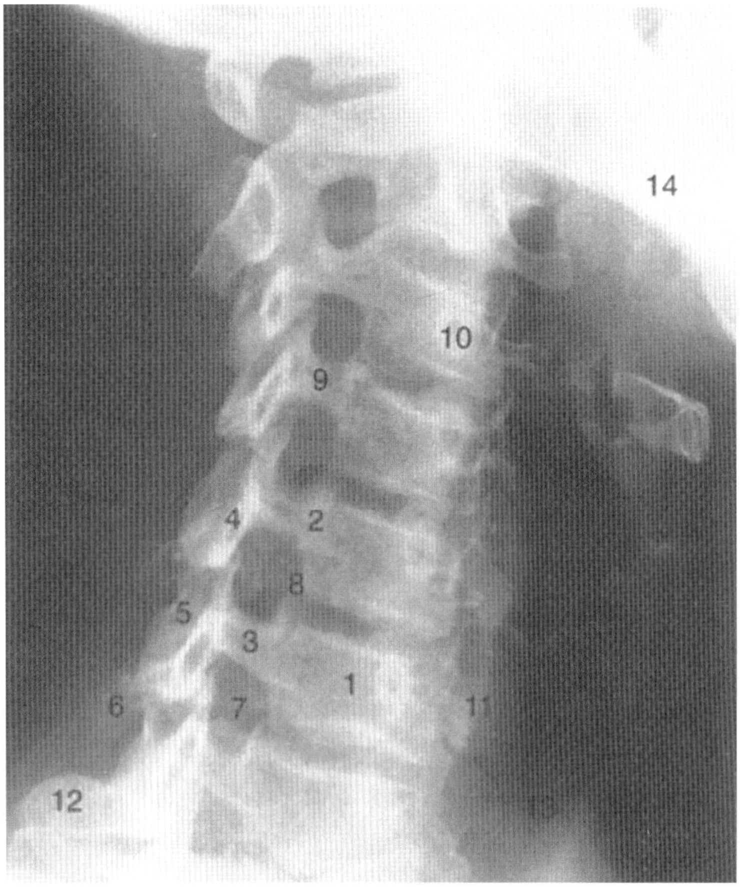


**그림 3-7 경추 oblique view (사방향상)**

Oblique view의 주 목적은 경추의 추간공을 관찰하기 위한 영상이다. Posterior 방향에서 촬영된 영상에선 반대쪽 추간공이 관찰된다. 예를 들어 Right posterior oblique 영상에선 왼쪽 추간공이 관찰된다. 예를 들어 right anterior oblique 영상에선 오른쪽 추간공이 관찰된다.

1. C6 추체
2. C5 횡돌기
3. C6 추궁근
4. C5 추궁판
5. C6 관절주
6. C6 극돌기
7. C6-C7 추간공
8. C5-C6 von luschka 관절
9. C4 추궁근
10. C3 추궁근
11. C6 횡돌기
12. 제1늑골
13. 기관
14. 하악골

## 1. 1. 1 경추 X-ray 분석과 의미

George' s line:

경추의 lateral view에서 C2-C7까지 추체의 후면을 이어주는 선을 말한다. 정상적인 경추에서 George' s line은 자연스럽게 연속적으로 이어져야 한다. 골절, 탈골, 서블럭세이션, 인대이완증과 같은 현상이 발생할 때 George' s line은 자연스럽게 연결되지 않는다.

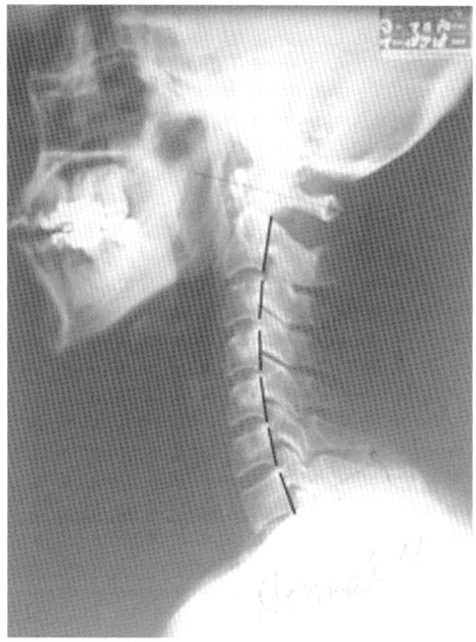

그림 3-8 George' s line

Cervical Flexion and Extension stress line:

경추의 Flexion 그리고 extension 영상에서 C2 추체 후면을 따라 선을 긋고 C7 추체의 후면을 따라 선을 긋는다. Flexion 영상에서 2 선은 C5-C6의 디스크 또는 facet joint에서 만나야 한다. Extension 영상에서 2선은 C4-C5의 디스크 또는 facet joint에서 만나야 한다. 이 곳을 stress point라고 한다. 근연축, 관절고착, 서블럭세이션, 퇴행성 디스크 현상들이 있을 때 stress point는 다른 부위에서 관찰된다.

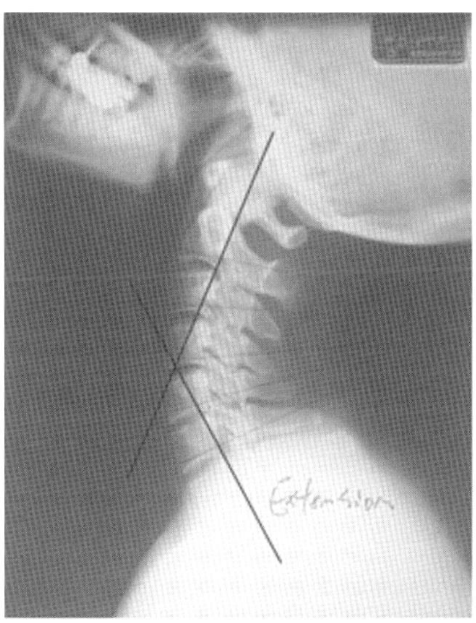


그림 3-9 신전 stress line

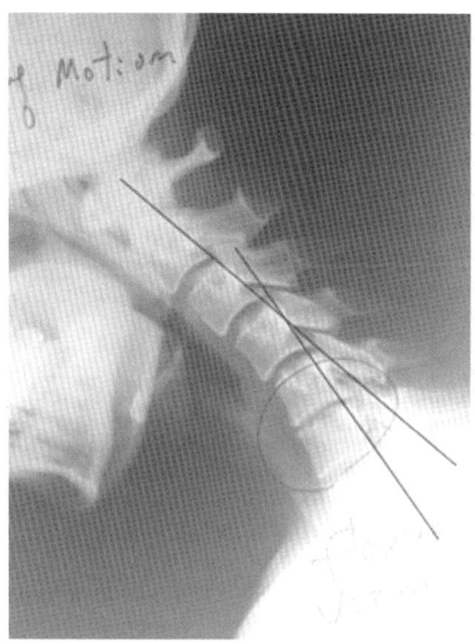

그림 3-10 굴곡 stress line

Posterior cervical line:

경추의 lateral view에서 각 경추의 spinolaminar를 따라 선을 긋는다. 만약 이 선이 자연스럽게 연결되지 않는다면, anterior 또는 posterior 서블럭세이션을 지적한다. 특히 C2의 치돌기 손상으로 인한 환추의 posterior 변위를 관찰하는데 유용하다.

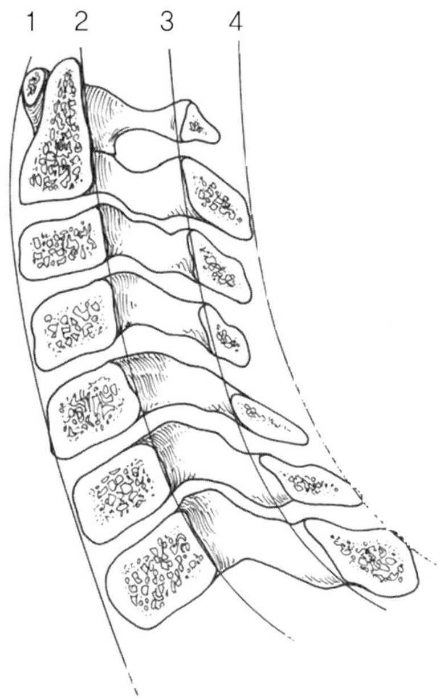


**그림 3-11 경추 후방선 (1) anterior vertebral body line, (2) posterior vertebral body line, (3) spinolaminar line, and (4) spinous processes**

Cervical gravity line:

경추의 lateral view에서 치돌기의 꼭지점에서 수직선을 긋는다. 이 선은 경추에 가해지는 중력선을 의미한다.

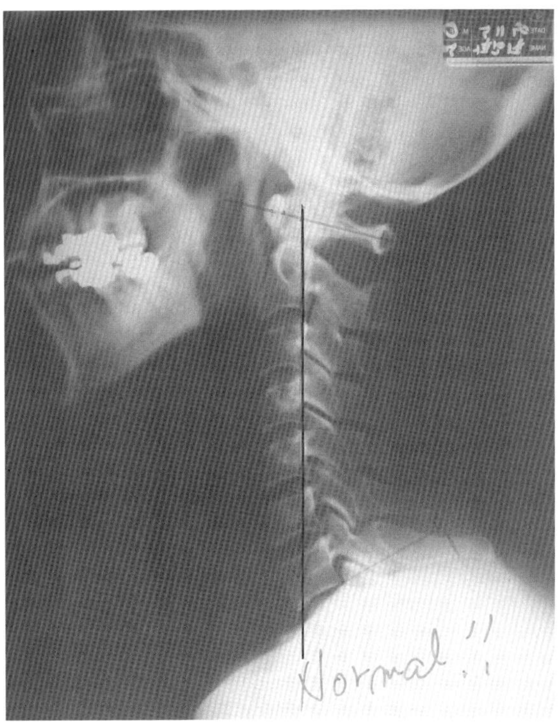


**그림 3-12 cervical gravity line**

Posterior ponticle:

환추-후두골 인대의 골화현상으로 후두골과 환추 사이에 나타나는 구멍으로 arcuate foramen 이라고 한다. 임상적 중요성은 경추 어저스트먼트 과정 중 이 구멍을 통과하는 추골동맥이 폐쇄되는 현상이 발생할 수 있다는 것이다.

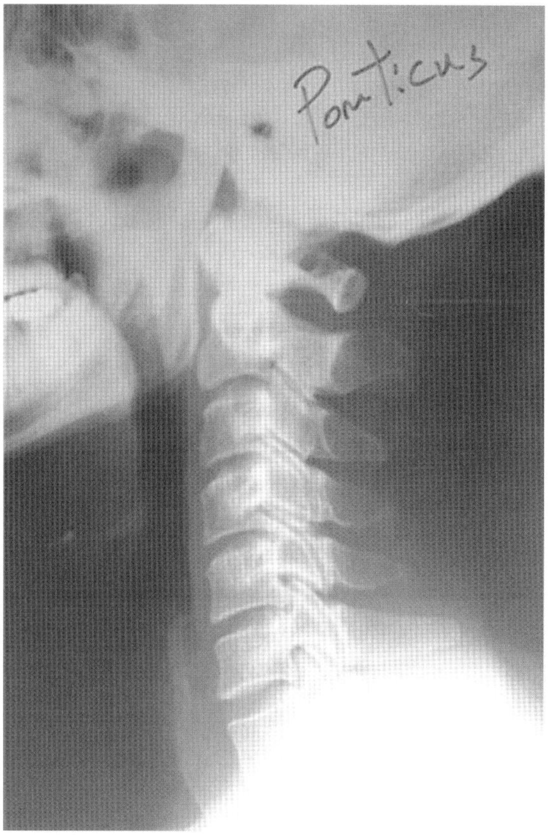


그림 3-13 Posterior ponticle

Atlantoaxial Alignment:

AP open mouth 영상에서 환추 lateral mass의 하부 외측 꼭지점과 축추 추체의 외측면은 같은 수직선에 있어야 한다. 수직선 상에 있지 않다면 환추의 골절, 치돌기 골절, alar ligament의 불안정성 또는 환추-축추 서블럭세이션을 지적한다.

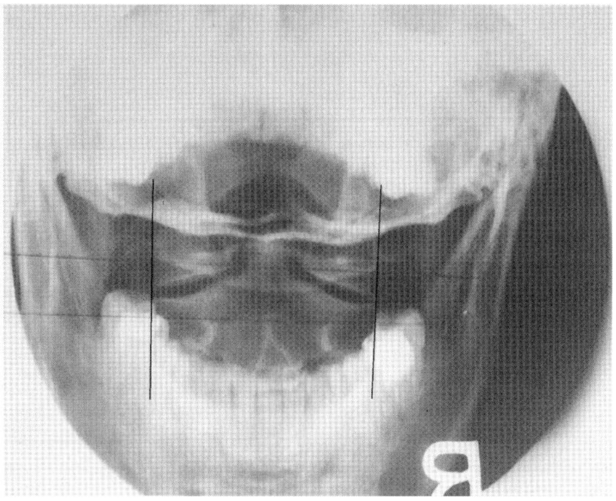


그림 3-14 C1-C2 정상적 관계

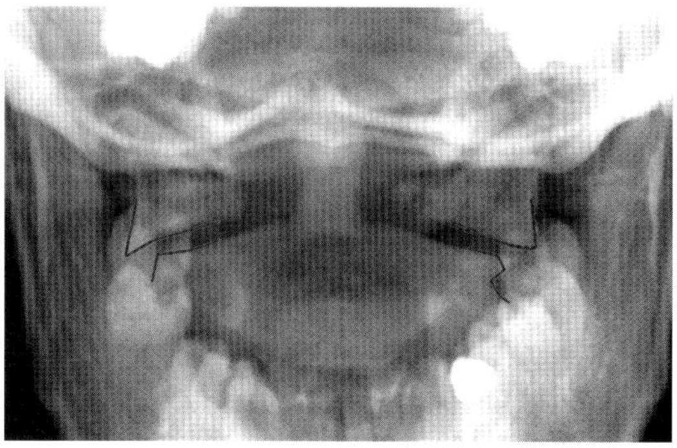

그림 3-15 Jefferson fracture

## 1. 2 흉추 X-Ray

흉추의 방사선 검사를 위하여 A-P view(그림3-16)와 lateral view(그림 3-17)를 비교 분석한다.

AP view : 관상면에서 흉추의 배열을 관찰한다. 극돌기의 회전변위 그리고 추간판의 변위를 관찰할 수 있다. 특발성 척추 측만증은 주로 오른쪽 흉추에서 나타난다. 양쪽 늑골 사이의 대칭성을 관찰하여 측만증의 진행 잠재성을 판단한다. 어린 환자인 경우 반드시 full spine view를 검사하여 측만증의 형태를 분석해야 한다.

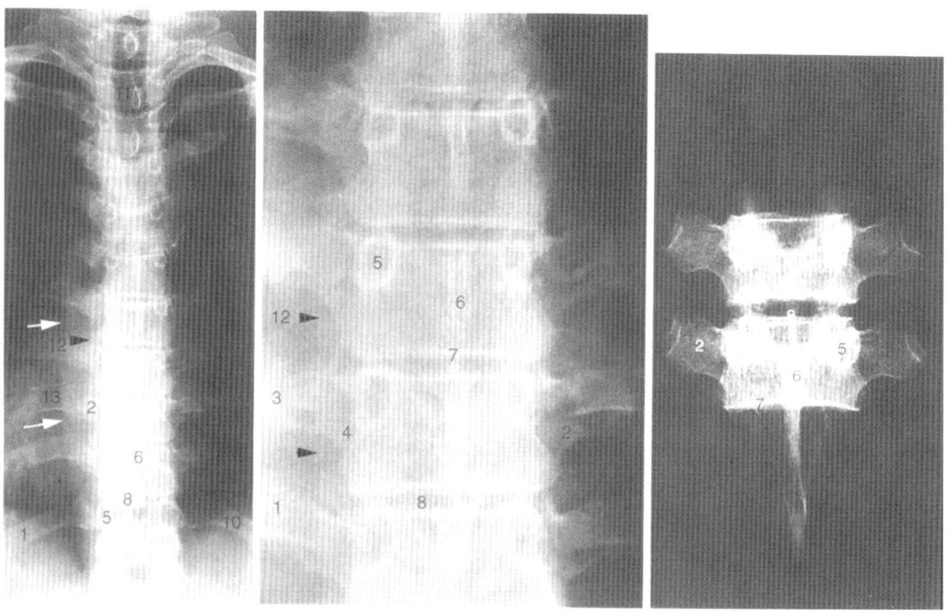

**그림 3-16 흉추 AP view Lateral view: 시상면에서 흉추의 후만 상태 그리고 추간판 공간을 관찰한다.**

1. 늑골
2. 횡돌기
3. 늑횡관절(costotransverse joint)
4. 늑추관절(costovertebral joint)
5. 추궁근
6. 극돌기
7. 하종판(inferior endplate)
8. 추간판 공간
9. 쇄골
10. 횡격막
11. 기관
12. 척추 주위 선
13. 대동맥(화살표)

Lateral view : 시상면에서 흉추의 후만 상태 그리고 추간판 공간을 관찰한다.

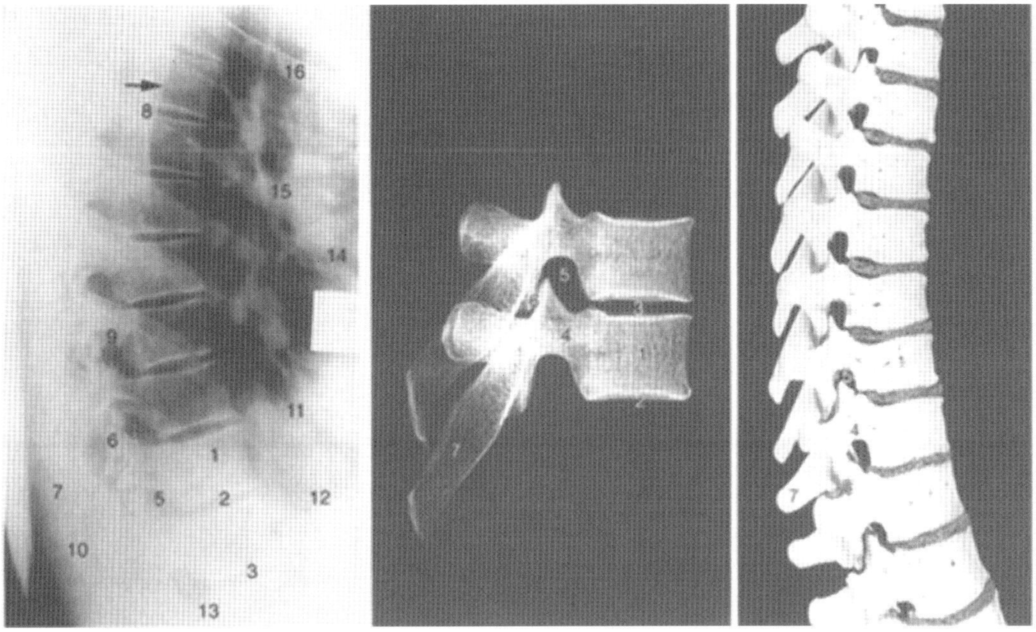

**그림 3-17 흉추 Lateral view**

1. 추체
2. 종판(화살표)
3. 추간판
4. 추궁근
5. 추간공
6. 면관절
7. 극돌기
8. 견갑골면
9. 늑골두
10. 후방 늑골
11. 늑골 외측
12. 횡격막
13. 후늑골 횡격막구 (posterior costophrenic sulcus)
14. 심장
15. 폐문(lung hilus)
16. 기관

## 1.3 요추 X-Ray

요추 방사선 검사 역시 기본적으로 AP view(그림 3-18)와 lateral view(그림 3-19) 그리고 oblique view(그림 3-22)의 3방향에서 촬영한다. 이 영상에서는 흔히 골반을 포함시켜 lumbo-pelvic view라고도 한다. 가능한 양쪽 고관절과 좌골의 끝 부위인 inferior ramus 부위와 치골관절이 반드시 포함되도록 한다.

AP view: 관상면에서 요추와 골반의 배열을 검사한다. 극돌기의 회전변위와 추간판의 변화를 관찰할 수 있다. 요추 측만 현상을 관찰하며 대퇴골두의 높이를 측정하여 요추 측만의 원인을 진단한다. 흔히 발견되는 5번 요추의 기형적 발달 모습을 자세히 관찰한다.

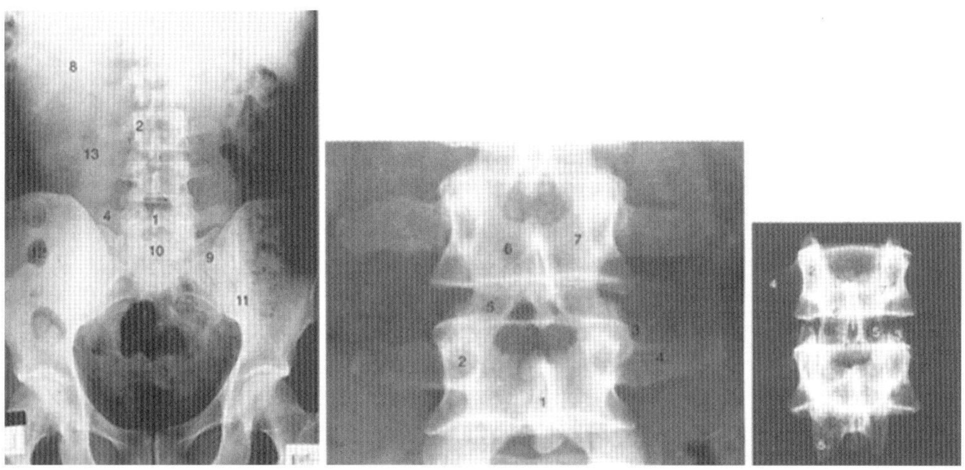

**그림 3-18 요추 AP view**

1. 극돌기
2. 추궁근
3. 상관절돌기(superior articular process)
4. 횡돌기
5. 하관절돌기(inferior articular process)
6. 추궁판
7. 협부 (pars interarticularis)
8. 제12늑골
9. 천골 날개 (sacral ala)
10. 첫째 천골결절 (1st sacral tubercle)
11. 천장 관절
12. 요근 (psoas muscle)

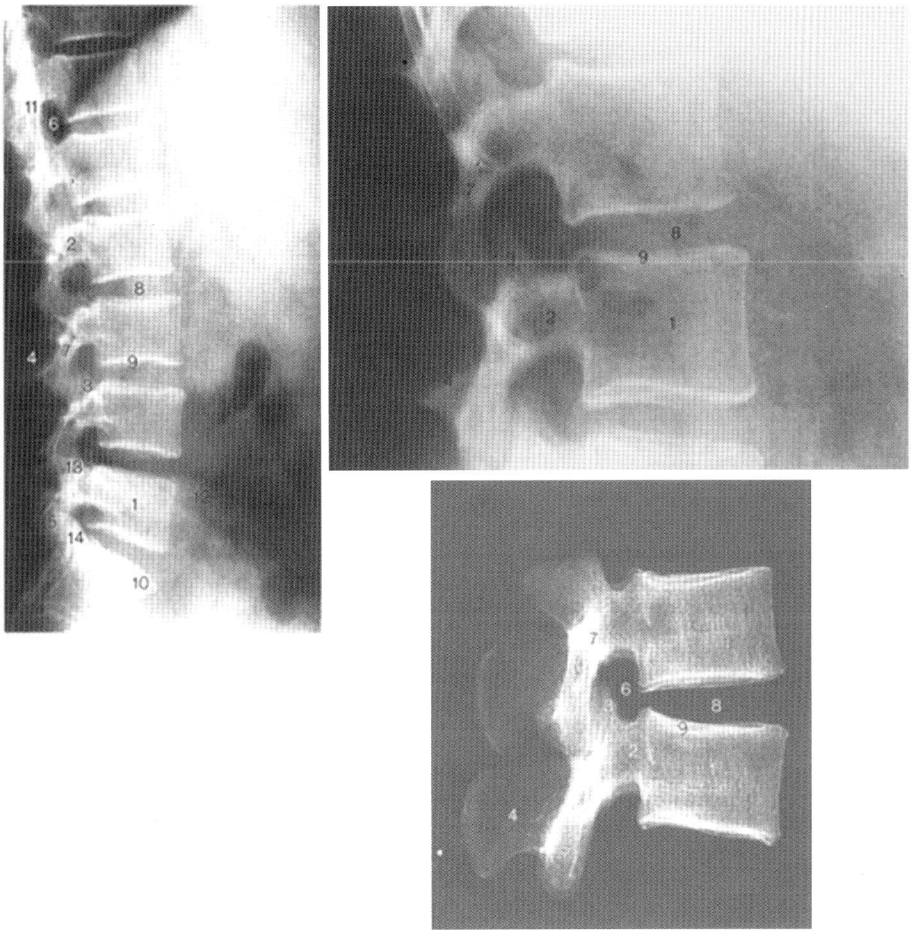

**그림 3-19 요추 Lateral view**

| | |
|---|---|
| 1. 추체 | 8. 추간판 |
| 2. 추궁근 | 9. 척추 종판 |
| 3. 상관절돌기 | 10. 천골 융기(sacral promontory) |
| 4. 극돌기 | 11. 제12늑골 |
| 5. 하관절돌기 | 12. 장골능(iliac crest) |
| 6. 추간공(IVF) | 13. 면관절 |
| 7. 협부 | 14. 천골의 상관절돌기 |

Lateral flexion & extension view: 이 영상을 통해 요추의 중요한 생체역학적 변화 상태를 관찰할 수 있다. 굴곡과 신전 영상에서 추체 움직임의 변화와 추간판 공간의 변화 정도를 관찰한다.

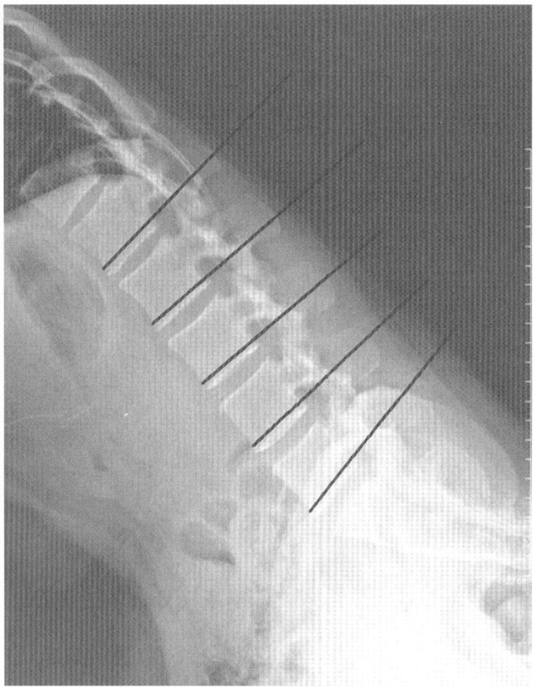

그림 3-20 요추 lateral flex view

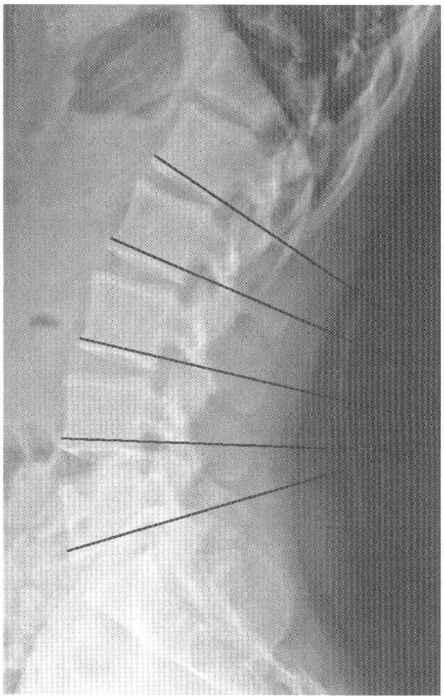

그림 3-21 요추 lateral ext view

Oblique view : 요추 X-ray 영상은 주로 협부(par interarticularis)를 보여주는 Scotty dog sign을 관찰하기 위함이다. 협부의 골절은 척추전방전위증을 유발시키는 원인이 된다. 요추의 면관절(Facet joint)를 관찰할 수 있다.

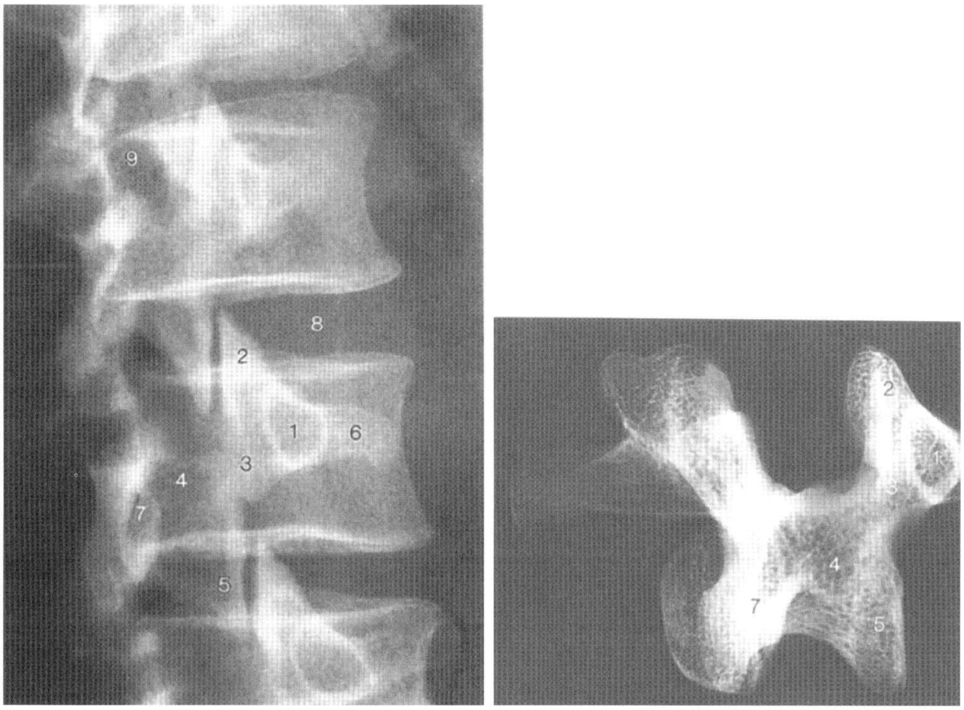

1. 추궁근
2. 상관절돌기
3. 협부
4. 추궁판
5. 하관절돌기
6. 횡돌기
7. 극돌기
8. 추간판
9. 추궁판간 공간(interlamina space)

**그림 3-22 요추 oblique view**

요추의 사방향상에서는 횡돌기, 추궁근, 관절돌기, 면관절, 협부 그리고 추궁판으로 구성되어 나타나는 Scotty Dog 모습이 나타난다.

## 요추 X-ray 분석과 의미

Lumbar intervertebral disc angle:

요추의 lateral view에서 상부 요추의 하단면을 따라 선을 긋고 하부 요추의 상단면을 따라 선을 긋는다. 두 선이 형성하는 각을 말한다. 정상적으로 L4,5 그리고 L5, S1의 디스크 각은 14°이다. 디스크각 증가는 facet syndrome을 지적할 수 있다.

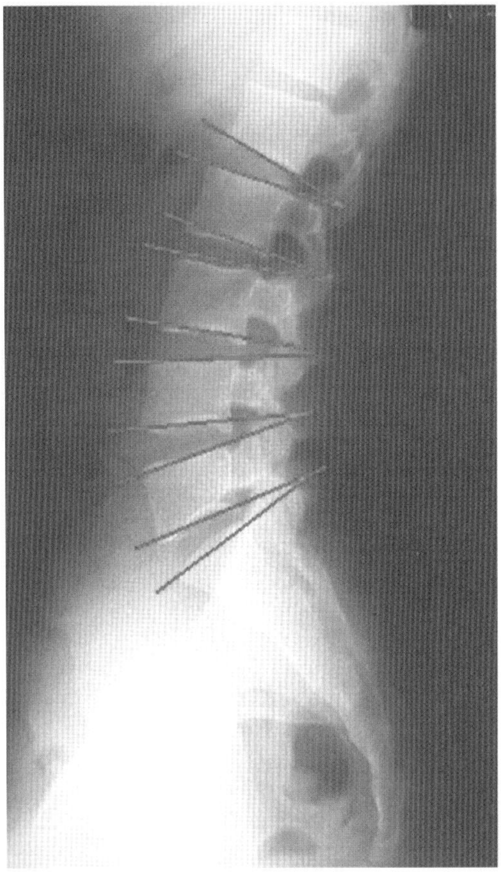

그림 3-23 디스크 각

표 3-1 요추 디스크 정상 각도

| Lumbar Intervertebral Disc Angles | |
|---|---|
| Disc Level | Average Angle(°) |
| L1 | 8 |
| L2 | 10 |
| L3 | 12 |
| L4 | 14 |
| L5 | 14 |

McNab's line:

요추의 lateral view에서 추체의 하단 면을 따라 긋는 선을 McNab's line 이라고 한다. 그리고 하부 요추의 상관절 돌기의 위치와 비교한다. 정상적인 관계에서 상관절돌기는 McNab's line 아래에 있어야 한다. 만약 상관절돌기가 이 선을 넘게 되면 상부요추의 서블럭세이션과 함께 facet syndrome을 지적한다.

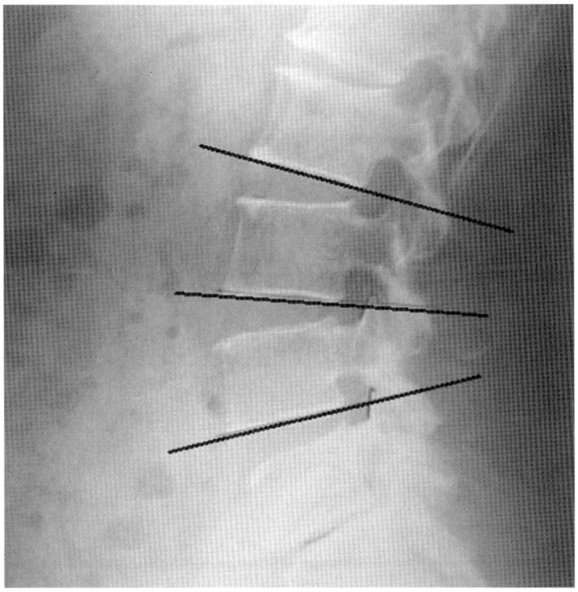

그림 3-24 McNab's line

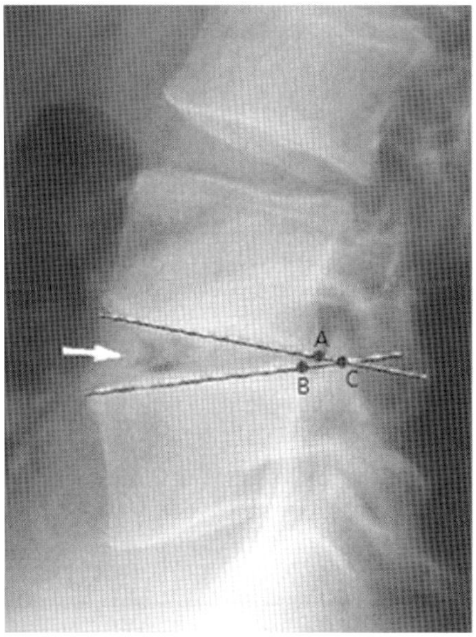


그림 3-25 Van Akkerveeken's Measurement

Van Akkerveeken's Measurement:

요추의 lateral view에서 상부 요추의 하단을 따라 선을 긋고 그리고 하부 요추의 상단 면을 따라 선을 긋는다. 상부 요추 하단 면의 후방 꼭지점을 A라하고 하부 요추 후방 꼭지점을 B라 한다. 그리고 이 선이 만나는 점을 C라고 한다. AC와 BC 정상적 거리 차이는 1.5mm 이하가 되어야 한다. 3mm 이상인 경우 디스크 손상, facet syndrome 또는 관절의 불안정성을 지적한다.

Lateral bending Sign:

요추의 lateral bending 영상에서 각 추체의 상단 면을 따라 선을 긋는다. 모든 선은 lateral bending 쪽으로 집중되어야 한다. 두 선이 모이지 않고 벌어지는 관절은 posterior lateral 디스크 탈출 또는 관절의 생체역학적 문제를 지적한다.

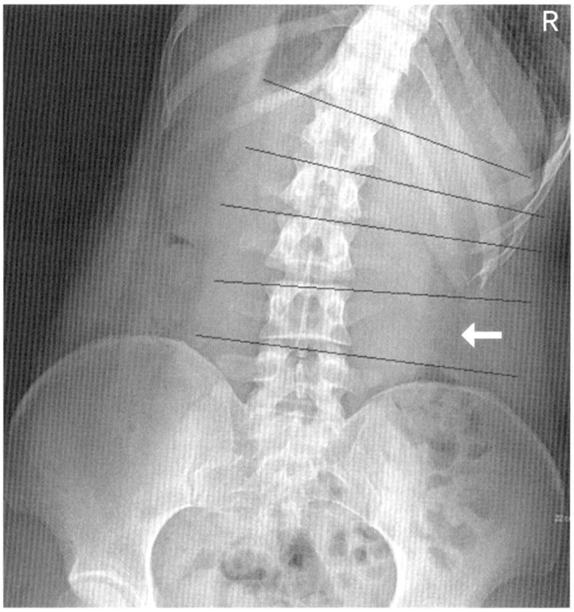


그림 3-26 Lateral bending Sign

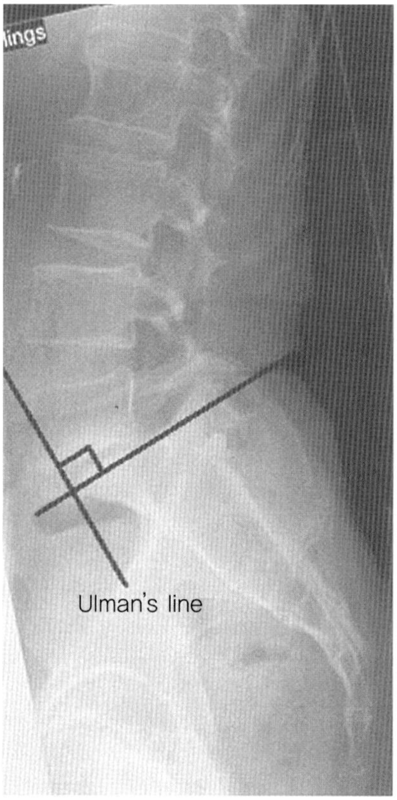


그림 3-27 Ulman' s line

Ulman' s line:

천골 상단 면을 따라 선을 긋는다. 그리고 천골 전방 꼭지점을 지나며 천골선과 90도가 되는 직각선을 긋는다. 이 때 L5의 추체는 이 선 후면에 있어야 한다. 이 선을 넘어서는 경우 요추의 전방전위증(spondylolistheis)를 지적한다.

척추전방전위증에서 Meyerding's classification:

요추의 lateral view에서 분석하려 하는 요추의 하단면 후방 꼭지점과 하부 요추 또는 천골의 상단면 후방 꼭지점은 동일 수직 선상에 있어야 한다. 비교하려 하는 요추 또는 천골의 상단면을 4등분한 후 상부 요추의 후방 꼭지점이 어느 부위에 있는 가를 분석하면서 anterolisthesis의 정도를 분류한다. Grade I, II, III, IV

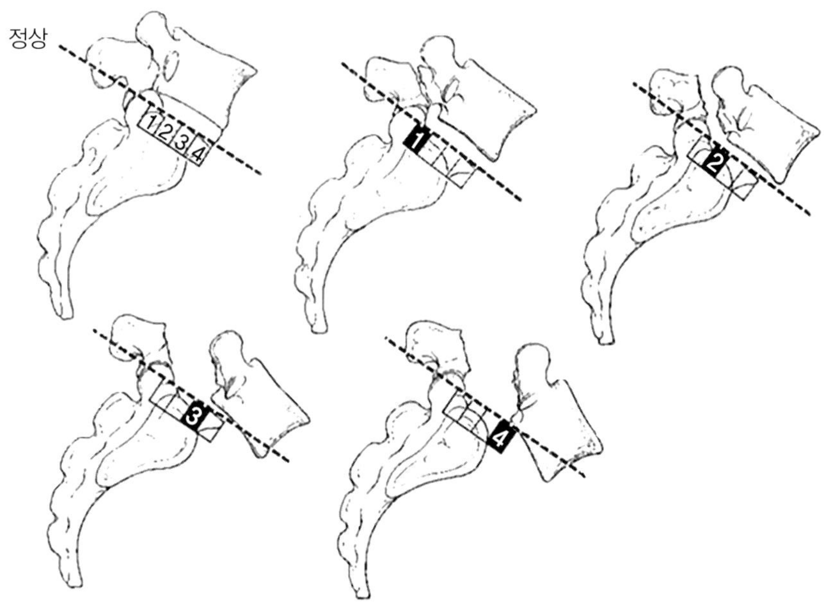


그림 3-28 Meyerding's classification

## 1.4 골반 X-ray

골반 AP view의 촬영은 하부 요추에서부터 대퇴골의 소전자가 모두 나타나도록 하는 것을 권장한다(그림 3-29).

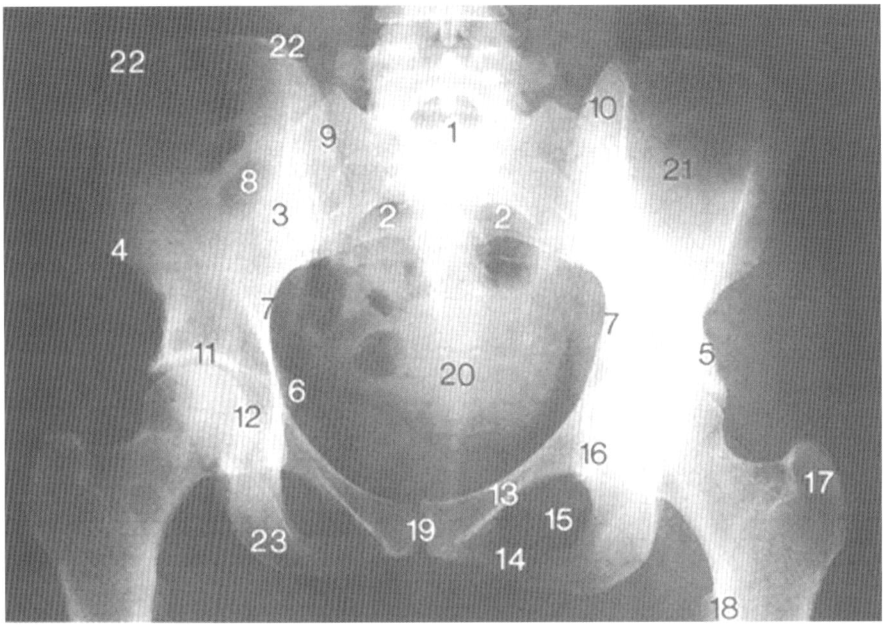


**그림 3-29 골반 AP view**

1. 제1천골결절
2. 전천골공(anterior sacral foramen)
3. 천장관절
4. 전상장골극(anterior superior iliac spine)
5. 전하장골극(anterior inferior iliac spine)
6. 좌골극(ischial spine)
7. 골반연(pelvic brim)
8. 대장내에 있는 가스
9. 천골 날개(sacral ala)
10. 장골의 후면
11. 관골구연(acetabular brim)
12. 대퇴골두와(fovea capitus centralis of femoral head)
13. 상부 치골(superior pubic ramus)
14. 하부 치골(inferior pubic ramus)
15. 폐쇄공(obturator foramen)
16. 관골구의 하부면(kohler's teardrop)
17. 대퇴골의 대전자(greater trochanter)
18. 대퇴골의 소전자(lesser trochanter)
19. 치골결합(symphysis pubis)
20. 제1미골 마디
21. 장골와(iliac fossa)
22. 장골능(iliac crest)
23. 좌골 결절(ischial tuberosity)

## 1. 5 Full Spine X-ray

중력이 작용되고 있는 기립자세에서 척추 측만증과 골반의 구조적 상태를 관찰하며 Subluxation을 분석하는 것은 카이로프랙틱 임상에서 핵심적인 부분이다. Full spine x-ray 촬영 기법이 카이로프랙터 임상가에 의해 최초로 개발되면서 체중과 중력이 가해진 상태에서 척추의 변화, 단족분석, 골반의 레벨링, 치료 전과 후에 관찰되는 구조적 변화 그리고 Subluxation의 생체역학적 변화를 분석하는 카이로프랙틱 진단학이 발전하였다.

full spine view는 직립자세에서 촬영되며 Gonstead 척추 분석에서 중요하게 사용된다.

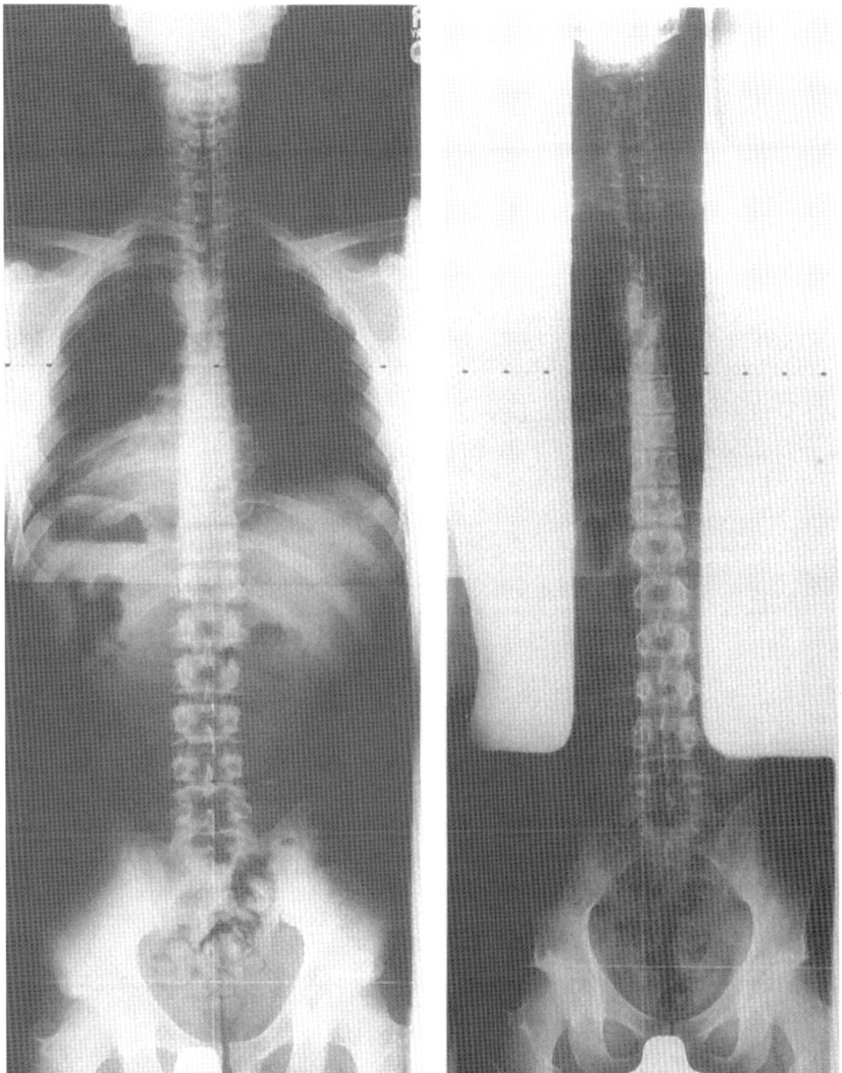

그림 3-30 Full Spine AP view (방사선 차폐 전후)

# 2 방사선 영상에서 흔히 관찰되는 척추질환

## 2.1 관절염

관절염(Arthritis)은 지체장애를 유발시키는 가장 일반적인 질환으로서 7명중 1명이 관절염 증세를 나타낸다. 관절염의 종류는 매우 다양하지만 관절의 정확한 해부학, 임상적 징후, 병리생리학 그리고 방사선 영상의 특징을 이해하면 일반적인 관절염은 어렵지 않게 진단이 가능하다. 관절염 환자를 평가할 때 가장 중요한 것은 환자의 정확한 임상적 정보다. 연령, 성별, 가족병력, 환자의 병력 그리고 치료 내력과 같은 정보들이 정확하게 요구되며 증세가 언제부터 시작되었는지, 증세가 나타나는 위치, 통증의 형태 등의 정보가 필요하다. 또한 관절 질환이 염증성인지 대사성인지를 구별하기 위해선 혈액검사가 요구된다.

### 2.1.1 퇴행성관절염

퇴행성관절염(degenerative joint disease)은 진행성이며 비염증성 관절염으로서 관절 연골조직에 퇴행성 변화로 인해 나타나는 질환이다. 전형적으로 움직임이 많이 발생하며 체중이 가해지는 관절에 주로 발행하며 그 근본적인 원인은 아직 명확하게 밝혀져 있지 않다. 많은 의료인들은 퇴행성관절염은 연령이 많아지면서 자연스럽게 발생하는 노인성 질환이라고 하나 Panjabi는 연령과 퇴행성 관절염은 유사어가 아니라 관절 Subluxation이 퇴행성 관절염의 원인 중 하나라는 것을 주장하였다. Subluxation된 관절은 활동 중 기계적 스트레스가 증가되며 이로 인한 연골의 영양공급 이상 현상으로 발생하는 것이 원인 중 하나라는 것이다. 체중이 집중적으로 가해지는 주요관절에 퇴행성 관절염이 주로 흔하게 발생하는 것이 Panjabi의 주장을 지지하고 있다.

퇴행성 관절염은 항상 증세를 유발하는 것은 아니다. 방사선 검사를 통해 확인된 퇴행성 관절염 환자에게 증세가 없는 사례는 매우 흔하다. 일반적으로 관절 주위에 가벼운 통증과 함께 관절이 경직되는 느낌이 나타난다. 특히 아침 시간에 관절경직 현상이 주로 발생하나 활동을 하면서 이러한 증세는 사라진다. 일기 변화에 퇴행성관절염은 예민한 반응을 보인다. 기온이 떨어지거나 또는 기압이 낮아질 때 통증은 증가한다. 퇴행성 관절염이 발생한 관절은 가동범위가 감소되고 때때로 움직일 때 관절음이 발생한다. 관절 조직에 염증이 발생할 때 통증이 증가되나 체온과 혈액검사에서는 특이한 변화가 없다. 척추 주위에 발생하는 퇴행성 관절염은 척추관 협착증 또는 신경근에게 압박을 주는 lateral nerve entrapment syndrome이 발생할 수 있다. 퇴행성으로 인해 발생하는 골증식체인 가골 현상이 추골동맥에 압박을 가할 때 추골 기저동맥 허혈현상으로 인해 어지럼증과 같은 증세가 발생할 수 있다. 따라서 퇴행성 관절염 환자의 경추교정 시 각별한 주의가 필요하다.

퇴행성 관절염에서 어져스트먼트의 의미는 관절의 운동성의 유지와 함께 관절염의 악화를 방지하며 더 나아가 관절이 회복될 수 있는 가능성을 열어두게 한다. 이런 이유로 퇴행성 관절염 환자에게 정기적인 카이로프랙틱 치료는 꼭 필요하다.

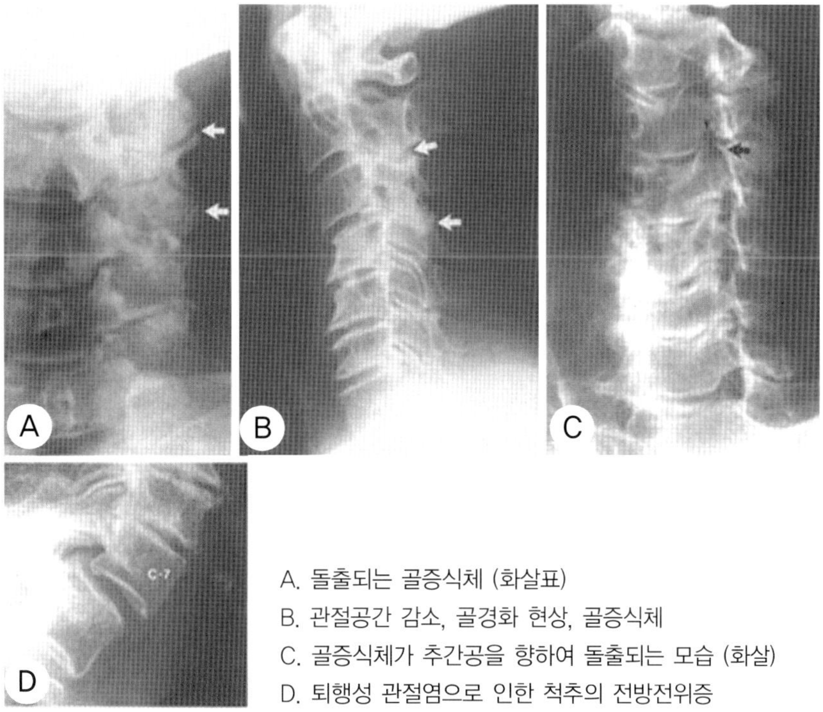


A. 돌출되는 골증식체 (화살표)
B. 관절공간 감소, 골경화 현상, 골증식체
C. 골증식체가 추간공을 향하여 돌출되는 모습 (화살)
D. 퇴행성 관절염으로 인한 척추의 전방전위증

**그림 3-31 퇴행성 면관절증**

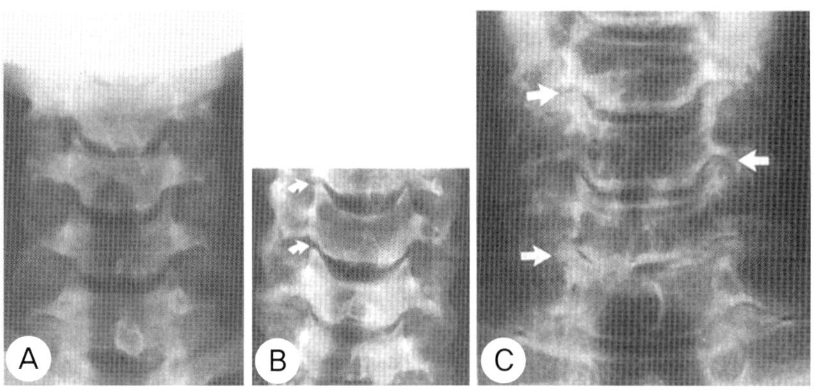


A. 정상적인 경추의 모습.
B. 퇴행성 관절 변화의 초기단계. 구상돌기의 변화(화살표)
C. 퇴행성 관절이 진행된 단계. 구상돌기의 변화, 주위 조직의 경화현상, 골증식체 형성. 이 단계에선 관절 공간은 현저하게 감소된다.

**그림 3-32 Von Luschka 관절의 퇴화**

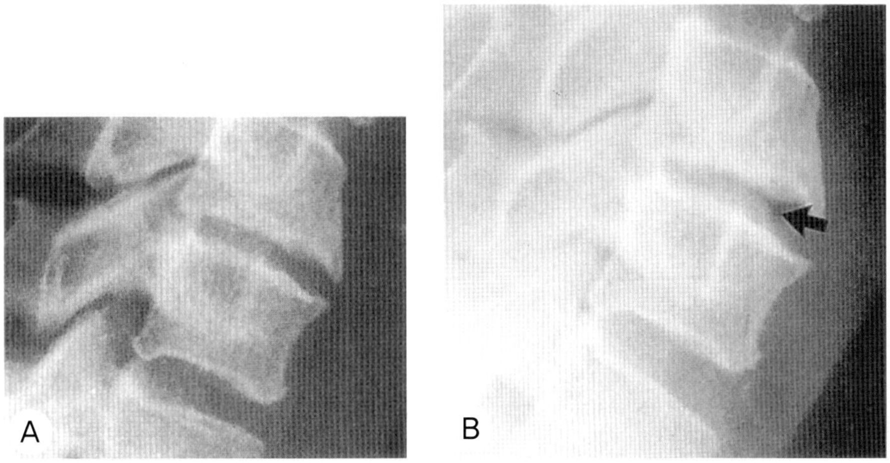


A. 진공현상은 보이지 않고 있으나 디스크 높이의 감소 그리고 뚜렷한 골증식체의 모습이 보인다.
B. 신전 상태에서 촬영 되었으며 관절 내에 진공 모습이 보인다.
퇴화된 디스크 공간 사이에 축적된 질소가 진공 현상으로 나타난다.

**그림 3-33 진공 현상 (vacuum phenomenon)**

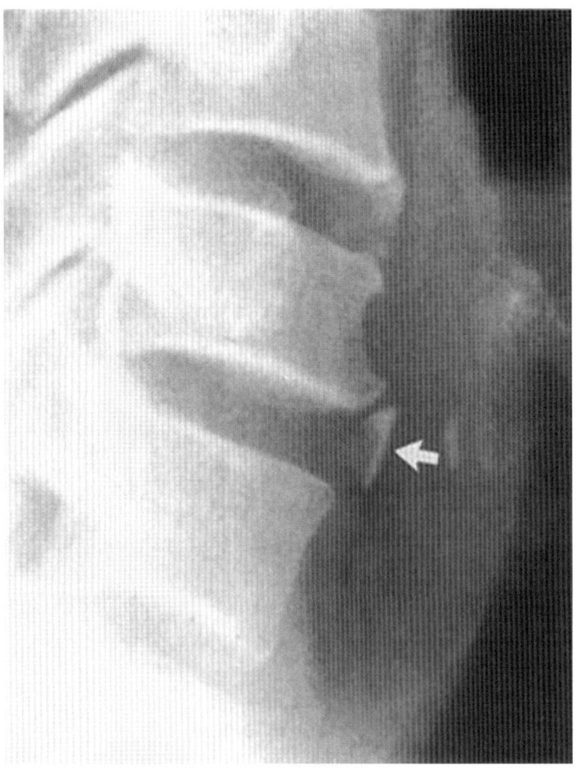

**그림 3-34 퇴행된 디스크에서 빈번하게 나타나는 섬유륜의 칼슘화 현상**

A. 추체의 골증식체 (화살표)

B. CT 스캔. 골증식체 (화살표). 대동맥 (a)

C. 디스크 높이 감소, 척추 전면에서 돌출되는 작은 골증식체.증가된 흉추 후만 현상이 뚜렷하다.

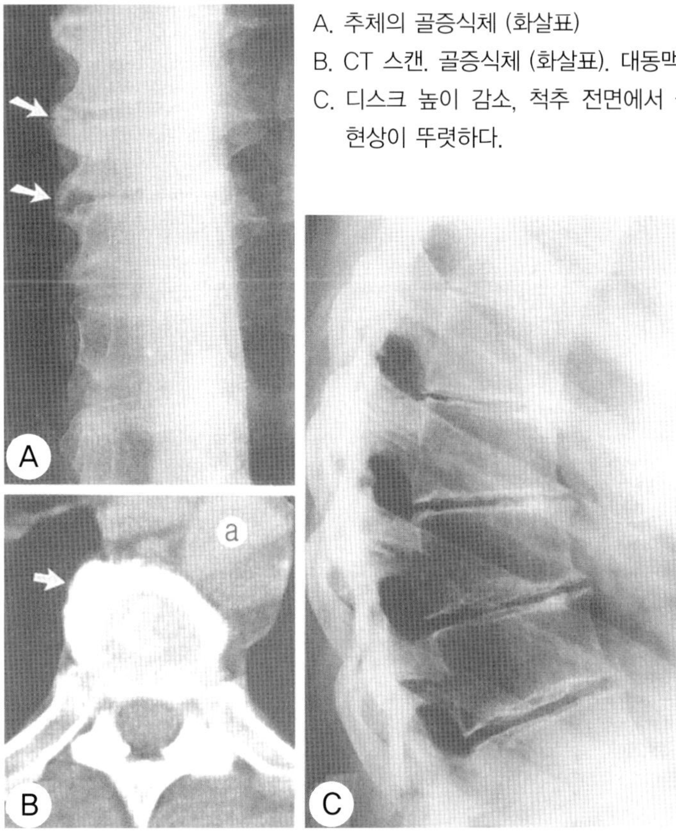


**그림 3-35 퇴행성 흉추**

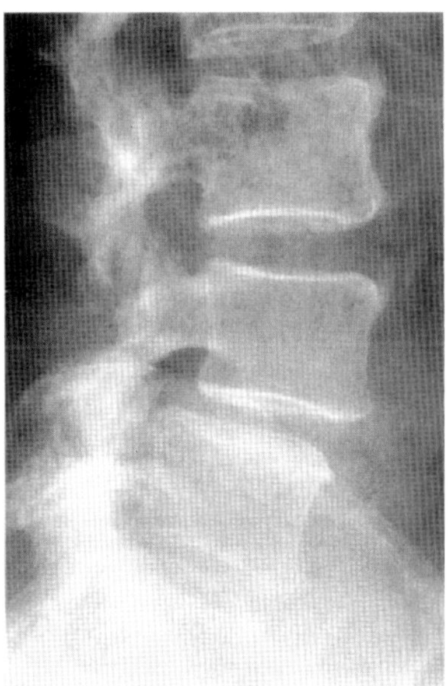

면관절의 퇴행성 변화로 인해 발생한 제4번 요추의 전방 전위증

**그림 3-36 퇴행성 관절로 인한 전방 전위증**

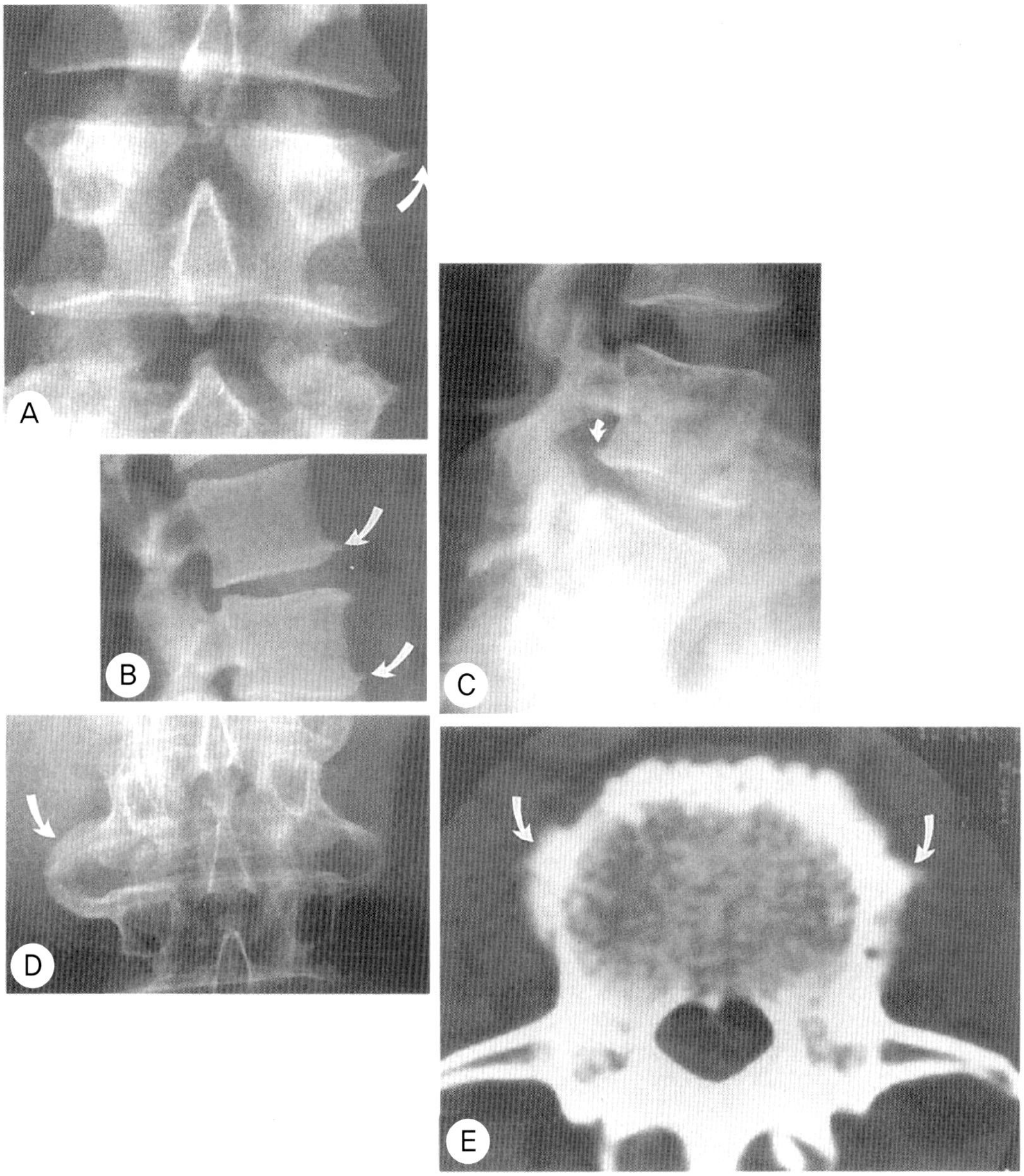


A–C. 견인 골증식체(tractional osteophytes) 주로 수평적인 모습으로 형성된다.
D. 갈고리 골증식체(claw osteophytes)
E. CT 스캔. 갈고리 골증식체

**그림 3-37 골증식체**

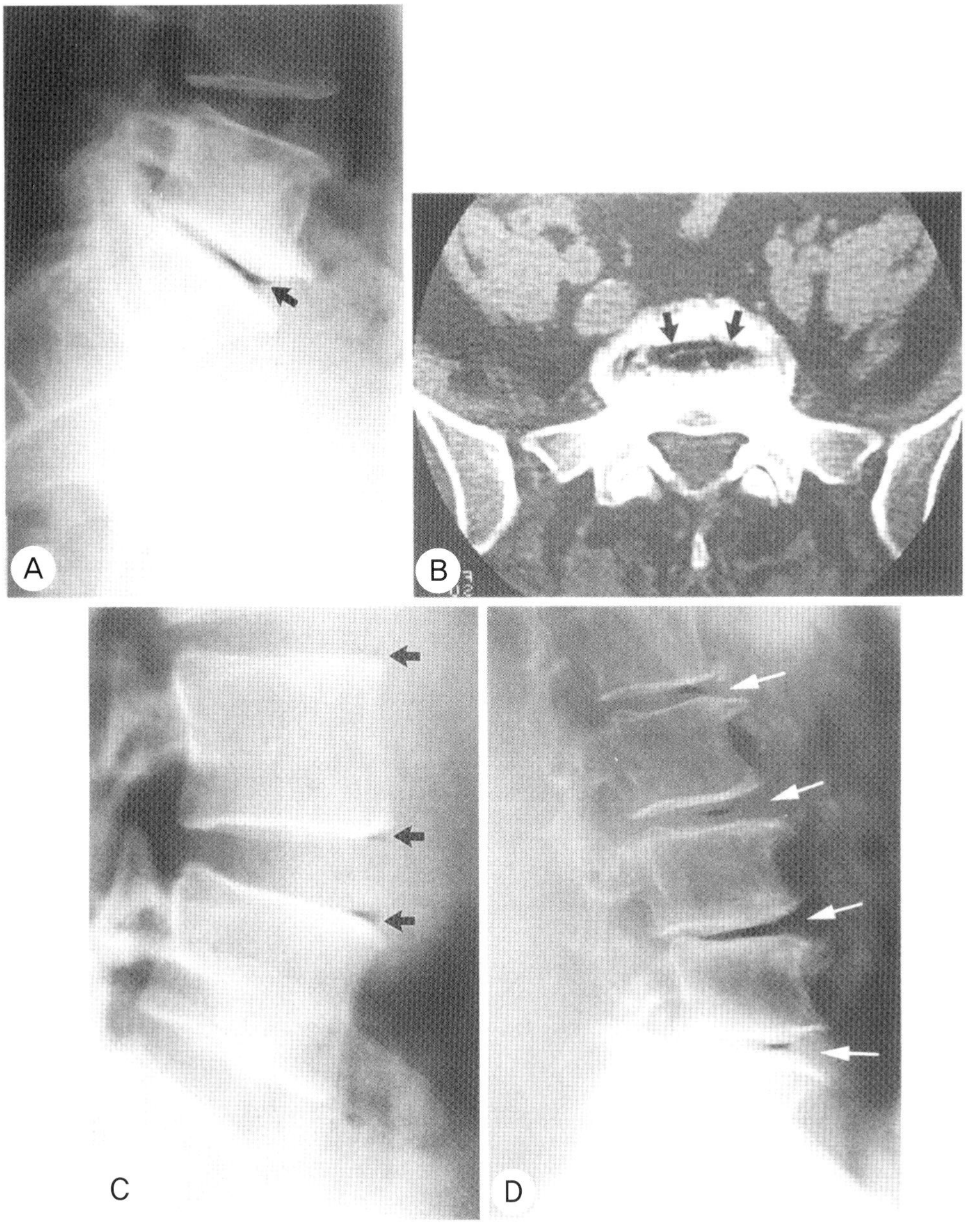

A. 퇴행성 수핵 B. CT 스캔 퇴행성 수핵
C. 퇴행성 섬유륜 D. 중앙 위치에 있는 진공 현상 퇴행성 디스크

**그림 3-38 진공 현상**

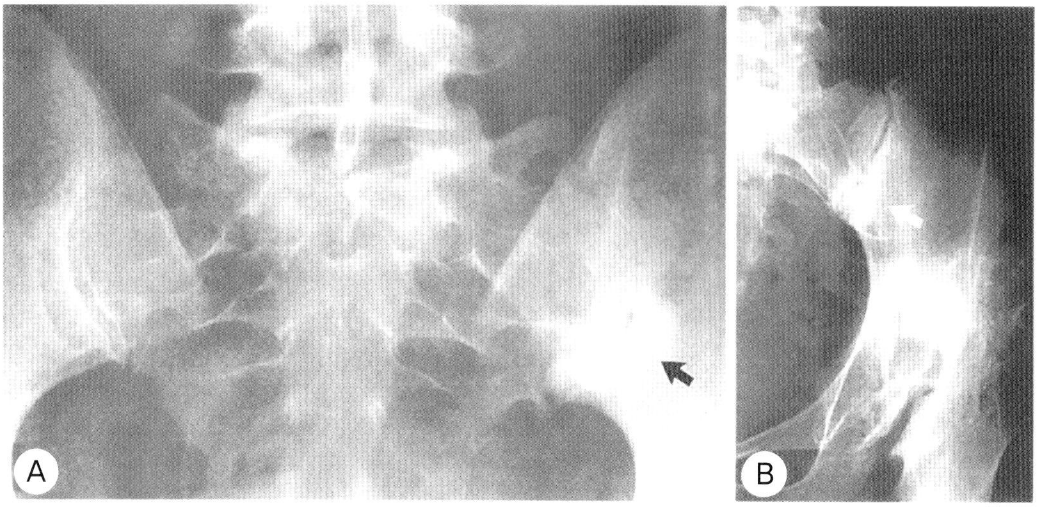

A. 하부 천장관절에서 나타나는 관절 공간 감소, 연골하 경화 현상(subchondral sclerosis)은 천장관절 퇴화의 전형적인 모습이다.

B. 선천적인 고관절 기형으로 인해 발생한 천장관절의 퇴행성

**그림 3-39 천장 관절의 퇴행성 관절염**

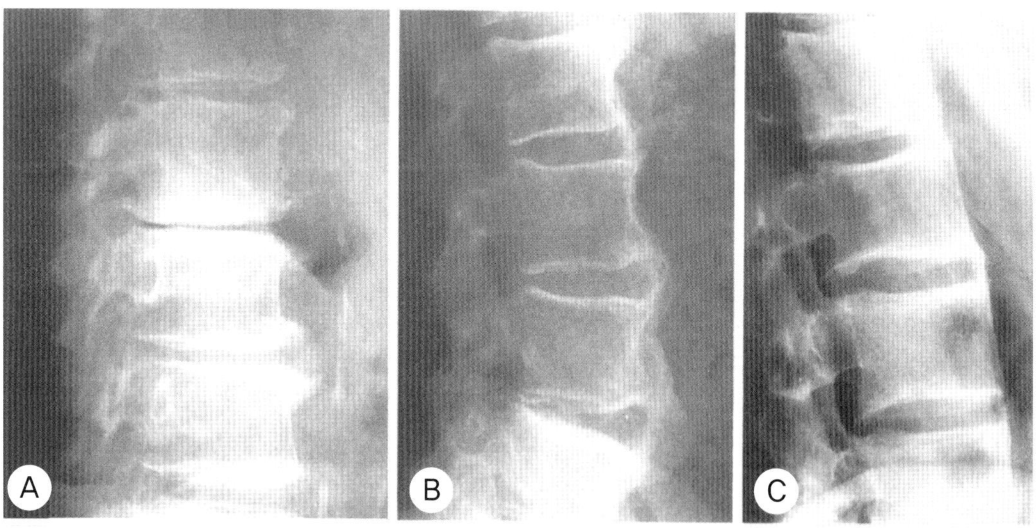

A. 퇴행성 척추 관절염

B. 전종인대 골화증

C. 강직성 척추염(ankylosing spondylitis)

**그림 3-40 척추 증식물의 분화**

### 2.1.2 류마티스성 관절염

류마티스성 관절염(rheumatoid arthritis)은 연부조직에 주로 발생하나 활막과 활액낭에서 발생하는 염증성 관절염으로서 근본적인 병인을 알 수 없는 자기면역계 질환이다. 활액 관절에 발생하며 손과 발의 말단 부위나 주요 관절 그리고 경추에서 주로 발생한다. 이 관절 질환은 양측성으로 발생하며 진행적인 질환으로서 결국 기형적 관절 모습을 형성한다.

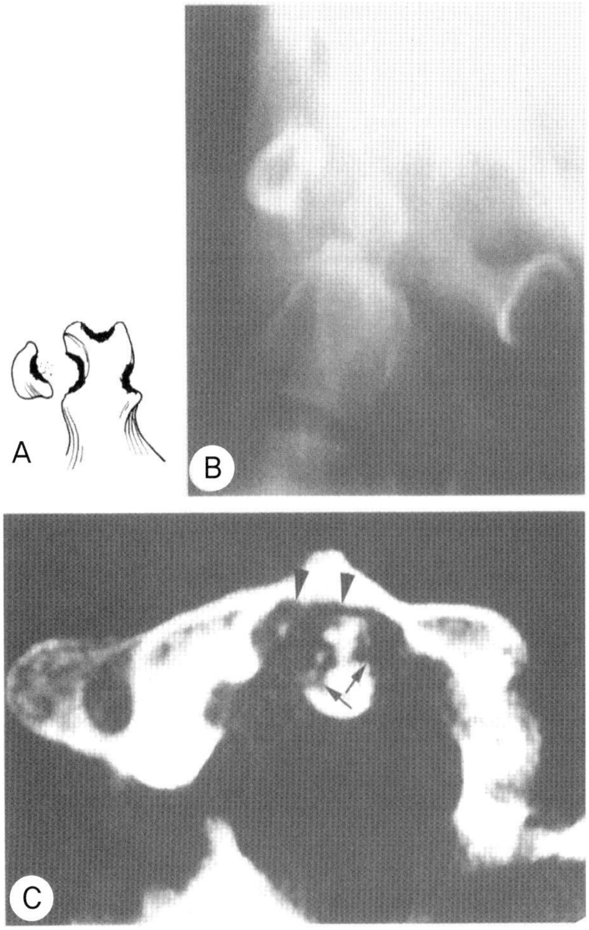


A. 치돌기 활막이 파괴된 위치
B. 치돌기 크기가 감소 되었으며 환추의 전궁 부식과 횡인대 손상으로 인한 치돌기와 전궁 사이의 공간이 증가됨.
C. CT 스캔

**그림 3-41 류마티스성 관절염 : 치돌기 파괴 현상**

전형적인 류마티스성 관절염 진단은 방사선 검진과 혈액검사를 통해 어렵지 않게 진단된다. 주로 20-60대 사이에서 발생하나 40-50대에서 가장 많이 발생한다. 남성에 비해 여성에게 3:1의 비율로 발생한다. 이 질환의 징후와 증세는 서서히 시작되나 신체적인 또는 감정적인 스트레스에 의해 빠르게 진행될 수 있다. 주요 증세는 관절에 통증과 함께 부종 그리고 경직현상이 발생하며 아침에 주로 발생한다. 주로 손과 발의 말단부위에서 발생하면서 양측성 현상을 보인다. 척추에서는 흔히 발생하지 않으나 척추에서 발생하는 류마티스성 관절염의 80%의 경우 경추에서 발생한다. 관절증세 뿐 아니라 피로감, 권태감 그리고 근육 무력감과 함께 열이 발생한다. 백혈구 수치가 증가되고 rheumatoid factor는 70% 사례에서 나타난다. 증세는 완화현상과 악화현상이 반복적으로 발생하나 전반적으로 서서히 진행되어 결국은 관절기형과 기능장애 현상이 발생한다. 소수 환자의 경우에서 때로는 증세가 완전히 완화되는 현상이 나타나기도 한다. 척추에서 발생하는 류마티스성 관절염은 주로 상부경추에서 발생하며 횡인대 손상으로 인해 환추와 축추의 안정성에 문제가 발생할 수 있다. 류마티스성 경추 관절염의 병력이 있는 환자의 경우, 반드시 flexion 그리고 extention 영상을 통해 atlantodental interspace(ADI) 공간의 정도를 분석해야 한다. 환추-축추 불안전성에서 경추 교정치료는 금기다.

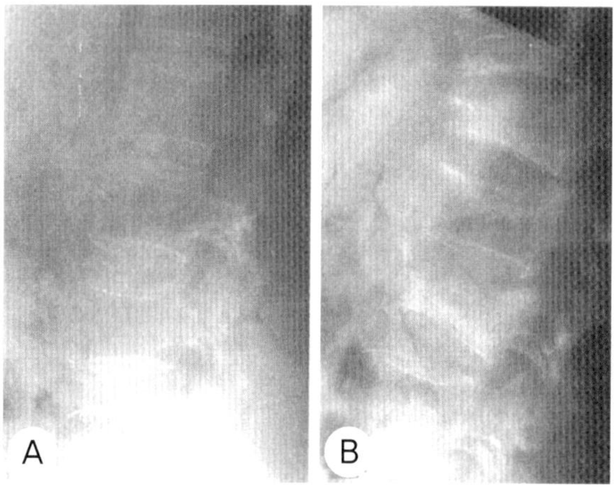


A. 골다공증
B. 병리적 골절 : 코르티코스테로이드를 주사한지 3개월 후에 발생한 압박골절

**그림 3-42 류마티스성 관절염 : 코르티코스테로이드 합병증**

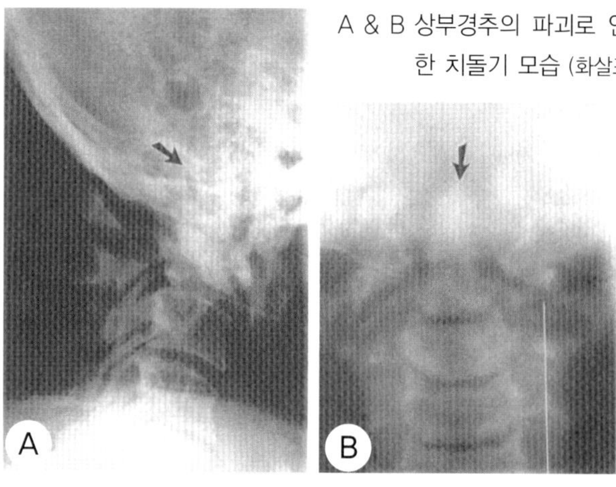


A & B 상부경추의 파괴로 인해 대후두공으로 침입한 치돌기 모습 (화살표)

**그림 3-43 류마티스성 관절염 : Pseudobasilar invagination**

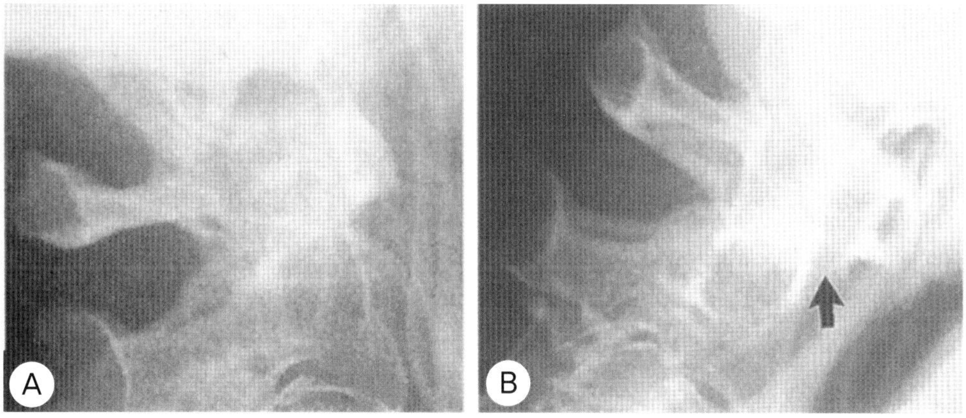


A. 중립 자세에서 촬영된 lateral view
B. 굴곡 자세에서 촬영된 lateral view
환추와 치돌기 사이의 공간이 5mm로 증가되었다(화살표).

**그림 3-44 류마티스성 관절염 : 환추-축추 관절의 불안정성**

## 2. 1. 3 소아 류마티스성 관절염 (juvenile rheumatoid arthritis)

소아들에게 류마티스성 질환이 발생하는 것은 그리 희귀한 것은 아니다. 미국에선 매년 약 25 만명의 사례가 발생한다. 성인의 류마티스성 관절염과 같이 질병의 근본적 원인은 알지 못하며 16세 전에 발생하는 것을 소아 류마티스성 관절염이라 한다. 질환의 형태는 성인의 류마티스성 관절염과 다른 모습을 보이고 있으며 그 예후도 다르다. 관절염이 발생한 관절의 수와 증세 정도에 따라 소아 류마티스성 관절염은 크게 3종류로 나누어진다.

① classic systemic disease …… 소아 류마티스성 관절염 환자 중 약 20%만이 여기에 속하며 류마티스성 내장기 질환증세와 함께 전반적인 신체 기능에 문제가 발생한다. 간헐적인 열과 함께 림프절병증, 백혈구증가증, 빈혈, 간비장 비대증과 같은 증세가 발생한다. 관절에는 별 증세가 없으며 방사선 검사에는 뚜렷한 변화가 없다.

② polyarticular disease …… 소아 류마티스성 관절염 중 50%가 여기에 속하는 가장 일반적인 질환이다. 증세는 양측성으로 주로 지골관절, 수근관절, 발과 발목, 무릎 그리고 경추에 부종현상과 통증으로 나타난다. 방사선 검사에서는 뚜렷한 류마티스성 관절염의 특징들이 나타난다.

③ pauciarticular-monoarticular disease …… 소아 류마티스성 관절염 중 약 30% 만이 이에 속하며 4개 이하의 관절에서 질병이 나타난다. 질환이 발생하는 부위는 주로 무릎, 발목, 고관절, 주관절, 손목관절에서 발생한다. 증세는 서서히 발행하며 통증과 부종현상 그리고 관절이 경직되는 현상이 관찰된다. 소아 류마티성 관절염의 예후는 좋다. 20%의 환자만이 진행적으로 악화되며 대다수의 환자들은 뚜렷한 관절장애가 없이 회복된다.

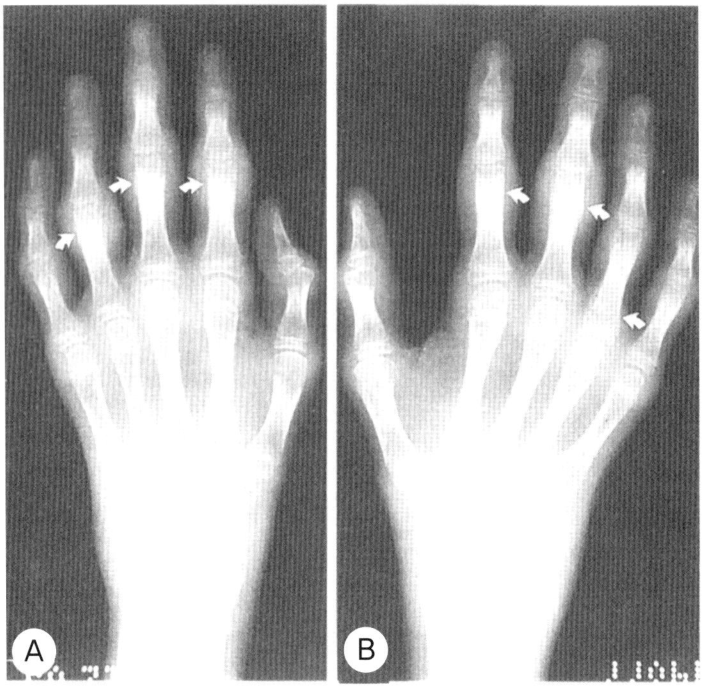


A & B
관절 주위 조직 부종 현상과
골막염 (화살표)

그림 3-45 소아 류마티스성 관절염

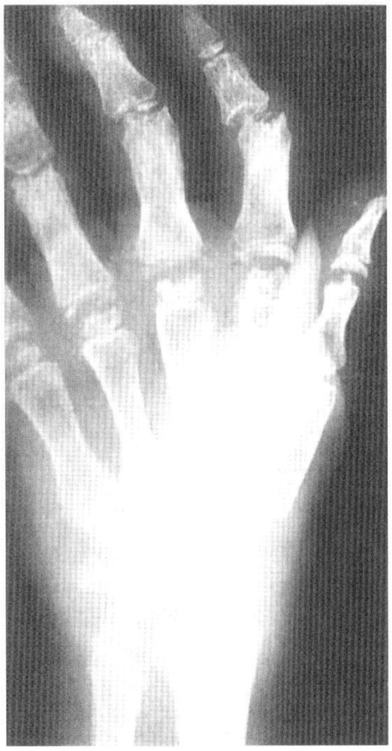

그림 3-46 소아 류마티스성 관절염 : 골단의 불규칙한 관절면 모습과 골파 현상

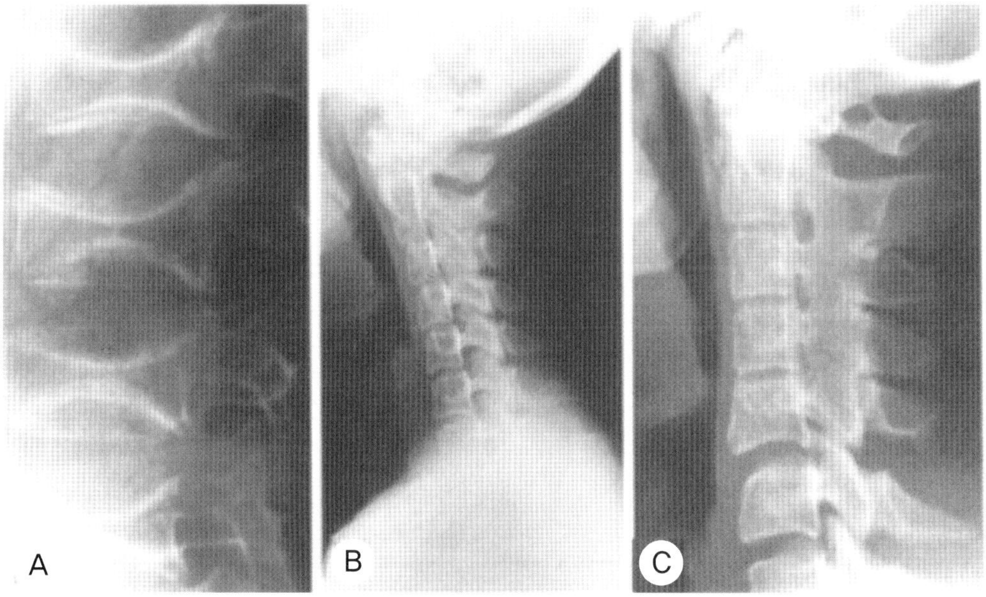


A. 코르티코스테로이드 합병증. 골다공증과 압박골절
B. 경추. 제2, 3, 4, 5 추체의 발육 부전 현상
C. 추체의 발육 부전 현상과 면관절의 융합 현상

**그림 3-47 소아 류마티스성 관절염 : 척추 기형**

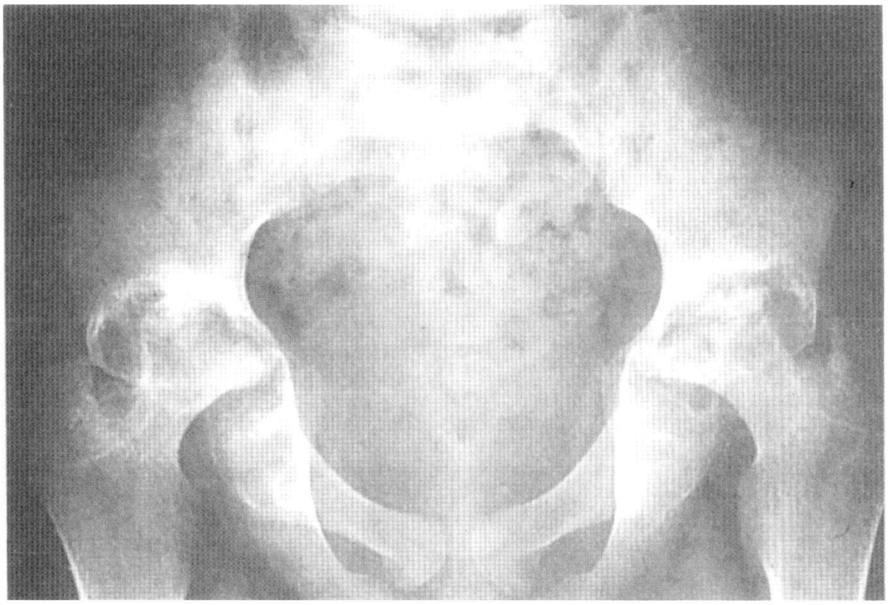

파괴되고 있는 양쪽 고관절

**그림 3-48 소아 류마티스성 관절염 : 고관절**

## 2. 2 특발성 과골화증(diffused idiopathic skeletal hyperostosis : DISH)

특발성 과골화증은 주로 척추관절에서 발생하는 질환으로서 인대가 칼슘화 또는 골격화 현상으로 나타나는 특징이 있다. 증세가 없을 수 있으나 주로 가벼운 관절통, 관절경직 현상과 같은 퇴행성관절염과 유사한 증세가 나타난다. DISH환자의 13~31%는 성인 당뇨병을 앓고 있으며 환자의 20%는 경추 전종인대 골화현상(ossification of anterior longitudinal ligament (OALL))으로 삼킬 수 없는 연하장애가 나타난다. 전종인대 골화 현상으로 인한 관절의 가동범위는 놀랍게도 영향을 받지 않는다. 융합된 관절 부위는 가벼운 외상에도 골절이 발생하여 심각한 신경학적 장애가 발생할 수 있어 트러스트를 가하는 교정치료는 금기되어야 한다.

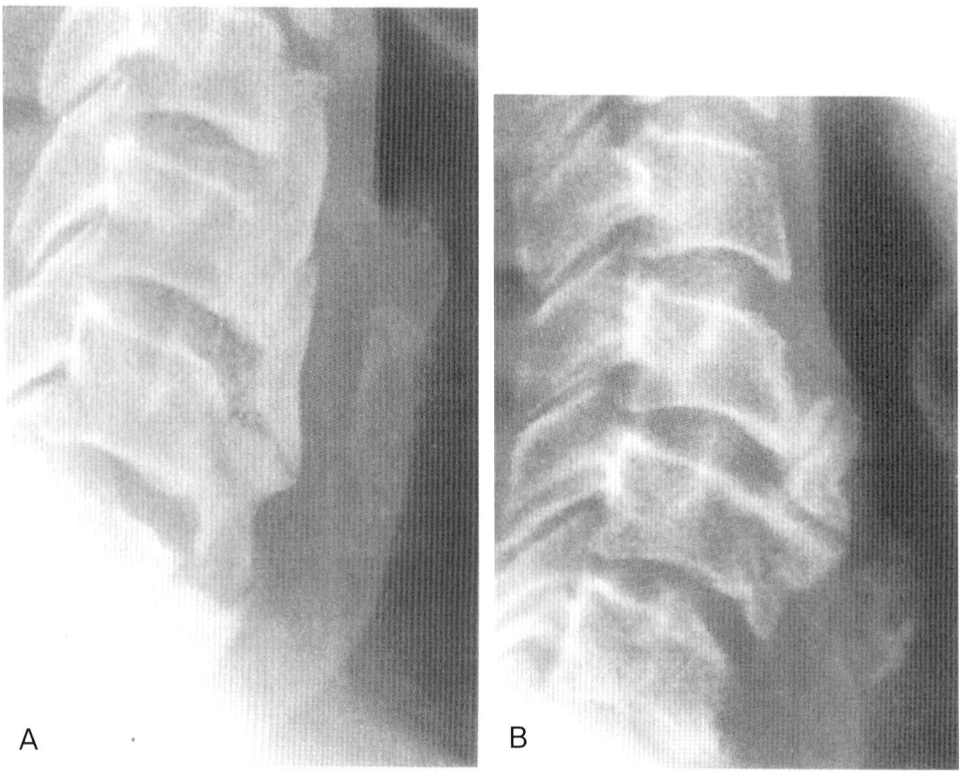


A. T형의 골화현상
B. Y형의 골화현상

**그림 3-49 특발성 과골화증**

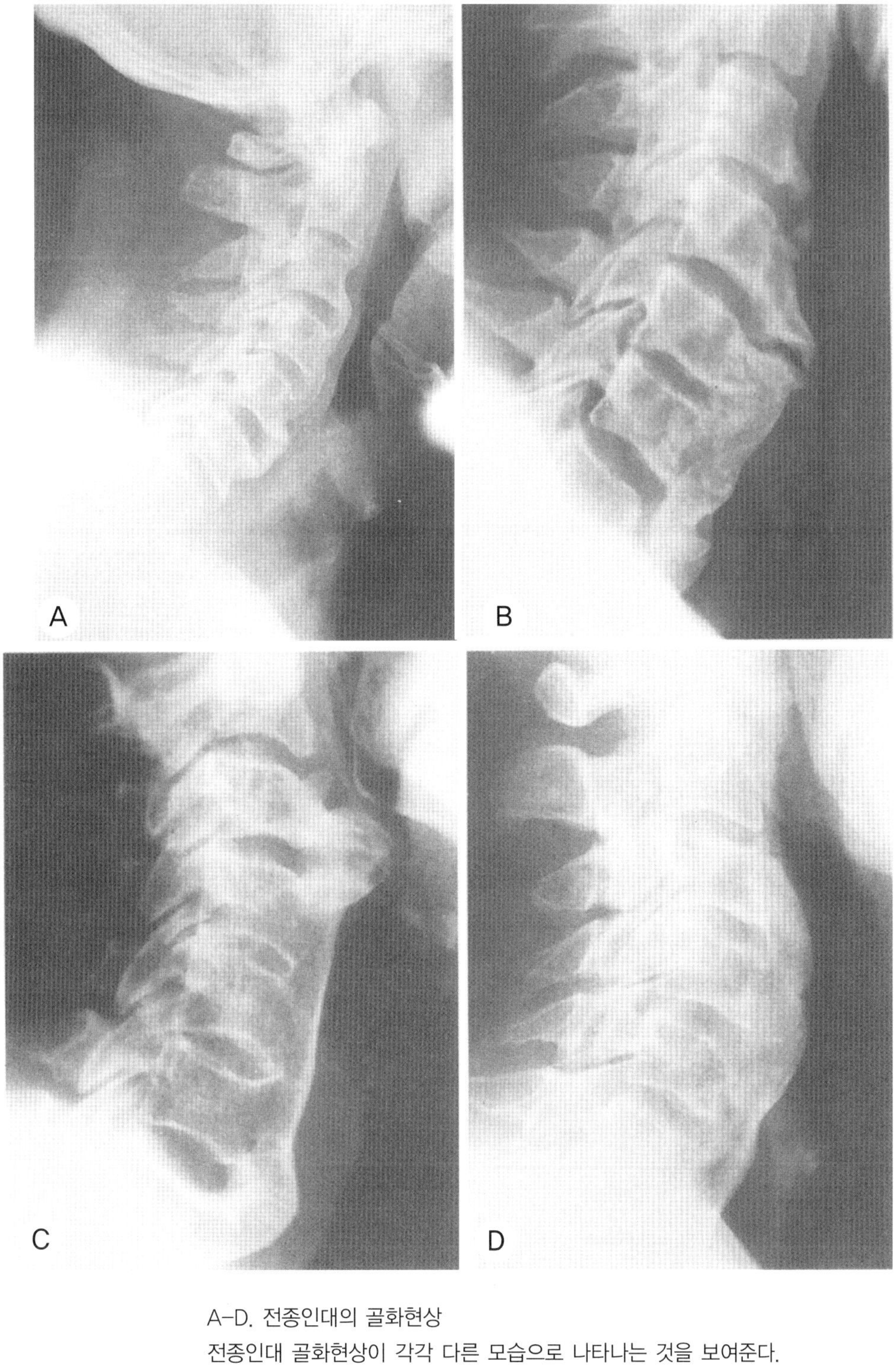


A–D. 전종인대의 골화현상
전종인대 골화현상이 각각 다른 모습으로 나타나는 것을 보여준다.

**그림 3-50 특발성 과골화증**

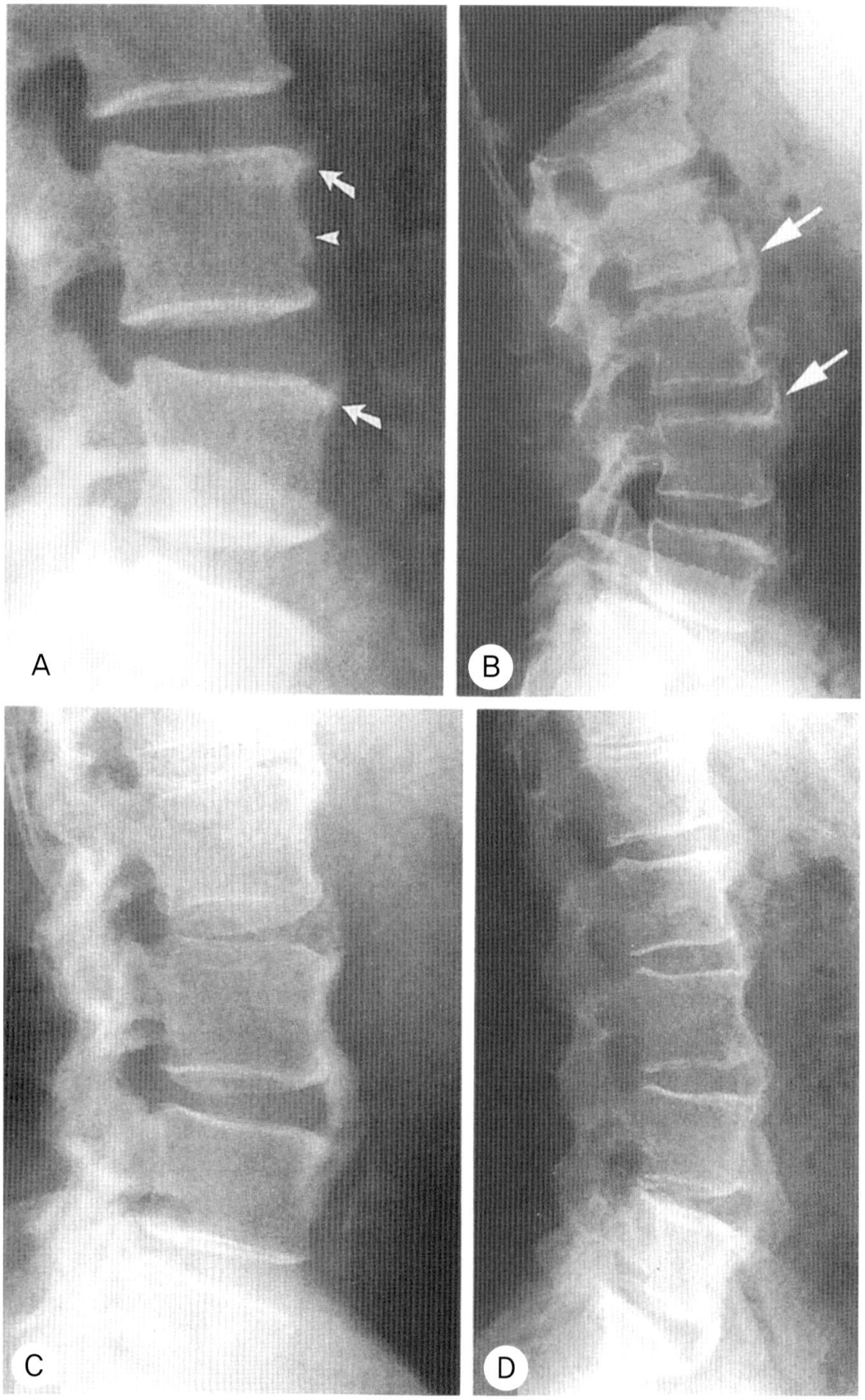


A. 초기 단계에서의 변화. 추체의 끝부위와 중앙부위에서 시작되는 과골화증(화살표)
B. 촛불같은 과골화증(candle flame hyperostosis)
C. 완벽하게 연결된 전종인대의 과골화증.
중앙부위가 두툼한 것이 특징이며 강직성 척추염과 차이점이다.
D. 요추 전반부위에 완성된 전종인대 골화증

**그림 3-51 특발성 과골화증 : 요추**

## 2.3 후종인대 골화증 (ossification of posterior longitudinal ligament : OPLL)

후종인대 골화증은 주로 경추에서 발생하며 흉추와 요추부위에서도 발생한다. 증세는 뚜렷하지 않으나 후종인대가 두꺼워지고 척추강을 60%이상 침범하게 될 때 척수를 압박하는 심각한 척수병증(myelopathy)이 발생한다. 증세는 서서히 나타나며 주로 하지부위에 운동 그리고 감각신경 장애 현상이 나타난다. 서서히 보행 장애가 나타나며 이상 감각현상과 함께 촉각이 감소된다.

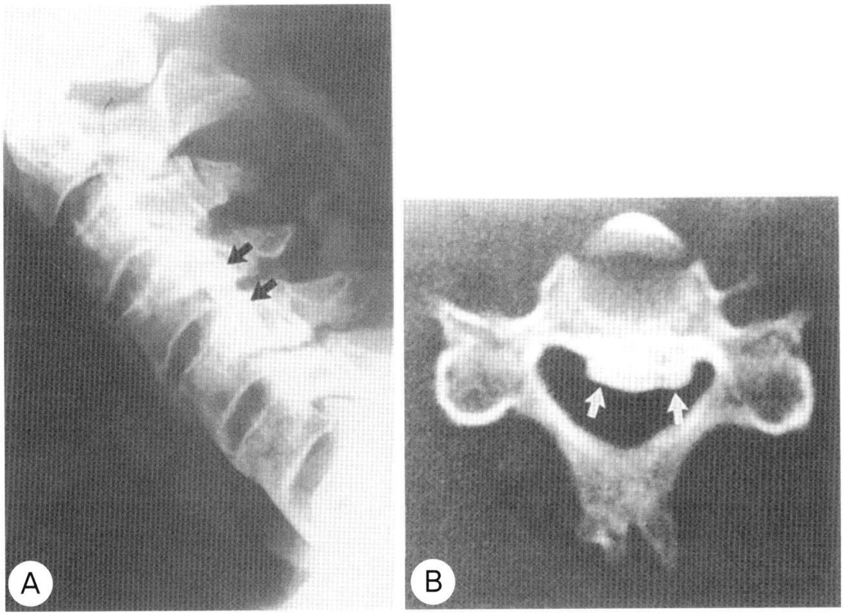

A. 경추 lateral view. 제3, 4경추 후종인대 골화현상

B. CT 스캔. 후종인대 골화현상으로 인해 척추관의 공간이 감소된 모습이 뚜렷하다.

**그림 3-52 후종인대 골화증**

## 2. 4 강직성 척추염 (ankylosing spondylitis)

강직성 척추염은 만성적인 염증성 질환으로서 젊은 사람들에게 주로 발생하며 체중을 지지하는 골격계에 주로 나타난다. 이 질환은 인대가 골격으로 변하고 관절이 융합이 되는 후유증을 나타내는 원인 모르는 염증성 질병이다. 강직성 척추염이 발생하는 연령대는 15-35세이며 평균적으로 26-27세 사이에 가장 흔히 발생하고 여성보다 남성에게서 더욱 빈번하게 발생한다. 전형적인 증세는 주로 허리와 골반 부위에서 진행되기 시작하나 때론 경추, 흉추 그리고 어깨부위에서도 진행되는 경우가 있다. 통증과 경직감이 나타나며 통증의 부위가 자주 변하는 특징이 있다. 신경통이 발생하는 경우 통증은 무릎 아래로 내려가지는 않으며 주로 아침 시간과 저녁 시간대에 심하게 나타난다. 질환의 초기 단계에서 증세가 완전히 완화되는 경우도 있다.

강직성 척추염은 골격계 뿐 아니라 눈에는 홍채염, 심장에서는 빈맥으로 인한 심전도 이상 현상이 발생하며 혈관에서는 동맥염, 폐에선 폐섬유증, 소화기관에선 괴사성 결장염과 Crohn병, 비뇨기관에선 만성적 전립선염 등이 발생하는 질병이다. 혈액검사에서 HLA-B27 항원이 정상인들에서는 6~8%의 경우에서 관찰되나 강직성 척추염에선 90%의 경우 발생한다. Rheumatoid factor는 나타나지 않는다.

진단이 확인된 후 치료는 통증을 관리하며 관절의 운동성을 유지시켜주어 기형적 자세가 되는 현상을 최소화 시키는 노력에 집중한다. 강직성 척추염 진단에서 방사선 검사는 뚜렷한 골격 변화를 보여준다. 초기 단계에서 방사선적 징후가 나타나는 곳은 천장관절이며 점진적으로 요추, 흉추 그리고 경추로 진행된다.

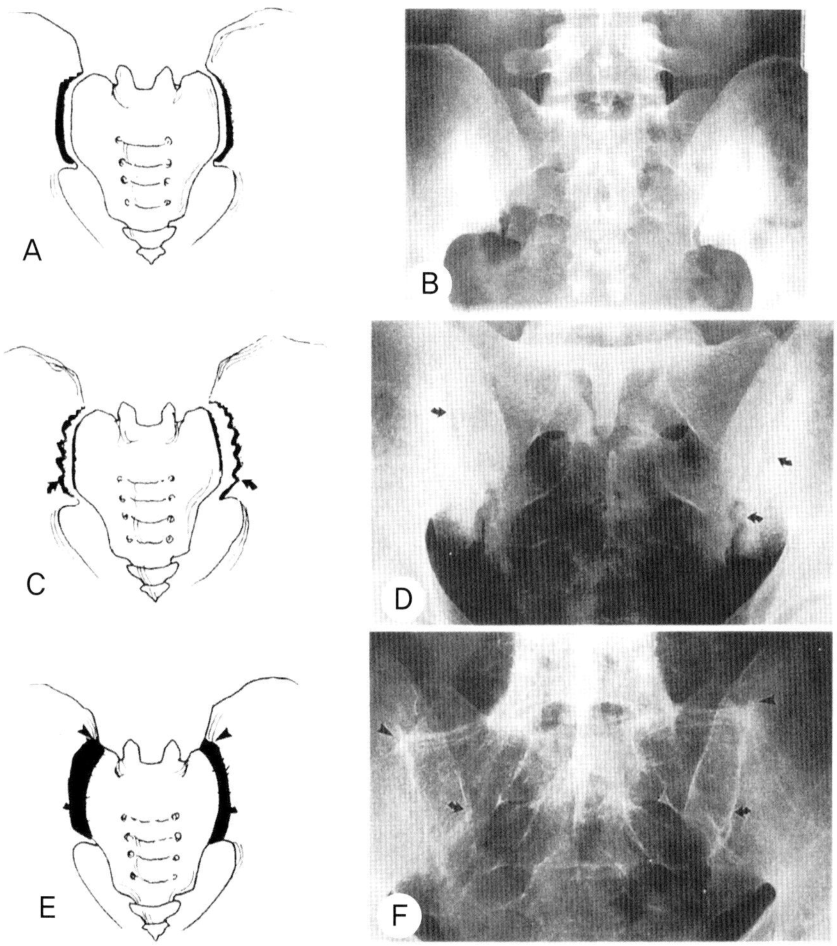


A. 제1단계 그림

B. 제1단계 X-ray. 관절 주위 부위가 흐려지고 마모된 듯이 나타난다. 그리고 관절의 공간이 넓어졌다.

C. 제2단계 그림

D. 제2단계 X-ray. 부식현상(화살표)과 이로 인해 발생하는 경화현상이 뚜렷하다.
초기 검사에서 가장 일반적으로 발견되는 모습이다.

E. 제3단계 그림

F. 제3단계 X-ray. 관절의 공간이 완전히 사라지고 융합된 모습

**그림 3-53 강직성 척추염 : 천장관절**

강직성 척추염 환자는 대단치 않은 사소한 충격에 쉽게 손상이 발생할 수 있다. 그리고 이러한 손상은 심각한 문제를 유발시킨다. 강직성 척추염에서 가장 일반적으로 발생하는 골절은 하부 경추, 흉추 그리고 요추에서 발생한다. 경추에서 발생하는 Carrot stick fracture는 20%의 경우 외경막혈종이 발생하며 심각한 결과가 초래될 수 있다.

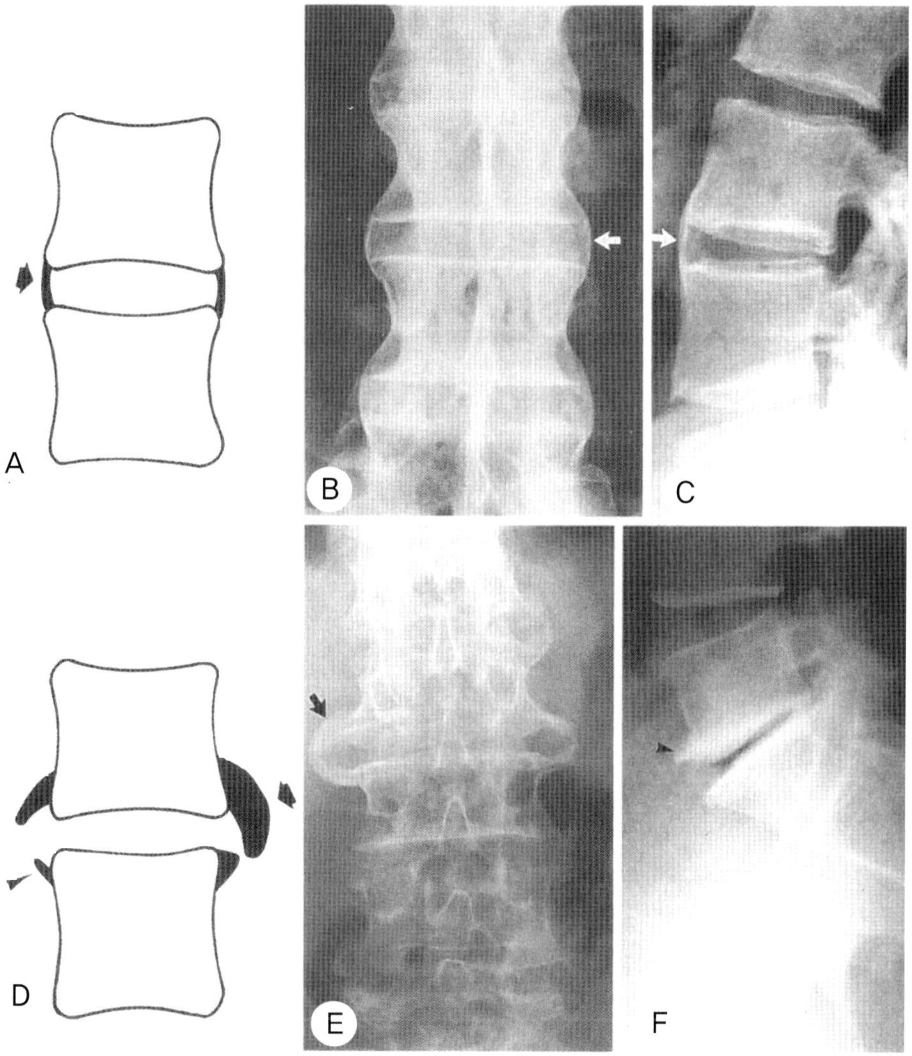


A. 인대 골극 현상 그림

B, C. 방사선 상에서 인대 골극 형성의 모습. 수직적으로 형성되며 골화현상이 얇은 모습(화살표)이 전형적인 강직성 척추염이다.

D. 골증식체의 그림

E, F. X-ray 상에서 골증식체. 갈고리(화살표), 그리고 견인적 골증식체(화살머리)는 좀 더 수평적으로 형성되며 두껍게 형성되는 것이 퇴행성 관절염에서 일반적으로 나타나는 모습이다.

**그림 3-54 X-ray 상에서 인대 골극 형성(syndesmophyte)과 골증식체(osteophyte)의 차이점**

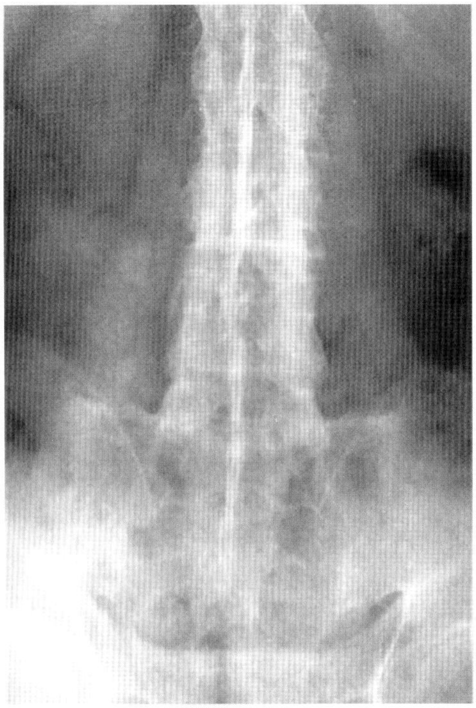

면관절의 낭인대와 황색인대의 골화 현상으로 인해 척추 양쪽 측면에 수직적인 선이 나타난다. 극간인대의 골화현상으로 인해 극돌기를 이어주는 하얀 선이 나타난다.

**그림 3-55 강직성 척추염**

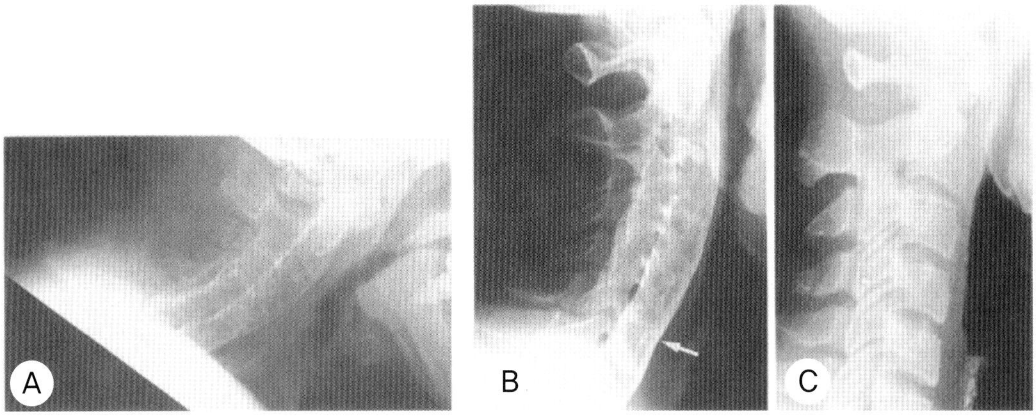


면관절과 추체가 융합된 모습과 함께 머리가 전방으로 전위된 모습

A. 융합된 모습과 추체의 위축 현상

B. 경추의 정상적인 운동성이 사라진 후 사용되지 못한 이유로 인해 발생하는 골감소 현상(osteopenia)

C. 환추-축추의 불안정성. 양측성 천장관절염을 앓고 있는 20세 남자의 환추와 치돌기 사이의 공간이 증가된 모습

**그림 3-56 경추의 강직성 척추염**

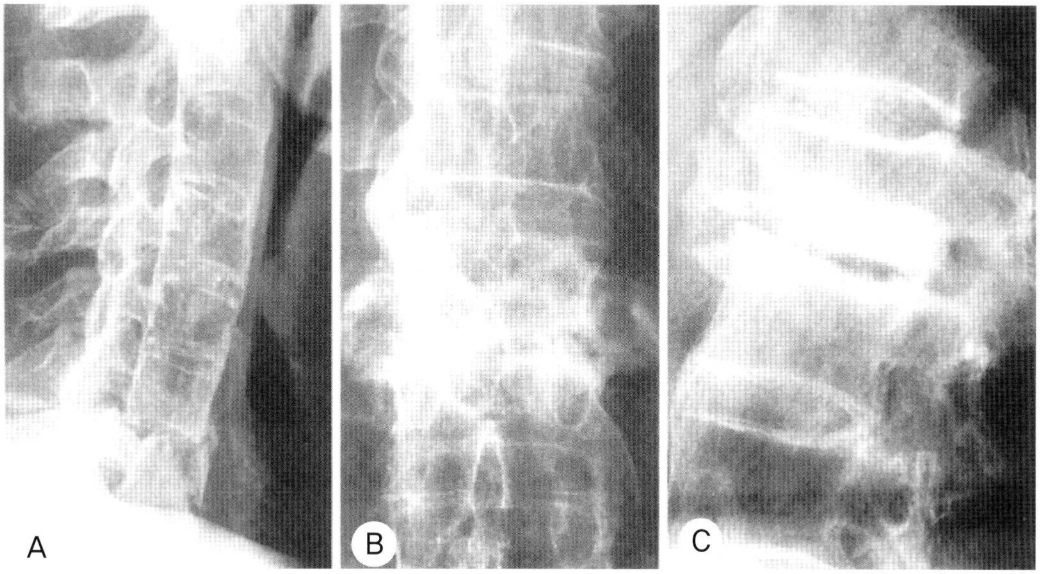


A. carrot stick 골절. 완벽하게 융합된 강직성 척추염 제6경추에 가해진 미미한 충격에 발생한 골절 현상. diversified와 같은 충격적인 어져스트먼트는 절대적으로 금해야 한다.

B, C. 융합된 관절에 발생된 골절. 결과적으로 관절의 과운동성, 경화현상 그리고 추체 부식 현상이 발생한다. 이러한 모습은 마치 감염 또는 신경 영양성(neurotrophic) 과정처럼 나타난다.

**그림 3-57 강직성 척추염의 합병증**

## 2.5 전신 홍반성 루푸스 (systemic lupus erythematosus)

루푸스성 관절염은 비교적 일반적인 질환으로서 전반적으로 연부조직에서 발생하며 여러 내장기계에까지 침범하는 특성이 있다. 뚜렷한 면역 이상 현상을 보여준다. 방사선 검사에서 가장 특징적인 모습들은 손에서 발생한다는 것이다. 여성에서 많이 발생하며 20~40세 사이에서 주로 발생한다. 관절통증, 부종, 관절 경직과 같이 류마티스성 관절염과 같은 증세들이 발생한다. 발생부위는 주로 손, 무릎, 손목 그리고 어깨에 나타나며 류마티스성 관절염과는 달리 기형화된 손이 일시적으로 정상화될 수 있다는 사실이다.

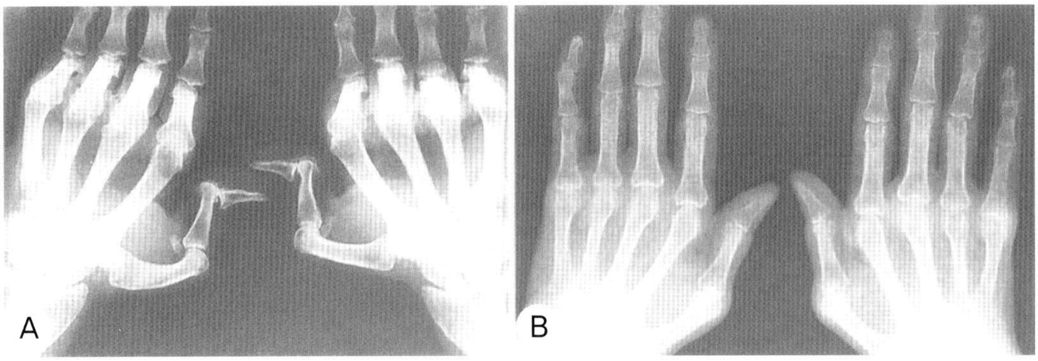

A. 지골관절 탈구, Swan neck 기형
B. X-ray 촬영을 위해 가지런히 놓은 동일한 환자의 손.먼저 보였던 기형적인 손의 형태는 일시적으로 회복되는 모습

**그림 3-58 전신 홍반성 루푸스 : 기형적 모습**

이 질환과 흔히 함께 나타나는 가장 심각한 문제는 신부전증이다. 90%의 경우 관절에 증세가 나타난다. 주로 손, 무릎, 손목 그리고 어깨부위에서 증세가 나타나며 양측성으로 발생한다. 관절 증세는 류마티스성 관절염과 유사하게 나타나며 기형적으로 변한 지골관절들이 일시적으로 정상적인 모습을 보일 수 있다. 방사선상 특징은 골다공증, 연조직 칼슘화 현상 그리고 골괴사 등이다.

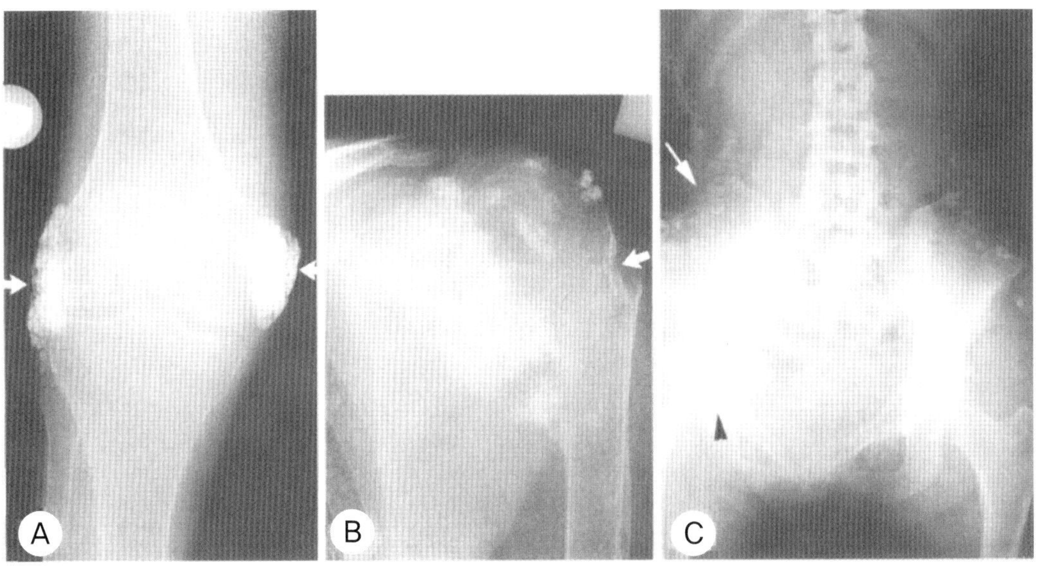

A. AP 무릎 영상. 무릎 주위 연조직의 칼슘화 현상(화살표)
B. AP 견관절 영상. 전반적인 골다공증 현상과 상완골 골절.
C. 복부 영상. 확산된 칼슘화 현상(화살표). 코티코스테로이드 합병증으로 인해 발생한 고관절 괴사(osteonecrosis)를 위한 인공 관절

**그림 3-59 전신 홍반성 루푸스**

## 2.6 피부 경화증 (scleroderma)

피부경화증은 연부조직에서 발생하는 염증성 질환으로서 피부, 폐, 소아기관, 심장, 신장 그리고 근골격계에 발생한다. 질병의 근본적인 원인은 밝혀져 있지 않고 있다. 30-50세 사이에서 주로 발생하며 남성보다 여성에게 3:1의 비율로 발생한다. 증세는 서서히 진행되며 마치 류마티스성 관절염과 같이 관절통증과 함께 부종현상이 나타나고 관절이 뻑뻑해지는 관절경직 현상이 나타난다. 기온이 차거나 또는 심리적 스트레스가 발생할 때 증세는 악화된다. 질병이 진행되면서 그 부위의 피부는 서서히 두꺼워지며 아래에 있는 조직과 부착되는 현상이 발생한다. 90%의 경우 환자의 식도가 팽창되면서 연하장애와 함께 가슴이 쓰린 증세가 나타난다. 환자의 20%는 calcinosis cutis라고 하는 연조직 칼슘화 현상을 보이며 75%의 경우 연조직 칼슘화 현상은 손에서 나타난다. 일반적으로 가장 빈번하게 나타나는 곳은 지골관절이다. 특히 손가락 맨 끝 부위와 양쪽 외측면에서 재흡수 되는 골융해 현상이 발생하여 손가락의 끝 부위가 가늘어지며 결국 끝 부위가 파괴되는 모습을 보인다. 지골관절의 변화는 마치 류마티스성 관절염, 소리아시스(psoriasis) 관절염과 유사한 모습을 보여준다.

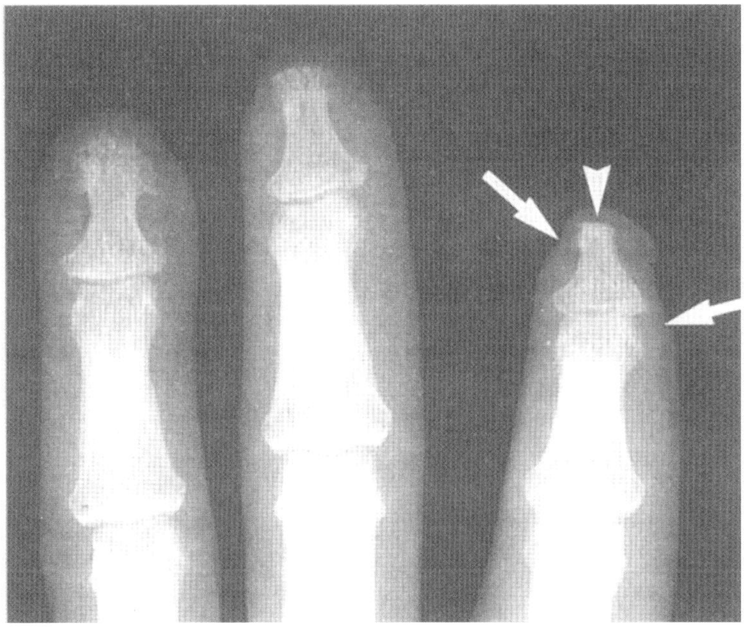

손가락 끝부위 연부조직의 위축현상과 수축현상(화살표), 그리고 골질이 흡수되는 모습(화살머리), 이러한 변화는 피부경화증을 강하게 지적하는 현상들이다.

**그림 3-60 초기 선단 골연화증(acroosteolysis) 현상과 함께 나타나는 피부 경화증**

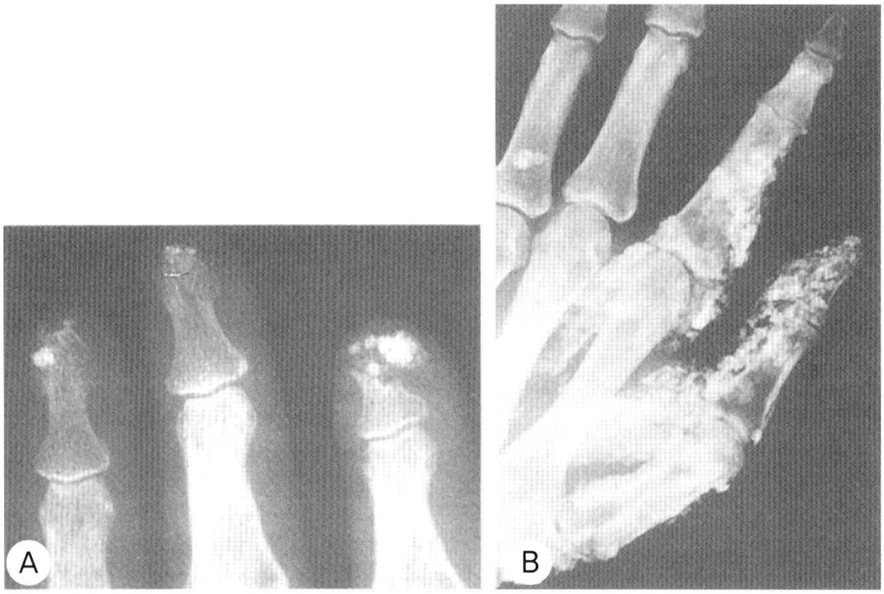


그림 3-61 피부 경화증 : 피부 결석(calcinosis cutis)의 형태

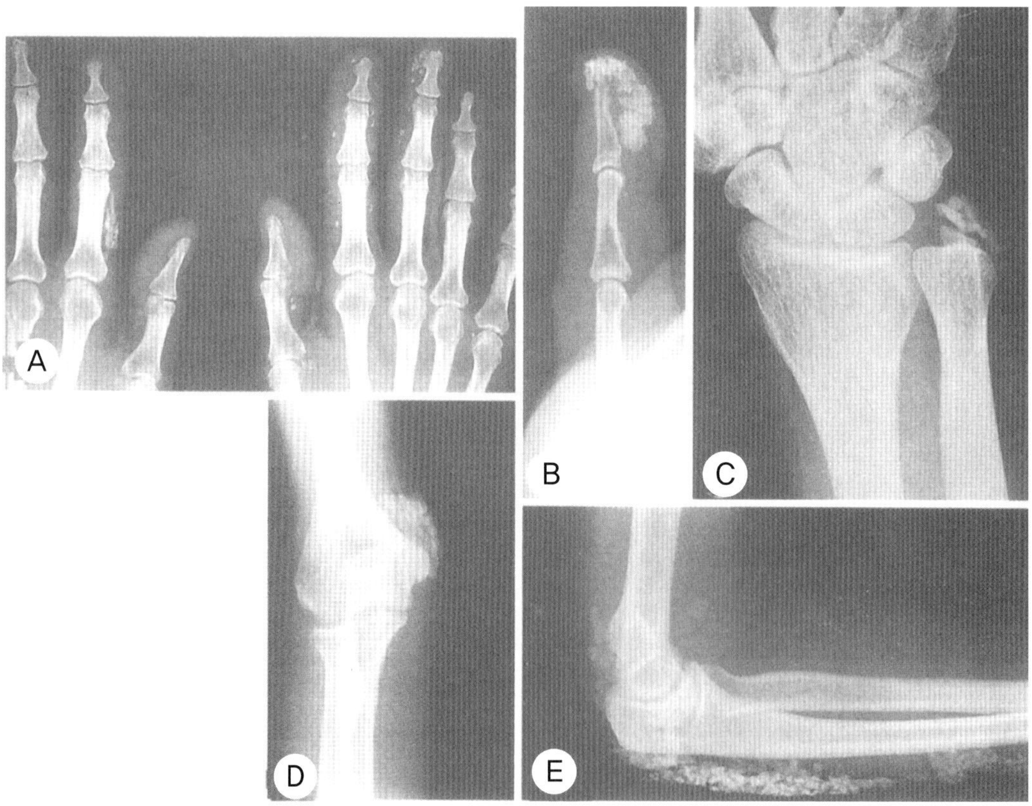


그림 3-62 피부 경화증 : 칼슘화 현상의 위치

## 2.7 장골 치밀화골염 (osteitis condensans ilii)

장골 치밀화골염은 천장관절에서 발생하는 관절염의 일종으로서 병인에 관해 매우 논쟁적인 관절질환이다. 대부분의 경우 분만 경험이 있는 여성에게서 나타나며 양쪽 장골의 연골하 부위에서 삼각형의 모습으로 골경화 현상이 나타난다. 임상적 증세로서 만성적인 요통 그리고 천장관절 경직현상이 나타난다. 통증은 때때로 하지쪽으로 방사되며 촉진 시 압통이 천장관절에서 관찰된다. 급성인 경우 디스크 질환으로 오진될 수있다. 진단 시 강직성 척추염, 척추후관절 증후군 또는 psoriasis 관절염들이 감별 진단 되어야 한다. 특징은 카이로프랙틱 치료를 통해 매우 효과적으로 치료된다는 것이다. 치료 초기에서 통증이 증가되는 듯하지만 통증이 완전히 완화된다.

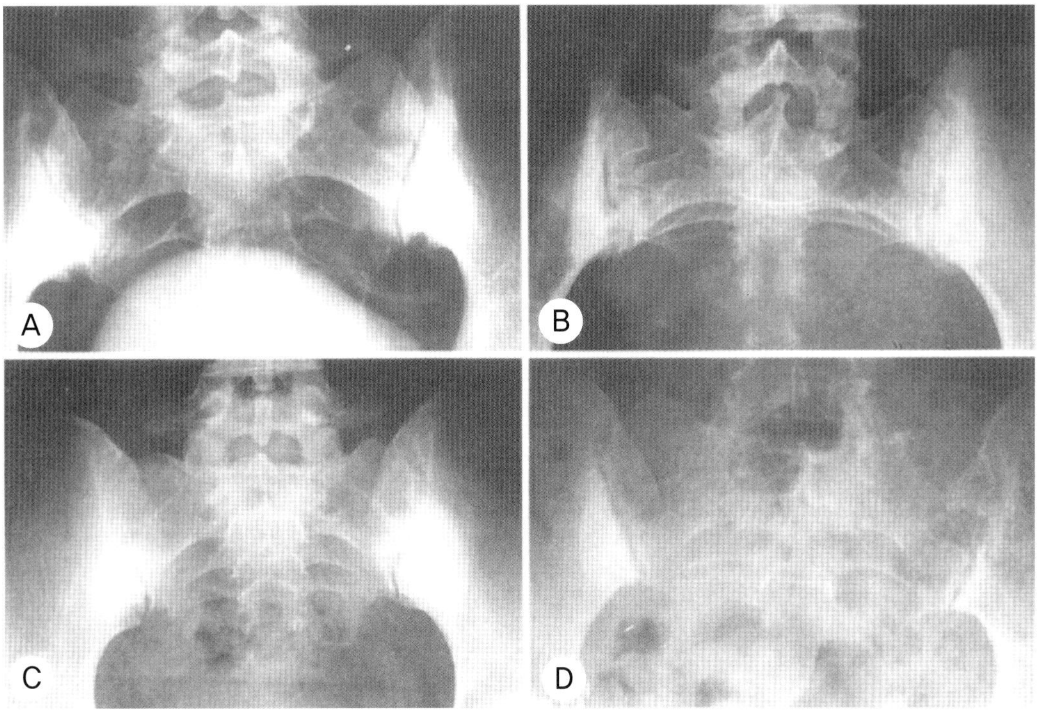


천장관절 중심으로 삼각형 형태의 경화 현상을 보라.
A. 양측성이며 대칭적 모습
B. 양측성이며 대칭적 모습
C. 양측성이며 비대칭적 모습
D. 일측성 현상

**그림 3-63 장골 치밀화 골염**

## 2.8 통 풍 (gout)

통풍은 역사적으로 잘 알려진 질환으로서 과도한 음식 욕심에 대한 응보라고 알려져 있는 관절질환이다. 고요산혈증(hyperuricemia)과 함께 재발되는 급성 염증성 관절 질환으로서 관절 사이에 나트륨단요산염 (sodium monourate)이 축적되면서 관절염 현상이 발생한다. 때론 통풍결절(tophi) 이라고 하는 수정체가 관절에 침전되어 관절이 파괴되며 기형화 현상이 진행된다. 가장 일반적으로 발에서 발생하나 척추에서도 발생하며 증세가 심하게 진행된 후에나 방사선적 변화가 나타난다. 주로 40세 이후의 남성에게 나타나며 여성보다 남성에게 20배 이상 빈번하게 나타난다. 일차적인 통풍은 효소결함으로 인한 요산의 과도생산 또는 부족현상으로 인해 나타나는 고요산혈증으로 발생하는 것으로서 가장 일반적인 통풍의 형태이다. 이차적 통풍은 고요산혈증이 다른 질병으로 인해 발생하는 경우거나 또는 특정한 약물복용의 결과로 나타나는 통풍이다.

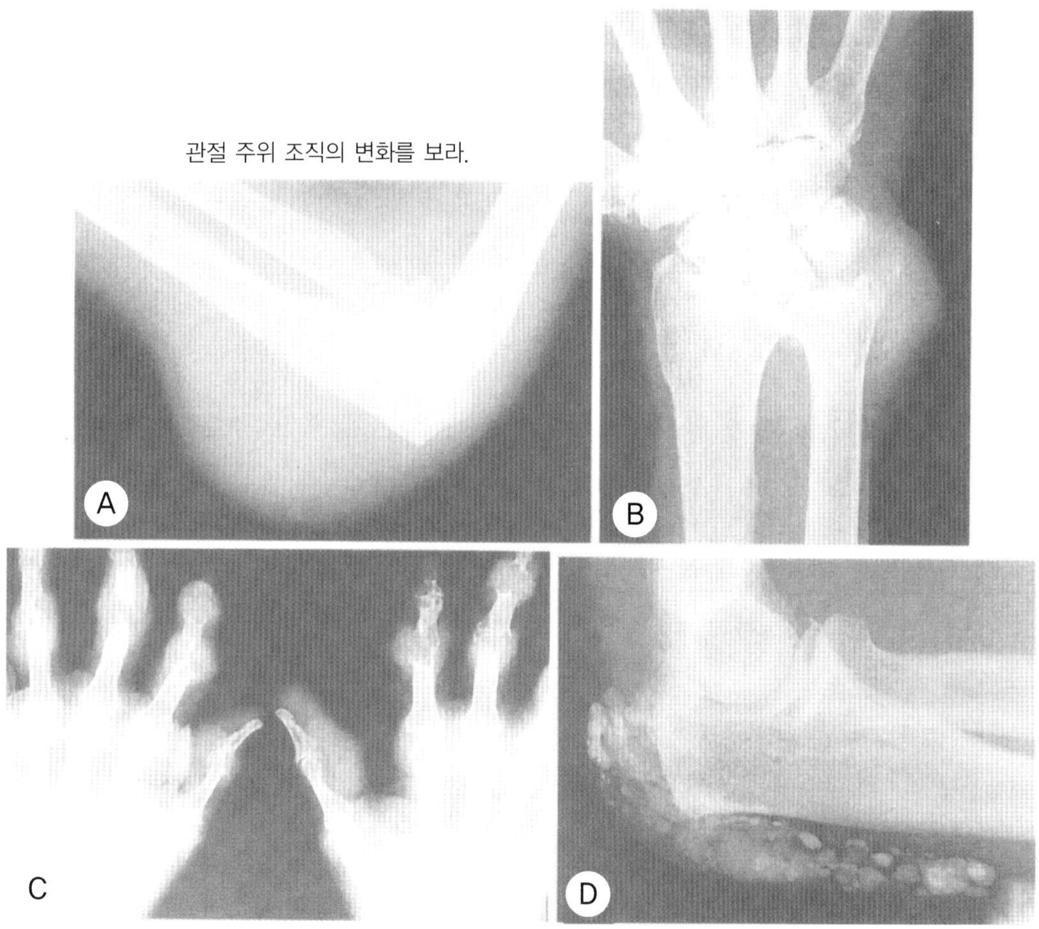


그림 3-64 통풍 : 통풍 결절(tophi)

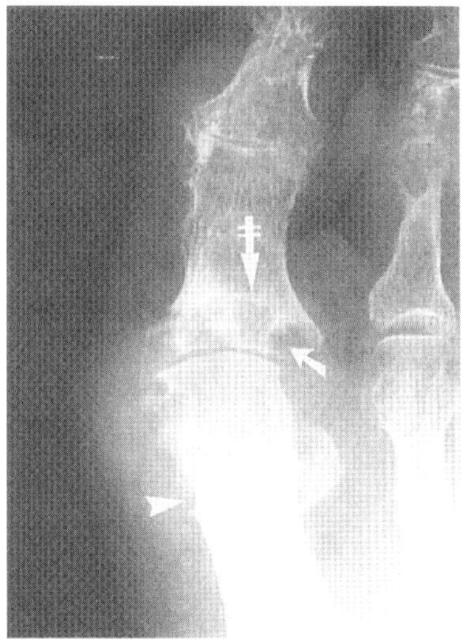

그림 3-65 통풍 : 골부식 현상

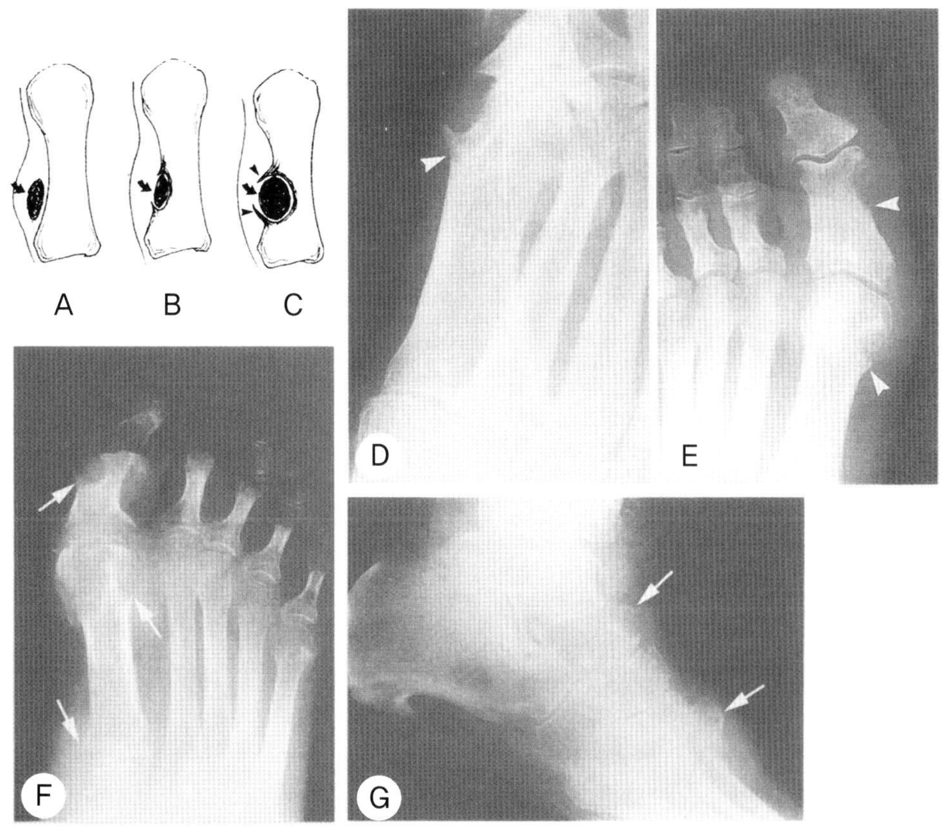


그림 3-66 통풍 : Overhanging margin 모습

## 2. 9 척추 전방전위증 (spondlyolisthesis)

척추분리증(spondylolysis)은 척추의 협부(pars interarticularis) 부분이 일측성 또는 양측성으로 분리된 상태를 말한다. 그리고 척추분리증으로 인해 척추가 전방으로 변위된 상태를 척추전방전위증(spondylolisthesis)이라 한다. 척추 전방전위증은 반드시 척추분리증으로 인해 발생하는 것은 아니다. 퇴행성 질환으로 인해 척추 전방전위증이 발생하기도 한다. 90%의 경우 척추전방전위증은 L5에서 나타나며 나머지 10%는 다른 요추부위와 경추에서 나타난다. 인구 중 5~7%가 척추분리증이 나타나며 2:1의 비율로 남성에게 빈번하게 나타난다.

척추분리증의 원인은 정확하게 밝혀져 있진 않지만 발생 원인에 대한 여러 이론들이 제시되었다. 관절협부(pars interarticularis)에 있는 두 성장점의 발육장애, 유전적 요인 그리고 조기적으로 가해진 척추에 스트레스로 인한 피로골절 또는 외상으로 인한 실제 골절과 같은 요인들이 척추분리증의 원인들이라는 연구 보고서가 있다. 척추분리증은 여러 원인으로 인해 척추가 전방으로 이동되는 척추 전방전위증으로 진행될 수 있으며 요통과 같은 증상을 유발시키는 원인이 된다. 하지만 척추 전방전위증이 항상 증세를 나타내는 것은 아니다. 여러 임상가들 사이에 척추 전방전위증에 대한 임상적 견해가 다르지만 굴곡과 신전 과정 중 4 mm 이상 되는 변위가 발생하면 요통과 같은 증세가 나타난다는 견해를 보이고 있다.

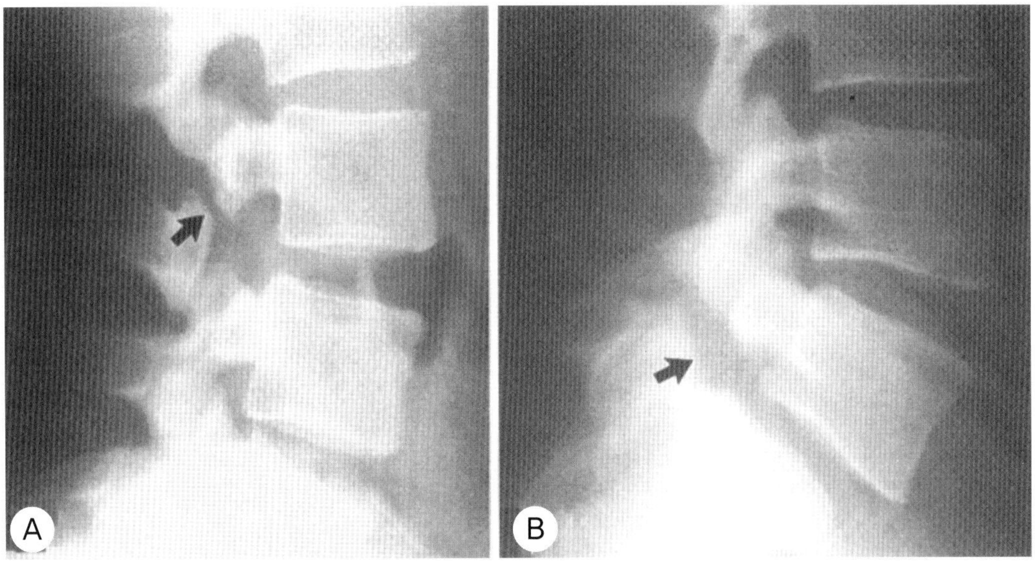


A. 제4요추의 척추분리증(화살표). 그러나 전방전위는 발생하지 않고 있다.
B. 제5요추의 척추 전방전위증. 이 경우에는 협부의 분리증과 함께 전방전위 현상이 함께 나타나고 있다.

**그림 3-67 척추 분리증과 척추 전방 전위증**

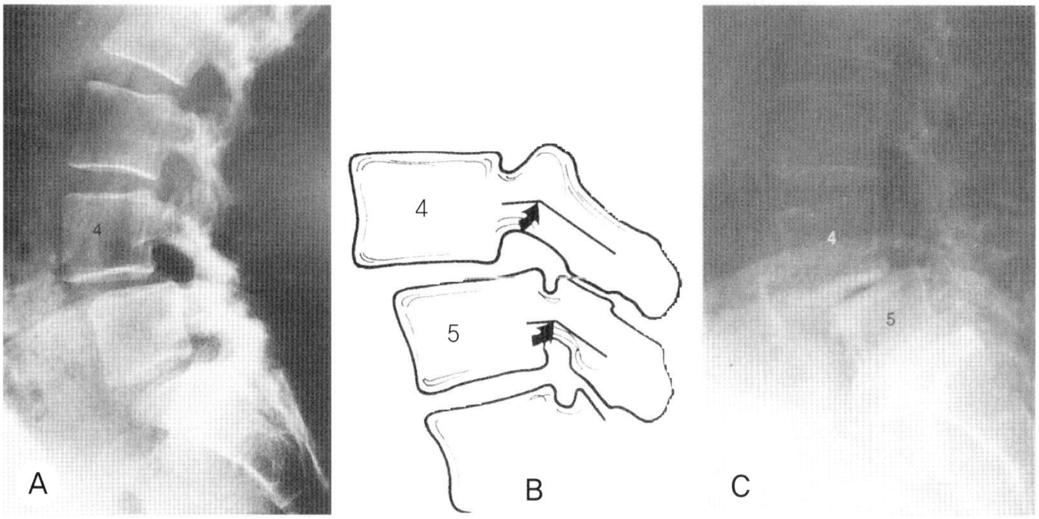


A. 면관절의 퇴행성 현상으로 인해 발생한 제4요추 전방전위증
B. 추궁근 각의 차이점을 그림으로 보여주고 있다.
C. 제4, 5요추의 퇴행성 전방전위증. 제4, 5요추 사이에 진공현상을 보라.

**그림 3-68 퇴행성 척추 전방 전위증 (Degenerative spondylolisthesis)**

굴곡과 신전 방사선 검사를 통해 척추 전방전위증의 안정성을 평가하지만 때론 정확성에 대한 의문이 제기되면서 철봉에 매달린 상태에서 그리고 20kg의 무게를 등에 진 상태에서 촬영된 방사선 검사를 통해 더욱 정확하게 평가한다. 이 검사를 통해 척추분리증이 있는 척추 마디의 불안정성이 많을수록 보존적 치료의 효율성이 낮아지는 경향이 있다.

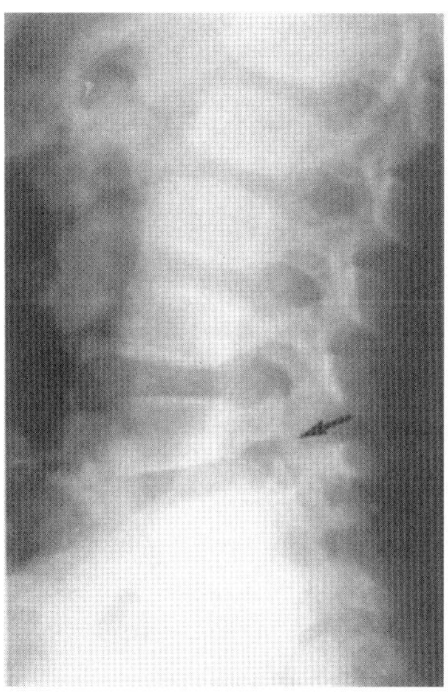

협부의 기형 현상이 보인다(화살표)

**그림 3-69 3세 소아환자의 척추전방 전위증**

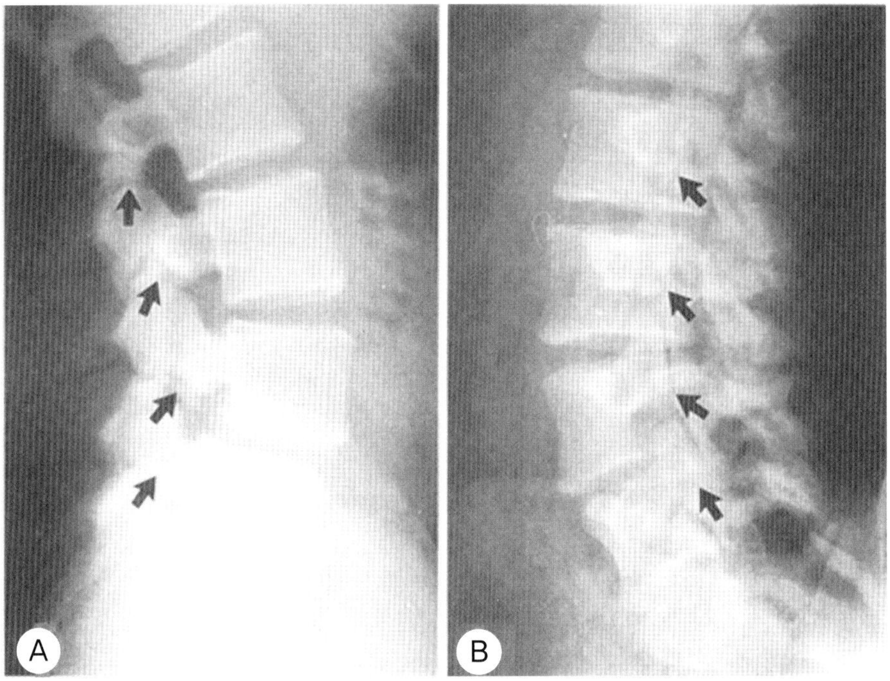


**그림 3-70 제 2, 3, 4, 5요추의 척추 분리증**

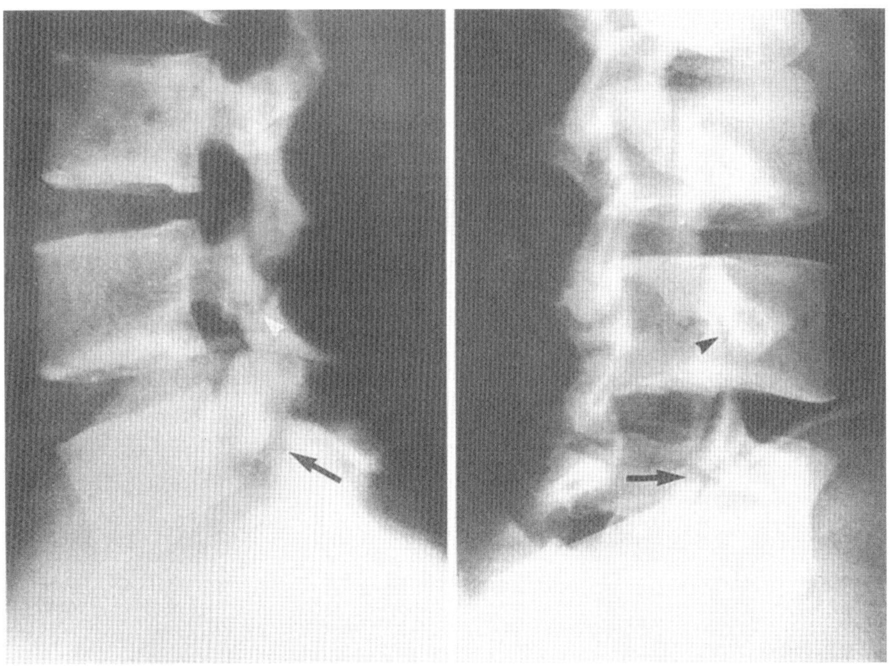

A. 제5요추의 협부 기형이 보이나 전방전위증은 없다(화살표).
B. 협부 골절

**그림 3-71**

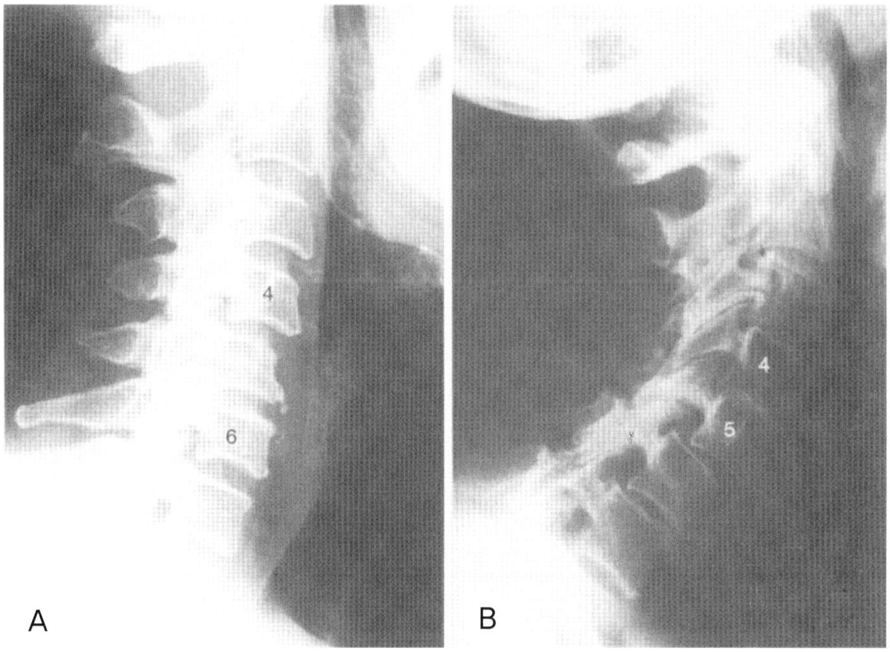


그림 3-72 제4, 6경추의 퇴행성 전방 전위증

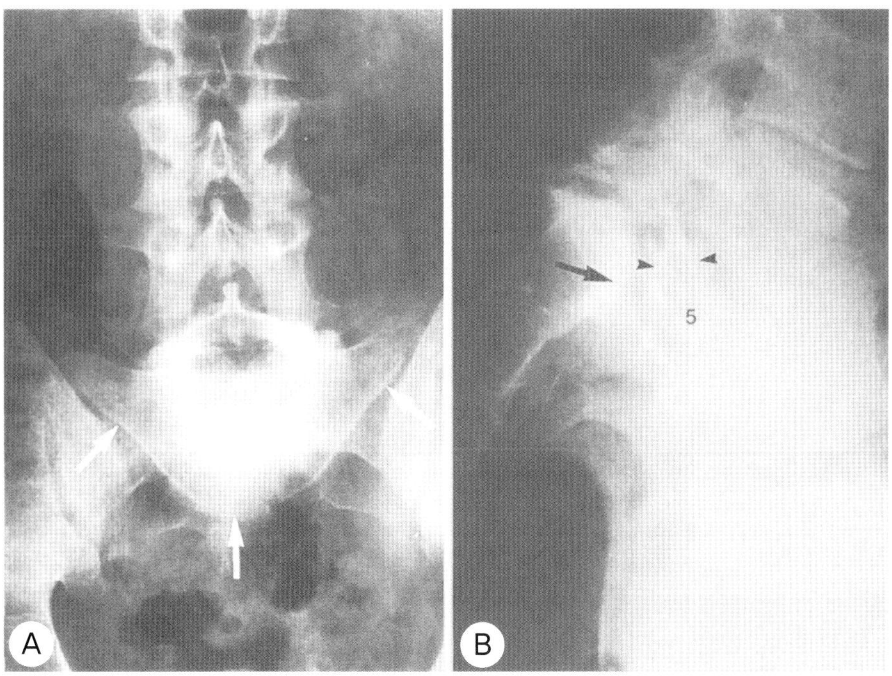


A. 제5요추의 전방전위증이 심한 상태에서 나타나는 나폴레옹 모자 모습
B. 제5요추의 Grade Ⅳ 전방전위증

그림 3-73

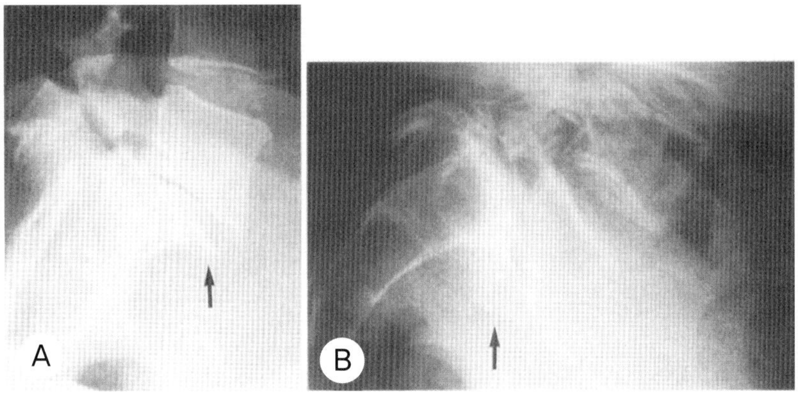


**그림 3-74 척추 전방 전위증 : 천골의 Buttressing 현상**

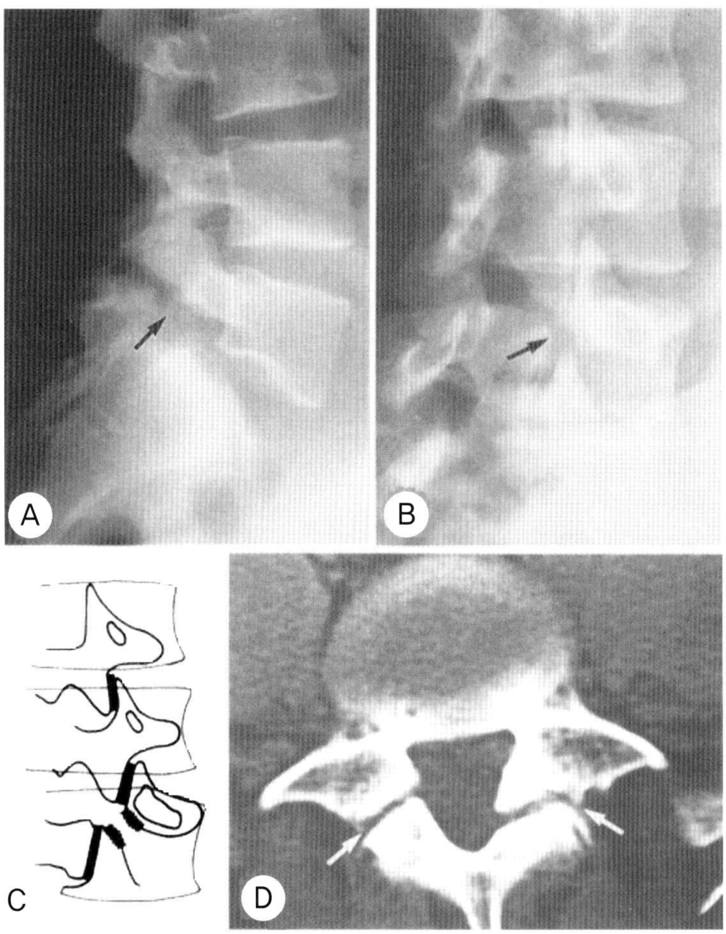


A. 협부 기형(화살표)과 전방전위된 제5요추
B. Scotty dog에서 협부의 기형적 모습
C. 사다리의 계단(stepladder sign) 모습
D. 비대칭적 협부의 기형적 모습(화살표)

**그림 3-75 척추 전방 전위증의 전형적인 모습**

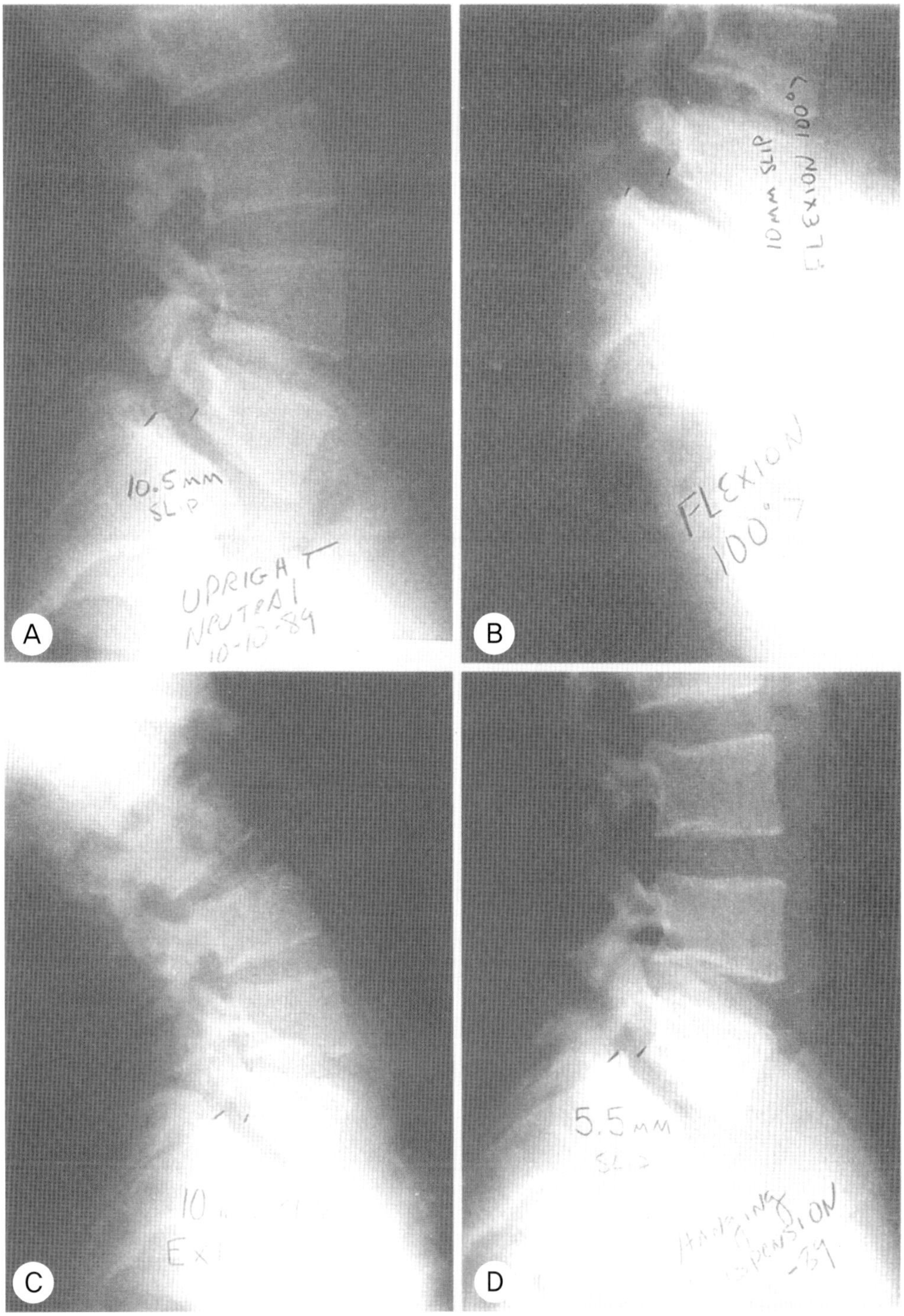


A. 중립 위치에서 촬영된 lateral view
B. 굴곡 영상
C. 신전 영상
D. 견인 영상. 굴곡과 신전 영상에서는 전방전위된 상태의 변화를 볼 수 없으나 견인 상태에서 촬영된 영상에서 제5요추의 불안정성이 관찰된다.

**그림 3-76 척추의 불안정성 평가**

## 2. 10 척추측만증

척추측만증(Scoliosis)은 의학의 아버지라고 불리어지는 히포크라테스에 의해 처음으로 설명되었던 척추 질환으로서 그 의미는 그리스어인 뒤틀렸다는 'skolios'란 말에서 어원을 찾을 수 있다. 현대 의학적 개념에서 척추측만증은 척추의 모든 외측편위(lateral deviation)현상을 포함한다. 척추는 측면에서 볼 때 전만(lordosis)과 후만(kyphosis)현상이 관찰되는 것이 정상적이지만 정면에서 볼 때 수직적이며 대칭적인 모습이 정상으로 구분되나 많은 사람들이 중앙 흉추 부위에서 오른쪽으로 약 5도 정도의 측만 현상이 나타난다. 이 때 발생하는 측만 현상은 왼쪽으로 치우쳐 있는 심장에게 더 많은 공간을 허락하기 위해 또는 대부분의 사람들이 오른손을 주로 많이 사용하기 때문이라는 학설이 있다. 척추측만증은 다양한 원인에 의해 발생하고 있으며 크게는 구조적 척추측만증(Structural scoliosis) 그리고 기능적 척추측만증(functional scoliosis)로 분류된다. 구조적 척추측만증은 방사선 검사를 통해 정확하게 구별될 수 있다. 외측 굴곡 시킨 상태에서 외측 편위된 부위가 척추를 외측굴곡 시킬 때 나타나는 정상적인 운동성이 나타나지 않고 외측 편위가 고착된 상태를 그대로 유지되는 현상을 말한다. 기능적 척추측만증은 기립자세에서 관찰된 외측 편위 현상이 상체를 앞으로 숙이는 굴곡자세에서 또는 외측굴곡 시킨 상태에서 편위 현상이 정상적인 모습으로 회복되는 현상을 말한다.

척추측만증에 관한 수많은 의학적 정보가 있지만 이 책은 카이로프랙틱 치료관점에서 요구되는 중요한 부분을 다루기 위해 척추측만증에 대한 제한적인 부분만을 설명한다. 구조적 척추측만증 중 약 80%가 특발성 척추측만증 (Idiopathic Scoliosis)이다. 진단명이 말하듯이 근본적인 원인은 알려지지 않고 있으나 불균형적인 근육발달, 연결조직 질환, 식사습관, 골격 발육장애, 균형감각 장애, 유전 등 여러 원인들의 의해 발병한다는 여러 문헌들이 있다. 하지만 특발성 척추측만증 환자 중 30%가 가족 중 척추측만증이 발견되는 것을 보아 유전적인 요인이 매우 높다고 주장한다. 특발성 척추측만증은 아래와 같이 분류된다.

① 유아기 특발성 척추측만증 (Infantile Idiopathic Scoliosis) …… 1-3세 사이에 나타나는 측만 현상이다. 주로 남아에게 주로 나타나며 측만현상은 주로 왼쪽 흉추에서 나타난다. 일반적으로 측만증은 회복되나 진행성 유형은 매우 심각한 측만현상이 빠르게 발생하며 80%의 경우 흉추 왼쪽에서 발생한다.

② 아동 특발성 척추측만증 (Juvenile Idiopathic Scoliosis) …… 3세부터 9세 사이에 나타나는 측만증으로서 주로 여아에게 4:1의 비율로 흔히 나타난다. 측만현상은 오른쪽 또는 왼쪽으로 동일하게 나타나며 "C" 또는 "S" 형태의 측만현상이 나타난다. 오른쪽 흉추에서 발생하는 측만증은 심하게 진행될 가능성이 매우 높다.

③ 청소년 특발성 척추측만증(Adolescent Idiopathic Scoliosis) …… 10세부터 골격성장이 성숙되는 시간대 사이에 나타나는 측만증으로서 가장 일반적인 특발성 척추측만증 형태이다. 주로 여아에게 9:1의 비율로 나타나며 측만현상은 대부분 오른쪽 흉추에서 발생한다. 측만현상은 12-16세 사이에 빠르게 진행될 수 있으나 골성장이 끝난 후 측만현상은 더 이상 진행되지 않는 것이 주된 현상이다. 청소년 특발성 척추측만증은 오른쪽 흉추 측만 형태 (right thoracic), 오른쪽 흉추 왼쪽 요추 측만 형태(right thoracic and left lumbar), 왼쪽 요추(left lumbar) 그리고 혼합된 왼쪽 요추와 오른쪽 흉추(left lumbar and right thoracic) 측만증으로 분류된다.

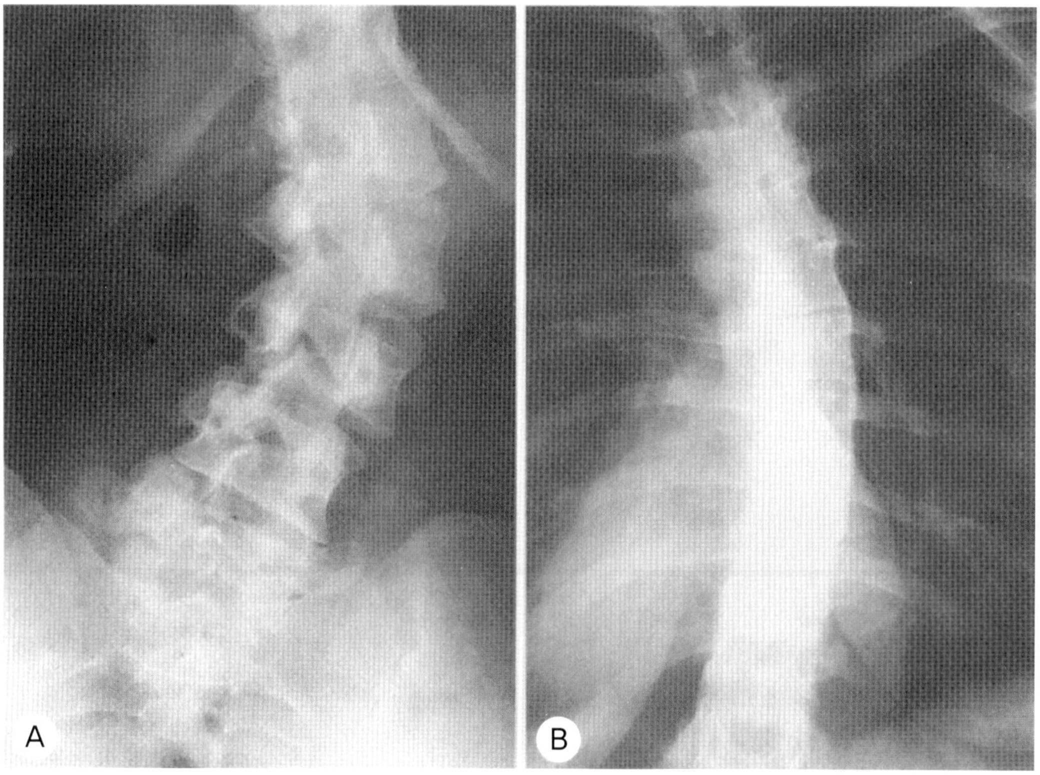


A. 12세에 처음 측만현상이 발견된 환자이며 25세 때 X-ray 재검사를 통해 측만증이 진행된 모습이다.
B. 흉추 중앙 부위 통증 검사를 위한 X-ray를 통해 측만증이 발견되었다. 환자는 이때까지 본인이 척추측만증이 있다는 사실을 모르고 있었다.

※ 많은 측만증 환자들은 증세를 느끼지 못하며 성인이 되어야 증세들이 나타나기 시작한다. B의 경우 측만각도에 비교해 외부로 나타나는 모습은 정상적 모습에 가까웠다.

**그림 3-77 특발성 척추측만증**

위에서 언급되었듯이 구조적 척추측만증은 다양한 원인으로 발생 한다. 그리고 그 원인으로서 선천적 요인, 근신경질환, 중추신경장애과 같은 질환으로 인해 발생하며 또한 감염, 외상, 방사선 노출, 외상, 퇴행성 관절질환과 같은 원인들로 인해 발생하기도 한다. 특발성 척추측만증 치료 시 중요한 것은 측만현상의 진행상태를 먼저 파악하는 것이다. 그리고 이에 대한 적절한 치료방법을 선택하는데 있다. 성장기에 있는 측만증 환자는 반드시 3-4개월 마다 방사선 검사를 통해 측만각도 진행 상태를 관찰해야 한다. Cobb's angle 분석을 통해 측만각도를 측정하며 3도 이상 측만각도가 증가되는 것이 관찰되는 경우 앞으로 진행과정이 악화될 가능성은 매우 높다. 그러므로 이에 대한 적극적인 치료 방안이 요구된다. 카이로프랙틱 치료를 통해 측만각도가 감소되는 사례는 많다. 하지만 진행되는 측만증 치료에 너무 많은 기대는 금물이다. 물론 카이로프랙틱 치료는 다양한 기법들이 있고 척추측만증 형태와 종류에 따라 치료법이 적절하게 선택되어야 한다. 그리고 특수한 보조기 착용과 운동치료가 함께 병행될 때 놀라운 결과를 얻을 수 있다. 효과적인 결과를 얻기 위해서 가장 중요한 것은 적절한 시기에 치료를 시작하는데 있다. 측만 각도가 35도를 넘고 성장기가 얼마 남지 않은 경우라면 치료 효과는 감소된다.

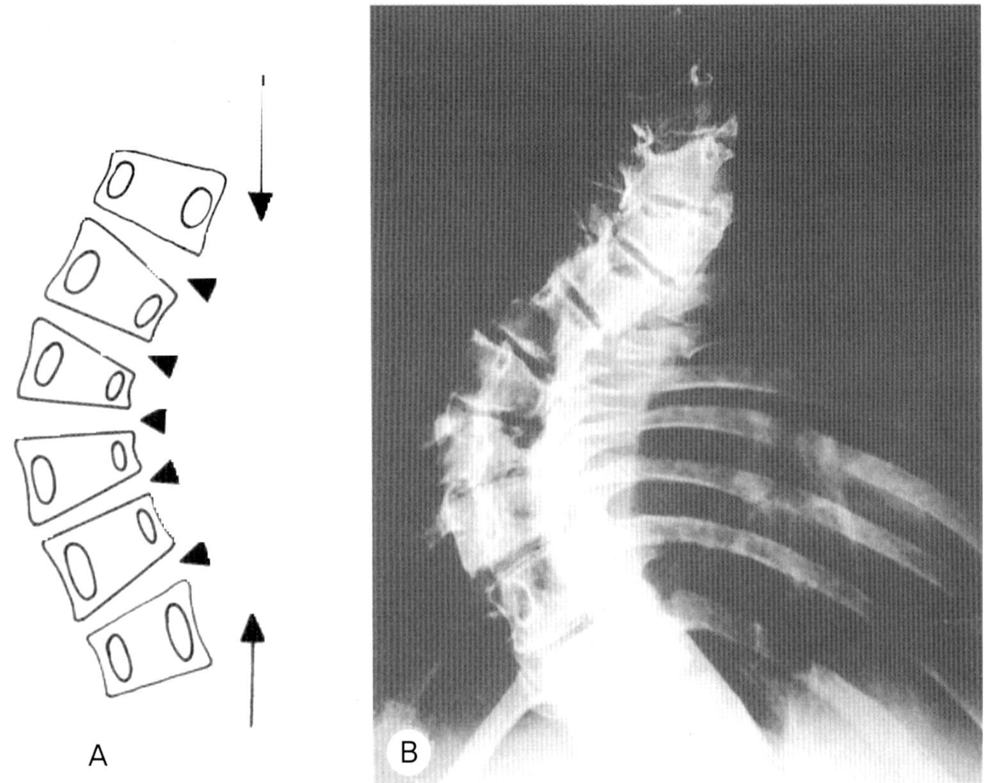


A. 성장과정 중 척추측만증으로 인해 가해지는 과도한 압박은(화살표시) 척추 추체를 영구적으로 변형 시킬 수 있다.
B. 측만 척추의 첨단 부위 4개의 척추 추체가 변형되었다. 이 부위에 있는 추궁근의 위치 변화는 뚜렷하게 척추가 회전된 상태를 보여준다.

**그림 3-78**

의학계에서 일반적으로 사용하는 보조기로서 밀워키 보조기(Milwaukee brace)와 보스톤 보조기가 있다. 이러한 브레이스 착용은 측만각도를 감소시키는 목적보다는 악화되는 것을 예방하는데 주 목적을 두고 있다. 착용 중 척추관절의 움직임이 불가능한 단점이 있다. 뿐만 아니라 보조기 착용은 외모에 한참 예민한 십대 여자에게 하루 24시간 동안 착용해야 하는 문제점들이 있다. 근래에 카이로프랙틱 임상가들에 의해 개발된 척추보조기들은 착용 중 척추관절의 움직임을 가능하게 하며 또한 적극적인 척추 중심근육 강화운동을 통해 구조적 측만증의 측만각을 감소시키는 효과를 증명하고 있다.

성장기에 있는 척추에 진행적인 측만각도가 40도 이상 되는 경우 수술을 일반적으로 권하고 있지만 수술 적응증에 대한 정확한 지침은 없다. 측만증으로 인해 심폐기능에 장애 현상이 예상되는 경우에 외과수술이 요구된다. 9:1의 비율로 여성에게 발생하는 이유로 인해 외과적 수술은 미용을 목적으로 하는 경우가 많다. 외과적 수술을 통해 일반적으로 측만각도는 평균 35%를 감소시키고 있으나 척추마디의 회전변위는 교정되지 않는다. 측만증을 위한 외과적 수술에는 다른 사례들과 마찬가지로 여러 문제점들이 예상된다. 먼저 척추를 안정시키는데 사용하는 외과용 척추지지대(주로 사용되는 기구 Harrington rod) 손상이다. 척추 움직임에 의해 파괴되는 경우 재수술이 불가피해진다. 수술 후 발생하는 감염, 그리고 척추융합으로 인해 발생하는 척추디스크 손상 등 이러한 문제들은 재수술을 피할 수 없게 하는 요인이 된다.

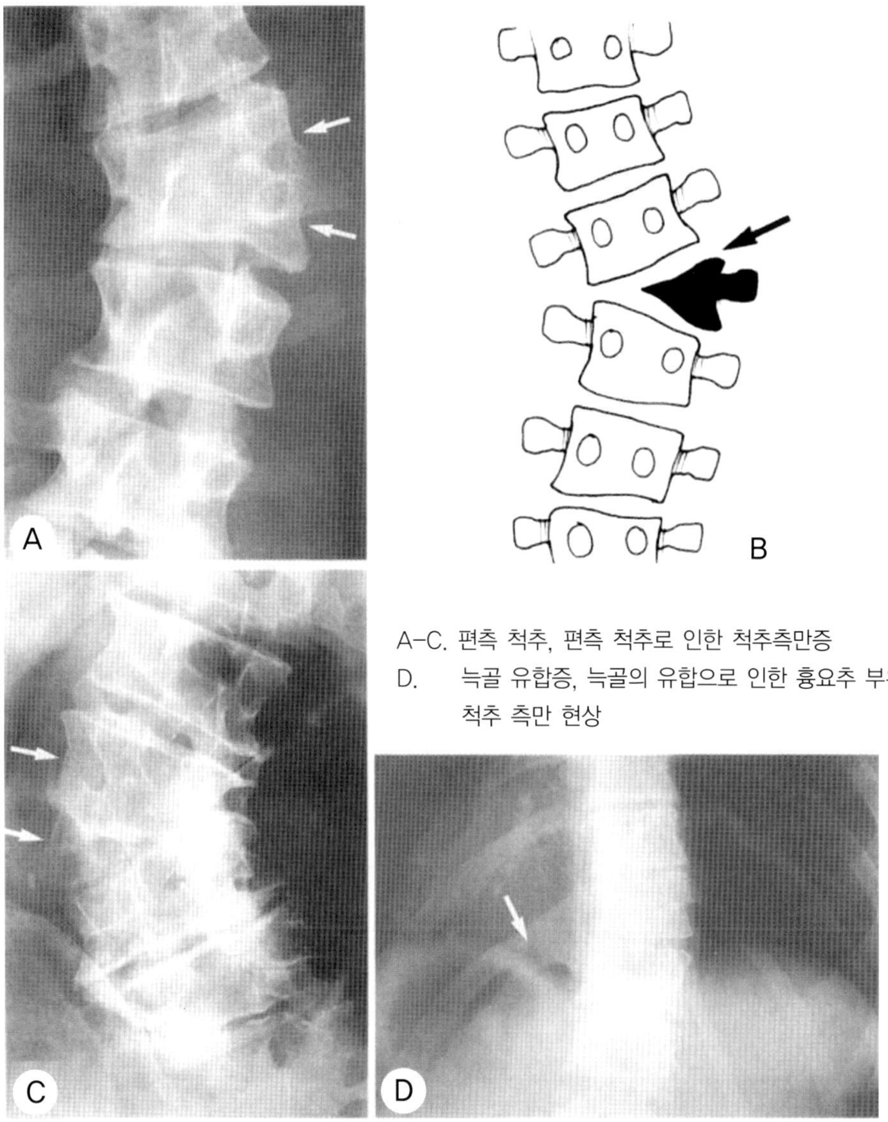


A–C. 편측 척추, 편측 척추로 인한 척추측만증
D. 늑골 유합증, 늑골의 유합으로 인한 흉요추 부위에 척추 측만 현상

**그림 3-79 선천적 척추측만증**

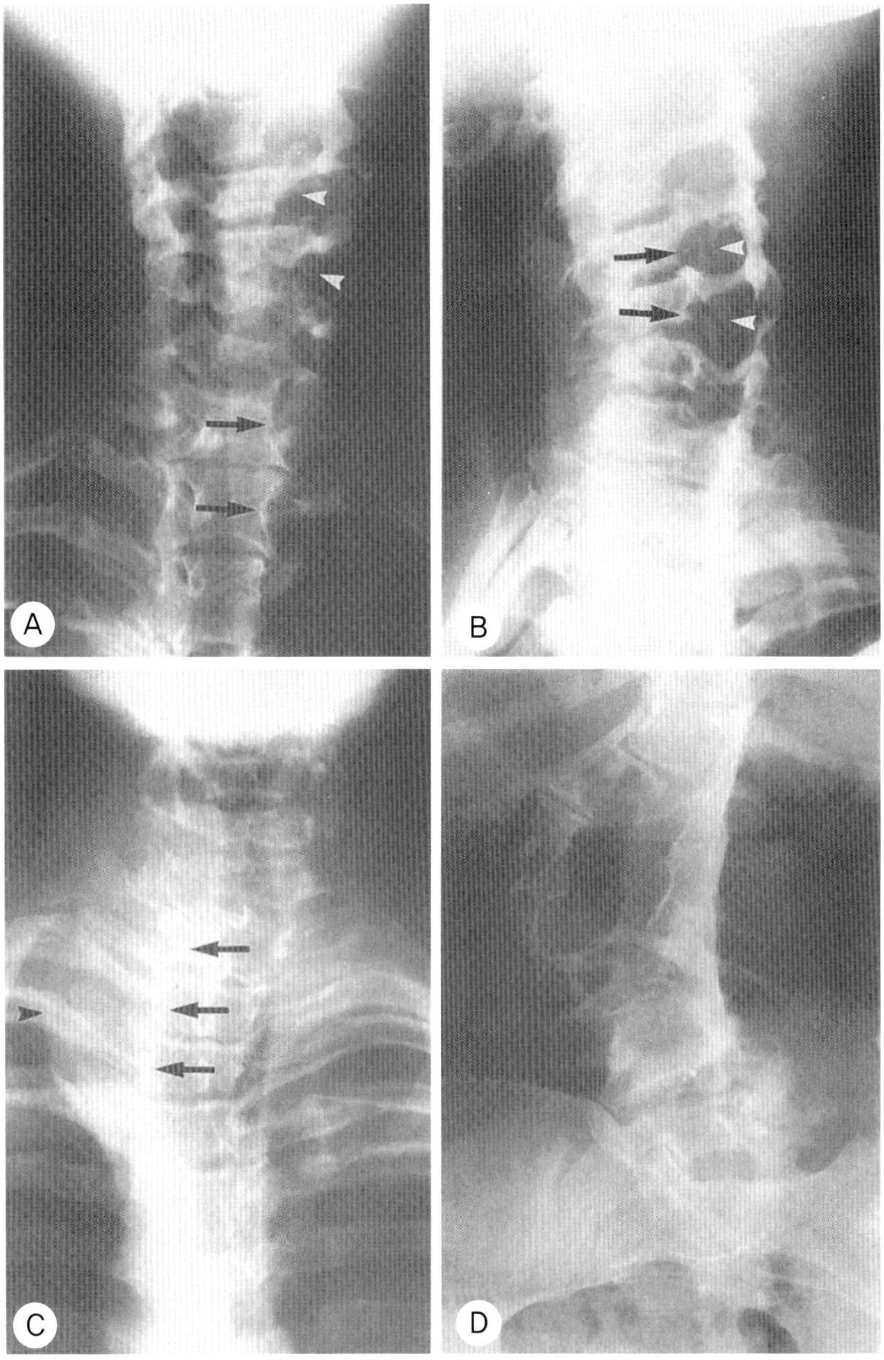

A, B. 경추. 하부 경추의 측만 현상과 척추 추체의 scallop 변화를 보라(화살표). 확장된 추간공(화살머리)

C. 상부 흉추. 상부흉추의 측만 현상과 추체의 scallop 현상(화살표), 그리고 뇌척수막탈출로 인한 주위 조직 변화(화살머리)

D. 요추. 측만증을 조성하는 놀라운 요추의 기형적 모습

**그림 3-80 신경 섬유종증으로 인한 척추측만증**

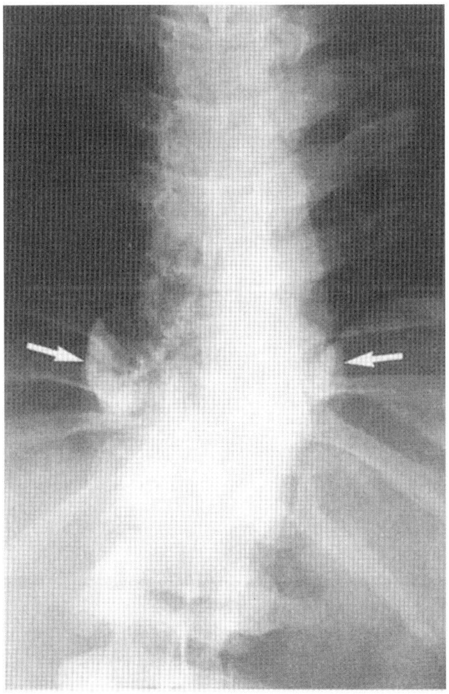

척추에 감연된 결핵은 척추 추제를 붕괴시키고 결과적으로 측만 현상을 유발시킨다.
비정상적인 늑골각은 Gibbus deformity로 인한 결과이다. 화살표는 주위 조직의 칼슘화 현상을 지적한다.

**그림 3-81 척추 결핵 (Pott' s 병)으로 인한 척추 측만 현상**

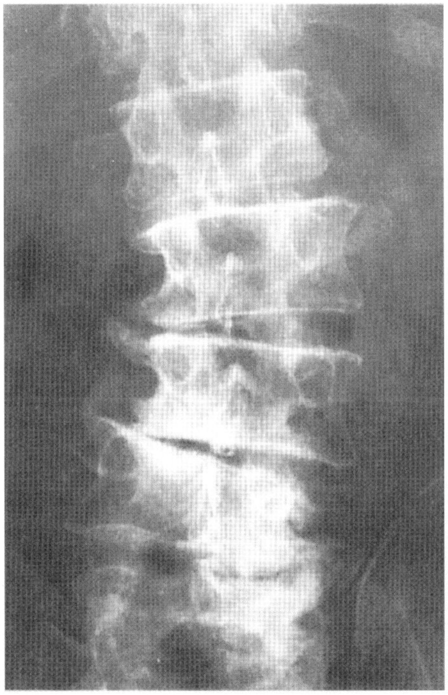

제 2,3,4 요추 디스크의 변형으로 인해 발생한 외측 변위(lateral listhesis)와 외측굴곡. 퇴행성 변화는 구조적 측만 현상을 일으키고 척추관 협착증 현상을 유발시킬 수 있다.

**그림 3-82 퇴행성 관절염으로 인한 척추측만증**

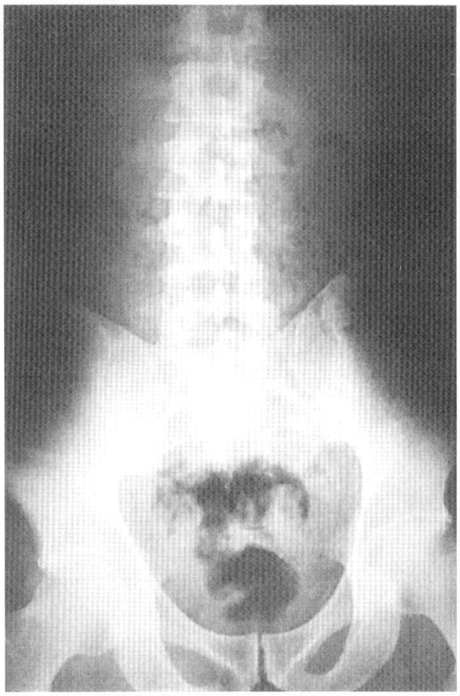

직립 자세에서 촬영된 X-ray를 통해 골반의 균형이 관찰된다. 단족으로 인해 골반이 낮아진 쪽으로 가벼운 요추 측만증이 관찰된다.

**그림 3-83 단족으로 인한 척추측만증**

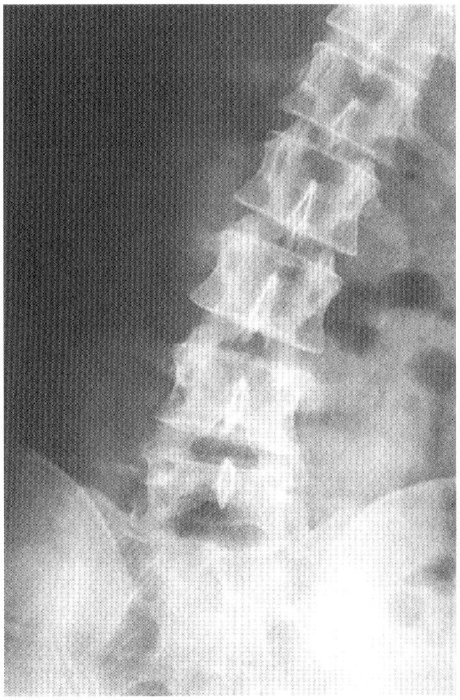

제 4번 요추의 급성 외측굴곡현상 그리고 척추의 극돌기가 회전되지 않고 있는 모습을 관찰하라. 이 환자는 전형적인 제 4번 요추 디스크 탈출 현상을 보여준다.

**그림 3-84 진통성 척추측만증**

**※측만각 측정법**

측만현상을 측정할 때 그림 3-85에서 보여 주는 것처럼 Cobb's 그리고 Risser-Ferguson의 두 가지 방법이 있다. 하지만 일반적으로 Cobb's 방법이 주로 사용되고 있다.

① 먼저 측만 현상이 있는 부위에서 가장 돌출된 부위를 찾는다. 그리고 그 부위를 중심으로 상부로 올라가면서 두 척추 사이에 디스크 높이가 동일한 부위의 척추를 찾는다. 그리고 그 척추의 상부면을 따라 선을 긋는다.

② 가장 돌출된 부위로부터 하부로 내려가면서 다시 두 척추 사이에 디스크 높이가 동일한 척추를 찾는다. 그리고 그 척추의 하부면을 따라 선을 긋는다.

③ 상부척추에 있는 선에 수직인 선을 긋고 하부척추에 있는 선에 수직인 선을 긋는다. 그리고 두 수직선이 만나는 선의 각을 측정한다.

그림 3-86은 left thoraco-lumbar 측만증이다. 가장 돌출된 부위는 L1,2가 되며 T11 상부면과 L3 하부면에 선을 그었고 두 선에 수직되는 선을 그은 후 형성되는 각이 Cobb's angle이다.

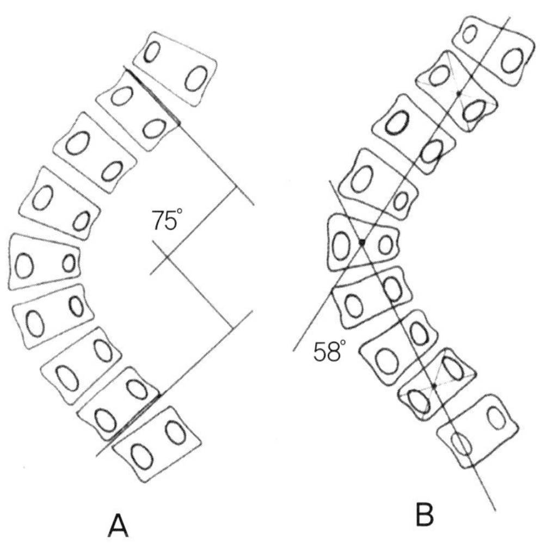


A. Cobb 측정법
B. Risser-Ferguson 측정법

**그림 3-85 측만각 측정**

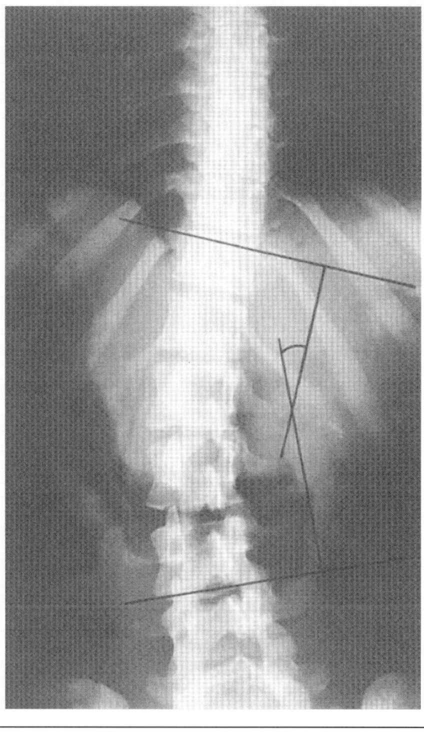

**그림 3-86 Cobb 측정법**

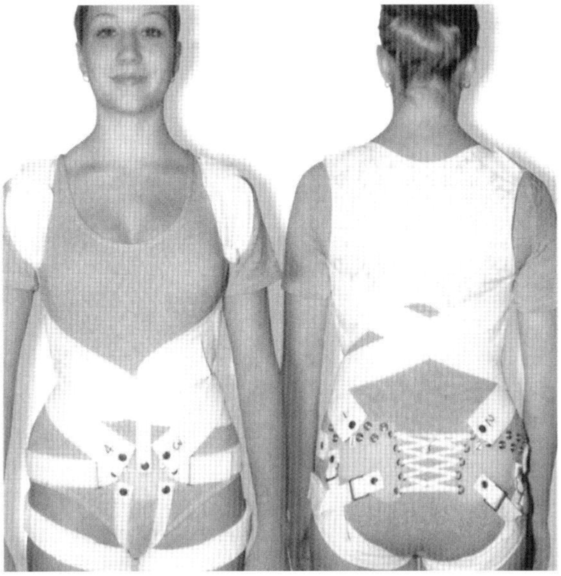

Spine Cor
캐나다 몬트리올에 있는 St. Justine 종합병원의 소아정형외과 전문의 Dr. Christine Coillard와 Charles Hilaire Rivard에 의해 개발된 후 성공적인 사례 발표와 함께 세계적인 의학 학술지에 발표된 특발성 척추측만증 치료법이다.

**그림 3-87 Spine Cor 치료 사진**

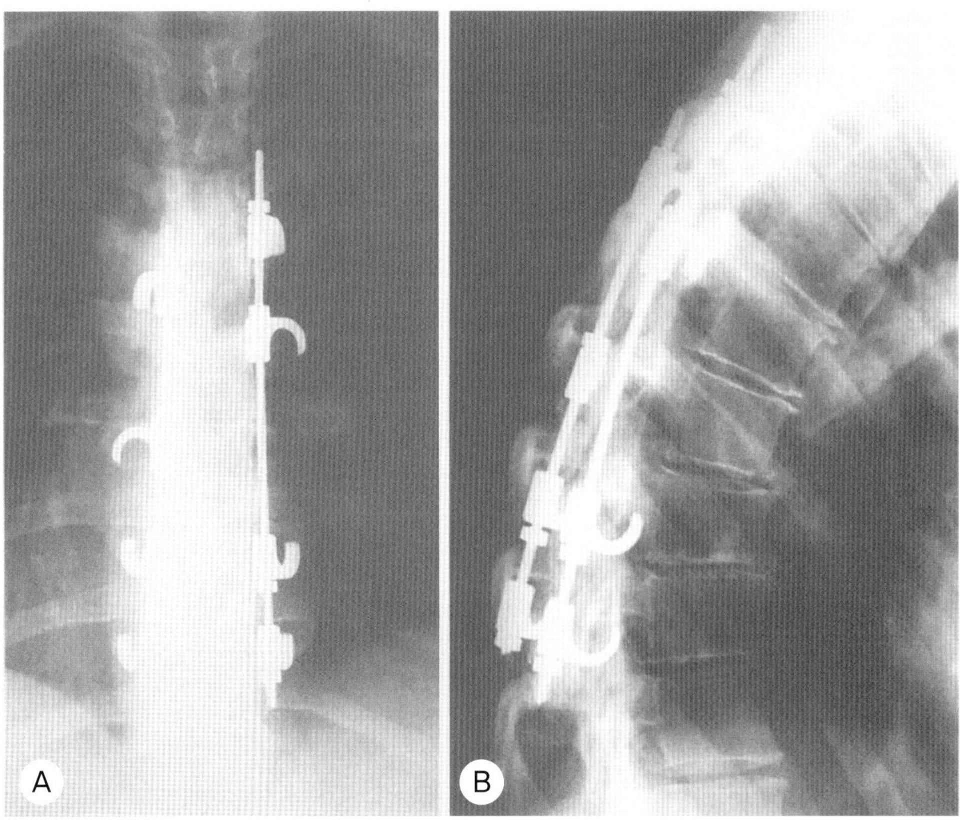

**그림 3-88 Harrington Rod 수술법**

## 2. 11 비대칭 관절 (tropism)

요추의 관절돌기 사이에 형성된 면관절(facet joint)은 주로 시상면으로 형성되어 있다. 시상면으로 형성된 시상관절(sagittal joint)은 주로 요추의 굴곡과 신전의 기능을 원활하게 하며 회전을 제한한다. 때론 요추의 관절돌기가 관상면으로 이루어지며 이렇게 형성된 관상관절(coronal joint)은 요추에게 외측굴곡과 회전을 가능하게 한다. 비대칭관절(tropism)은 한 요추 관절에(주로 L5와 S1 그리고 L4와 L5 관절 사이에 발생한다) 서루 다른 비대칭적인 관절 형태를 말한다. 비대칭관절은 요추의 정상적 생체역학에 변화를 주고 주로 관상관절에 기계적 스트레스가 증가된다. 특히 카이로프랙틱 치료 과정 중(side posture 테크닉) 관상관절에 접촉하여 thrust를 가하는 경우 회전력이 가해져 디스크 섬유륜에 손상을 줄 수 있다는 사실을 잊지 말아야 한다.

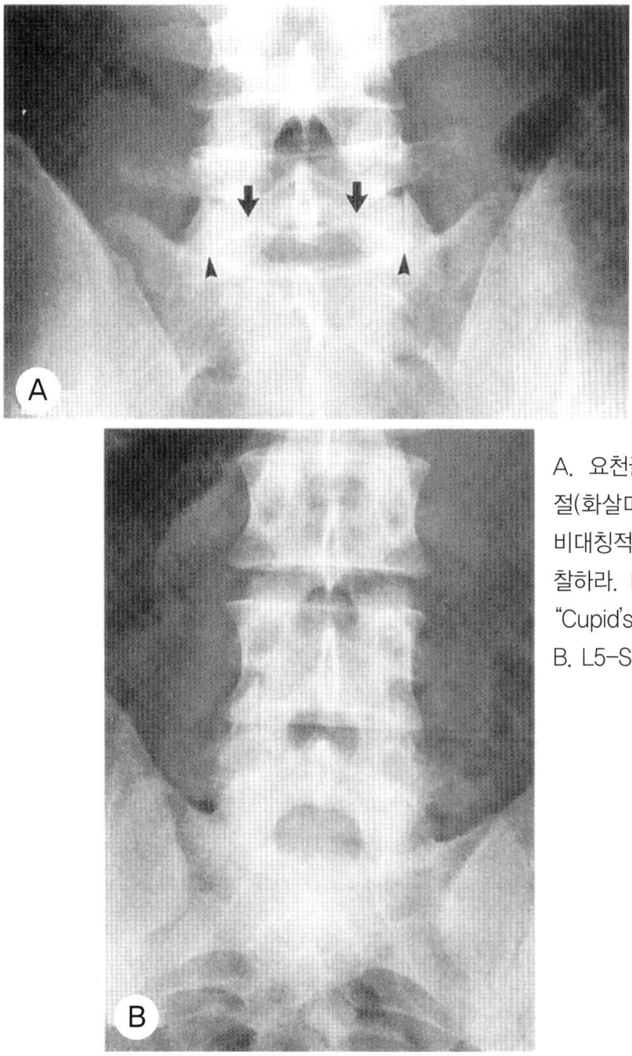


A. 요천골관절의 양측성 시상관절(화살머리). LA-L5 관절에서 비대칭적 면관절(Tropism)을 관찰하라. L5의 하부종판에 나타난 "Cupid's bow" deformity(화살표)
B. L5-S1에서 관찰되는 Tropism

**그림 3-89 면관절의 비대칭적 관절면**

## 2. 12 이행성 척추 (transitional vertebrae)

이행성 척추는 경추와 흉추, 흉추와 요추, 그리고 요추와 천골 사이에 나타나는 해부학적 특징으로서 비정상적인 발육이상 현상을 말한다. 주로 L5와 천골 사이에서 가장 빈번하게 발생한다. L5 요추가 천골 형태를 보여주는 천골화(sacralization)현상, 그리고 S1이 요추가 되는 요추화(lumbarization) 현상이 이행성 척추를 말한다. 인구 중 약 4~8%가 이러한 현상을 보이고 있으나 임상적으로 큰 의미는 없다. 하지만 이행되는 과정에서 부분적으로만 변화된 현상들은 임상적으로 중요한 의미가 있다. 그림 3-90에서 보여주고 있는 현상은 L5 횡돌기의 비대칭적 발육이다. 이러한 모습은 L5와 천골 사이에 생체 역학적 변화로 인한 기계적 스트레스로 퇴행성 관절염과 함께 척추 관절질환이 발생할 수 있다. 이러한 상황에서 발생하는 디스크 질환을 Bertolotti syndrome이라 한다.

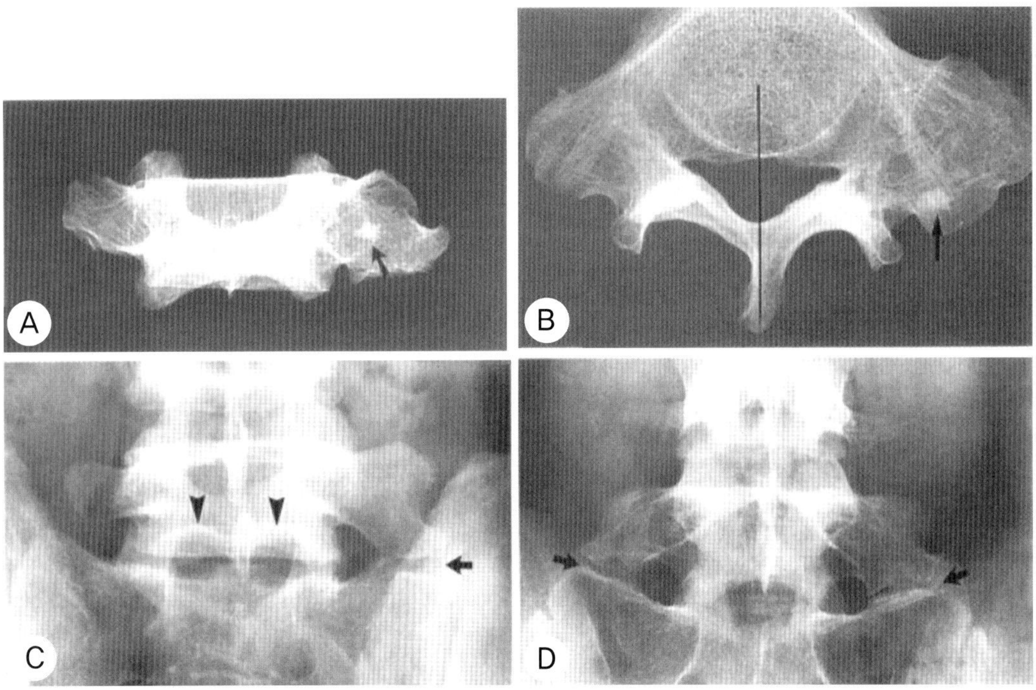


A. 오른쪽 횡돌기의 비대현상(spatulation)
B. X-ray의 상부면. 화살표는 bone island를 지적한다.
C. 오른쪽 횡돌기의 이행현상 그리고 천골과 관절을 이루고 있다. 화살머리는 수핵 압박으로 눌려진 종판의 모습인 Cupid sign을 지적한다.
D. 제5요추 횡돌기의 양측성 이행현상. 천골과 관절을 이루고 있다.

**그림 3-90 이행성 척추**

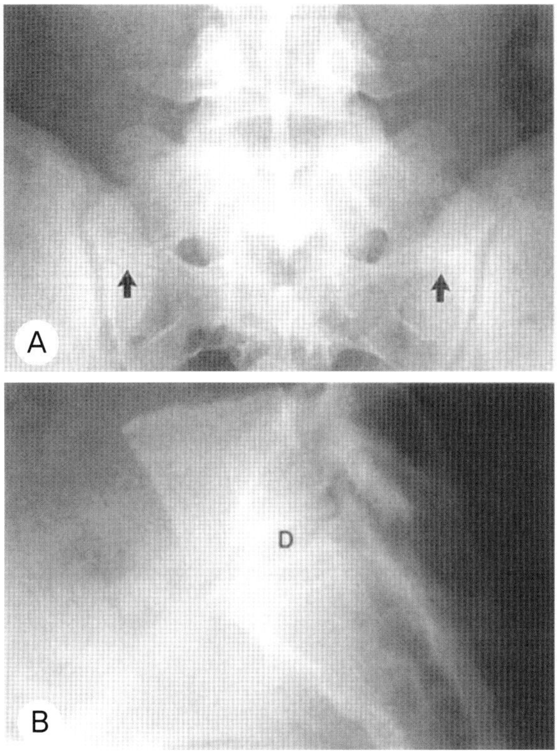


A. 양측성 이행현상이며 천골과 완벽하게 융합된 모습을 보여준다.
B. 발육 부전적인 디스크의 모습

그림 3-91

## 2. 13 척추 종양 (spine tumor)

척추 수기치료에서 절대적 금기증 중 하나가 종양이다. 척추암은 진행되면서 골격을 약하게 변화시키기 때문에 충격적인 수기치료는 골절을 유발시킬 수 있고 결과적으로 심각한 문제를 유발시킬 수 있기 때문이다. 그러므로 종양의 병력을 갖고 있는 환자를 치료할 땐 반드시 철저한 방사선 검사를 통해 척추 수기치료의 위험 부담을 먼저 판단해야 한다. 제한적이나마 척추에서 주로 발생하는 종양에 대한 부분적인 설명과 함께 종양의 방사선적 특징을 보여주는 사례들을 소개한다.

### 2. 13. 1 전이성 악성종양(Metastatic Malignant Tumor)

척추에서 관찰되는 가장 일반적인 종양은 전이성 악성종양이다. 즉 다른 부위에서 발생한 종양이 척추로 전이 되었다는 뜻이다. 척추에서 나타나는 종양의 70%는 전이성 종양이며 나머지 30%만이 골격 자체에서 발생한 종양(primary tumor)이다. 척추로 전이되는 가장 일반적인 종양의 부위는 유방, 폐, 전립선, 신장, 갑상선, 결장이다. 하지만 중추신경계 종양과 피부암을 제외한 모든 암은 골격으로 전이될 수 있는 가능성을 가지고 있다. 여성에 경우 유방암은 척추에 발생하는 종양의 70%를 차지하며 남성인 경우엔 전립선암이 60%를 차지한다. 전이성 악성 종양은 주로 척추, 골반, 대퇴부와 같이 체중이 집중되는 부위에 빈번하게 발생한다. 암세포가 척추로 전이되는 경로는 첫째 직접적 전위이다. 예를 들어 자궁암인 경우 바로 옆에 있는 장골로 전이되는 것은 좋은 예이다. 수술과정 중 외과도구 또는 수술용 장갑에 의해 암세포가 직접적으로 주위 조직에 퍼지게 된다. 둘째 림프선을 통해서 전이된다. 골수에는 림프선이 없는 이유로 림프선으로 인해 척추로 전이되지 않는 이유가 이것이라고 주장한다. 셋째 혈관을 통한 전이 현상이다.

골격계 악성종양 환자는 깊세 진행된 경우 체중이 감소되거나 병색이 완연해 보이며 또한 심한 빈혈과 열이 발생하는 병력을 보인다. 전이성 악성종양의 주 증세는 통증과 병리적 골절이다. 통증은 주로 서서히 나타나며 일시적으로 사라지기도 한다. 통증은 주로 밤에 심하게 나타난다. 하지만 많은 환자들이 이러한 증세들을 경험하지 않는 경우가 많다. 골격으로 전이된 악성종양의 진단은 일반적인 이학검사로서는 발견되지 않고 주로 방사선 검사를 통해 진단된다. 위에서 언급되었듯이 전이성 악성종양은 주로 척추를 중심으로 발생하기 때문에 Diversified, Gonstead와 같은 전통적인 카이로프랙틱 치료법은 절대적인 금기증이다.

특히 아래 몇 사례에서 보여주는 전이성 악성 종양은 빠르게 변화되는 골격의 모습을 보여 주고 있으며 특히 악성종양의 병력을 갖고 있는 환자를 치료할 때 방사선 검사 없이 실행하는 척추 어져스트먼트가 얼마나 두려운가를 보여준다.

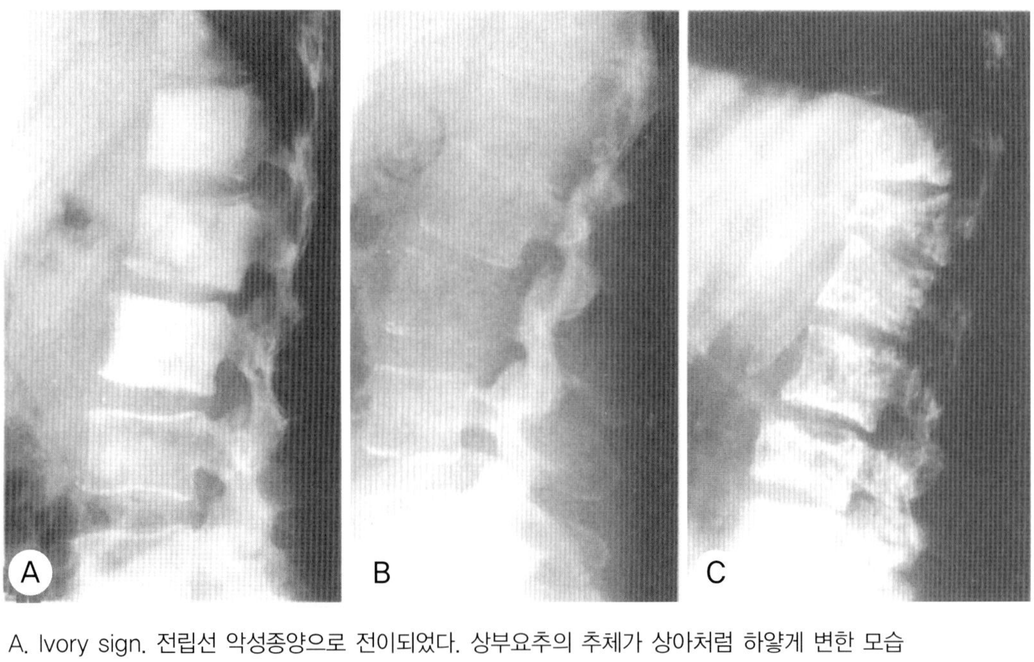


A. Ivory sign. 전립선 악성종양으로 전이되었다. 상부요추의 추체가 상아처럼 하얗게 변한 모습

B. 갑상선 종양으로 인해 전이 되었으며 제1, 2, 3 요추의 추체와 추궁근에 부식현상(osteolysis)이 발생하였다.

C. 복합적 형태이다. 조골현상(osteoblast)과 융해현상(osteolytic)이 함께 나타나고 있다.

**그림 3-92 척추 전이성 악성 종양의 다양한 형태**

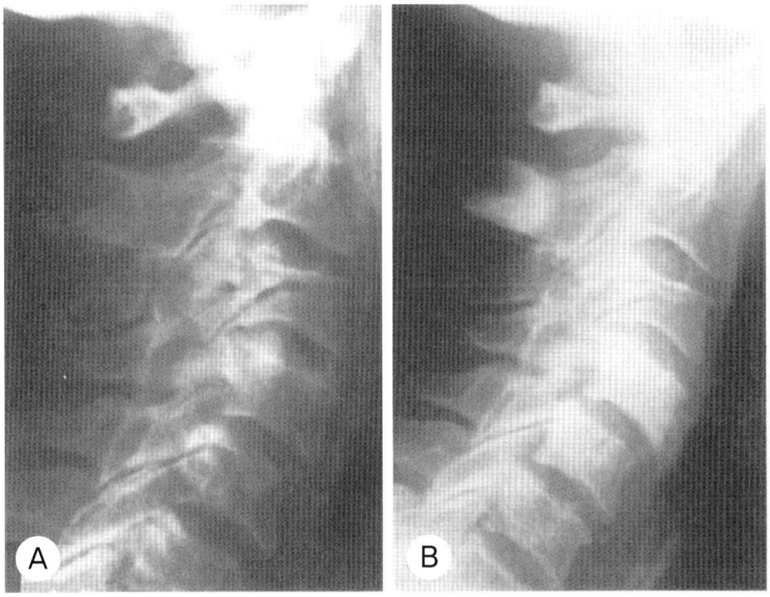

A. 단순히 골다공증과 가벼운 정도의 퇴행 관절 변화만 보인다.
B. 1년 후에 촬영된 X-ray. 제4번 경추에 ivory sign을 보라. 그리고 제2경추의 극돌기에 나타나는 전이성 악성 종양에서 나타나는 조골 현상.

**그림 3-93 경추의 전이성 악성 종양**

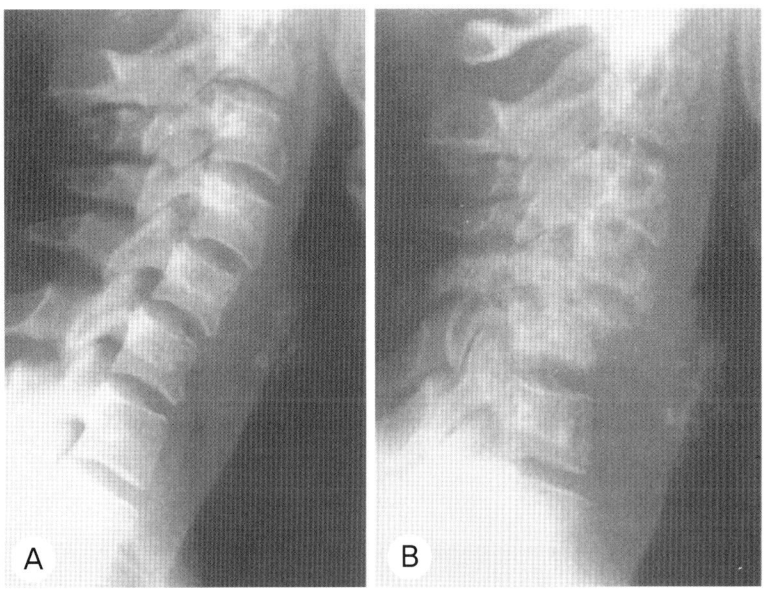

A. 1년 전 유방암으로 유방절개 수술을 받은 후 촬영하였음.
B. 1년 후 제4경추에 악성종양으로 인한 척추 융해 현상이 나타나고 있다. 경추 전반적인 부위에 추체, 추궁근, 추궁판 그리고 극돌기가 부식되고 있는 모습.

**그림 3-94 경추의 전이성 악성 종양**

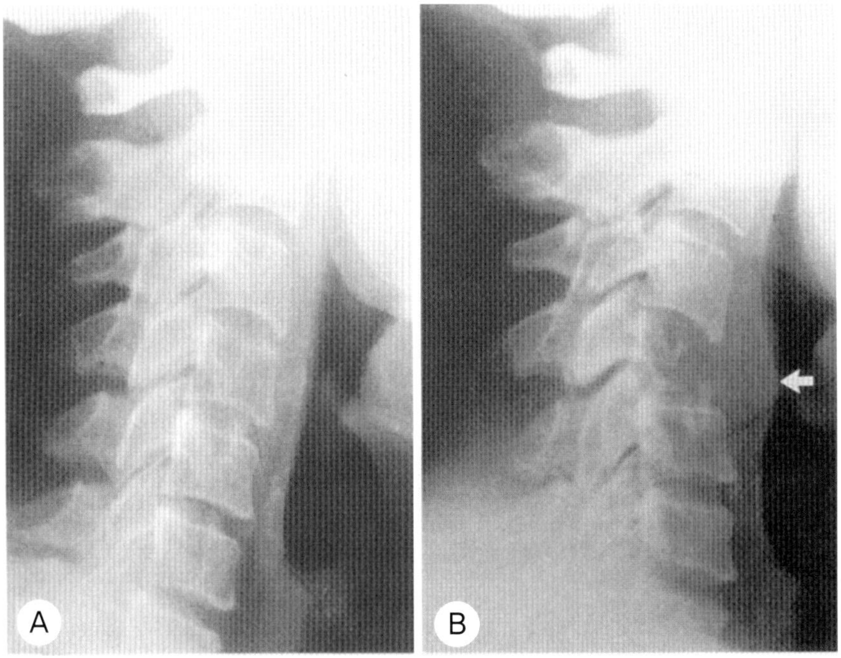


그림 3-95 전이성 악성 종양으로 인한 골융해 현상의 초기 단계

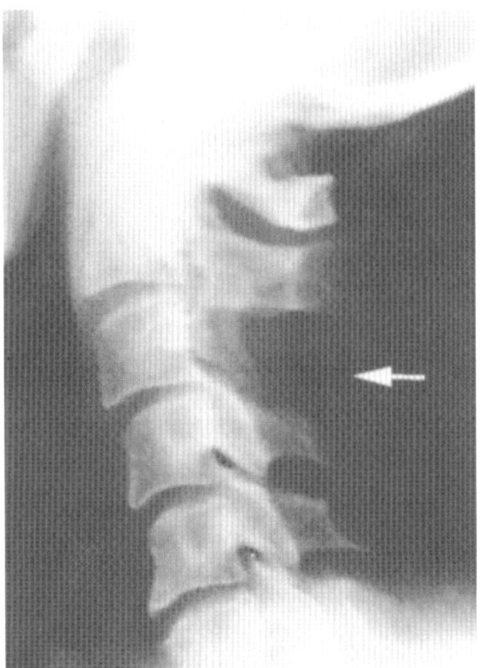

전이성 악성 종양으로 인해 제3경추의
극돌기와 추궁판 부위가 완전히 부식되었다.

그림 3-96

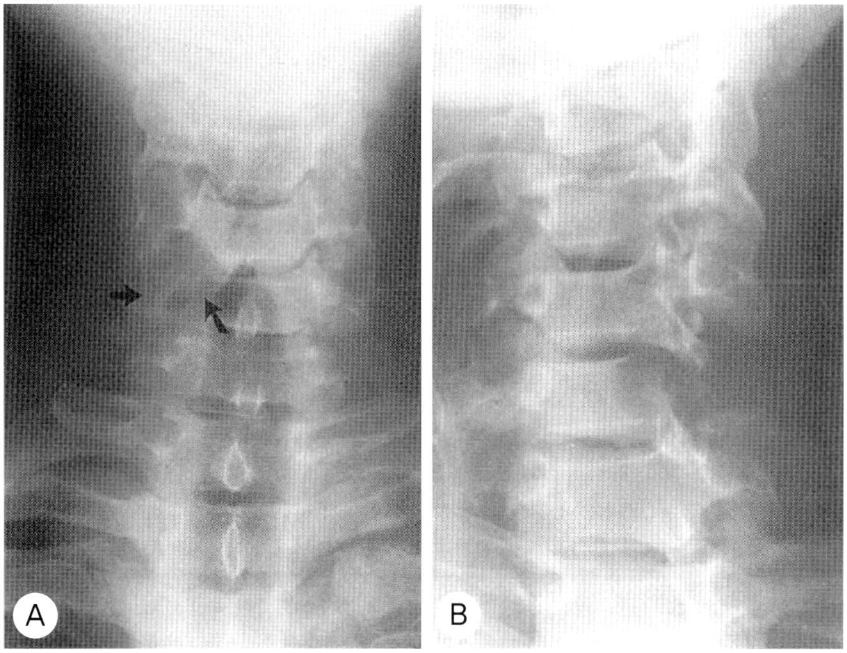

A. 제6경추의 추궁근이 한쪽만 부식되었다.
B. 제6경추의 관절주와 추궁근이 전반적으로 부식된 모습

**그림 3-97 One eyed 추궁근 모습**

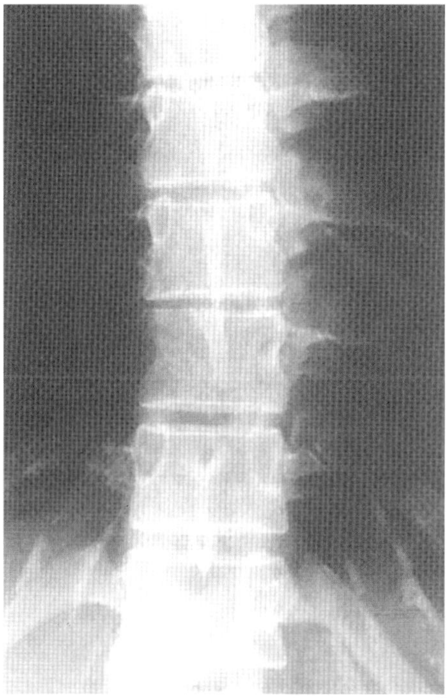

**그림 3-98 제 10 흉추의 추궁근이 양쪽 모두 파괴된 모습**

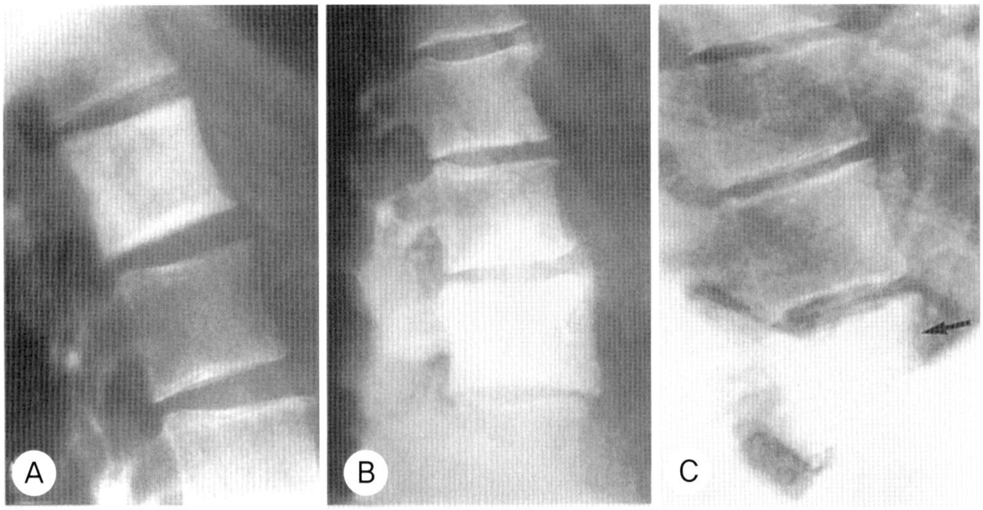


A. 전이성 악성종양으로 인한 조골현상
B. Paget 병. 추체가 팽창된 모습을 관찰하라.
C. Hodgkins' s Lymphoma. 척추 전면부위에 보이는 scalloping 현상

그림 3-99 Ivory sign : 감별 진단

### 2. 13. 2 다발성 척수종 (multiple myeloma)

다발성 척수종은 골격에서 발생하는 가장 일반적인 원발성 악성종양으로 모든 원발성 종양의 27%를 차지한다. 주로 50~70세 사이에서 발생하며 여성보다 남성에게 2:1의 비율로 많이 나타난다. 골격에서 발생하는 다른 종양과 같이 주요 증세는 통증으로써 관절염과 그리고 신경통과 같은 증세를 호소한다. 초기 단계에서 통증은 간헐적이나 악화되면서 지속적으로 나타난다. 통증은 주로 낮에 심하며 운동하면서 움직일 때 증세는 더욱 심해진다. 디스크나 좌골신경통으로 오진되는 경우가 많으며, 척추에 발생할 때 척추의 골질이 약해지면서 작은 사고로 인해 척추 골절이 발생할 수 있다. 다발성 척수종은 주로 척추의 하부흉추나 요추에 발생하며 척추 골절이 발생할 때 하지마비(paraplegia)가 발생할 수 있다.

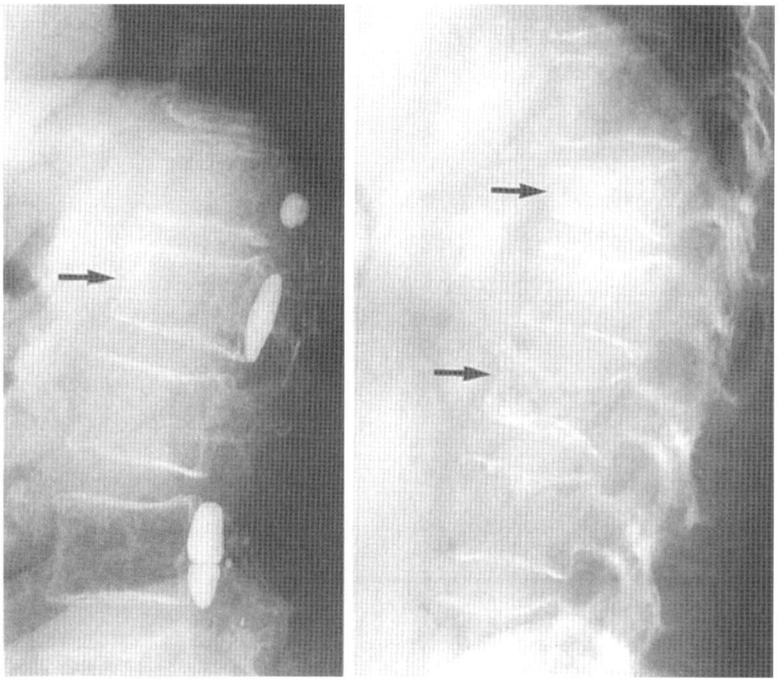

A. 전반적인 골다공증과 제2 요추 상존판의 압박골절
B. 제12 흉추와 제1 요추의 압박골절

**그림 3-100 골다공증, 다발성 척수종에서 나타나는 초기 단계의 증세**

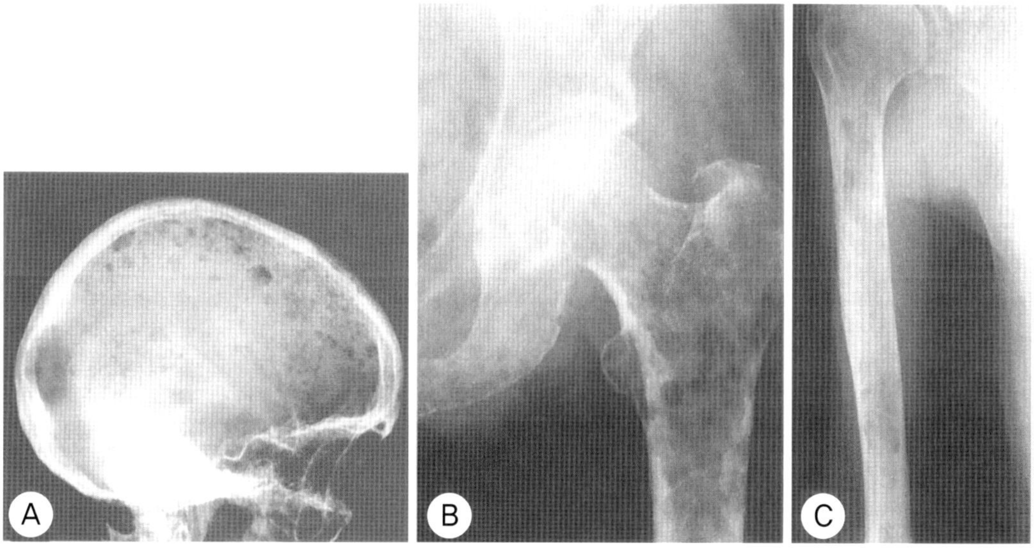

뚜렷하게 나타나는 원형의 골 부식현상

**그림 3-101 다발성 척수종에서 나타나는 전형적인 모습**

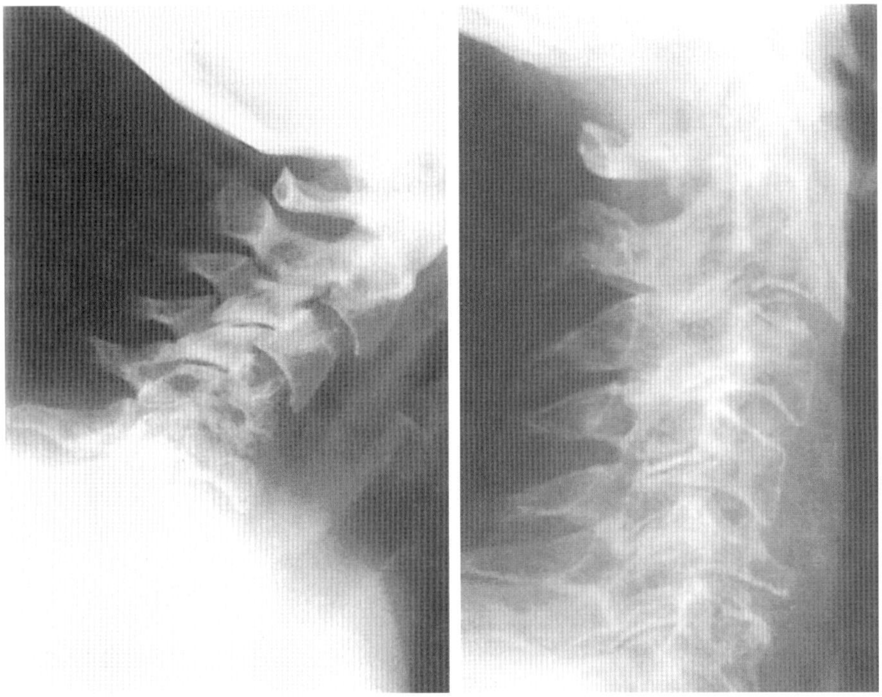

제4, 5경추에 발생하고 있는 심각한 척추 부식현상으로 인한 경추 굴곡 기형

**그림 3-102 다발성 척수종 : 경추**

## 2. 14 골절 (fracture)

카이로프랙틱 치료를 받기 위해 찾아오는 환자들 가운데 자동차 사고 또는 낙상으로 인한 통증 치료를 위해 오는 환자들이 많다. 당뇨, 강직성 척추염 또는 류마티스성 관절 질환들은 가벼운 외상에도 골절(fracture)이 발생할 수 있는 질환들이다. 그리고 골절은 종양과 함께 척추 수기치료의 금기증이다. 다음은 척추골절의 방사선 사례들이다.

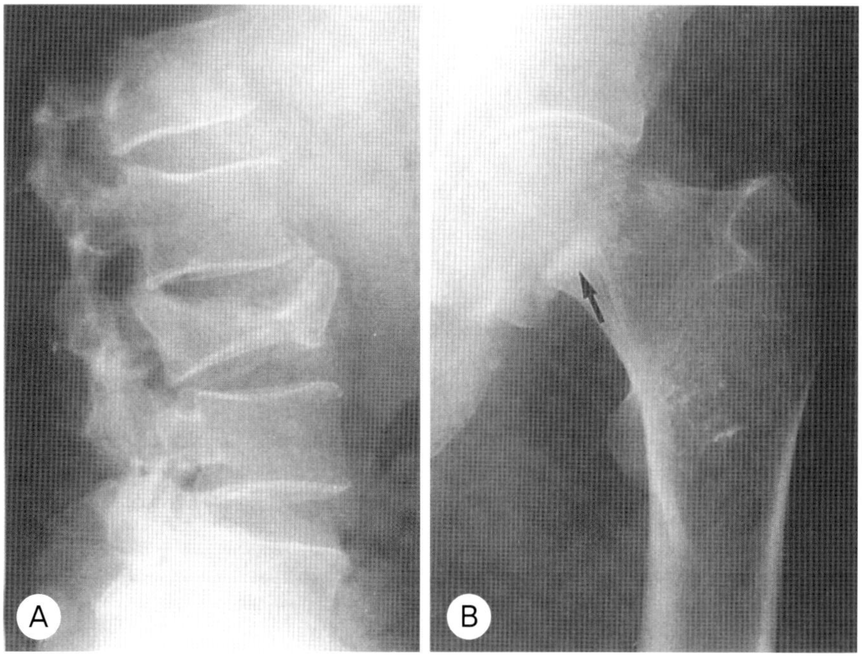


A. 제3요추의 심각한 압박골절. 예전에 발생한 골절이다.
B. 대퇴골두 경부 부위에 하얀 줄은 압박골을 지적한다.

**그림 3-103 압박 골절**

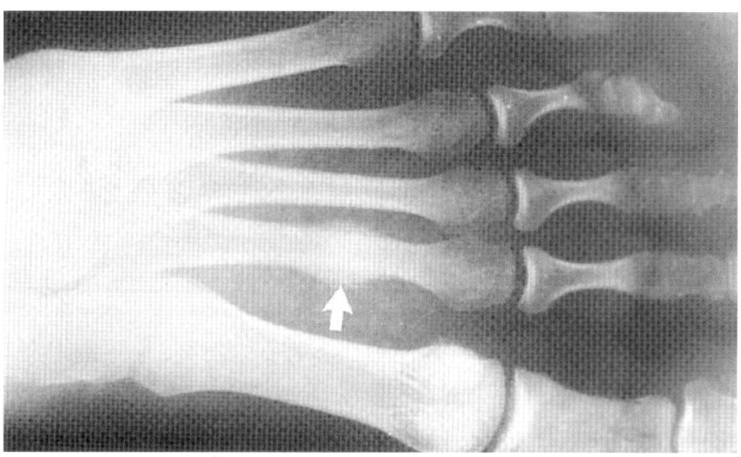

제2중족골 중앙부위에 두껍게 형성된 callus는 피로골절을 지적한다. 보행, 조깅 그리고 점핑과 같은 과도한 활동으로 인해 발생하는 골절로서 가장 빈번하게 발생하는 곳이다.

**그림 3-104 피로 골절**

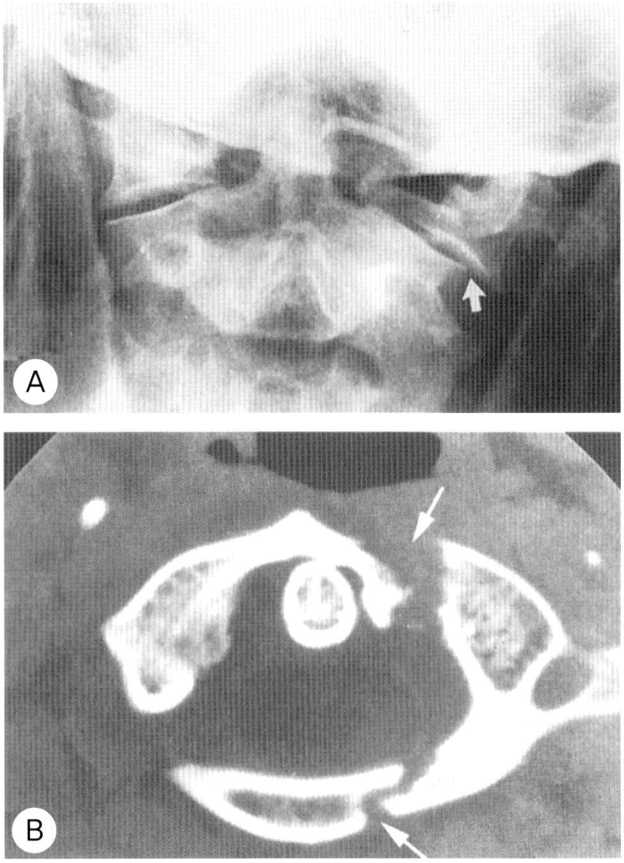


A. 환추의 외측괴가 밀려 내려온 모습은 환추의 골절을 지적한다.
B. CT 스캔. 환추의 전궁과 후궁 골절을 보여준다.

**그림 3-105 Jefferson 골절**

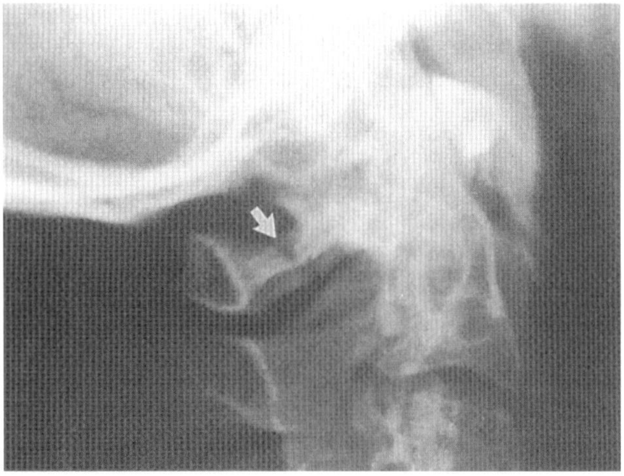

**그림 3-106 환추의 후궁 골절, 양측성**

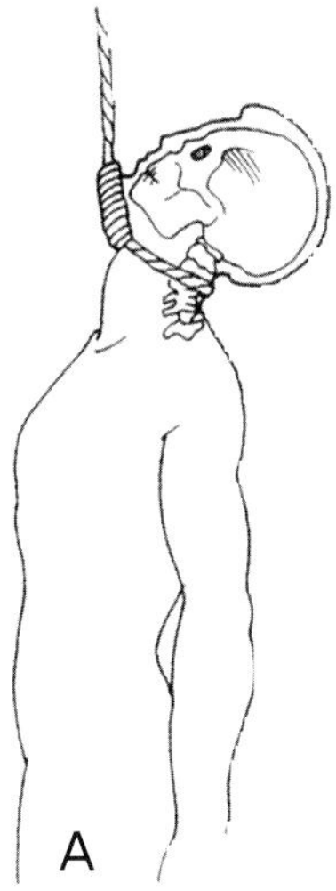


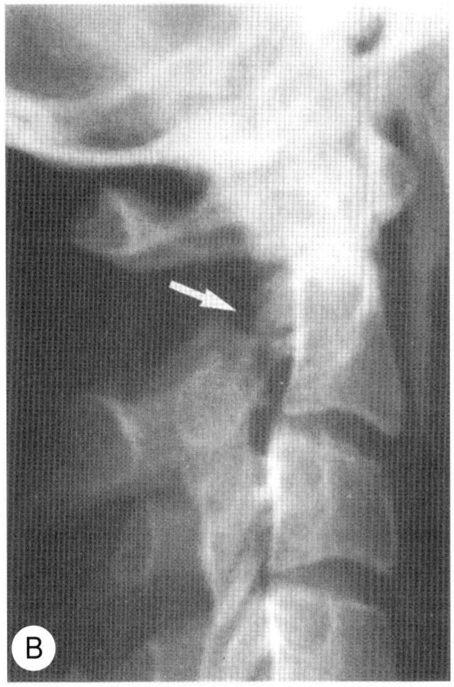


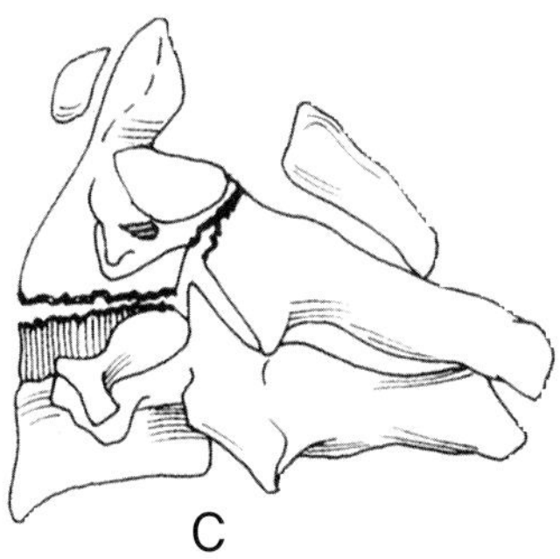


A. 골절의 기전을 보여주는 그림

B. 축추의 추궁근 골절선

C. 제2경추와 제3경추 사이의 디스크에 발생하는 외상을 보여주는 그림

**그림 3-107 Hangman's 골절**

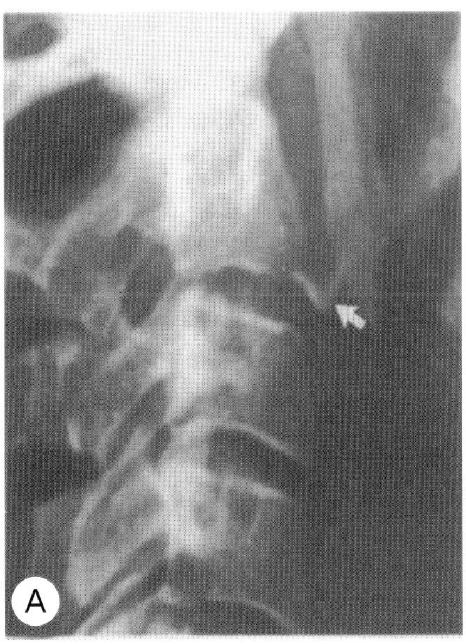


축추 추체의 전하부 끝부위가
떨어져 나간 골절

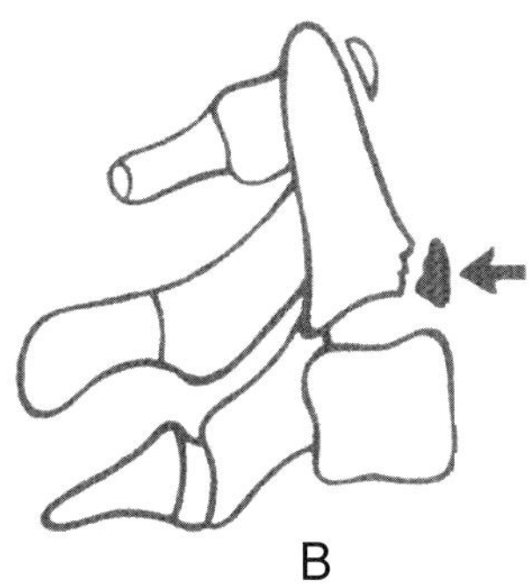


**그림 3-108 Tear drop 골절**

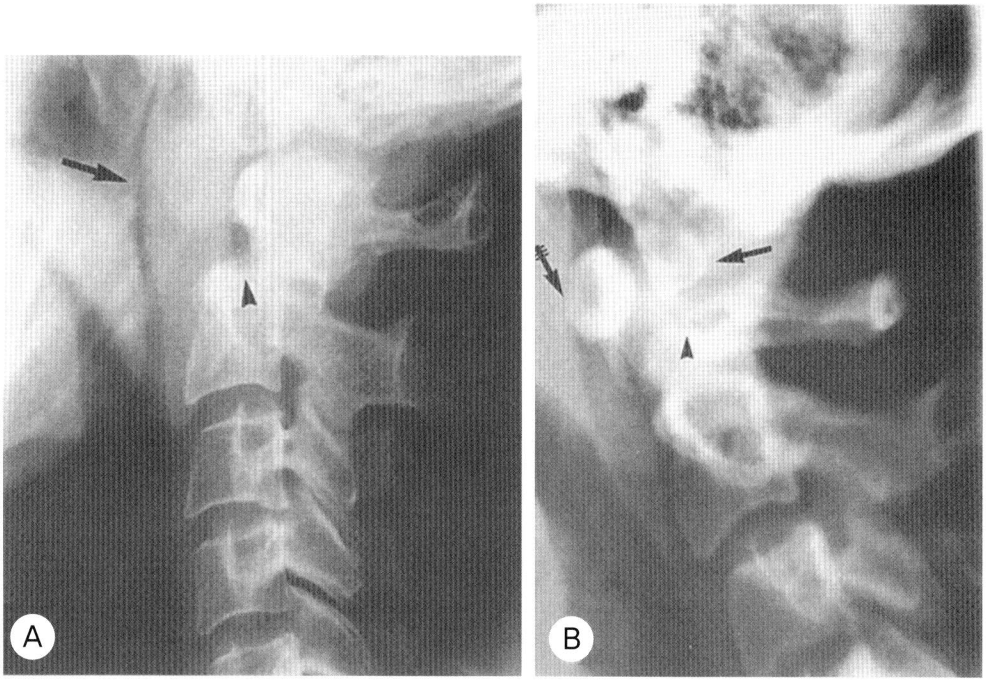


A. 화살표 머리는 치돌기 골절을 보여준다.
B. 발육장애로 인한 기형으로 치돌기가 분리된 모습

**그림 3-109 축추의 치돌기 골절 분류**

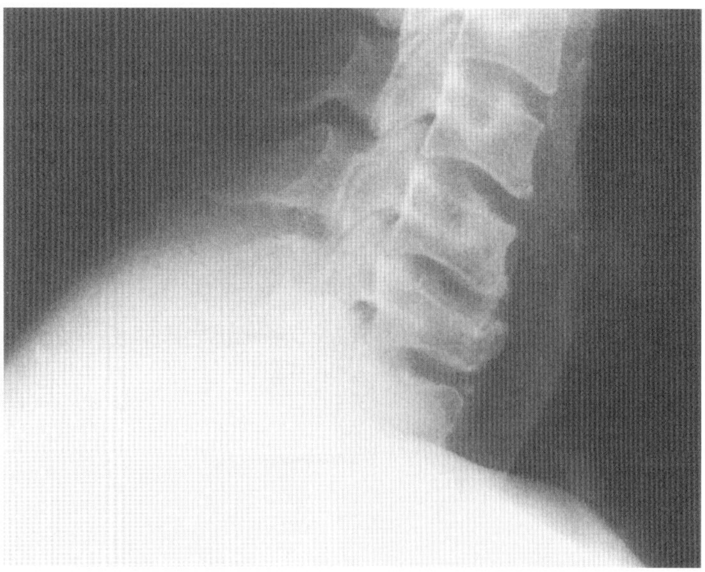

제5-7경추에서 가장 빈번하게 압박골절이 발생한다.

**그림 3-110 제 7경추 압박 골절**

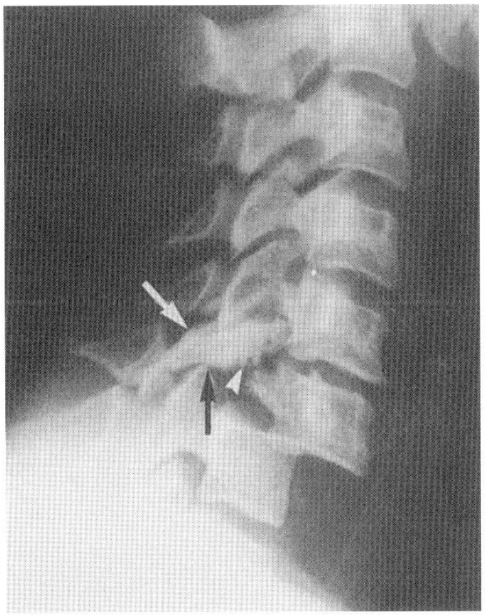

제6 경추의 관절주 골절로 인한
추체 탈구 현상

**그림 3-111 관절주 골절**

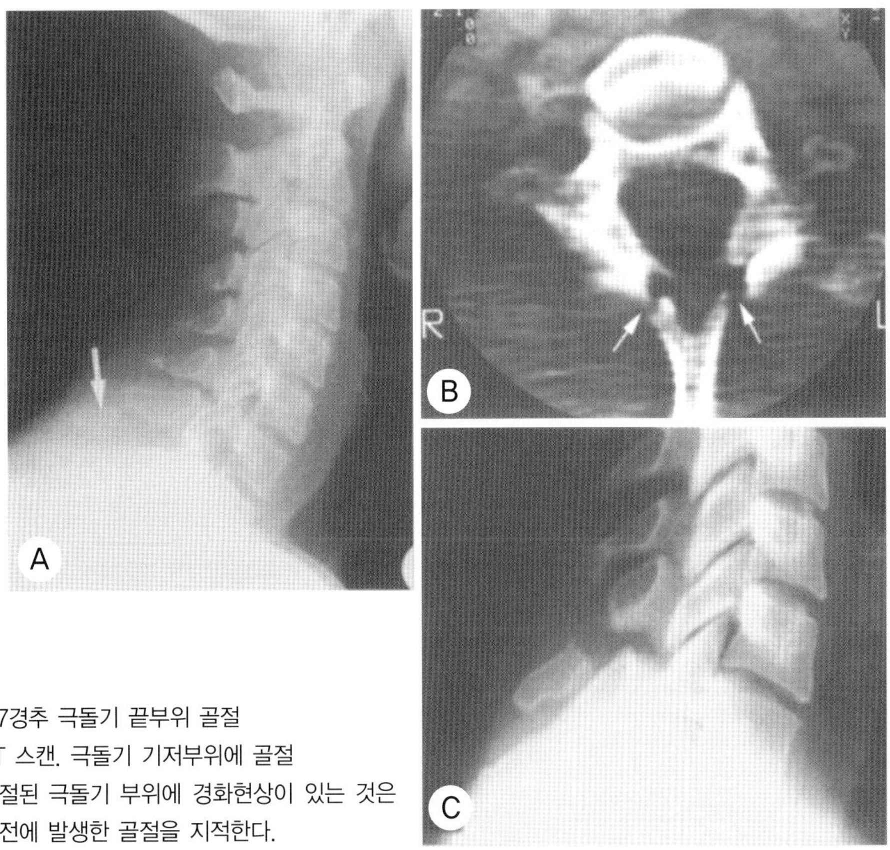

A. 제7경추 극돌기 끝부위 골절
B. CT 스캔. 극돌기 기저부위에 골절
C. 골절된 극돌기 부위에 경화현상이 있는 것은 예전에 발생한 골절을 지적한다.

**그림 3-112 Clay shoveler's 골절**

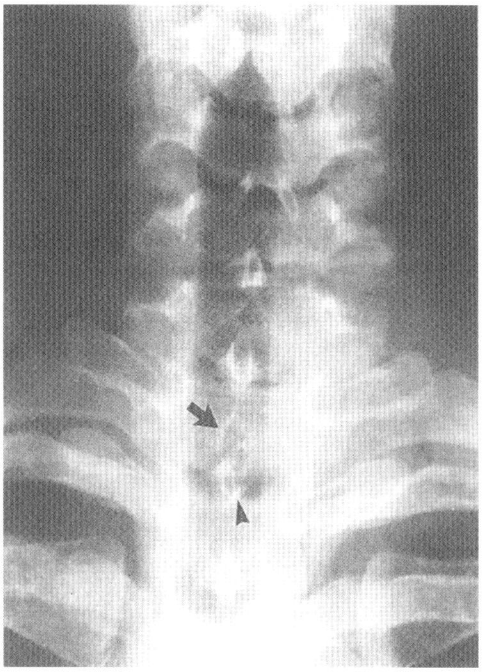

극돌기가 떨어져 나간 자리가 마치 2개의 극돌기가 있는 것처럼 보인다.

**그림 3-113 Double spinous process sign**

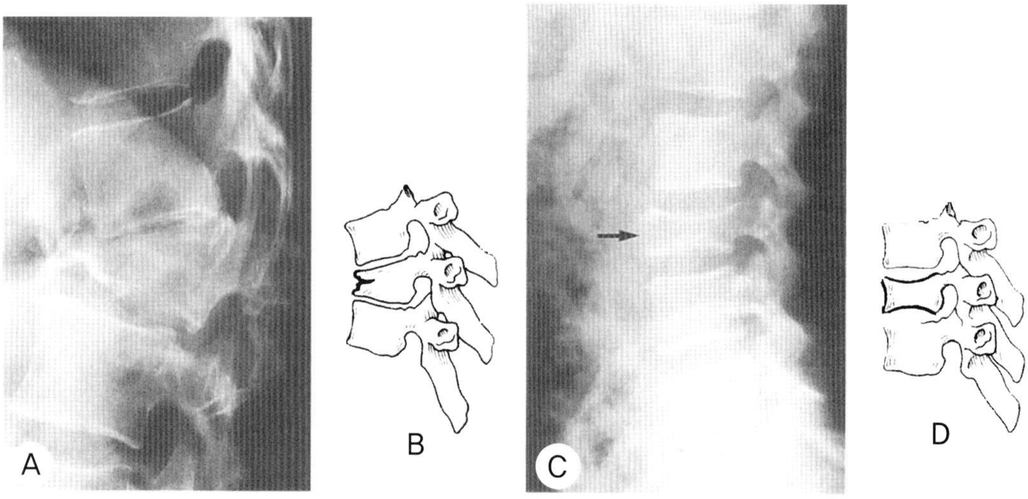


A. 외상으로 인해 발생한 압박골절로서 압박된 추체가 사다리꼴의 모습을 보여준다.
B. 그림 설명
C. 다발성 척수종으로 인해 발생한 병적 압박골절이다. 추체가 수평적으로 압박되었다. Banana sign이라고 한다.
D. 그림 설명

**그림 3-114 외상으로 인한 압박 골절과 병적으로 발생한 압박 골절**

# 4

# chapter four

# 카이로프랙틱 용어

어느 분야의 학문을 학습하든지 그 분야와 관련된 특수한 전문용어를 이해하는 것은 무엇보다 중요하다. 해부학, 생리학, 병리학, 그리고 특히 생체역학을 설명할 때 흔히 사용되는 많은 전문 용어들은 이해하기 어렵고 또한 공부하는데 많은 혼동을 주고 있다. 그 이유 중 하나는 국내 의학용어들이 통일되어 있지 않기 때문이다. 또한 이미 외래어로서 사용하고 있음에도 불구하고 억지로 한글로 표기한 의학 용어들은 이해하기가 더욱 어려운 경우들이 많다. 이 챕터에서 설명되는 용어들은 일반적인 의학용어 뿐 아니라 카이로프랙틱 학업를 위해 필수적으로 이해하여야 하는 용어들이다.

## 1 인체의 면

환자의 자세와 역동적인 움직임을 관찰하면서 설명하고 기록할 때 분명하게 어떤 면(plane)에서 관찰이 되고 있는지를 정확하게 설명하여야 한다. 인체는 아래와 같이 3개의 면으로 구별된다(그림 4-1).

① 시상면 (sagittal plane) …… 정중선으로 절단하여 인체를 좌우로 나누는 면. 정중시상면 (mid-sagittal plane) 또는 정중면(median plane)이라고도 한다.

② 관상면 (coronal plane) …… 인체를 전후로 나누는 면. 전두면(frontal plane)이라고도 한다.

③ 횡단면 (transverse plane) …… 인체를 상하로 나누는 면. 수평면(horizontal plane)이라고도 한다.

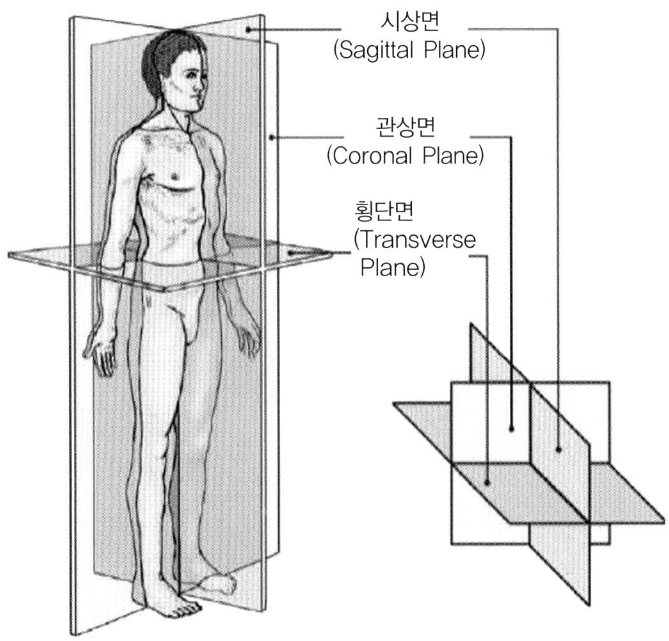


그림 4-1 인체의 면

## 2 직각좌표계 (Cartesian Coordinate System)

척주에서 발생하는 움직임과 척추마디에서 발생하는 변위를 설명할 때 직각좌표계(Cartesian coordinate system)을 이해하는 것은 매우 중요하다. 이러한 위치의 변화를 설명하는 데 국제적으로 표준화된 방법이 Right Hand Orthogonal Coordination system이며 RHOCS로 약칭한다. 이것은 오른쪽 손의 엄지를 세우고 검지를 자연스럽게 앞쪽으로 향하게 하며 중지는 왼쪽으로 향하게 하는 모습에서 엄지는 Y축, 검지는 Z축 그리고 중지는 X축을 말한다. 그리고 각 축마다 병진운동(translation) 그리고 회전운동(rotation)의 2유형의 움직임이 발생한다(그림 4-2). 여기에서 중요한 것은 +, -, $\theta$과 같은 기호를 정확하게 이해하는 것이다.

먼저 각 축에서 발생하는 병진운동에서 +와 -는 진행하는 방향을 의미한다. 손가락이 가리키는 방향의 병진운동은 +, 그리고 반대 방향의 움직임은 -로 표기한다. 회전운동에서는 $\theta$ 기호를 사용한다. 이때 시계방향으로의 회전운동에서는 $+\theta$, 반시계 방향의 회전운동은 $-\theta$ 기호를 사용한다. 회전 현상을 관찰할 때 반드시 각 축을 가리키는 손가락의 뿌리 쪽에서 회전운동이 관찰되어야 한다는 것이다.

① Z축 …… 기립자세에서 척추를 전후로 통과하는 축이다. +Z는 뒤에서 앞쪽 방향 (posterior to anterior)으로 움직이는 것을 뜻하고, -Z는 앞에서 뒤쪽 방향(anterior to posterior)으로 움직이는 것을 뜻한다. $+\theta$Z는 축에서 시계방향의 회전을 뜻하며 $-\theta$Z는 반시계방향의 회전을 뜻한다. 이때 회전운동을 관찰하는 곳은 검지의 앞쪽이 아니고 검지의 뿌리 쪽에서 바라봐야 한다.

② X축 …… 기립자세에서 척추를 좌우로 통과하는 축이다. +X는 오른쪽에서 왼쪽으로 움직이는 것을 뜻하고 -X는 왼쪽에서 오른쪽으로 움직인다는 뜻이다. $+\theta$X는 X축에서 시계방향의 회전을 뜻하고 $-\theta$X는 반시계방향의 회전을 뜻한다. 이때 회전운동을 관찰하는 곳은 중지의 앞쪽이 아니고

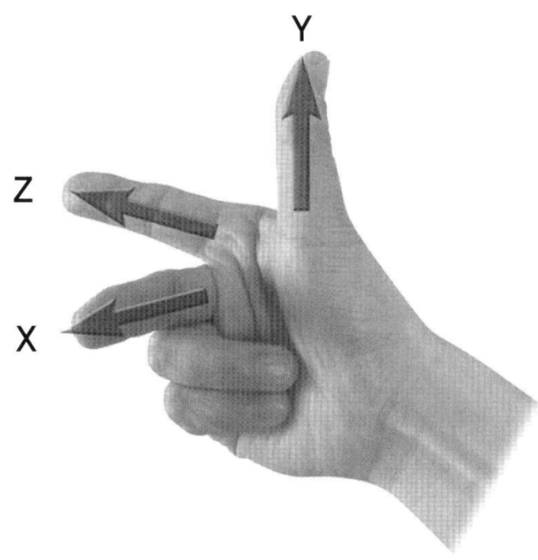


그림 4-2 양극(+) 방향을 가리키는 오른손의 손가락

뒤쪽에서 관찰해야 한다.

③ Y축 …… 기립자세에서 척추를 아래에서 위로 통과하는 축이다. +Y는 아래에서 위로 움직이는 것을 뜻하고 -Y는 위에서 아래로 움직이는 것을 뜻한다. +θY는 Y축에서 시계방향의 회전을 뜻하고 -θY는 반시계 방향의 회전을 뜻한다. 이때 회전운동을 관찰하는 곳은 엄지의 위쪽이 아니고 반드시 아래쪽에서 관찰해야 한다.

## 3 해부학적 방향

▷ Anterior …… 전방, 앞쪽을 말한다.
▷ Posterior …… 후방, 뒤쪽을 말한다.
▷ Anterior to Posterior(A-P) …… 앞쪽에서 뒤쪽으로.
▷ Posterior to Anterior(P-A) …… 뒤쪽에서 앞쪽으로.
▷ Superior …… 상방, 즉 위쪽을 말한다.
▷ Inferior …… 하방, 즉 아래쪽을 말한다.

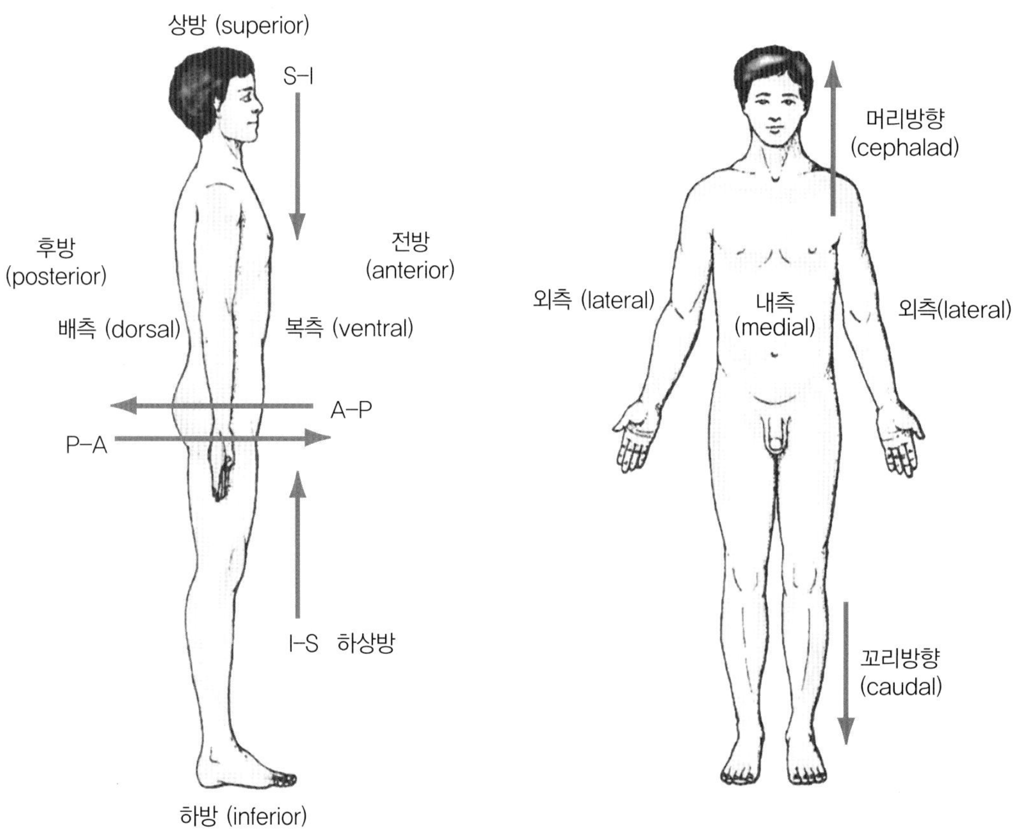


그림 4-3 해부학적 방향을 나타내는 용어

▷ Superior to Inferior(S-I) …… 움직임의 방향을 뜻하며 위쪽에서 아래쪽으로 움직이라는 의미
▷ Inferior to Superior(I-S) …… 움직임의 방향을 뜻하며 아래쪽에서 위쪽으로 움직이라는 의미.
▷ Lateral …… 측방, 즉 중심선에서 외측을 의미한다.
▷ Medial …… 내방, 즉 중심선에서 내측을 의미한다.
▷ Cephalad …… 두방, 즉 머리쪽을 향하라는 의미.
▷ Caudal …… 미방, 즉 꼬리쪽을 향하라는 의미.
▷ Dorsal …… 등쪽, 때로는 posterior 의미가 있다.
▷ Ventral …… 배쪽, 때로는 anterior 의미가 있다.

## 4. 임상 운동학적 용어

▷ Flexion …… 굴곡
▷ Extension …… 신전
▷ Lateral Flexion(lateral bending) …… 외측 굴곡
▷ Rotation …… 회전
▷ Translation …… 병진 (직선상의 움직임)
▷ Torsion …… 염전, 비틀림
▷ Torque …… 비트는 힘, 염력
▷ Thrust …… 관절 교정치료 시 순간적으로 가하는 힘.
▷ Traction …… 견인
▷ Distraction …… 신연
▷ Adjustment …… 교정치료 행위
▷ Adduction …… 내전, 몸 중심선으로 향하는 행위
▷ Abduction …… 외전, 몸 중심선에서 밖으로 향하는 행위
▷ Circumduction …… 회선
▷ Supination …… 회외선
▷ Pronation …… 회내선
▷ Internal rotation …… 내회전
▷ External rotation …… 외회전
▷ Inversion …… 내반
▷ Eversion …… 외반
▷ Subluxation …… 주로 부정배열 된 척추를 뜻함.
▷ Listing …… 척추와 인체 주요 관절의 부정배열을 표시하는 표기법
▷ Joint play …… 관절 놀이, 정상적인 관절에 힘을 가할 때 감지될 수 있는 자연스런 탄력적인 움직임을 말한다.
▷ End play …… 관절에서 수동적 움직임의 한계점에서 느낄 수 있는 마지막 움직임

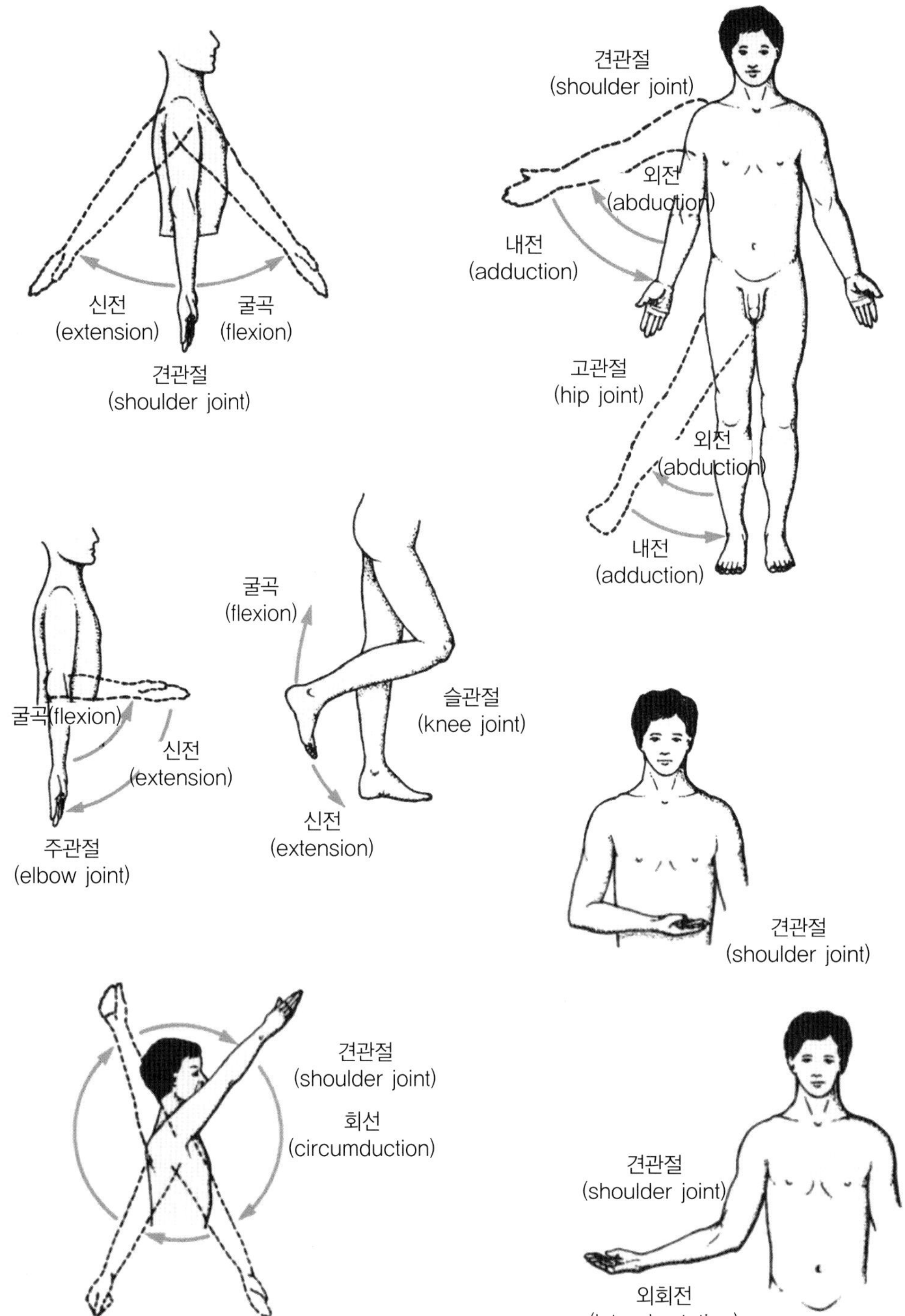


**그림 4-4 움직임을 정의하는 용어-1**

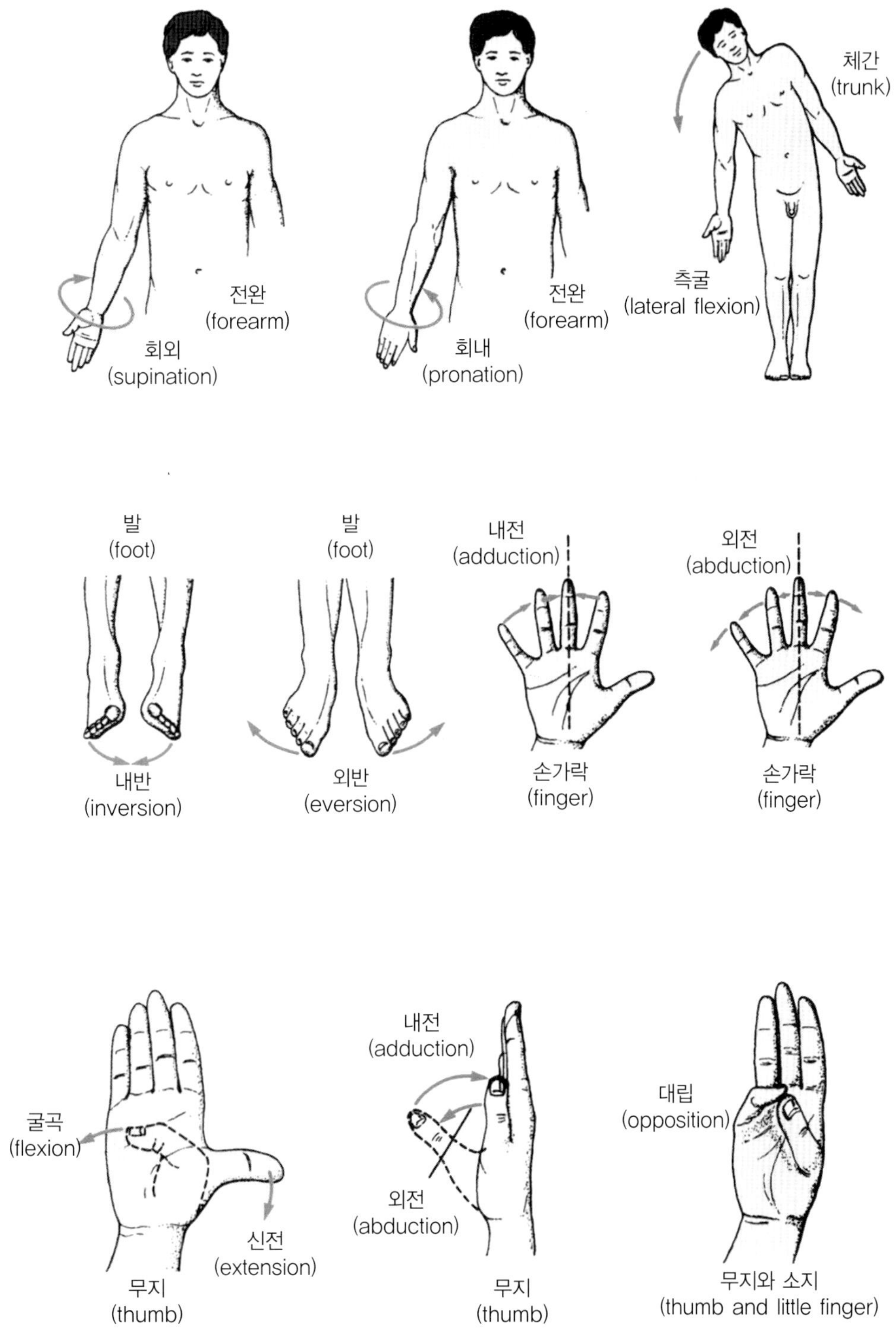


**그림 4-5 움직임을 정의하는 용어-2**

## 5 카이로프랙틱 치료와 관련된 용어

▷ Patient Placement (PP) 치료받기 위해 취해야 할 환자의 자세
▷ Prone …… 엎드린 자세
▷ Supine …… 바로 누운 자세
▷ Side posture …… 옆으로 누운 자세
▷ Doctor's position (DP) …… 시술자의 위치와 자세
▷ Contact Hand (CH) …… 치료 시 주로 사용되는 주동손
▷ Stabilize Hand (SH) …… 치료 시 사용하는 보조손
▷ Contact Point (CP) …… 주동손의 접지점
▷ Segmental Contact Point (SCP) …… 치료를 위해 주동손이 접지하는 점
▷ Tissue Pull (TP) …… 정확한 접지를 위해 피부를 끌어당기는 행위. LOC 방향으로 실행한다.
▷ Point of Tension …… Thrust 직전 관절 놀이의 마지막 단계에서 유지하는 힘
▷ Line of Correction (LOC) …… 어져스트먼트 과정 중 가해지는 thrust의 방향
▷ Adjustment …… 어져스트먼트. 척추와 주요 관절을 치료하는 정확한 교정 행위
▷ Thrust …… 어져스트먼트를 실행하기 위해 가하는 역동적 힘
▷ Procedure …… 어져스트먼트 테크닉을 실행하는 과정 설명

## 6 카이로프랙틱 컨택트 포인트

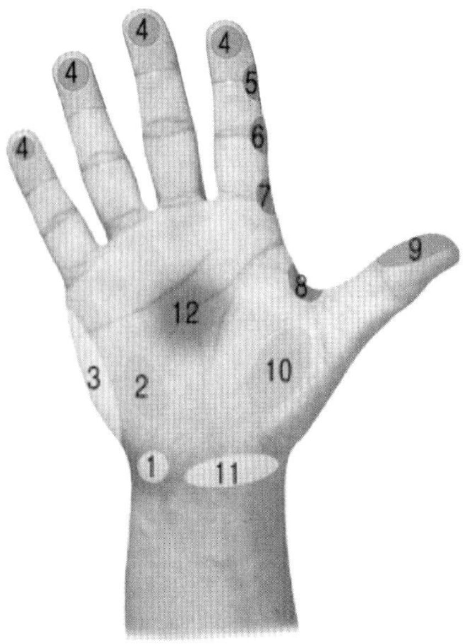


1. 두상골 접촉(pisiform contact)
2. 소지구 접촉(hypothenar contact)
3. 중수골 접촉(metacarpal, knife edge contact)
4. 검지 또는 중지 말단 부위 접촉 (digit of index or middle finger contact)
5. 제1말단 지골간 접촉 (distal interphalangeal contact)
6. 제1근위 지골간 접촉 (proximal interphalangeal contact)
7. 중수지골 접촉(metacarpophalangeal contact)
8. 엄지갈퀴 접촉(web contact)
9. 엄지 접촉(thumb contact)
10. 모지구 접촉(thenar contact)
11. 수근부 접촉(calcaneal contact)
12. 수장(손바닥) 접촉(palm contact)

그림 4-6 주동손의 접촉점(contact point)과 관련된 용어

# 5

chapter five

# 척추 서블럭세이션 리스팅 분석

Subluxation은 카이로프랙틱 학문에서 가장 핵심적인 용어다. 단순히 관절의 구조적 부정배열의 의미를 넘어 섬세한 신경생리적 변화로 항상성을 혼란시키는 임상적 실체인 것이다. 다시 말해 인체 내 모든 장기로부터 뇌로 향하는 구심성 신경(afferent nerve) 그리고 뇌에서 모든 장기로 향하는 원심성 신경(efferent nerve)의 정보 전달 기능을 방해하는 요인이며, 이 현상은 모든 질병의 근본적인 원인이라고 카이로프랙틱은 주장하는 것이다.

Dr. Gonstead는 후두골, 척추 그리고 골반에서 관찰되는 Subluxation의 구조적 변위를 국제변위표시 체계인(Cartesian Coordination)을 통해 정확하고 이해하기 쉽게 분석하여 Subluxation 진단의 체계를 과학적으로 이루었다.

카이로프랙틱 의학에서 Subluxation을 논할 때 우리는 주로 척추를 중심으로 말하고 있다. 이유는 추간공 내에 존재하는 신경근, 후근신경절, 회귀신경, 척수동맥을 포함하는 조직들이 주변 구조의 변화로 인해 압박이 가해지고 통증을 유발시키기 때문이다. 위에서 언급된 것처럼 척추관절의 변화로 인해 추간공의 공간이 좁아지게 되면 추간공 내 조직에 압력이 가해지게 되며 신경계의 정보전달 능력에 변화를 줄 수 있는 잠재적인 부위이기 때문이다. 카이로프랙틱 의사이며 동시에 신경내과 전문의인 Scott Haldeman (Irvine 캘리포니아 주립대학 의과대학 신경과 교수) 교수의 저서인『Principle and Practice of Chiropractic』7장에서 신경에 압박이 가해 질 때 나타나는 신경생리의 변화를 통해 subluxation의 임상적 실체를 잘 보여주고 있다(그림 5- 1).

카이로프랙틱 학문에서는 이러한 의미에서 척추 Subluxation의 상태를 정확하게 설명하는 독특한 표기법이 있다. Subluxation 진단인 것이다. 그리고 이것을 Listing이라고 하며 척추가 어떤 유형으로 변위되었는가를 정확하게 설명하는 것이다. 카이로프랙틱의 여러 학파들은 Subluxation을 표기하는데 있어서 다양한 표기법들을 사용하고 있으나 저자는 이 책을 통해 현재 가장 흔히 사용되고 있는 Gonstead 분석 표기법을 설명한다. 그리고 다른 학파들의 표기법을 함께 설명하면서 혼동을 피하려 한다. Gonstead 표기법의 특징은 모든 척추 Subluxation을 분석 할 때 극돌기를 기준하고 있다. 그러나 다른 학파들의 분석법은 추체를 중심으로 한다. 이러한 차이점들이 Subluxation을 설명할 때 많은 혼동을 유발 시키고 있는 것이다.

이 장에서는 방사선 영상에서 나타나는 각 부위의 Subluxation을 분석하고 또한 촉진을 통해 판단할 수 있는 촉진법을 함께 설명한다.

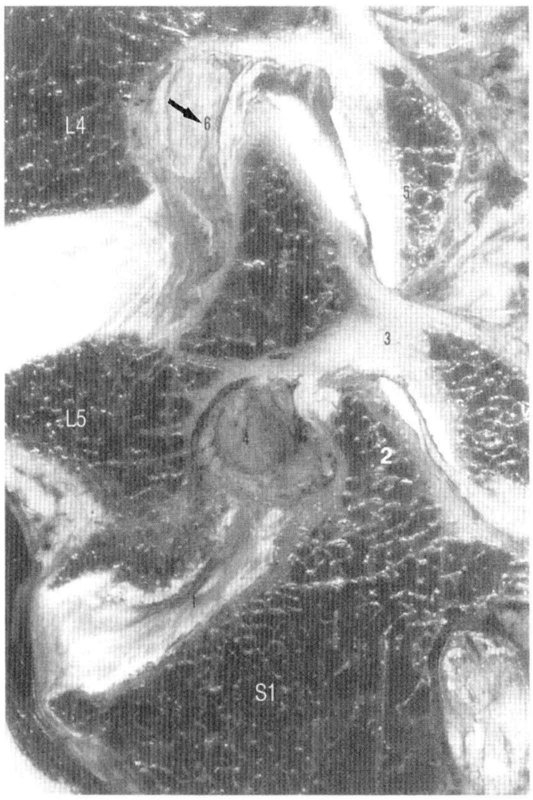


**그림 5-1 하부요추 시상면**

L5의 상관절 돌기가 L5 신경근(화살표)에 압박을 가하는 모습이며, 퇴화된 L5 디스크를 볼 수 있다.

# 1 경추 리스팅

시상면에서 정상적인 경추의 모습은 앞쪽으로 "C" 형태로 휘어지는 만곡, 전만현상을 보여준다. 이 전만현상은 무거운 머리의 무게를 매우 효과적으로 지지하며 척추관절 생리를 보호하는 연동운동(couple motion)을 가능하게 하는 매우 중요한 구조다. 여러 원인으로 인해 그림 5-2a의 정상적인 경추전만현상이 감소되거나 또는 과도하게 형성될 때, 경추 주위에 연부조직들은 만성적인 과긴장 현상을 발생하게 되며 경추관절의 연동운동 장애로 인해 퇴행성 질환을 포함하는 다양한 임상적 문제를 유발시킬 수 있는 환경이 조성되게 된다. Rene Caillet은 전만 감소 현상으로 인해 머리가 앞쪽으로 이동되는(forward head position) 현상은 제 1형 지렛대 효과로 인해 만성적 경부통이 발생할 뿐 아니라 다양한 임상적 문제점이 발생한다는 사실을 그의 저서 Pain series에서 자세하게 설명하고 있다.

각 경추 추체의 하부면 전 후 양끝 부위 점을 잇는 선을 긋고 그 선과 평행되는 선을 경추 추체의 중앙 부위에 긋는다. 정상적인 경추에서는 아래 방사선 X-ray 영상 (그림 5-2a)에서 보여주는 것처럼 모든 선이 경추 뒤 부위로 향하면서 전만에 따라 자연스럽게 모여지는 모습을 보여준다. 각 선들이 평행을 이루거나 그리고 후방 면이 벌어지거나 또는 급격하게 서로 교차되는 모습은 비정상적인 경추의 구조를 지적하는 것이다 (그림 5-2b, 5-2c).

먼저 제 2번 경추부터 제 7번 경추까지에서 발생하는 척추 Subluxation의 기본 형태는 다음과 같다. Gonstead 분석법에서 먼저 알아두어야 할 것은 모든 척추분석은 해당 추간판을 중심으로 상부에 있는

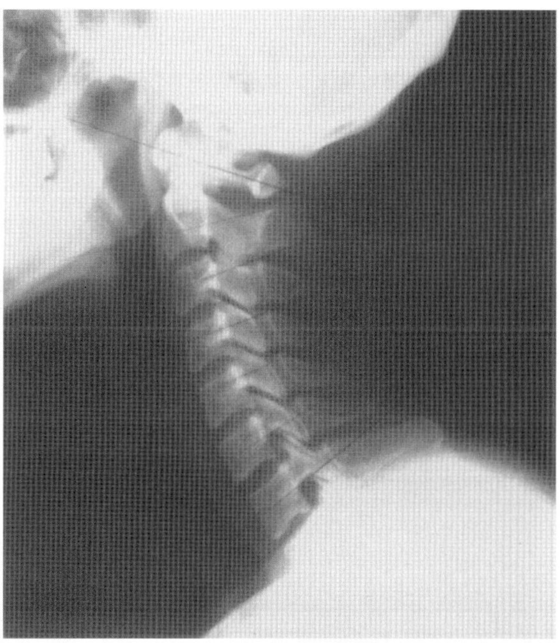

그림 5-2a 정상적인 경추

척추를 분석한다는 것이다. Gonstead 척추 분석에서 모든 척추의 변위는 Z 축에서 후방변위로 시작된다고 주장한다. 그리고 이것을 posteriority(−Z)라고 한다. 척추에 체중과 중력이 가해질 때 그리고 척추관

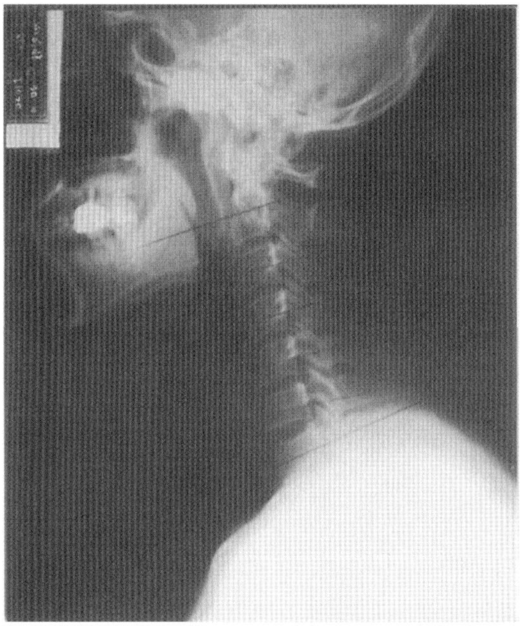

**그림 5-2b 머리가 앞쪽으로 이동된 FHP 모습과 함께 각 추체 하단면과 수평되는 선들이 후방면에서 벌어지는 모습**

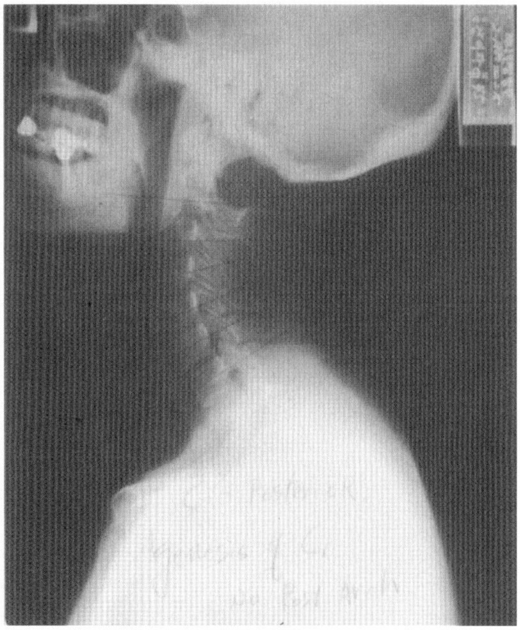

**그림 5-2c 각 선이 후방 부위에서 급격하게 교차되는 모습**

절의 기계적 기능장애로 추간판의 양쪽 높이가 차이가 발생할 때 척추는 45도로 이루어진 경추의 면관절의 면을 따라 후방 쪽으로 밀려 내려가게 된다. 그리고 이 현상을 간단히 Posteriority 라고 하며 P 약자를 사용한다(그림 5-3). 이 때 극돌기는 촉진에 매우 과민한 현상이 나타난다. 촉진 시 이런 현상을 tenderness라고 한다. 환자에게 자각증세는 없으나 촉진 시에만 환자가 느낄 수 있다. Posterior subluxation은 다음과 같은 동작촉진으로 확인될 수 있다. 먼저 환자를 앉는 자세를 취하게 하고 촉진하려 하는 척추의 극돌기와 그 아래 척추의 극돌기 사이에 검사자의 엄지 손가락으로 접촉한다. 그리고 환자의 몸을 앞으로 숙이게 한다. 정상적인 경우 두 극돌기 사이는 부채가 펴지듯이 극돌기 사이가 열리는 fanning 현상이 느껴진다. 그러나 posterior subluxation이 있는 경우 fanning 현상이 감소되어 있다. 제 3, 4, 5번 경추인 경우 극돌기의 촉진이 어려워 경추의 동작촉진은 하부경추에 주로 사용된다.(chapter 6 참조).

후방변위가 발생한 후 척추는 Y축에서 회전변위가 발생한다. 이 때 회전된 방향의 기준을 극돌기를 중심으로 표기한다. 극돌기가 오른쪽으로 회전 되었을 때 $+\theta Y$ 그리고 회전되었을 때 $-\theta Y$라고 표기한다. 그리고 이 변위를 간단히 R 또는 L이라는 약자를 사용한다. 극돌기가 회전된 경우에 동작촉진은 극돌기를 회전시키면서 촉진이 가능하다(그림 5-4). 정상적인 경우 극돌기를 좌우로 회전시킬 때 대칭적인 느낌을 갖게 된다. 그러나 극돌기가 오른쪽으로 회전 변위된 경우 극돌기를 왼쪽으로 밀어볼 때 저항감이 강하게 느껴지고 오른쪽으로 밀어볼 때 저항감은 느껴지지 않게 된다. 또 한 방법으로서 극돌기가 회전 변위된 반대쪽 부위를 촉진함으로서 listing이 가능하다. 이 때 추궁판을 촉진한다. 다시 말해 극돌기가 회전된 반대쪽 부위의 추궁판 또는 경추의 관절주에 anterior 방향으로 압력을 가하면서 움직임을 감지한다. 극돌기가 회전 변위된 반대쪽 부위에 움직임이 감소되어 있다(그림 6-44).

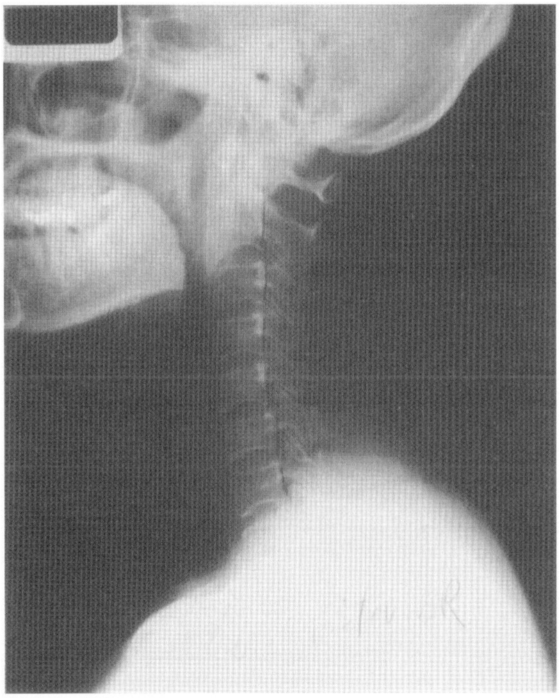

그림 5-3 경추의 posterior 변위

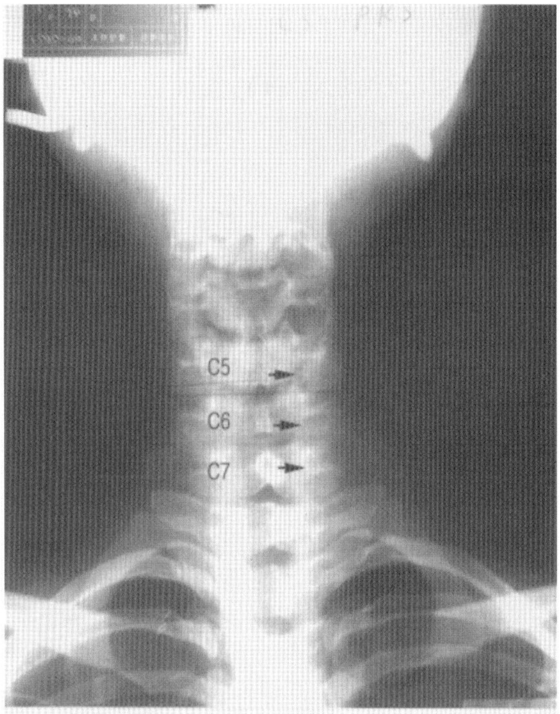


**그림 5-4 하부 경추 C5, C6, C7의 극돌기가 오른쪽으로 회전된 모습**

척추의 다열근과 회전근 촉진을 통해서도 극돌기의 회전변위를 listing 할 수 있다. 극돌기가 회전된 반대쪽 다열근과 회전근은 신장되어 있으며 반대쪽 대칭 부위와 비교할 때 뚜렷한 tenderness가 발생한다.

Y축에서 회전변위가 발생한 후 척추는 추간판의 변형으로 인해 Z축에서 회전변위로 인해 양쪽 추간판의 높이에 차이가 나타난다. 추간판의 높이가 높아진 쪽을 Superior(θZ)라고 표기하며 낮아진 쪽을 Inferior 라고 표기한다. 그리고 이 변위를 S 또는 I 라고 표기한다. 이 때 중요한 것은 극돌기가 회전된 쪽의 추간판 변위를 지적하는 것이다(그림 5-5, 5-6). Z축 변위 역시 동작촉진과 정적촉진을 통해 listing 될 수 있다. 먼저 촉진하는 경추와 그 아래 경추의 양쪽 면관절 부위에 접촉한 후 환자의 목을 부드럽게 좌우로 외측굴곡 시키면서 움직임의 차이를 촉진한다. 추간판의 높이가 높아진 superior 쪽에 움직임은 감소되어 있고 추간판의 높이가 낮아진 inferior 쪽에 움직임은 증가되어 있다(그림 6-45). 이 때 주의할 것은 환자의 경부 전체를 움직이는 것이 아니라 접촉하고 있는 척추마디 사이의 운동성에만 집중되도록 하는 것이다.

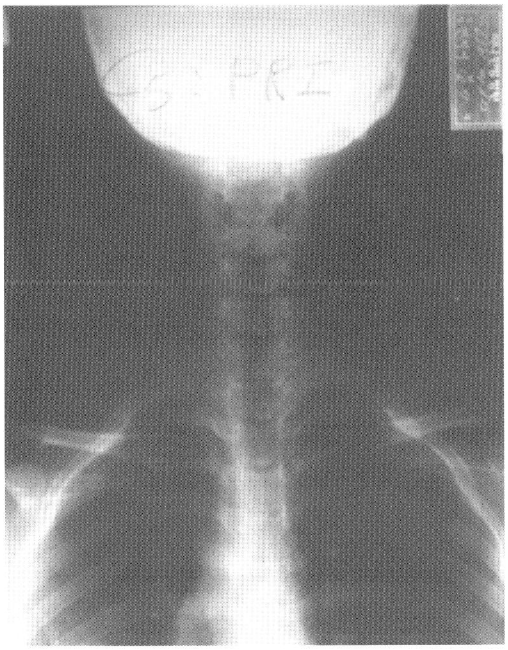

그림 5-5 PRI

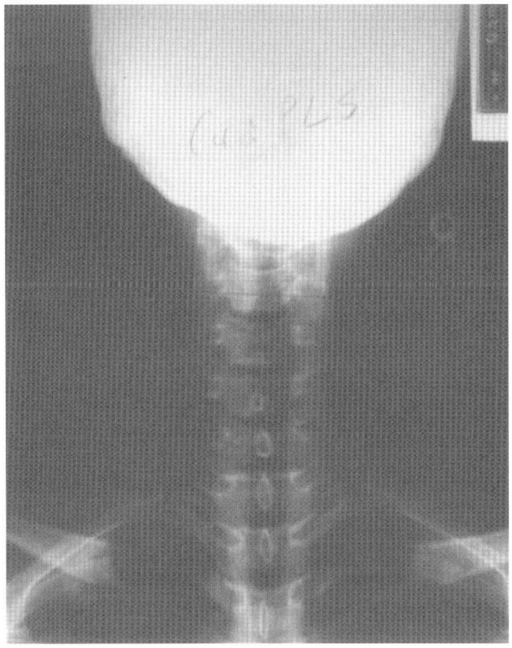

그림 5-6 PLS

## 2 흉추 리스팅

Gonstead 척추분석에서 흉추의 변위 역시 Z축에서 후방변위로 시작된다고 주장한다. 그리고 이것을 posteriority(-Z)라고 한다. 척추가 체중과 중력이 가해질 때 그리고 외상으로 인해 관절의 기계적 기능장애로 추간판의 높이가 감소될 때 그 척추는 60도로 이루어진 흉추의 면관절의 면을 따라 후방 쪽으로 밀려가게 된다. 그리고 이 현상을 간단히 P라는 약자를 사용한다. 이때 극돌기는 촉진에 매우 예민한 과민현상이 나타난다. 이런 현상은 촉진에 있어서 tenderness라고 한다. 환자에게 자각증세는 없으나 촉진 시 느껴지는 현상이다. 흉추의 Posterior subluxation 역시 동작 촉진으로 확인될 수 있다. 먼저 환자를 앉는 자세를 취하게 하고 촉진하려 하는 척추의 극돌기와 그 아래 척추의 극돌기 사이에 시술자의 엄지 손가락으로 접촉한다. 그리고 환자의 몸을 앞으로 숙이게 한다. 정상적인 경우 두 극돌기 사이는 부채가 펴지듯이 극돌기 사이가 열리는 fanning 현상이 느껴진다. 그러나 posterior subluxation이 있는 경우 극돌기 사이가 열리는 fanning 현상이 발생하지 않게 된다(그림 7-18).

후방변위가 발생한 후 척추는 Y축에서 회전변위가 발생한다. 이 때 회전된 방향의 기준을 극돌기를 중심으로 표기한다. 극돌기가 오른쪽으로 회전 되었을 때 $+\theta Y$ (그림 5-7), 그리고 왼쪽으로 회전되었을 때 $-\theta Y$라고 표기한다. 그리고 이 변위를 간단히 R 또는 L 이라는 약자를 사용한다. 극돌기가 회전된 경우에 동작촉진은 극돌기를 회전키면서 촉진이 가능하다. 정상적인 경우 극돌기를 좌우로 회전시킬 때 대칭적인 느낌을 갖게 된다. 그러나 극돌기가 오른쪽으로 회전 변위된 경우 극돌기를 왼쪽으로 밀어볼 때 저항감이 느껴지고 더욱 오른쪽으로 볼 때 저항감은 느껴지지 않게 된다(그림 7-16).

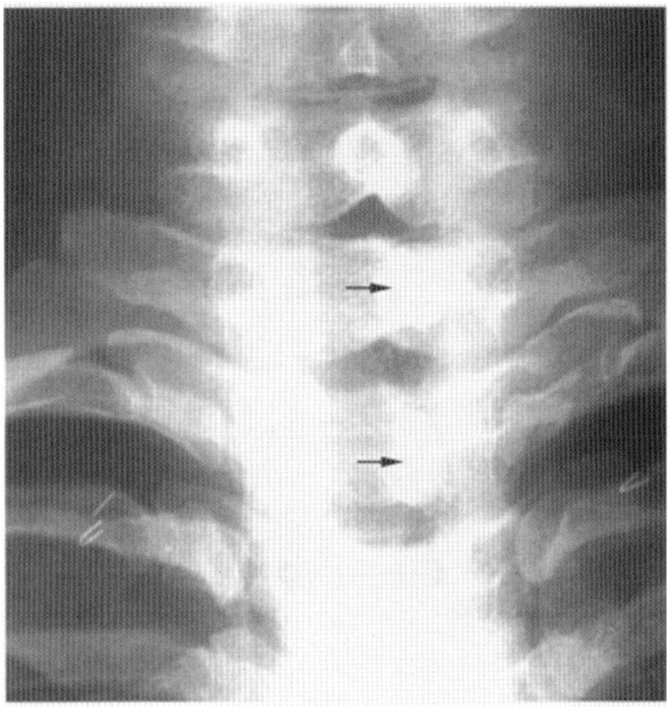

그림 5-7 PR

또 한 방법으로서 극돌기가 회전 변위된 반대쪽 횡돌기를 촉진함으로서 listing이 가능하다. 다시 말해 극돌기가 회전된 반대쪽 부위의 횡돌기를 anterior 방향으로 압력을 가하면서 움직임을 감지한다. 극돌기가 회전 변위된 반대쪽 부위에 움직임이 감소되어있다(그림 7-14).

추궁판 부위에서 촉진될 수 있는 다열근과 회전근 촉진을 통해서도 극돌기의 회전변위를 listing 할 수 있다. 극돌기가 회전된 반대쪽 다열근과 회전근은 길어지게 되며 반대쪽 대칭적인 부위와 비교할 때 뚜렷한 tenderness가 발생한다.

Y축에서 회전변위가 발생한 후 척추는 추간판 변형으로 인해 Z축에서 회전변위가 발생하며 양쪽 추간판 높이에 차이가 나타난다. 추간판의 높이가 높아진 쪽을 Superior($\theta Z$)라고 표기하며 낮아진 쪽을 Inferior 라고 표기한다. 그리고 이 변위를 S 또는 I 라고 표기한다. 이 때 중요한 것은 극돌기가 회전된 쪽의 추간판 변위를 지적하는 것이다(그림 5-8). Z축 변위 역시 동작촉진과 정적촉진을 통해 listing 될 수 있다. 먼저 촉진하는 흉추마디와 그 아래 척추마디 사이의 극돌기에 접촉한 후 환자를 부드럽게 좌우로 외측굴곡 시키면서 움직임의 차이를 촉진한다. 추간판의 높이가 높아진 superior쪽 움직임은 감소되어 있고 추간판의 높이가 낮아진 inferior 쪽에 움직임은 증가되어 있다. 또 한 방법으로서 촉진하는 흉추 양쪽 횡돌기에 접촉한 후 피부를 가볍게 끌어 올린다. 추간판의 높이가 높아진 superior 쪽에 피부는 쉽게 늘어나는 것이 느껴지나 추간판이 낮아진 inferior 쪽 피부는 상대적으로 저항감이 많이 느껴진다.

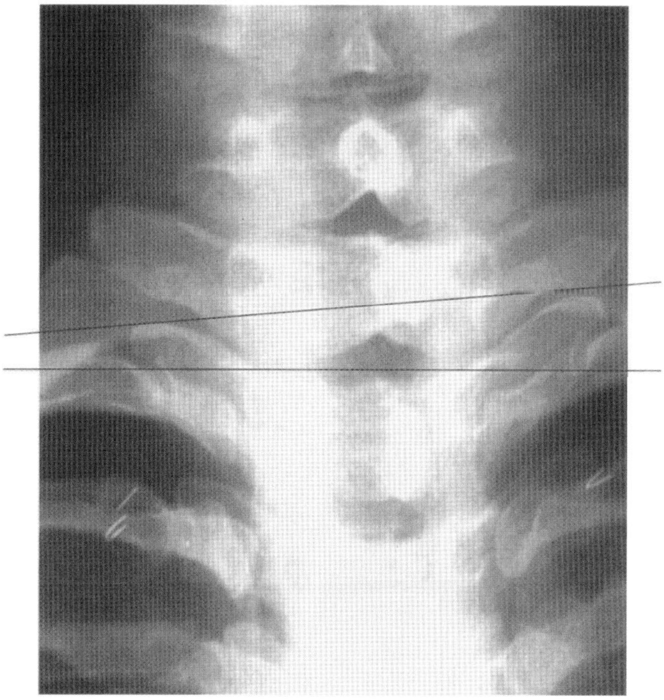

그림 5-8 PRS

## 3 요추 리스팅

Gonstead 척추분석에서 요추변위 역시 Z축에서 후방변위로 시작된다고 주장한다. 그리고 이것을 posteriority(−Z)라고 한다. 척추가 체중과 중력 그리고 외상으로 인해 관절의 기계학적 기능장애로 추간판의 높이가 감소될 때 그 척추는 90도로 이루어진 요추의 면관절의 면을 따라 후방 쪽으로 밀려가게 된다. 그리고 이 현상을 간단히 P라는 약자를 사용한다 (그림 5-9). 이 때 극돌기는 촉진에 매우 예민한 과민현상이 나타난다. 이런 현상은 촉진에 있어서 tenderness 라고 한다. 환자에게 자각 증세는 없으나 촉진 시 느껴지는 현상이다. Posterior subluxation은 동작 촉진으로 확인될 수 있다. 먼저 환자를 앉는 자세를 취하게 하고 촉진하려 하는 척추의 극돌기와 그 아래 척추의 극돌기 사이에 시술자의 엄지손가락으로 접촉한다. 그리고 환자의 몸을 앞으로 숙이게 한다. 정상적인 경우 두 극돌기 사이는 부채가 펴지듯이 극돌기 사이가 열리는 fanning 현상이 느껴진다. 그러나 posterior subluxation이 있는 경우 극돌기 사이가 열리는 fanning 현상이 감소되어 있다. 또는 환자의 상체를 굴곡 신전을 반복하면서 요추관절의 end play의 제한성을 감지한다(그림 8-18).

후방변위가 발생한 후 척추는 Y축에서 회전변위가 발생한다. 이 때 회전된 방향의 기준을 극돌기를 중심으로 표기한다. 극돌기가 오른쪽으로 회전 되었을 때 $+\theta Y$ 그리고 왼쪽으로 회전되었을 때 $-\theta Y$ 라고 표기한다. 그리고 이 변위를 간단히 R 또는 L이라는 약자를 사용한다(그림 5-10). 극돌기가 회전 변위된 경

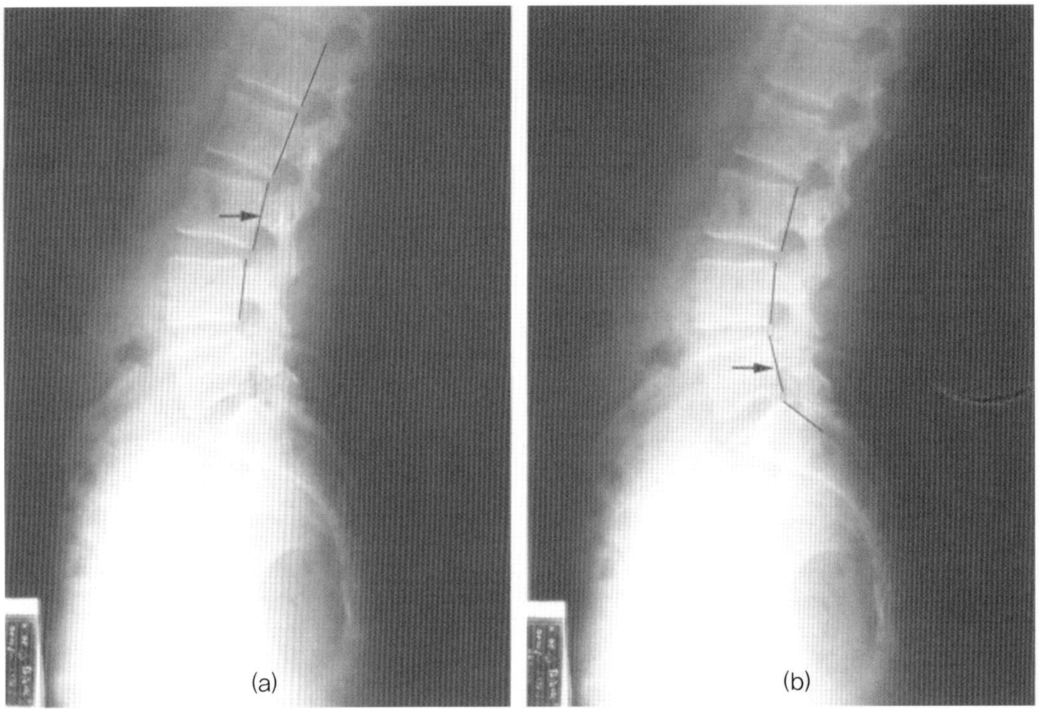


**그림 5-9 요추의 posterior 변위 : (a) L3 posterior, (b) L5 posterior**

우 극돌기를 회전시키면서 촉진이 가능하다. 정상적인 경우 극돌기를 좌우로 회전시킬 때 대칭적인 느낌을 갖게 된다. 그러나 극돌기가 회전 변위된 반대쪽으로 극돌기를 밀어볼 때 저항감이 느껴지게 된다. 또 한 방법으로서 극돌기가 회전 변위된 반대쪽 유두돌기를 촉진함으로서 listing이 가능하다. 다시 말해 극돌기가 회전된 반대쪽 부위의 유두돌기를 anterior 방향으로 압력을 가하면서 움직임을 감지한다. 극돌기가 회전 변위된 반대쪽 부위에 움직임이 감소되어 있다.

추궁판 부위에서 촉진될 수 있는 다열근과 회전근 촉진을 통해서도 극돌기의 회전변위를 listing 할 수 있다. 극돌기가 회전된 반대쪽 다열근과 회전근은 길어져 있으며 있으며 반대쪽 대칭적인 부위와 비교할 때 뚜렷한 tenderness가 발생한다. Y축에서 회전변위가 발생한 후 척추는 추간판의 변형으로 인해 Z축에서 회전변위로 인해 양쪽 추간판 높이에 차이가 나타난다. 추간판 높이가 높아진 쪽을 Superior(θZ)라고 표기하며 낮아진 쪽을 Inferior 라고 표기한다. 그리고 이 변위를 S 또는 I 라고 표기한다(그림 5-11). 이 때 중요한 것은 극돌기가 회전된 쪽의 추간판 변위를 지적하는 것이다. Z축 변위 역시 동작촉진과 정적촉진을 통해 listing 될 수 있다. 먼저 촉진하는 요추마디와 그 아래 척추마디 사이 극돌기에 접촉한 후 환자를 부드럽게 좌우로 외측굴곡 시키면서 움직임의 차이를 촉진한다. 추간판의 높이가 높아진 superior 쪽 움직임은 감소되어 있고 추간판의 높이가 낮아진 inferior 쪽 움직임은 증가되어 있다. 또 한 방법으로서 촉진하는 요추 양쪽 유두돌기에 접촉한 후 피부를 가볍게 끌어 올린다. 추간판의 높이가 높아진 superior 쪽에 피부는 쉽게 늘어나는 것이 느껴지나 추간판이 낮아진 inferior 쪽 피부는 상대적으로 저항감이 많이 느껴진다.

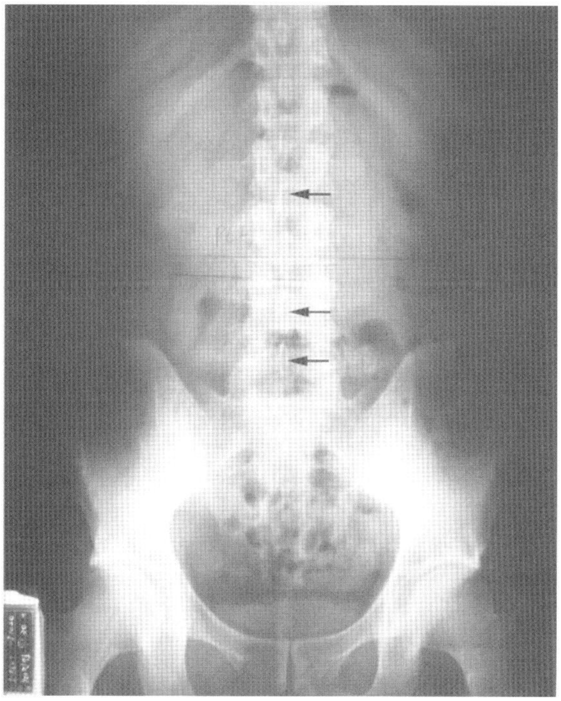

그림 5-10 PL

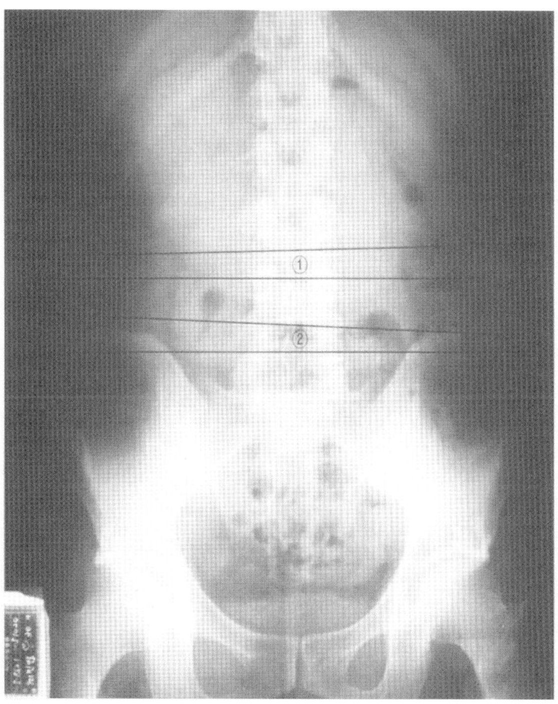


그림 5-11 ① PLI, ② PLS

# 4 환추 리스팅

환추와 축추는 다른 척추에서 볼 수 없는 특수한 구조적 차이점이 있는 비전형적 경추다. 환추에선 극돌기가 없으며 추체 대신에 후두골의 양쪽 후두과와 연결되는 외측괴가 있다. 축추는 전형적 경추가 가지고 있는 모든 구조를 가지고 있으나 치돌기라고 하는 특수한 구조를 추가적으로 가지고 있다. 특수한 구조를 갖고 있는 환추와 축추와 관절형태는 특수한 형태의 listing이 환추에서 나타나게 한다. 환추와 축추 관절 사이엔 추간판이 없는 유일한 척추이다. 그리고 축추의 치돌기는 환추의 전결절 사이에 차축관절을 이루고 있으며 회전운동이 발생하는 곳이다. 그리고 치돌기를 가로지르는 환추의 횡인대는 매우 강한 인대로서 환추로 하여금 전방 변위되는 것을 보호하고 있어 환추의 전방변위는 흔하게 발생하지 않는다. 하지만 류마티스성 관절염과 장기간 지속된 당뇨병과 같은 질환 그리고 교통사고와 같은 외상은 횡인대를 손상 시킬 수 있으며 환추가 전방으로 변위되는 것이 가능하다. 또한 Down syndrome과 같은 유전적 질병을 가진 환자는 횡인대가 발달되어 있지 않는 경우가 있어 환추와 축추 사이에 불안정성이 관찰된다. 물론 이러한 모든 경우에 환추 어져스트먼트는 반드시 금기되어야 한다.

환추의 후방변위는 더욱 발생하기 힘들다. 자동차 사고와 같은 충격적인 외상으로 축추의 치돌기가 골절된 경우 환추의 후방변위가 가능하게 발생하지만 이러한 상황은 매우 심각한 임상적 상황으로서 응급적인 외과적 관리가 요구된다. 이로 인해 환추에서는 posterior 변위를 주장하지 않는다.

환추에서 첫 번째 listing은 anterior로 시작된다. +Z 선상에서의 변위를 말한다. 그러나 anterior subluxation의 카이로프랙틱 임상적 의미는 없다. A 라고 표기는 하지만 카이로프랙틱 학자들은 A는 단순히 atlas를 의미한다고 주장하기도 한다. 환추 listing에서 두 번째 변위는 X 축에서 회전변위를 말한다. $+\theta X$인 경우 즉 X 축에서 시계방향으로 회전된 경우환추의 전결절 부위가 하부방향으로 회전 변위된 모습을 뜻하며 Inferior를 의미하는 I를 사용한다. $-\theta X$ 인 경우 즉 X 축에서 반시계방향으로 회전된 경우에는 환추의 전결절 부위가 상부방향으로 변위된 모습을 뜻하며 superior를 의미하는 S를 사용한다. 그러므로 이 단계에서 환추 변위 가능성은 AI 또는 AS 변위가 된다(그림 5-12). AI와 AS 변위는 주로 방사선 검사를 통해 listing이 이루어지며 촉진을 통한 분석은 매우 어렵다.

다음 단계에서 환추에서 발생하는 변위는 외측 수평변위이다. 환추가 축추상에서 외측으로 수평 이동하는 것이다. 즉 X 축에서 translation 현상을 말한다. 오른쪽 방향으로 환추가 수평 이동될 때(-X) Right를 의미하는 R을 사용하며 왼쪽 방향으로 환추가 수평이동 될 때(+X) Left를 의미하는 L을 사용한다. 그러므로 이 단계에서 발생하는 환추 listing의 가능성은 AIR, AIL 또는 ASR, ASL이 될 수 있다. 환추의 외측변위는 비교적 쉽게 촉진될 수 있다. 후두골과 환추 그리고 환추와 축추 관절의 특수한 관절면의 형태로 인해 환추에서 외측변위가 발생할 때 환추는 반드시 후두과의 면을 따라 올라가는 특징이 있다(그림 5-13). 이로 인해 외측변위가 발생한 쪽 면관절 관절낭에 부종현상이 발생하며, 이로인해 외측굴곡이 감소되게 된다. 환추 횡돌기의 길이는 대부분 비대칭적이다. 그러므로 유양돌기를 기준점으로 횡돌기를 촉진한다면 환추의 외측변위 분석은 오진이 될 수 있다는 것을 명심해야 한다.

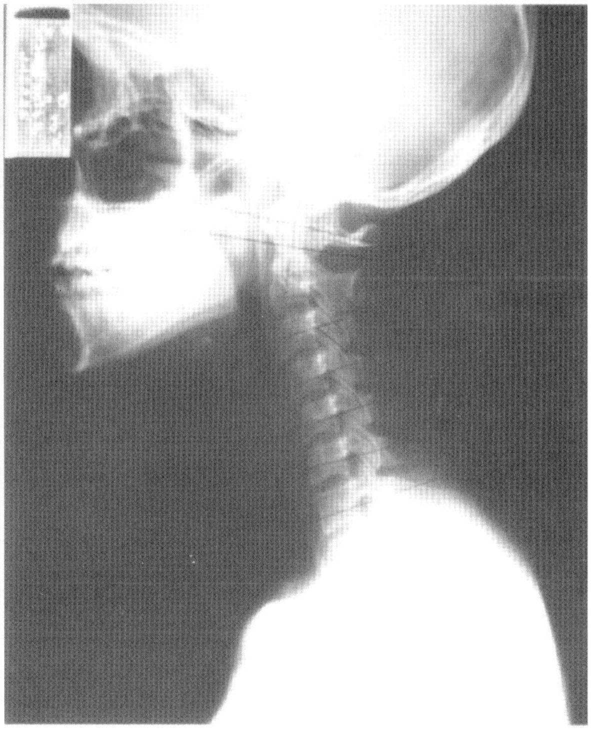

그림 5-12 AS 아틀라스

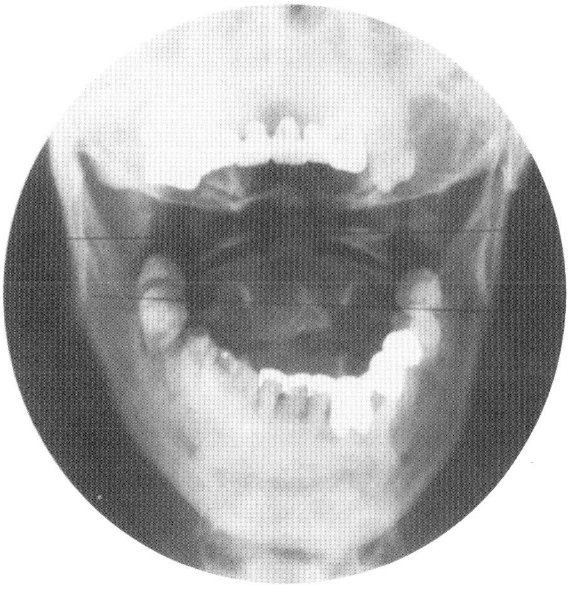

그림 5-13 환추선과 축추선은 평행을 이루지 못하고 오른쪽으로 벌어져 있다 (환추의 오른쪽 외측변위)

마지막 단계에서 발생하는 환추의 변위는 Y축에서의 회전변위이다. +θY인 경우 즉 Y축에서 시계 방향의 회전변위는 오른쪽 환추의 횡돌기는 전방으로 회전되고 왼쪽 횡돌기는 후방으로 회전된 모습을 보이게 된다. -θY인 경우, 즉 Y 축에서 반시계 방향의 회전변위는 오른쪽 횡돌기는 후방으로 회전되고 왼쪽 횡돌기는 전방으로 회전된다. 이 때 listing 규칙은 환추의 외측변위가 발생한 쪽에서 나타나는 횡돌기의 회전변위를 기록하는 것이다. 예를 들어 ASR인 경우 오른쪽 횡돌기의 회전변위를 지적한다. 예를 들어 ASR 상황에서 위에서 설명한 것처럼 시계방향으로 회전된 경우에는 오른쪽 횡돌기는 전방회전 되었기 때문에 Anterior를 뜻하는 A의 listing을 사용한다. 결과적으로 ASRA가 되는 것이다. ASL인 경우라면 왼쪽 횡돌기의 변위를 지적해야 하기 때문에 ASLP가 되는 것이다. 다시 한 번 다음에 나오는 X-ray 영상을 통해 환추 listing에 대해 혼동이 없도록 하자.

환추의 회전변위는 촉진을 통해 정확하게 촉진될 수 있다. 먼저 posterior rotation 된 횡돌기의 후면은 anterior rotation 부위 보다 뚜렷한 tenderness가 나타난다. 그리고 횡돌기를 전방으로 가볍게 압력을 가할 때 posterior rotation 된 횡돌기는 반대쪽 횡돌기보다 더 많은 저항감이 느껴지게 된다. 동작촉진에서는 환자의 머리를 회전시키면서 환추와 축추의 회전을 감지한다. 정상적인 상황에서 환추와 축추 사이는 벌어지면서 환추가 먼저 회전되고 축추가 따라온다. 환추가 posterior 변위가 되어 있는 경우엔 환자 머리 회전 시 환추와 축추는 벌어지는 현상이 감소되어 있으며 거의 동시에 함께 회전되는 것을 느끼게 된다.

## 4.1 AS와 AI 분석

Cervical lateral view에서 분석.

① AP atlas plane line: 환추의 전결절 중심점에서부터 후궁 중심점까지 선을 긋는다. 이 선은 환추를 전후로 가로지르는 선이다.

② Odontoid perpendicular line: 축추 치돌기 머리 부위 중심점으로부터 치돌기 목 부위 중심점까지 선을 긋는다. 그리고 이 선과 직각을 이루는 선을 축추 중심를 지나도록 선을 긋는다.

정상적인 상태에서 위의 1, 2번 선은 서로 평행을 이루어야 한다. 아래 X-ray 영상에서 보여주는 것처럼 두 선의 앞 부위가 서로 멀어지는 경우 환추가 superior 방향으로 변위된 것을 지적한다(AS)(그림 5-14). 그리고 앞 부위에서 두 선이 가까워지는 경우 환추는 inferior 방향으로 변위된 것을 지적한다(AI).

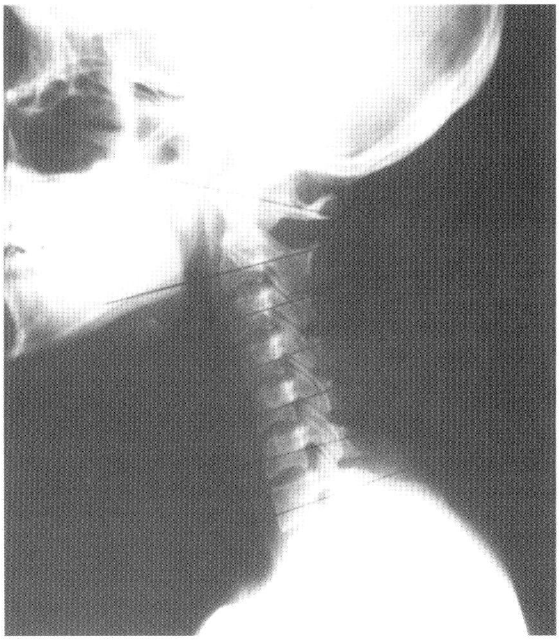

그림 5-14 AS 아틀라스

## 4.2 외측변위 분석

AP open mouth view 영상에서 분석.

③ Atlas transverse plane line: 환추의 후궁선과 외측괴가 만나는 양쪽 점을 연결하는 선을 긋는다.

④ Axis plane line: 축추의 양쪽 추궁근을 연결하는 선을 긋는다.

정상적인 상태에서 위의 3, 4번 선은 수평을 이루어야 한다. 환추 외측 수평변위 즉 laterality가 발생한 경우에는 수평을 이루지 못하고 외측 수평변위가 발생한 쪽에 두 선이 서로 멀어지는 현상이 발생한다(그림 5-15).

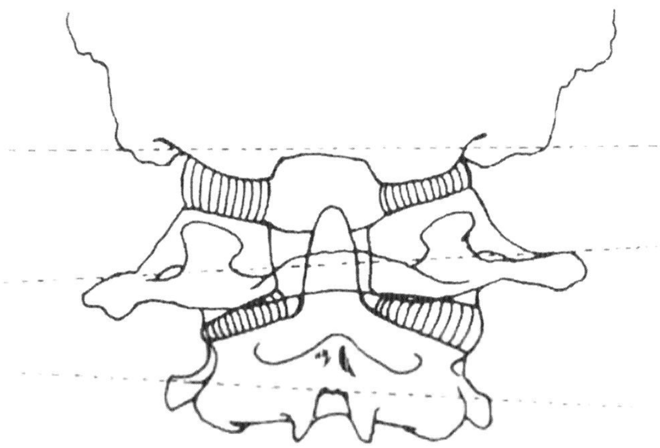

**그림 5-15 ASRA 아틀라스**

오른쪽에서 벌어지는 선을 주의깊게 보자. 오른쪽 외측괴가 더 커지는데 이는 우측 환추의 전방회전을 지적한다(+θY). 보상기전으로 왼쪽 후두과가 위로 올라가게 된다.

## 4.3 회전변위 분석

AP open mouth view 영상 분석.

축추의 치돌기와 환추의 외측괴 사이에 좌우 공간을 비교한다. 좌우 공간이 상대적으로 큰 쪽에 환추의 횡돌기는 후방회전, 즉 posterior rotation을 지적한다. 상대적으로 반대쪽 횡돌기는 전방회전 되었음을 지적한다. 회전변위를 Listing할 때 중요한 것은 횡돌기의 회전변위는 반드시 외측변위가 이루어진 쪽의 회전변위를 지적해야 한다는 것이다. 때로는 환추의 외측괴의 크기를 보면서 변위를 결정할 수 있다. Posterior rotation 쪽의 외측괴는 반대측 외측괴 보다 영상이 작고 뚜렷하게 나타난다.

①번과 ②번 선이 평행을 이루지 못하고 오른쪽으로 벌어지는 환추의 오른쪽 외측변위를 지적하고, 축추의 치돌기와 오른쪽 환추의 외측괴 사이의 공간이 반대쪽보다 좁아지는 것은 오른쪽 환추의 전방회전을 지적한다.

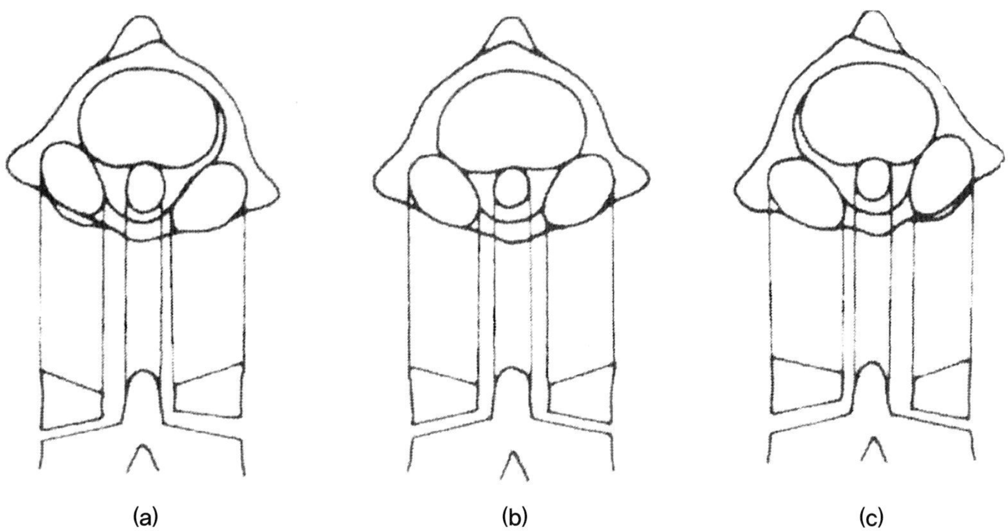


**그림 5-16 회전시 C1 외측괴의 모양**

환추가 오른쪽으로 회전할 때 치돌기와 환추의 우 외측괴 사이의 거리는 증가한다 (a). (b)는 정상 상태. 왼쪽으로 회전할 때 치돌기와 좌 외측괴 사이의 거리는 증가한다 (c). 후방 회전쪽의 외측괴는 더 작아지고 그 반대의 경우도 가능하다.

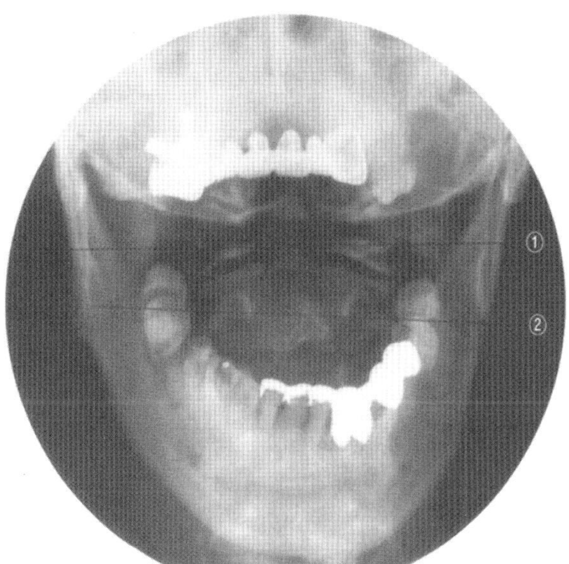


**그림 5-17 ASRA**

①번과 ②번 선이 평행을 이루지 못하고 오른쪽으로 벌어지는 환추의 오른쪽 외측변위를 지적하고, 축추의 치돌기와 오른쪽 환추의 외측괴 사이의 공간이 반대쪽보다 좁아지는 것은 오른쪽 환추의 전방회전을 지적한다.

## 5 후두골 리스팅

볼록한 Convexity의 형태로 이루어진 양쪽 후두과는 concavity의 형태로 이루어진 환추의 외측괴 상부면과 환추-후두(atlanto-occipital) 관절을 이루면서 다음과 같은 변위가 후두과에서 발생할 수 있다. 먼저 후두과는 X축에서 회전변위가 발생한다. $+\theta X$, 즉 X축에서 시계방향으로 회전될 때 후두과의 변위를 posterior superior 즉 PS 라고 표기한다(그림 5-18). $-\theta X$, 즉 X축에서 반시계 방향으로 회전될 때 후두과의 변위를 anterior superior 즉 AS 라고 표기한다(그림 5-19). 후두과의 PS 변위를 굴곡(flexion) 그리고 AS 변위를 신전(extension)이라고 말할 수 있다. 하지만 통일되지 못한 의학계의 혼란스러운 용어 사용 때문에 후두골 변위를 말할 때 굴곡, 신전이라는 용어는 흔히 사용하지 않는다.

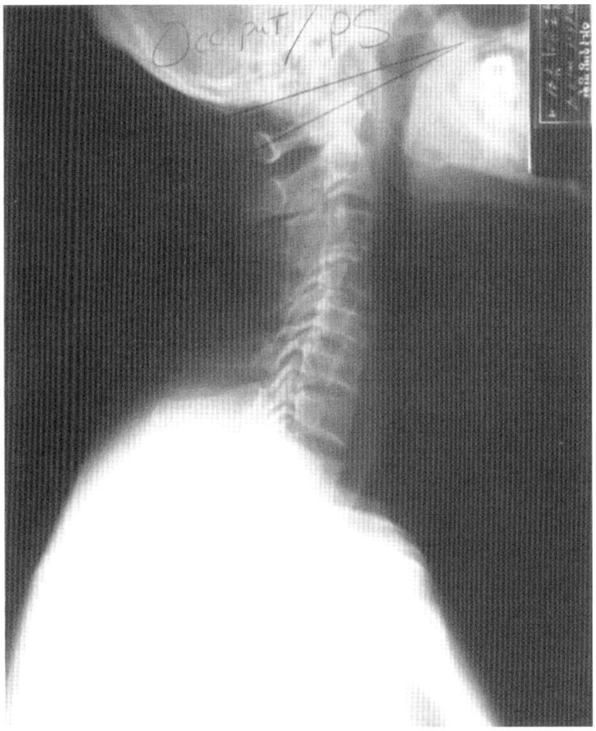


**그림 5-18 PS 후두골**

후두과에 발생하는 두 번째 변위는 Z축에서 발생하는 회전변위이다. 때론 이러한 변위를 외측변위라고 하나 후두과와 환추의 외측괴가 상면하는 관절형태는 실제적인 수평변위를 허락하지 않는다. 먼저 시계방향의 회전인 $+\theta Z$인 경우 왼쪽 후두과의 변위를 left superior 즉 LS 라고 표기한다(그림 5-20). 반시계방향의 회전인 $-\theta Z$인 경우 오른쪽 후두과의 변위를 right superior 즉 RS라고 표기 한다.

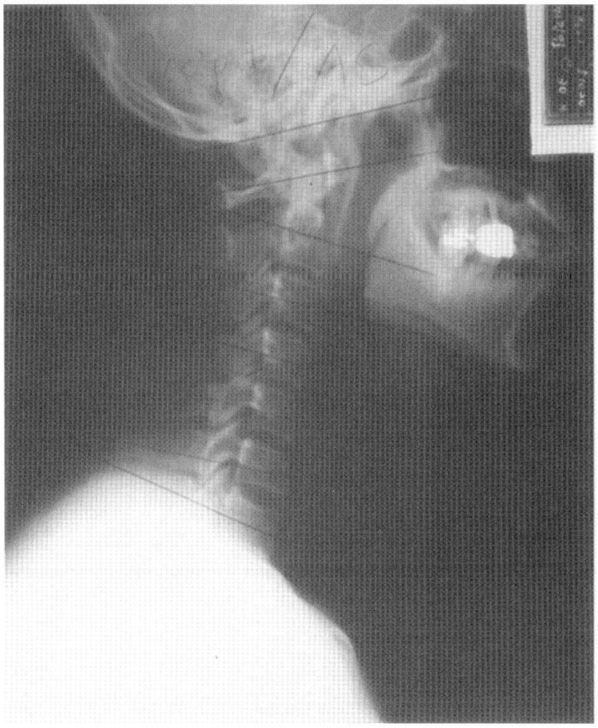

그림 5-19 AS 후두골

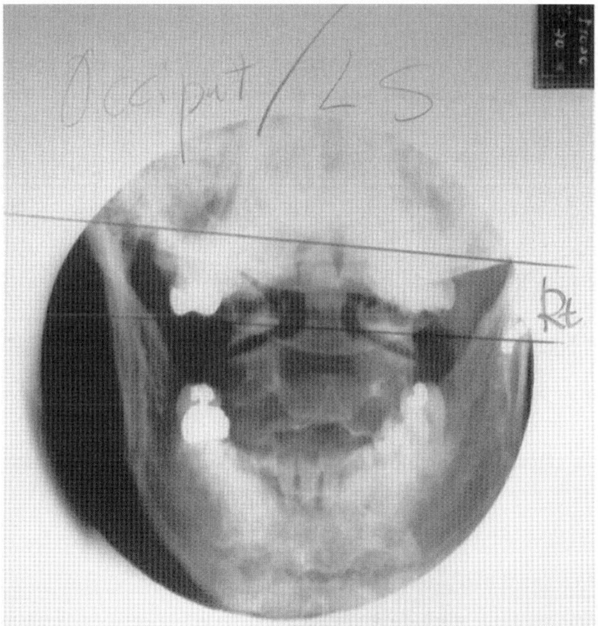


그림 5-20 LS 후두골

후두과에서 발생하는 세번째 변위는 Y축에서 발생하는 회전 변위이다. Y축에서 시계방향의 회전은 즉 +θY인 경우 오른쪽 후두과를 right anterior 즉 RA라고 표기하고 상대적으로 반대쪽 후두과는 left posteior 즉 LP라고 표기한다. Y축에서 반시계방향의 회전은 즉 -θY인 경우 right posterior 즉 RP라고 표기하고 반대쪽 후두괴는 left anterior 즉 LA라고 표기한다. 기억할 것은 후두과 listing에서 Z축에서 발생한 회전변위 측에 따라 Y축 변위를 기록한다는 것이다(그림 5-21). Y축에서 후두과의 회전변위는 환추의 회전변위와 반대로 나타난다. 즉 환추의 posterior 회전변위가 오른쪽에 나타날 때 오른쪽 후두과의 Y축 회전 변위는 anterior가 되며 환추의 anterior rotation된 쪽의 후두과는 posterior rotation이 된다.

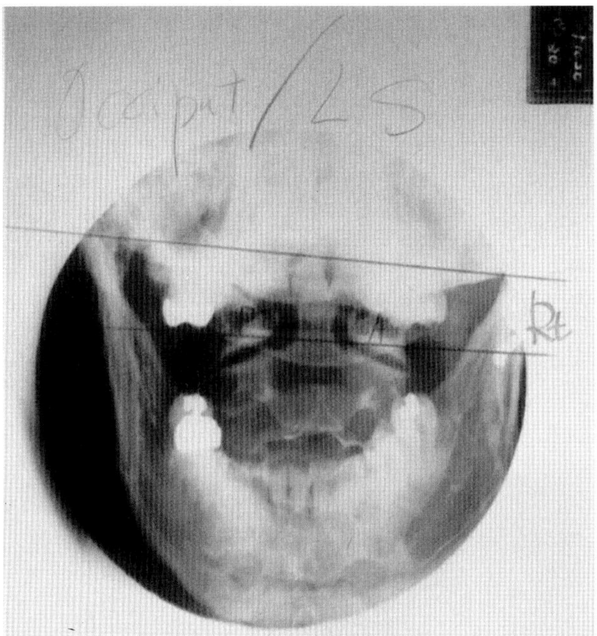

그림 5-21 LSLA 후두골

## 5.1 PS와 AS 후두골 분석

두개골을 포함한 cervical lateral view 영상 분석.

① Foramen magnum line: 두개골 기저부위 또는 후두과의 앞 뒤 두 점을 잇는 선을 긋는다. 이 선은 후두골의 기저부위의 위치를 지적한다.

② AP atlas line: 환추의 전결절 중심점과 후궁의 중심점을 잇는 선.

정상적인 상태에서 위의 1, 2 두 선은 수평을 이룬다. 다음 그림(그림 5-22)에서 보여주는 것처럼 앞 부위가 열리는 경우 후두골의 AS를 지적하며 뒤 부위가 열리는 경우 PS를 지적한다.

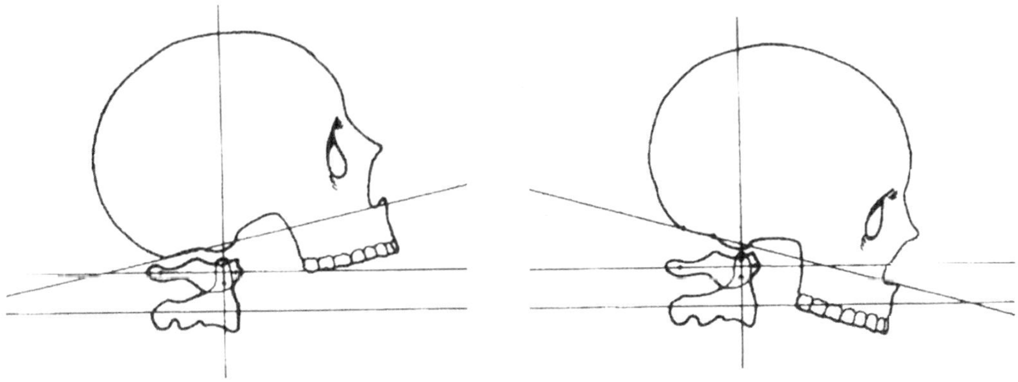

(a) (b)

그림 5-22 (a) AS, (b) PS

## 5.2 후두골 외측변위

AP open mouth view를 통해 분석한다.

③ Transverse condyle line: 후두과의 양쪽 외측점을 잇는 선 또는 유양돌기의 양쪽 내측점을 잇는 선을 긋는다.

④ Atlas transverse plane line: 환추의 후궁선과 외측괴가 만나는 외측 점을 잇는 선을 긋는다. 정상적인 상태에서 위의 3, 4 두 선은 수평을 이룬다. 두선이 수평을 이루지 못하고 오른쪽에서 벌어지는 경우는 RS를 지적하며 왼쪽에서 벌어지는 경우 LS를 지적한다(그림 5-23).

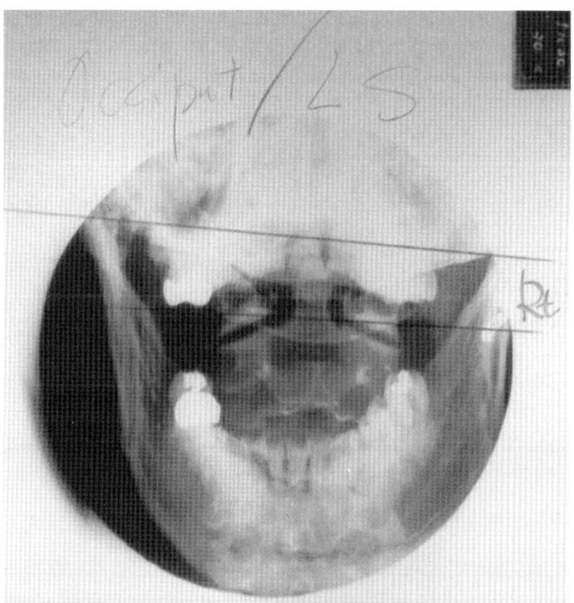


그림 5-23 LS 후두골

### 5.3 회전변위

AP open mouth view를 통해 분석한다.

먼저 언급 되었듯이 후두골은 환추의 회전변위에 반대로 나타난다. 환추의 posterior rotation 변위가 오른쪽에 있을 때 오른쪽 후두골의 전방회전(anterior rotation)을 지적한다(그림 5-24).

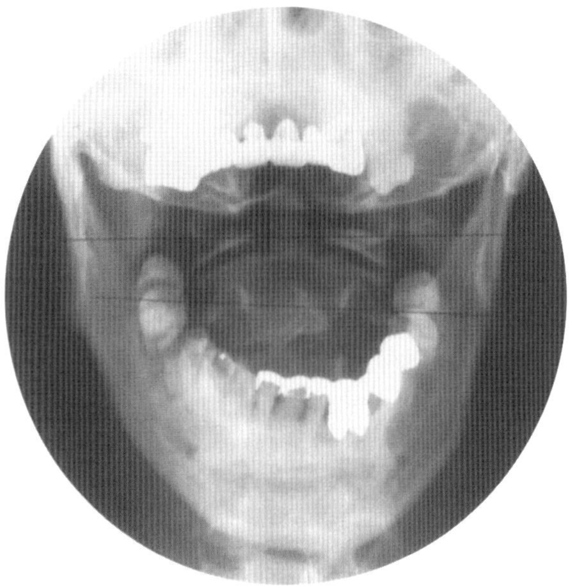

그림 5-24 ASRSRP

## 6 골반 리스팅

골반은 천골을 중심으로 양쪽에 장골과 천장관절을 이룬다. 천장관절에서 천골의 외측면은 2개의 경사면으로 나누어지며 활액관절인 anterior division 그리고 섬유관절인 posterior division으로 나누어져 있는 특수한 관절이다. 보행 과정 중 장골과 천골은 서로 상호적인 모습으로 연동운동이 발생하면서 특수한 형태로 리스팅이 구성된다.

먼저 장골의 변위는 후상장골극(posterior superior iliac spine, PSIS)를 중심으로 변위의 listing을 표기한다. 골반의 후방 회전변위는 즉, X축에서 반시계방향의 회전 즉 $-\theta X$ 형태의 회전변위를 말한다. 이 때 PSIS 는 posterior inferior 방향으로 움직이게 된다. 그리고 이 변위를 PI 라고 표기한다. 골반의 전방 회전변위는 X축에서 시계방향의 회전 즉 $+\theta X$ 형태의 회전변위를 말한다. 이때 PSIS는 anterior superior 방향으로 움직이게 된다. 그리고 이 변위를 AS라고 표기한다(그림 5-25).

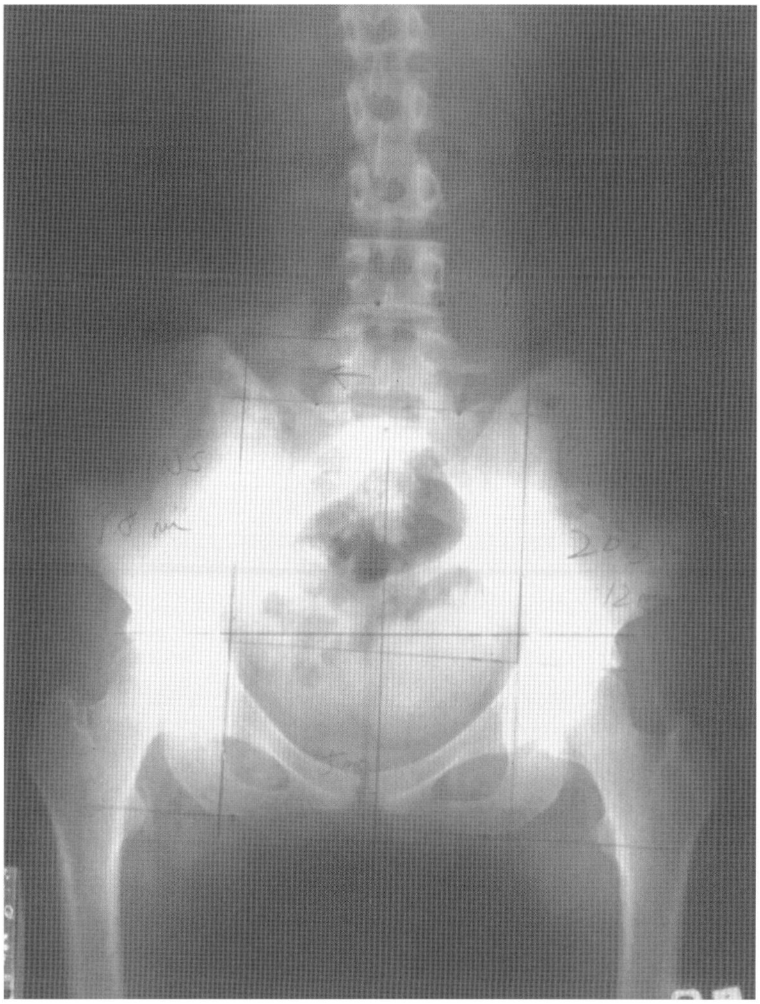

그림 5-25 PIEx(우), ASIn(좌)

장골은 또한 Y축에서 회전변위를 일으킨다. Y축에서 시계방향으로의 회전변위 즉 $+\theta Y$ 형태의 회전변위는 PSIS로 하여금 천골결절로부터 멀어지게 한다. Gonstead 표기법에선 이것을 external rotation 라고 하며 Ex라고 표기한다. 반대로 반시계 방향으로의 회전 즉 $-\theta Y$ 형태의 회전변위는 PSIS로 하여금 천골결절에 가까워지게 하며 Gonstead 표기법에선 internal rotation이라고 하며 In이라고 표기한다. 이러한 형태들의 장골변위는 다리길이에 중요한 영향을 주게 된다.

표 5-1: PI와 AS 장골 변위에 따라 관찰될 수 있는 주요 비교점

| PI 장골 | AS 장골 |
|---|---|
| PSIS → posterior, inferior 변위 | PSIS → anterior, superior 변위 |
| 둔부선이 낮아져 있다. | 둔부선이 올라가 있다 |
| 엎드린 자세에서 장골능 높이가 낮다 | 엎드린 자세에서 장골능 높이가 높다 |
| 천장관절 상부면에 tenderness | 천장관절 하부면에 tenderness |
| 장요인대에 tenderness | 동측 천골의 posterior superior |
| 동측 천골의 anterior inferior | 장족현상 |
| 단족현상 | concavity |
| 요추 측만 현상, convexity | |

표 5-2: Ex와 In 장골 변위에 따라 관찰될 수 있는 주요 비교점

| Ex 장골 | In 장골 |
|---|---|
| 천장관절면 전체에서 tenderness가 나타남 | tenderness는 나타나지 않는다 |
| 단족현상 | 장족현상 |
| 둔부근육이 뚜렷하게 높아짐 | 둔부근육이 낮아짐 |
| PSIS가 천골결절과 멀어짐 | PSIS가 천골결절과 가까워짐 |

천골변위 역시 Y축, Z축 그리고 X축에서 발생할 수 있다. Gonstead 표기법에선 주로 Y축에서 posterior 회전변위를 중심으로 기록한다. Y축에서 시계방향으로, $+\theta Y$ 회전될 때 왼쪽 천골에 posterior rotation이 발생하며 P-L이라고 기록하며 반시계 방향으로, $-\theta Y$회전될 때 오른쪽 천골에 posterior rotation이 발생한다. 그리고 P-R이라고 기록한다.

Z축에서 시계방향의 회전변위는, $+\theta Z$ 오른쪽 천골이 낮아지게 하며 inferior 라고 기록하고 반시계방향의 회전변위는, $-\theta Z$ 왼쪽 천골을 낮아지게 한다. Y축과 Z축에서 발생하는 혼합적인 변위가 있을 때 PI-R 또는 PI-L, 즉 posterior rotation과 inferior 변위가 오른쪽 또는 왼쪽에서 발생하였다는 것을 지적하는 것이다.

천골을 포함하는 골반분석은 9장에서 자세하게 설명하였다.

표 5-3은 다른 카이로프랙틱 학파에 의해 사용되고 있는 listing 법이다. Gonstead listing과 함께 설명하여 혼동이 없도록 하였다.

표 5-3 추체 중심 리스팅과 극돌기 중심 리스팅법

| | 추체 중심 리스팅법 1 (Medicare) | 극돌기 중심리스팅 법 (Palmer Gonstead) | 추체 중심 리스팅법2 (National) |
|---|---|---|---|
| 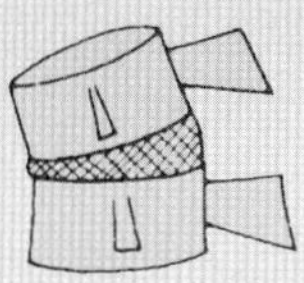 | Flexion Malposition<br>굴곡 변위 | None | Anterior Inferior |
| 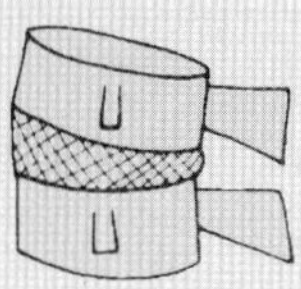 | Extension Malposition<br>신전 범위 | Posterior | Posterior Inferior |
| 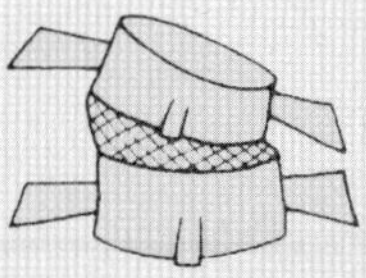 | Right Lateral Flexion Malpostion<br>오른쪽 외측 범위 | None | Right Inferior |
| 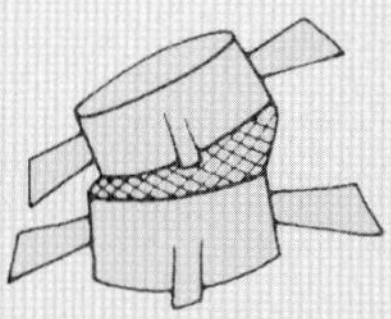 | Left Lateral Flexion Malpostion<br>왼쪽 외측 범위 | None | Left Inferior |
| 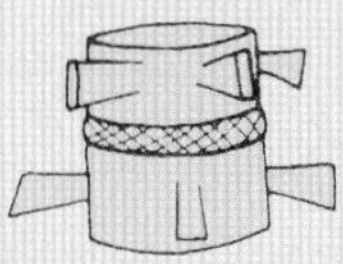 | Left Rotation Malposition<br>왼쪽 외측 범위 | Posterior Spinous Right (PR) | Left Posterior |
| 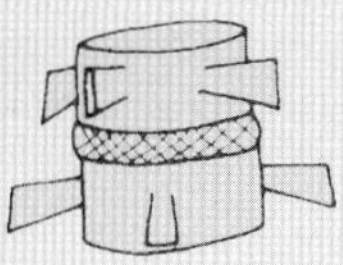 | Right Rotation Malposition<br>오른쪽 회전 변위 | Posterior Spinous Right (PL) | Right Posterior |
| 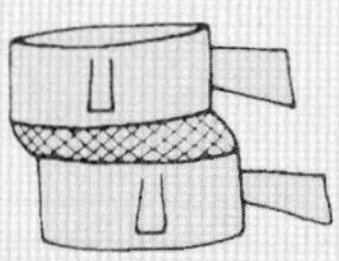 | Anteriolisthesis<br>전방 범위 | None | Anterior |
| 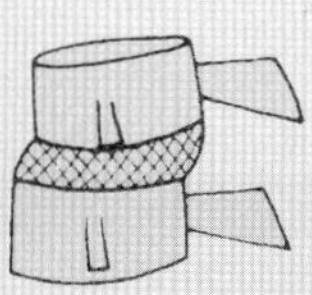 | Retrolisthesis<br>후방 범위 | Posterior | Posterior |
| 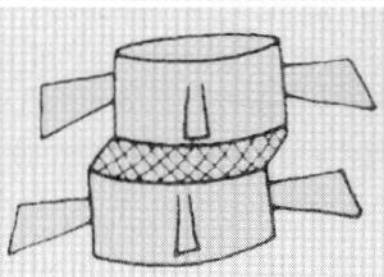 | Right Lateral Listhesis<br>오른쪽 외측 변위 | None | Right Lateral |

| | 추체 중심 리스팅법 1 (Medicare) | 극돌기 중심리스팅 법 (Palmer Gonstead) | 추체 중심 리스팅법2 (National) |
|---|---|---|---|
| 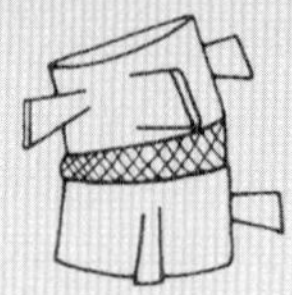 | Left Rotational Malposition<br>Left Lateral Flexion Malposition<br>왼쪽 회전, 왼쪽 외측굴곡 범위 | Posterior Right<br>Superior<br>Spinous(PRS) | Left Posterior<br>Inferior |
| 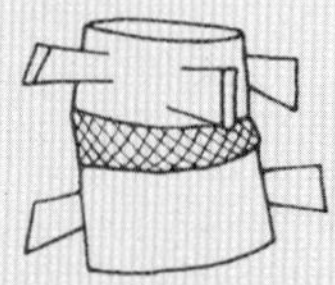 | Left Rotational Malposition<br>Right Lateral Flexion Malposition<br>왼쪽 회전, 오른쪽 외측굴곡범위 | Posterior Right<br>Inferior<br>Spinous(PRI) | Left Posterior<br>Superior |
| 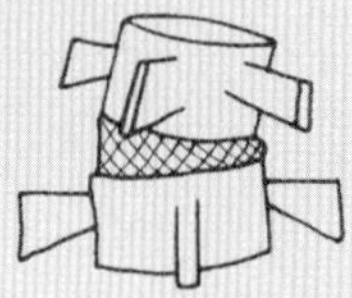 | Right Rotational Malposition<br>Right Lateral Flexion Malposition<br>오른쪽 회전, 오른쪽 외측굴곡변위 | Posterior Left<br>Superior<br>spinous(PLS) | Reight Posterior<br>Inferior |
| 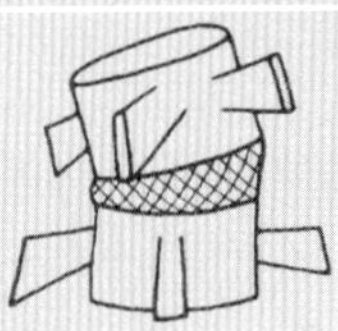 | Right Rotational Malposition<br>Right Lateral Flexion Malposition<br>오른쪽 회전, 오른쪽 외측 굴곡 변위 | Posterior Left<br>Inferior<br>spinous(PLI) | Right Posterior<br>superior |

# 6

chapter six

# 경추 진단과 치료

상부경추의 신경해부학적 구조와 생체역학적 기능은 환추(atlas)에 대한 B. J. Palmer 박사의 심오한 주장을 되돌아보게 한다. 증거중심의 과학을 지향하는 카이로프랙틱 학계의 진취적 연구 활동은 신경-근골격계 질환에 대한 카이로프랙틱 치료의 임상적 효율성을 밝혀주고 있지만, 유기적 질환에 대한 상부경추의 흥미로운 카이로프랙틱 임상사례들은 지금도 카이로프랙틱을 공부하는 의학도들의 마음을 뜨겁게 한다. Hole in one ……

정통 카이로프랙틱 학문에서 후두골과 환추 그리고 환추와 축추관절을 포함시키는 상부 경추는 깊은 의미가 있다. 카이로프랙틱 학문을 발전시킨 B. J. Palmer 박사는 환추의 중요성은 삶과 죽음이라고 주장하며 이에 대한 자신의 확고한 신념을 많은 카이로프랙틱 추종자들에게 심어주었다. 그러나 Gonstead를 비롯한 여러 카이로프랙틱 의학자들은 Palmer박사의 독단적인 주장에 의견을 달리 하면서 환추는 다른 척추부위와 동일하게 중요할 뿐이라고 하였다. 하지만 상부경추의 신경해부학적 그리고 기능해부학적 특이성에 근거한 임상적 잠재성은 카이로프랙틱뿐 아니라 Osteopathic에서도 주장하는 독창적인 학문적 근거이기도 하다.

의학자 Cole은 동물 실험에서 환추 서블럭세이션(atlas subluxation)의 효과에 대한 연구를 발표하였다. 그는 촉진을 통해 확인할 수 있도록 인위적으로 환추 서블럭세이션을 조작한 후 변화되는 신경 생리적 상태를 기록하였다. 척추에 서블럭세이션이 발생하면 그 척추로부터 탈출되는 신경이 지배하고 있는 장기와 조직들에게 영향을 준다는 사실이다. 환추 서블럭세이션은 자율신경계 활동의 변화로 인해 혈관에 변화가 나타나며, 혈액공급의 변화는 직접적으로 조직변화를 조장한다는 것이다. 이 연구를 통해 발표된 또 하나의 결과는 환추 서블럭세이션이 발생할 때 부교감신경은 교감신경보다 뚜렷한 변화를 보여준다는 것이다. 이러한 결과들은 6개월간의 추적관찰을 통해 확인되었다. 그리고 상부경추 어져스트먼트를 통해 치료되었다는 많은 임상 사례들의 근거를 지지하는 것이다.

John Grostic 박사의 치상인대-척수 비틀림 가설은 (Dentate ligament-Cord Distortion hypothesis) 환추의 생체역학과 치상인대의 해부학적 관계에 집중하면서 상부경추 서블럭세이션을 유발시킬 수 있는 신경생리적 변화 그리고 이로 인해 발생할 수 있는 매우 흥미로운 사례를 통해 자신의 가설을 강력하게 주장한다. 21쌍으로 이루어진 치상인대는 척수를 싸고 있는 연막에서 시작되어 지주막을 통과한 후 경막으로 이어져 있다. 그리고 경추에서 요추에까지 분포되어 있다. 경추 부위에 있는 첫 번째 치상인대의 해부학적 특징은 척수를 끌어올리는 듯 머리방향으로 형성되어 있으며 흉추와 요추 부위에 있는 치상인대 보다 두껍고 견고하게 이루어져 있다는 것이다. 치상인대의 역할은 척추에서 발생하는 정상적인 움직임에 따라 중추신경을 안전하게 보호한다. 그러나 상부경추에서 발생하는 비정상적인 연동운동은 환추에 부착된 경막의 특수한 해부학으로 인해 척수와 뇌줄기에 병리적 과긴장 현상을 유발시킬 수 있으며 상행로와 하행로가 위치한 척수 외측부위에 Poisson 효과가 발생하여 척수의 직경에 변화를 주게된다. 이러한 현상은 pyramidal tract에 혈액을 공급하는 central spinal 동맥을 끌어당기게 되며 결과적으로 척수병증, myelopathy의 전형적인 증세인 근강직 현상 뿐 아니라 신경학적 징후를 유발시키게 된다. 영국의학 학술지인, British Medical Journal에서 다발경화증(multiple sclerosis)이 교통사고 후 상부경추 외상으로 인해 발생했다는 사실을 인정한 법정사례를 실었다. Chaudihuri 그리고 Behan은 교통사고로 인해 발생한 경추 hyperextention-hyperflexion 외상에 의해 발생한 그리고 악화된 39개의 다발경화증 사례를 발표하였다. 이러한 사례들은 카이로프랙틱 상부경추 치료 후 다발경화증이 호전되거나 완쾌되는 사례들을 뒷받침하는 좋은 보고서들이다.

상부경추 어져스트먼트의 임상적 잠재성은 높이 평가되고 있지만 환추 어져스트먼트의 적응증 또는 금기증에 대해 반드시 조심해야 할 부분들이 있다는 것을 주의해야 한다. 특히 추골동맥과 관련된 문제는 매우 심각한 임상적 문제를 유발시킬 수 있다는 사실이다.

## 1 경추 기능해부학

7개의 뼈로 이루어져 있는 경추에서 앞쪽으로 휘어져 있는 'C' 형태의 전만현상(lordosis)은 무거운 머리 무게를 효과적으로 지지하기 위한 절묘한 생체 역학적 구조다. 또한 척추관절의 운동학적 기능과 척추관절의 정상적인 생리를 위해서 절대적으로 요구되는 연동운동(couple motion) 역시 정상적인 전만현상을 요구한다. 경추는 어느 부위보다 가늘고 길면서 넓은 가동 범위의 운동성을 가지고 있다. 이러한 특성은 외부 충격으로부터 쉽게 노출되고 건강하지 못한 자세로 인해 쉽게 손상되며 통증이 빈번하게 발생할 수 있는 부위가 된다. 45도의 각도 그리고 납작한 면으로 구성된 경추의 면관절(facet joint)은 모든 방향으로 원활한 움직임을 가능하게 하며 다른 어떤 척추 부위보다 가동범위가 넓다. 그리고 매우 특이한 해부학적 구조를 이루고 있다(그림 6-1).

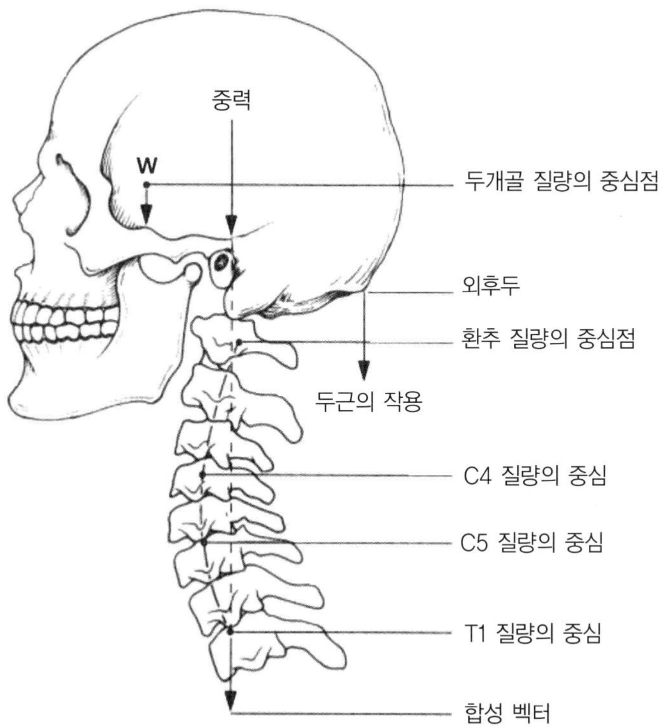


그림 6-1 경추의 전만

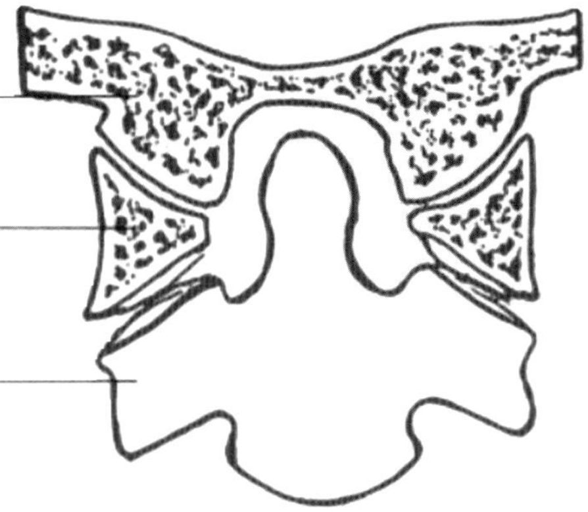


**그림 6-2 환추-축추 관절의 구조**

후두골과 환추(atlanto-occipital) 그리고 환추와 축추(atlanto-axial)관절의 생체역학적 그리고 신경해부학적 특징은 어느 부위보다 매우 복잡한 모습을 보이고 있으며 두개골과 경추를 이어주는 매우 중요한 위치에 있다. 그리고 이 부위를 상부경추로 특별히 구별한다(그림 6-2). 또한 상부경추의 해부학과 운동성은 다른 경추관절과는 달리 매우 특이한 모습을 이루고 있기 때문에 비전형적 경추라 구분된다. 상부경추 관절에선 유일하게 추간판이 존재하지 않는다. 환추는 극돌기와 추체가 없으며 환추의 전면을 이루는 전궁(anterior arch) 그리고 후면을 이루는 후궁(posterior arch)이 있고 이를 연결하여 주는 외측괴(lateral mass)가 있다. 외측괴의 상부면은 후두과(occipital condyle)와 관절로 연결될 수 있도록 오목한(concavity) 형태의 면으로 되어 있으며 외측괴의 하부면은 볼록한(convexity) 형태의 관절면으로 이루어져있어 축추와 연결된다(그림 6-3).

축추는 추체로부터 돌출된 치돌기(odontoid process)를 갖고 있다(그림 6-4). 축추의 치돌기는 환추의 전결절 후면과 차축관절을 이루고 있으며 외측으로는 외측괴로 둘러싸여 있다. 환추 외측괴의 내측면에 부착되어 있으며 치돌기 후면을 감싸고 있는 강력한 횡인대(transverse ligament)는 환추가 전방으로 이동되지 못하도록 하며 척수를 보호하고 있다. 치돌기는 환추와 축추관절 움직임의 축 역할을 한다. 축추의 극돌기는 매우 크며 끝 부위는 두 갈래로 나누어져 있다. 후두골 밑으로 척추의 중심선을 따라 제일 먼저 촉진되는 곳이 축추의 극돌기다. 환추-축추 사이의 관절면은 서로 볼록한(convexity) 형태로 되어 있어 회전 움직임이 원활한 활액관절(synovial joint)이다. 후두과는 볼록한 형태를 이루고 있고 환추의 외측괴 상부면은 오목한 형태의 면으로 되어있어 이 관절을 융기관절(condyloid)이라 한다.

목을 움직이고, 머리의 위치를 유지하며, 상부경추의 안정성을 유지하기 위해 힘을 제공하는 경추근육들은 대후두직근(rectus capitis posterior major), 소후두직근(rectus capitis posterior minor), 외측두직근(rectus capitis lateralis), 전두직근(rectus capitis anterior), 상두사근(superior oblique) 그리고 하두사근(inferior oblique)들을 포함한다. 이 근육들은 경추 1번 신경의 운동신경섬유로부터 지배받고 있으며 고유신경섬유와 통증신경섬유는 경추 2번 신경의 교통신경가지(communicating branch)로부터 지배받고 있다(그림 6-5).

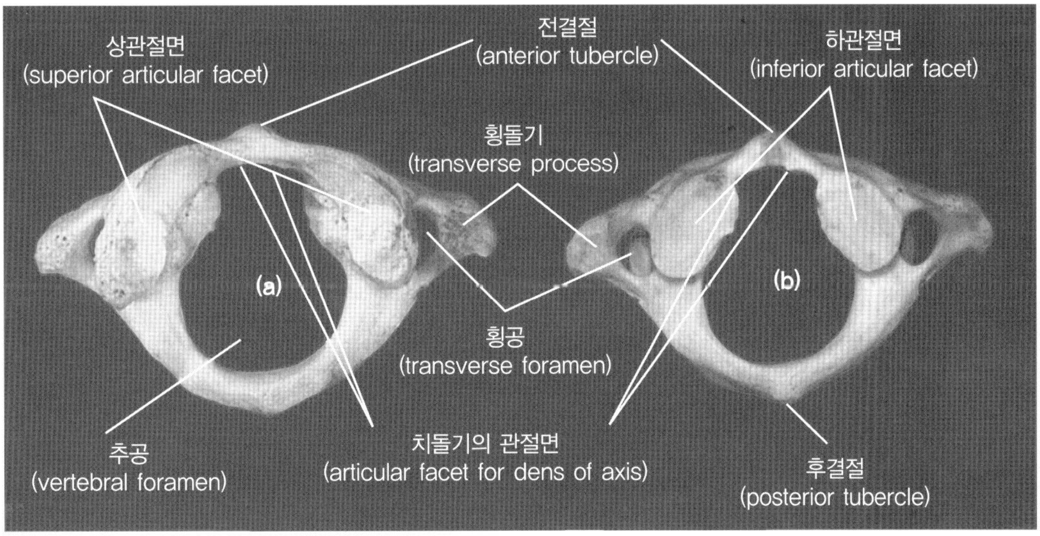


**그림 6-3 환추의 상부(a)와 하부(b)**

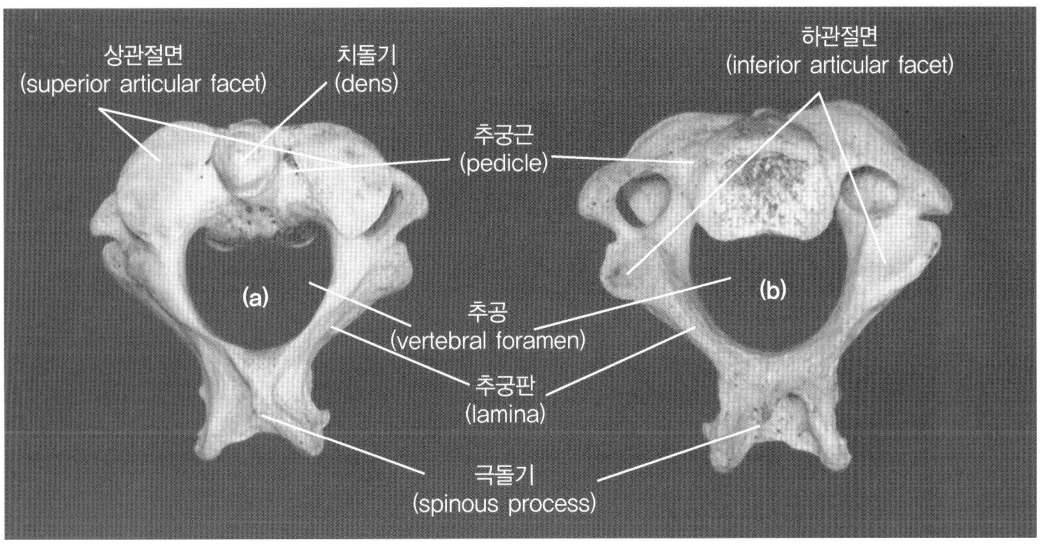


**그림 6-4 축추의 상부(a)와 하부(b)**

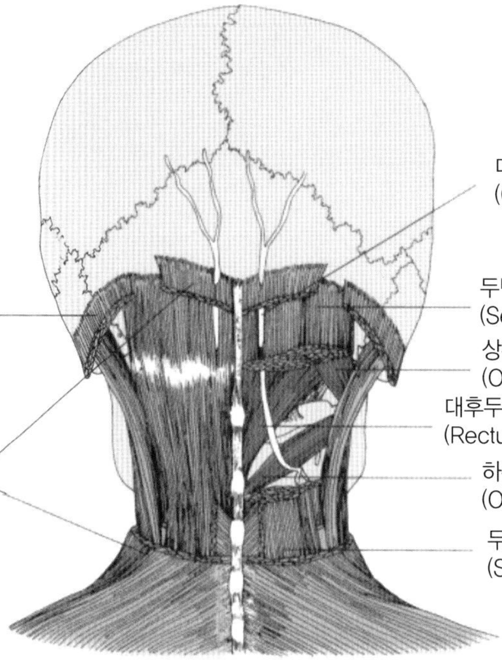


그림 6-5 상부 경추의 근육

상부경추에 안정성을 제공하는 인대는 환추의 횡인대(transverse ligament), 익상인대(alar ligament), 후종인대(posterior longitudinal ligament), 후환추후두막(posterior atlanto-occipital membrane), 전환추후두막(anterior atlanto-occipital membrane), 항인대(ligament nuchae), 그리고 첨인대(apical ligament)를 포함한다(그림 6-6). 상부경추 관절의 구조적 안정과 움직임을 위한 이러한 근육과 인대들은 외상에 쉽게 노출되어 손상될 수 있으며 선천적인 기형현상 또는 화농성 관절질환으로 안정성이 약화될 수 있으므로 반드시 안정성을 확인한 후 경추 어져스트먼트가 이루어져야 한다.

## 1.1 후두골과 환추의 가동범위와 운동성의 형태

환추-후두골 관절에서 발생하는 기본적인 운동성은 굴곡과 신전이며 이 때 발생하는 움직임의 가동범위는 약 25도이며 경추 굴곡과 신전 전체 움직임의 약 50%정도가 이곳에서 발생한다 (표 6-1, 2). 연동운동성(couple motion) 현상은 발생하지 않고 시상면에서 평면적 움직임이 나타난다. 굴곡 과정 중 후두골의 후두과는 환추의 외측괴 위에서 posterior 그리고 superior의 모습으로 움직이며 이 때 후두골은 환추의 후궁으로부터 멀어진다. 신전 시 후두과는 환추의 외측괴 위에서 anterior 방향으로 움직이며 후두골은 환추의 후궁과 가까워지는 현상을 관찰할 수 있다. 후두골과 환추의 회전은 익상인대(alar ligament)에 의해 제한되고 있다. 근래에 발표되는 연구서에 의하면 약 4-8도 정도의 rotation이 양쪽에 관찰된다고 보고한다. 그리고 이곳의 회전은 약간의 외측굴곡과 함께 연동운동이 발생한다. 후두골과 환추

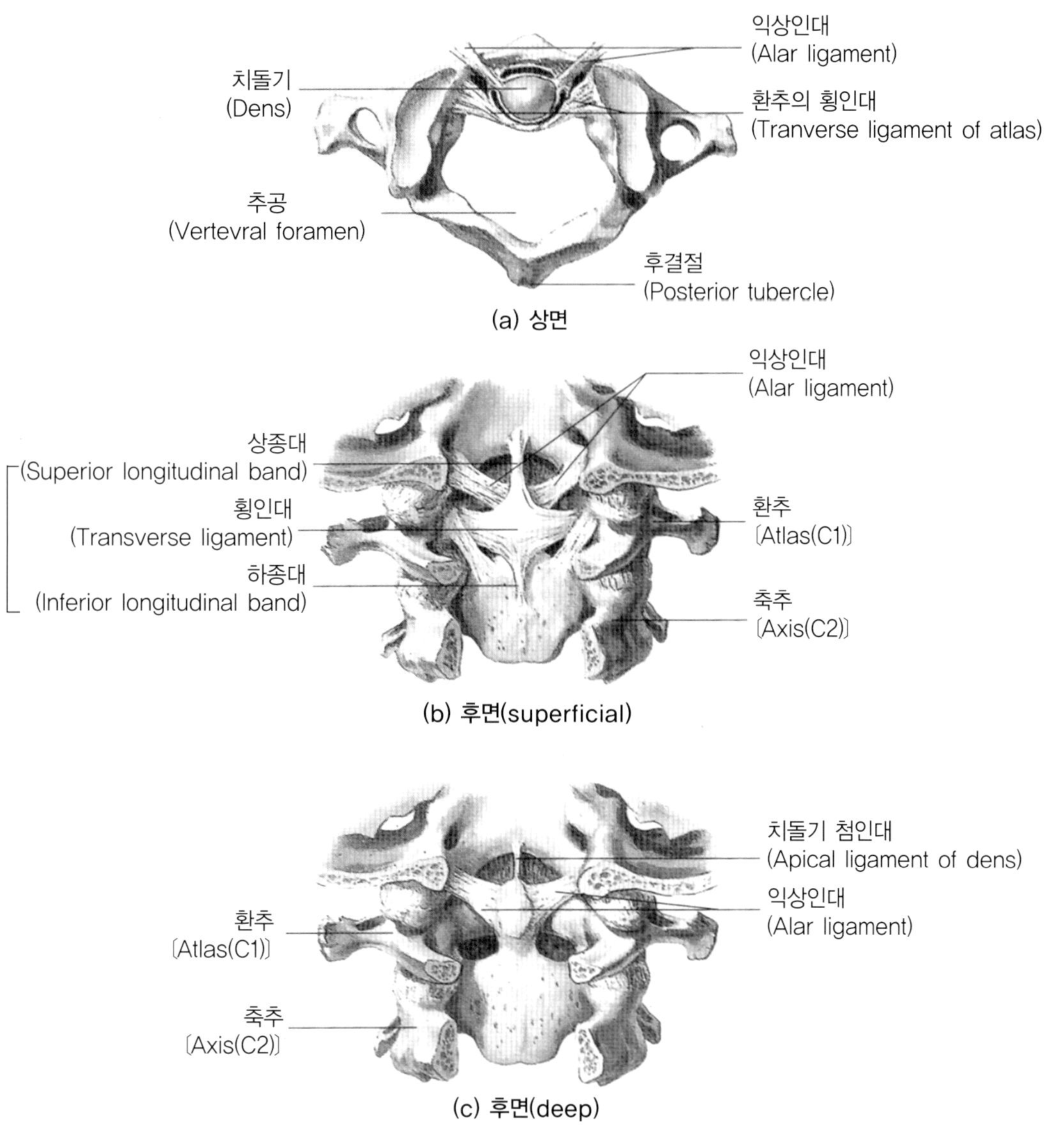


**그림 6-6 환축 관절**

의 외측굴곡은 많은 유연성이 있으나 익상인대에 의해 제한된다. 외측굴곡은 일차적으로 관상면에서 발생하며 작은 정도의 rotation의 연동운동성은 반대쪽에서 발생된다. 이때 환추에서는 concavity 쪽으로 병진운동이 나타난다.

표 6-1 각 경추 마디의 평균 가동 범위

| 척추 마디 | combined flexion & extension | one side lateral flexion | one side axial rotation |
|---|---|---|---|
| C0-C1 | 25도 | 5도 | 5도 |
| C1-C2 | 20도 | 5도 | 40도 |
| C2-C3 | 5~16(10)도 | 11~20(10)도 | 0~10(3)도 |
| C3-C4 | 7~26(15)도 | 9~15(11)도 | 3~10(7)도 |
| C4-C5 | 13~29(20)도 | 0~16(11)도 | 1~12(7)도 |
| C5-C6 | 13~29(20)도 | 0~16(8)도 | 2~12(7)도 |
| C6-C7 | 6~27(17)도 | 0~17(7)도 | 2~10(6)도 |
| C7-T1 | 4~7(9)도 | 0~17(4)도 | 0~7(2)도 |

표 6-2 경추 전체 움직임의 각도

| Motion | Normal Range |
|---|---|
| Flexion | 60~90도 |
| Extension | 75~90도 |
| Lateral Flexion | 45~55도 |
| Rotation | 80~90도 |

## 1. 2 환추와 축추의 가동범위와 운동성의 형태

환추와 축추의 관절에서 발생하는 일차적인 운동성은 회전운동이다. 가동범위는 양쪽으로 약 40도를 이루며 이것은 경추 전체 회전 가동범위의 약 50°를 차지한다. 회전운동은 축추의 치돌기를 중심으로 이루어지며 환추의 외측괴는 rotation이 발생하는 쪽에서 posterior 방향으로 움직이고 반대쪽의 외측괴는 anterior 방향으로 움직인다. 이 때에 환추와 축추 관절면의 모습은 서로 볼록한 biconvex의 형태로 되어 있어 수직적인 운동성을 발생하게 한다. 환추가 축추 위에서 회전할 때 환추는 수직적으로 내려가며 중립위치로 돌아올 때 환추는 수직적으로 올라간다.

환추와 축추에 가해지는 무리한 회전은 매우 위험한 임상적 문제를 유발시킬 수 있다. 그러므로 척추 어져스트먼트를 하는 모든 임상가들은 반드시 환추와 축추에 관계되는 해부학과 운동역학적 관계를 충분히 숙지해야 한다. 추골동맥은 6번째 경추부터 횡돌기공을 통하여 위로 올라가 환추와 축추의 횡돌기공을 통하고 두개골로 들어가기 전 환추와 후두골 사이를 지난다. 의학자 Selecki는 환추와 축추를 30° 각도로 회전 시키면 반대쪽 추골동맥이 횡돌기공을 통하여 나올 때 늘어나면서 꼬이는 현상이 발생한다 하였다. 45도 이상 회전될 때에는 회전되는 같은 방향의 추골동맥마저 꼬이는 현상이 발생된다는 것을 발표하였다. 이와 같이 양쪽 추골동맥의 혈액의 흐름에 변화가 발생하는 경우 이에 관련되는 임상적 문제들이 발생할 수 있다.

위에서 언급되었던 것처럼 척추 어져스트먼트를 하는 의료인은 이러한 잠재적인 임상적 문제를 염두해두고 치료에 임해야 하며 어져스트먼트 과정 중 무분별한 thrust 그리고 과다한 회전은 반드시 금해야 한다. 또한 George's test(그림 6-7)를 통하여 추골동맥 질환이 있는 또는 위험할 수 있는 부류의 환자를 미리 선별 검사해야 함은 당연한 것이다. 추골동맥의 손상과 혈액순환 이상에서 오는 임상적 문제는 요가와 같은 극심한 운동, 목을 들고 위로 젖히며 하는 일 또는 경추의 견인 치료 과정 중 증세가 발생할 수 있으며 위에 언급 되었던 것처럼 경추 어져스트먼트에 의해서도 발생할 수 있다. 이러한 현상은 주로 구역질, 구토증, 안진현상, 시각장애, 어지럼증과 같은 증상들이 발생한다. 경추 어져스트먼트 시 위와 같은 현상이 발생할 때 치료는 물론 즉시 중단하여 더 이상의 손상을 주는 것을 피해야 한다.

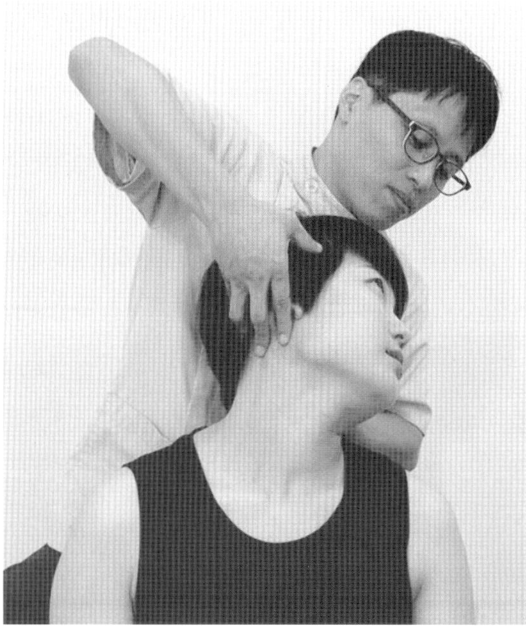

그림 6-7 George's test

환추-축추 관절의 굴곡과 신전은 환추 후궁 내측면과 치돌기 사이의 공간(atlanto-odontoid interspace, ADI) 사이에 거리를 증가시킨다. 성인의 경우 정상적으로 약 2-3mm정도 그리고 어린 아이의 경우 약 4~5mm 정도의 간격이 관찰된다(그림 6-8). 이 공간의 거리 간격이 더욱 증가될 때 반드시 환추와 축추 관절의 안전성, 특히 치돌기와 횡인대와의 안전성을 검사하여야 한다. 축추의 기형인 Os odontoideum, Pott's 병 그리고 류마티스성 관절염과 같은 질환들은 횡인대를 손상시키며 경추 어져스트먼트를 위한 금기증이다. 환추와 축추에서 외측굴곡은 회전에 비해 매우 제한되어 있고 가동범위는 양쪽으로 약 5도 정도의 운동성을 보인다. C1과 C2의 외측굴곡은 환추로 하여금 같은 방향으로 움직이게 (translation) 하는 연동운동성이 있다. 그러나 아직은 여러 학자들이 의견을 달리한다.

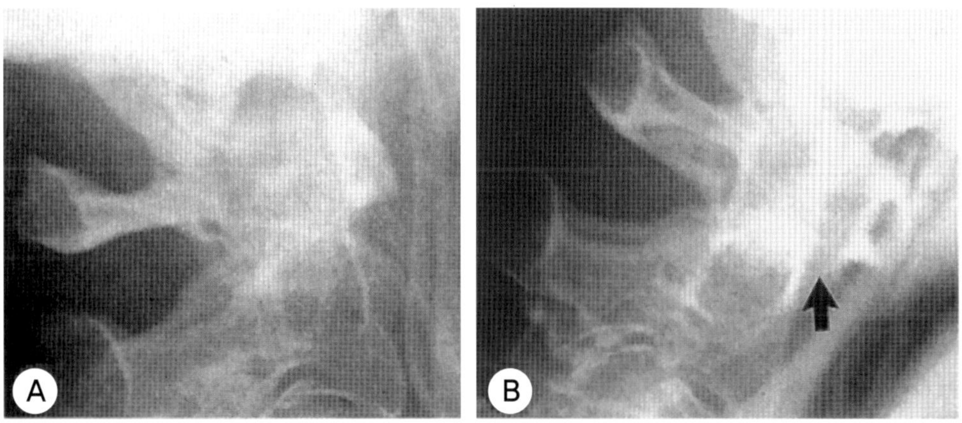


A. 중립 위치에서 ADI 거리 간격은 정상이다.
B. 굴곡 시켰을 때 ADI 공간이 5mm 증가되었다.

그림 6-8 류마티스성 관절염

## 1.3 C3-C7 경추의 기능 해부학

전형적 경추 C3-C6는 일반적으로 척추가 가지고 있는 구조적인 부분을 모두 가지고 있다(그림 6-9). 극돌기의 끝 부분은 분리되어 있어 인대와 근육이 효율적으로 접촉되도록 한다. C6에서부터 위의 경추는 각 횡돌기공을 통해 추골 동맥이 그 사이를 통과한다. 이 부분의 경추 추체 상단부위 양쪽 외측 부위는 마치 입술과 같은 모습으로 구상돌기(uncinate process)를 이루고 이것은 이 부분의 기능적 단위 사이의 관절을 안정되게 또는 강하게 도와준다. 그리고 구상돌기는 위의 척추의 추체와 관절을 이루고 joint of Luschka를 이루어 경추의 rotation과 외측굴곡의 연동운동성을 이루게 한다.

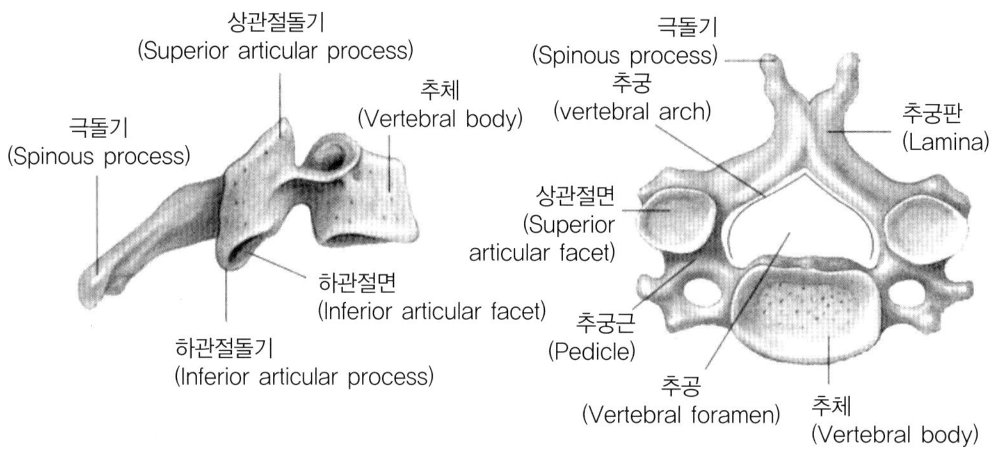


**그림 6-9 전형적인 경추의 구조**

경추의 상관절돌기(superior articular process)의 관절면은 후방으로 그리고 상부 척추의 하관절돌기(inferior articular process)의 관절면은 전방 방향으로 이루어져 있으며 상관절돌기와 하관절돌기의 면은 약 45도 각도로 관절을 이루고 있다. 이러한 해부학적 모습은 어져스트먼트에 있어서 치료방향(line of correction)의 중요성을 제시하는 것이다. 경추의 추궁근(pedicle)은 후외측 방향으로 형성되어 있으며 추궁근의 상단부분과 하단 부위에 같은 깊이로 홈이 파여 있어 추간공을 형성한다. 추궁판(lamina)은 추궁의 후반을 이루며 길고 가늘면서 곡을 이룬다. 그리고 극돌기의 기저가 된다. 7번째 경추는 흉추와 유사한 모습을 갖고 있다. 그리고 추골동맥은 7번째 경추의 횡돌기공을 통과하지 않고 있어 비전형적(atypical) 경추로 구분된다. 경추 굴곡 시 70%의 경우 제 7번 경추의 극돌기가 가장 뚜렷하게 돌출된 모습을 보여준다. 그러나 30%의 경우 첫 번째 흉추의 극돌기가 돌출된 모습을 보여준다. C7의 극돌기는 가늘고 긴 모습을 보이며 극돌기의 끝 부분은 결절과 같은 모습으로 되어 있다. 그리고 이곳은 항인대가 연결되는 곳이다.

## 1.4 경추의 곡선 (Cervical Curve)

경추의 전만현상은 이차적 만곡이다. 신생아가 성장하면서 목을 들기 시작하면서 그리고 기어다니는 (crawling) 단계에서 경추에 전만이 구성된다. 이것은 직립자세를 유지하기 위한 구조적 변화로서 자세의 균형과 경추의 각 추체에 집중되는 머리의 무게를 효과적으로 분산시킴으로 수직적 압력의 스트레스를 감소시키고 또한 경추의 자유로운 운동성을 유지하는데 중요한 역할을 한다. 경추의 비정상적 만곡이 경추 통증의 원인이 된다는 것은 여러 의료학자들 사이에 공통적으로 공감을 이루기도 한다. 특히 Rene Cailliet 박사는 경추와의 관계에서 머리의 위치의 변위 그리고 비정상적인 경추 전만 현상에서 오는 경추 통증의 원인을 물리학적인 차원으로 그의 저서 Neck and Arm Pain에서 잘 설명 하였다.

두개골에서 중력의 중심은 대후두공의 전방에 위치하며 경추 면관절 형태와 디스크 각도는 경추 전만 현상의 모습을 결정한다. 그러므로 경추의 선천적인 기형현상의 변화는 경추 전만의 현상을 변화 시킬 수 있으며 특히 퇴행성 관절염 또는 경추에 치중되는 머리 무게의 비효율적 모습은 정상적인 경추의 정상적 전만현상을 변화시킬 수 있다. 결과적으로 경추의 저전만 현상(hypolordosis)은 경추의 추체와 또 디스크 위에 더욱 많은 무게가 치중되게 한다. 그리고 이 현상은 머리의 위치와 척추전체의 안정성을 위해 경추 주위의 근육들 중 특히 경추의 후방 근육들에 더욱 많은 스트레스를 주게 된다. 경추의 전만현상 증가로 인한 과전만 현상(hyperlordosis)은 경추의 면관절(facet joint)과 척추 후면 부위에 머리의 무게가 가중되는 결과를 준다. 경추 전만의 상태를 검사하는데 몇가지 방법이 사용되고 있다. Jochumsen은 환추 결절 앞부위에서 부터 C7 추체의 전상방부위까지 선을 긋는다. 그리고 C5 추체의 전면에서부터 그 선까지 거리를 측정한다. 9mm 이상이면 과전만 현상이며 1-2mm는 저전만 현상이다. 정상적인 전만은 3-8mm이다. 경추의 전만 상태를 분석하는데 있어서 또 하나의 방법은 환추결절 중심점과 후궁 중심점을 연결하는 선을 긋고 다시 C7 추체의 하부면을 따라 선을 긋는다. 그리고 각 두 선에 직각이 되는 두 선을 그은 후 두 선이 만나는 각을 측정한다. 정상적인 경추 전만각도는 30-45도 이다(그림 6-10),

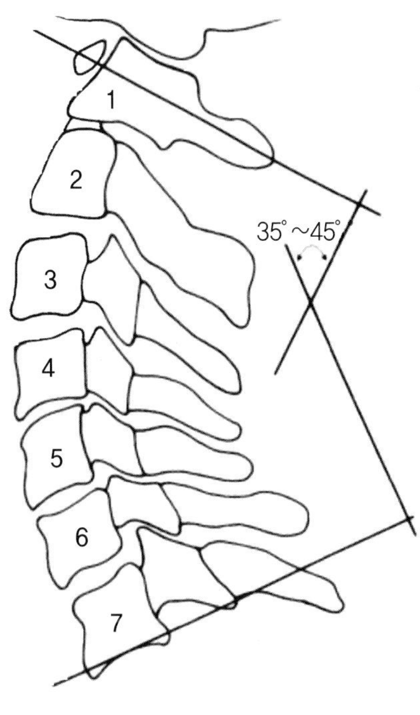


그림 6-10 경추 전만도 분석

## 1.5 하부 경추의 운동성과 가동범위

### 1.5.1 굴곡과 신전 (Flexion and Extension)

환추와 축추를 제외한 경추 하단 부위에서의 많은 움직임은 굴곡과 신전 과정 중 나타나고 회전과 외측 굴곡의 움직임은 경추의 아래 부위 일수록 감소된다. 굴곡과 신전 중 각 경추마디에서 발생하는 평균 움직임은 약 15° 이며 C5-C6에서 가장 많은 움직임이 발생한다(표 6-3). 굴곡과 신전은 바로 아래에 위치한 척추의 축을 중심으로 발생하며 X 축의 선상에서 시상면 회전 (sagittal plane rotation) 그리고 시상면 선상변위(sagittal plane translation)가 발생한다. 이러한 움직임은 방사선 검사에서 마치 계단(step effects)과 같은 모습으로 관찰될 수 있다. Flexion 과정 중 척추의 하관절돌기와 아래 부분의 척추의 상관절돌기 사이는 미끄러지듯 열리고 분리되면서 척추의 면관절은 관절의 공간이 넓어지는 gapping 현상이 발생하고 디스크의 후면 역시 벌어지는 현상을 보인다. 그리고 디스크의 전면은 수직적인 압력을 받으며 디스크의 간격이 줄어드는 모습이 관찰된다. 신전 과정 중 척추는 위의 현상과 정반대 현상이 발생한다(그림 6-11).

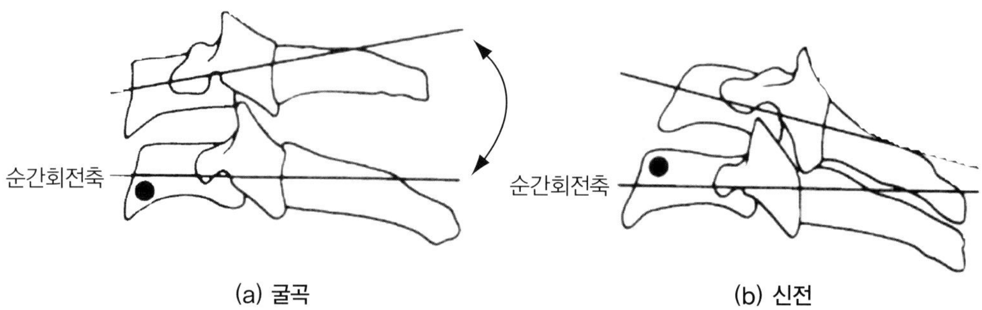


**그림 6-11 경추절의 시상면상의 운동**

표 6-3 하부 경추 마디의 가동 범위

| 척추 마디 | 굴곡과 신전 각도 | 외측 굴곡 각도 | 회전 각도 |
|---|---|---|---|
| C2-C3 | 5~16(10)도 | 11~20(10)도 | 0~10(3)도 |
| C3-C4 | 7~26(15)도 | 9~15(11)도 | 3~10(7)도 |
| C4-C5 | 13~29(20)도 | 0~16(11)도 | 1~12(7)도 |
| C5-C6 | 13~29(20)도 | 0~16(8)도 | 2~12(7)도 |
| C6-C7 | 6~27(17)도 | 0~17(7)도 | 2~10(6)도 |
| C7-T1 | 4~7(9)도 | 0~17(4)도 | 0~7(2)도 |

### 1. 5. 2 외측굴곡 (lateral flexion)

경추의 외측굴곡의 가동범위는 좌우로 약 10도이며 하부 경추로 내려가면서 외측굴곡의 유연성은 점차적으로 줄어든다. 경추 외측굴곡은 회전과 함께 발생하며 극돌기는 convexity쪽으로 향하게 되고, 추체는 concavity 쪽으로 향하게 된다(그림 6-12). 외측굴곡이 이루어질 때 concavity 쪽의 두 면관절은 서로 가까워지고 반대쪽의 두 면관절은 서로 멀어지는 모습을 이룬다. 이에 따라 디스크의 모습도 concavity 쪽에 디스크의 높이는 감소되어 closed wedge라 하고 convexity 쪽의 디스크의 높이는 증가 되고 open wedge 라고 한다(그림 6-13).

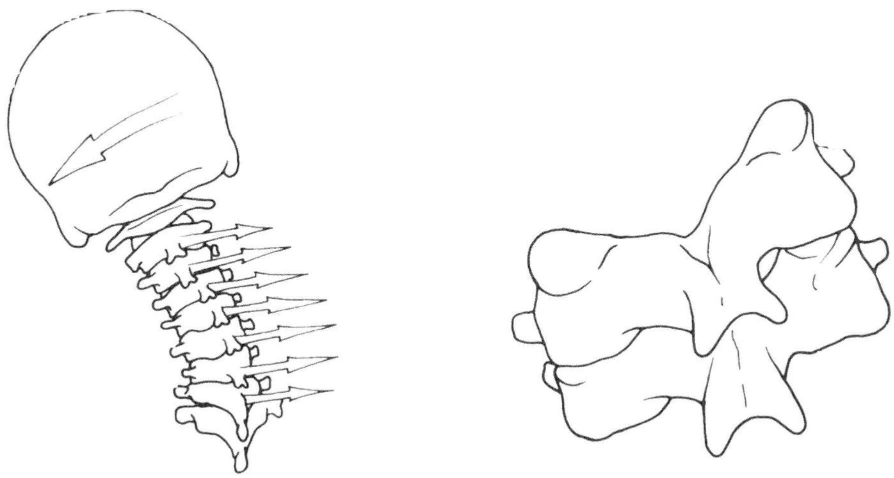

그림 6-12 경추에서 외측굴곡시 극돌기는 Convexity 쪽으로 회전된다

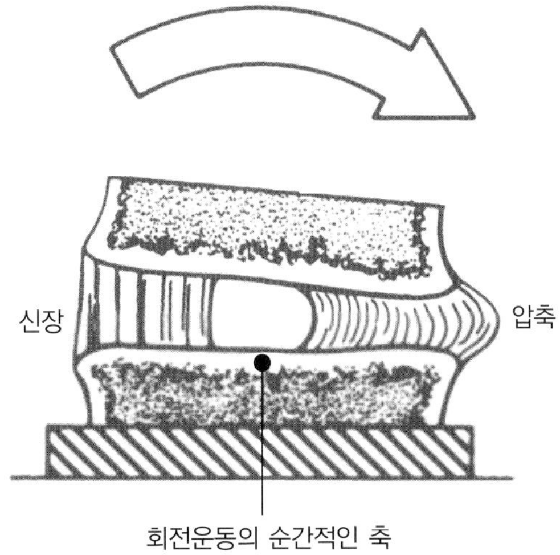


그림 6-13 외측 굴곡시의 디스크 변화

### 1. 5. 3 회 전 (Rotation)

경추의 회전 운동성은 외측굴곡과 같이 하부 경추로 가면서 감소되며 각 척추마디의 평균 움직임의 각도는 외측굴곡보다 약간 적다. 회전축은 밑에 있는 척추의 추체 전면에 있다고 추측되고 있다. 하부경추의 회전은 외측굴곡에서 설명 되었던 것처럼 동일한 연동운동성을 나타낸다. 다시 말해 오른쪽 회전은 오른쪽 외측굴곡을 이루고 왼쪽 회전은 왼쪽 외측굴곡과 함께 나타난다(그림 6-14). 이러한 현상은 경추가 회전되는 방향의 하관절 돌기는 posterior inferior 방향으로 움직이고 반대쪽 하관절돌기는 anterior superior 방향으로 움직이기 때문에 나타난다.

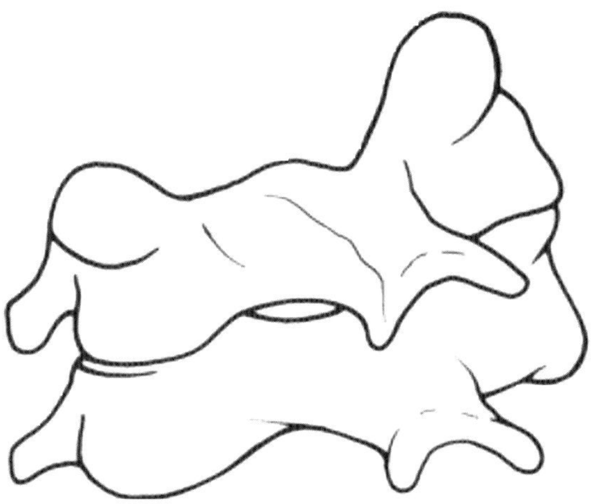

그림 6-14 경추 회전시 극돌기는 반대방향으로 회전된다

## 1. 6 경추의 동역학 (Cervical Kinetics)

경추에 연결된 여러 근육들은 체간(trunk)을 중심으로 머리 움직임에 따라 가동성이 형성이루어진다. 구심성 근육 (concentric muscles) 그리고 원심성 근육 (eccentric muscles)들의 활동은 경추 굴곡과 신전 그리고 외측굴곡 현상을 형성한다. 구심적 근육 활동은 근육의 긴장감을 형성하여 상대적 근육으로부터의 저항감을 극복하고 따라서 관절의 움직임을 조성한다. 이때 원심적 근육은 구심적 근육의 긴장감에 의해 늘어나 이완 되어 관절의 움직임을 조절하여 준다. 척추 마디 근육(segmental muscles)은 각 추체의 움직임을 조절하는 역할을 한다. 경추의 정상적인 움직임은 머리의 움직임으로 인하여 시작되나 의식적인 노력에서 나타나는 경추 움직임은 경추의 하단 부위에서 시작된다.

경추 굴곡은 경추 전면에 있는 근육들로 시작되나(그림 6-15) 반극근(Semispinalis), 최장근(longissimus)과 판상근(splenius muscles group)과 같은 원심적 근육 활동에 의해 제한된다. 또한 경추굴곡은 항인대 (nuchal ligament), 관절낭인대(joint capsule), 후종인대 (posterior longitudinal ligament), 황색인대(ligament flavum), 디스크 후면구조 그리고 척추 추체의 전면 부위에 의해 제한된다. Extension은 경추 후방 근육들에 의해 시작되나 흉쇄유돌근 (sternocleidomastoid), 사각근 그리고 경장근 근육의 원심적 활동에 의해 제한되며 또한 근막조직, 디스크의 전면구조, 전종인대 (anterior longitudinal ligament) 그리고 낭인대와 추체의 후면에 의해 제한되기도 한다.

외측굴곡은 동측 경추 근육이 수축됨으로 시작되나 반대쪽 경반극근 (semispinalis cervicis), 두판상근(splenius capitis), 경장근(longus colli)의 원심적 근육활동에 의해 제한된다. 외측굴곡은 또한 관절주위 인대, 반대측 관절낭인대, 황색인대, 디스크, 동측 관절낭인대와 그리고 관절주에 의해 제한된다. 경추의 회전은 동측 두판상근(splenius capitis), 경판상근(splenius cervicis), 경최장근(longissimus cervicis)과 반대쪽 반극근(semispinalis)의 구심적 근육수축현상에 의해 발생된다. 이와 동시에 원심적 근육(eccentric muscles) 수축현상이 발생하여 경추의 회전 모습이 자연스럽게 발생하도록 한다. 이때 작용되는 근육은 반대쪽 두판상근(splenius capitis), 경최장근(longissimus cervicis), 동측 반극근(semispinalis)과 사각근(scaleni)들이다. 회전운동은 또한 낭인대와 관절주위 인대들에 의해 제한된다.

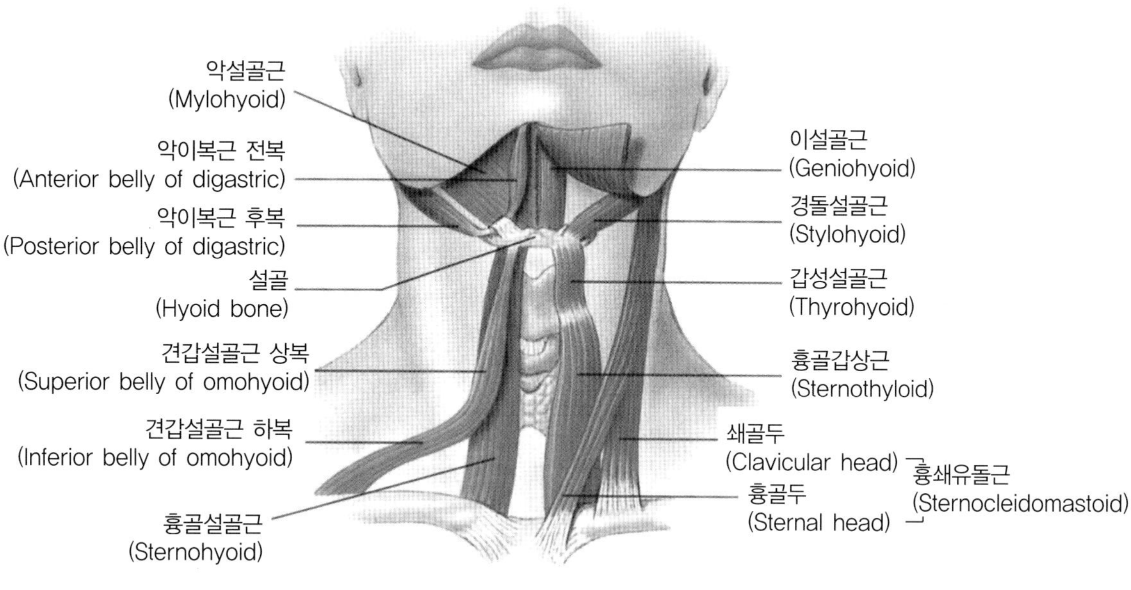


**그림 6-15 목 앞쪽의 근육**

## 2 경추 평가와 촉진

경추의 검사는 시상면, 관상면 그리고 횡단면인 3개의 평면에서 가동범위 또는 경추의 배열 상태를 관찰하면서 시작한다. 관상면에서의 관찰은 체간(trunk)과 어깨를 중심으로 머리의 위치를 관찰하며 유양돌기(mastoid process)의 수평 그리고 경추 연조직의 대칭적인 모습을 관찰한다. 시상면에서의 검사는 환자의 머리 위치와 경추곡선의 상태 그리고 환자의 턱 위치를 관찰한다. 환자 턱의 모습이 아래로 또는 위로 기울어져 있는 모습은 정상적 경추곡선을 유지하고 있는 환자에게는 상부경추의 비기능적 상태를 지적한다. 횡단면에서의 검사는 환자의 뒷모습을 관찰하여 머리의 회전(rotation) 모습을 관찰함으로 검사할 수 있다.

경추의 전체적인 가동 범위의 측정은 앉은 자세에서 효과적으로 검사될 수 있다(그림 6-16~21). 정상적으로 굴곡 시킬 때 환자의 턱은 가슴에 닿을 수 있고 신전 시킬 때는 똑바로 천장을 바로 볼 수 있어야 하며 회전할 때 환자의 턱은 어깨와 나란히 할 수 있어야 한다. 외측 굴곡 때에는 환자의 귀가 어깨로부터 약 2개 또는 3개의 손가락 공간 정도가 관찰 되어야한다. 물론 위의 검사 기준은 환자의 성별 그리고 연령에 따라 일반적으로 차이가 있다. 정확한 가동범위의 검사는 각도 측정기를 사용하여야 한다.

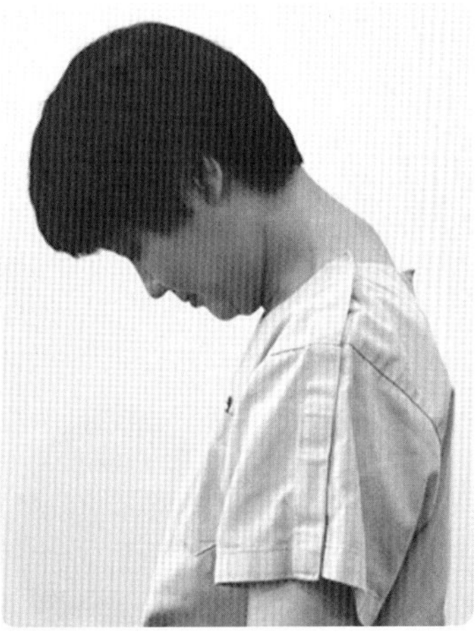

그림 6-16 굴곡

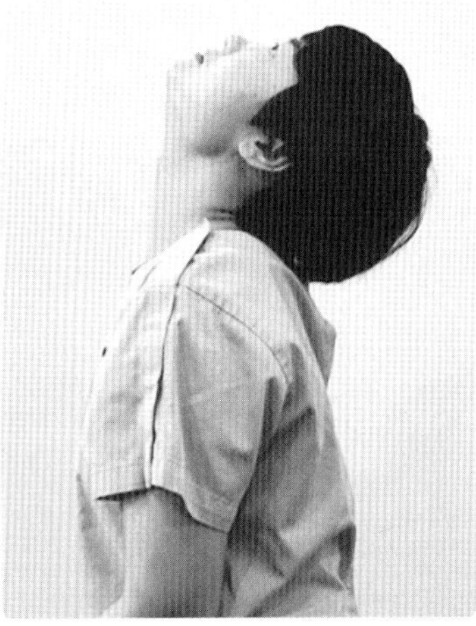

그림 6-17 신전

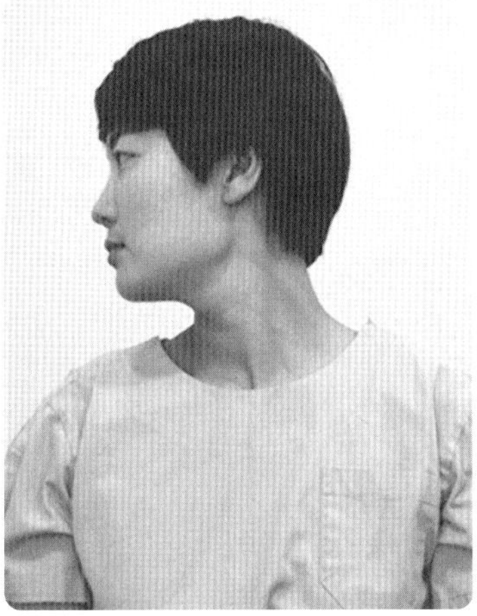

그림 6-18 오른쪽 회전

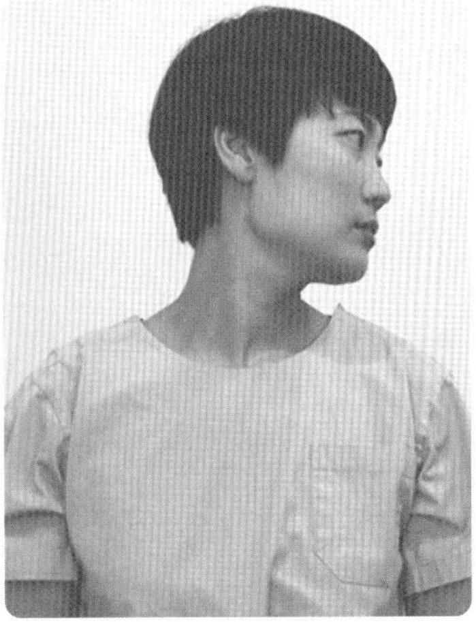

그림 6-19 왼쪽 회전

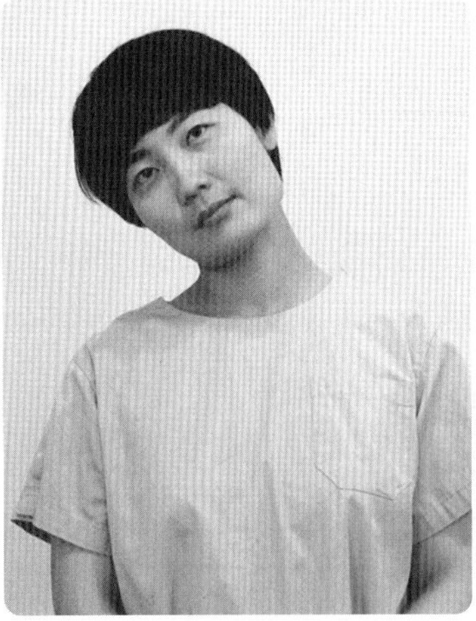

그림 6-20 오른쪽 외측 굴곡

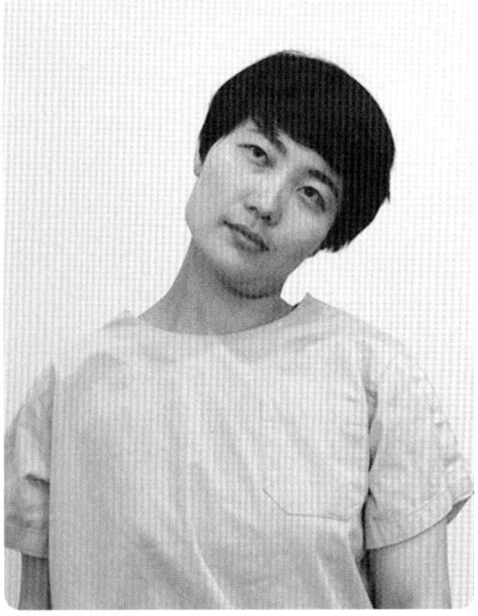

그림 6-21 왼쪽 외측 굴곡

## 2. 1 정적 촉진법 (Static Palpation)

일반적으로 경추의 배열 그리고 주위 연부조직의 촉진은 환자가 앉아 있는 모습 또는 바로 누운 (supine) 자세에서 행할 수 있다. 환자가 supine 자세로 있을 때 촉진을 위해 시술자는 환자의 머리 쪽에 앉은 자세를 취하고 환자가 앉아있는 경우에는 환자의 후외측면에서 서있는 자세를 취한다(그림 6-22~23).

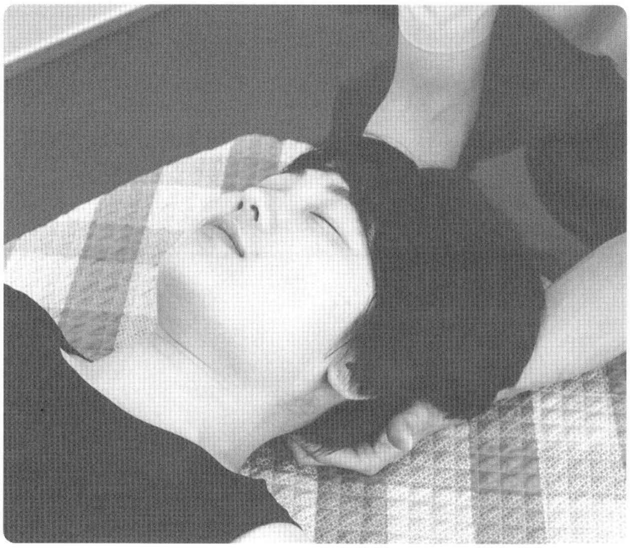

그림 6-22 누운자세에서 촉진

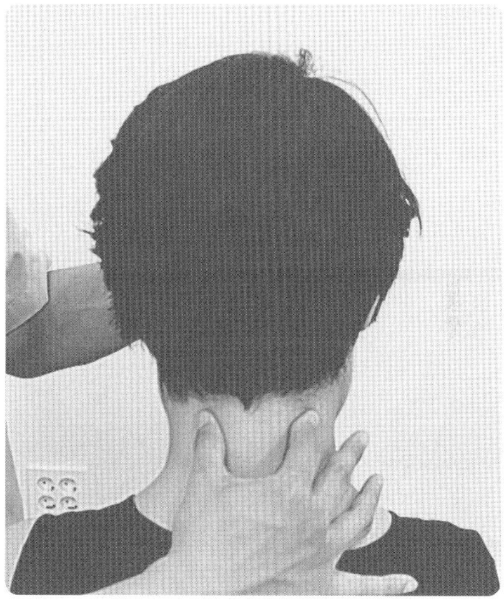

그림 6-23 앉은 자세에서 촉진

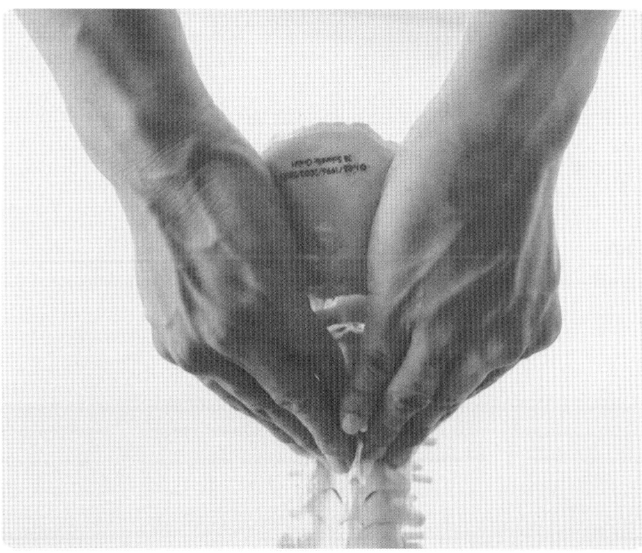

그림 6-24 골격 모형을 이용, 누운 자세에서 촉진시 바닥면에서 바라본 모습

### 2. 1. 1 상부 경추 촉진 (Upper Cervical Static Palpation)

후두골 하부 근육은 손가락의 장측면을 사용하여 주위 조직의 긴장감, 근육 조직의 느낌(texture) 그리고 압통점(tenderness)를 촉진한다. 후두골과 환추 관절(atlanto-occipital joint)의 배열은 2 또는 3번째 손가락 끝 부위를 사용하여 환추 횡돌기 전면과 하악골 하악지 사이의 공간 그리고 유양돌기와 환추 횡돌기 사이의 공간을 감지함으로 분석될 수 있다. 위 공간의 사이는 대칭적이어야 한다(그림 6-25, 26, 27). 환추와 축추(atlanto-axial) 관절의 골격 배열은 환추 횡돌기와 축추 횡돌기의 상대적 배열의 모습을 촉진함으로 검사될 수 있다. 환추의 회전변위는 환추와 축추의 횡돌기 사이의 계단 현상(stepping sign)을 촉진하면서 환추의 후방회전 (posterior rotation)을 관찰한다. 환추의 횡돌기의 길이는 비대칭적이다. 그러므로 단순히 유양돌기와 환추 횡돌기 사이에 위치관계를 촉진하면서 외측 서블럭세이션을 촉진하는 것은 좋은 촉진법이 아니다.

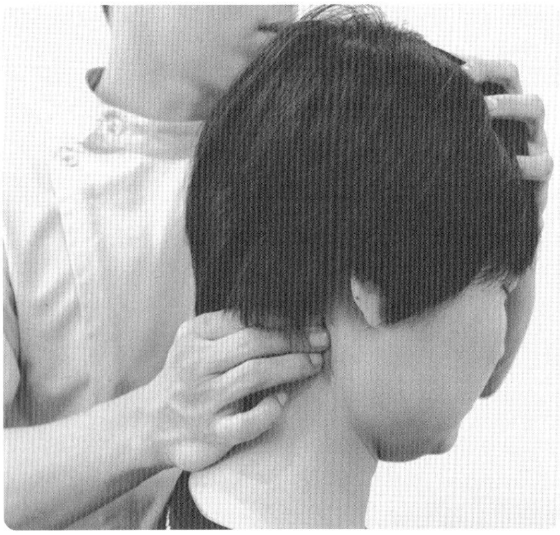

그림 6-25 앉은 자세에서 유양돌기와 C1 횡돌기 촉진

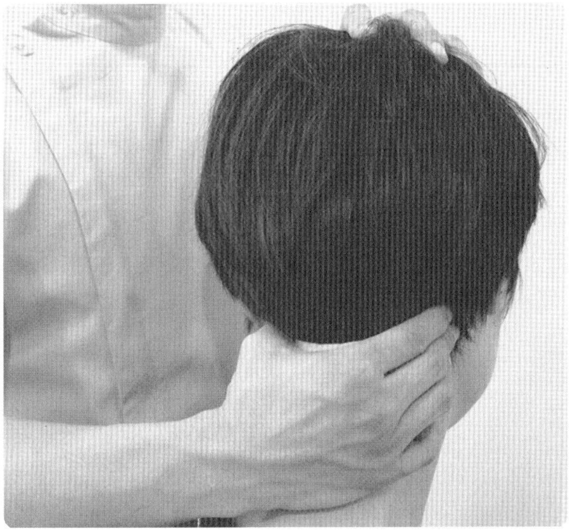

그림 6-26 회전시 C1 횡돌기와 C2 횡돌기 촉진

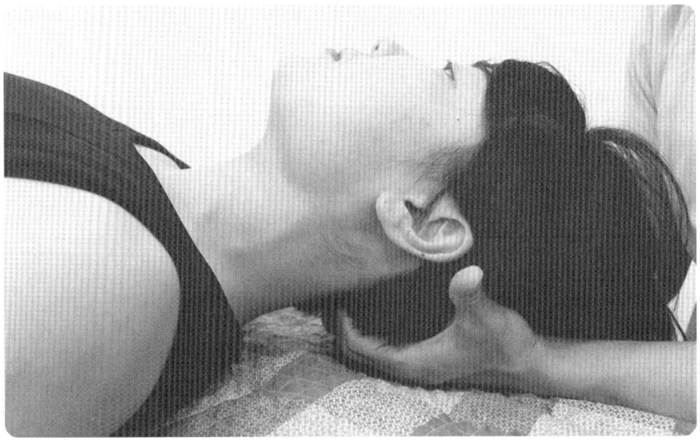

그림 6-27 누운 자세에서 연부조직의 좌 · 우 긴장감을 비교한다

### 2. 1. 2 하부 경추 촉진 (C2-C7)

극돌기와 극돌기 사이, 그리고 추궁판(lamina)에 가까운 관절돌기(articular process) 위를 촉진하여 하부 경추마디의 배열(alignment) 또는 압통점(tenderness)을 검사할 수 있다. 경추를 촉진할 때 환자는 앉은 자세를 취하게 하며 촉진하는 시술자는 환자의 측면에서 조금 뒤쪽으로 선다. 우선 환자의 이마를 시술자의 보조손으로 안정감 있게 잡고 휴식을 취하게 하여 경추 근육을 이완시키게 한다. 그리고 주동손의 검지 또는 중지 그리고 엄지를 경추 극돌기를 중심으로 추궁판(lamina)과 상관절 돌기(articular process) 사이를 가볍게 접촉하며 촉진한다. 그 부위는 극돌기를 중심으로 약 2cm 이내의 양쪽 부위를 말한다. 더욱 외측 부위를 촉진하면 환자에게 불편을 초래하여 촉진에 혼동을 줄 수 있다. 촉진 시 환자의 머리를 조금 굴곡 시키면 경추 연조직을 촉진하는 데 도움이 된다(그림 6-28). 경추 촉진을 supine 자세에서 실행할 경우에는 양손의 중지를 이용하여 촉진한다. 이때 환자의 머리를 양손으로 가볍게 들어주며 그 위에 환자가 편안한 모습을 취할 수 있도록 할 때 주위의 연조직은 이완하게 되며 이것은 정확한 촉진에 도움이 된다(그림 6-29). 경추 중단 부위의 극돌기를 촉진할 때에는 환자의 머리를 조금 굴곡 시켜 극돌기가 돌출 되도록 하며 면관절 부위를 촉진하여 척추의 회전변위 (rotation)를 촉진한다.

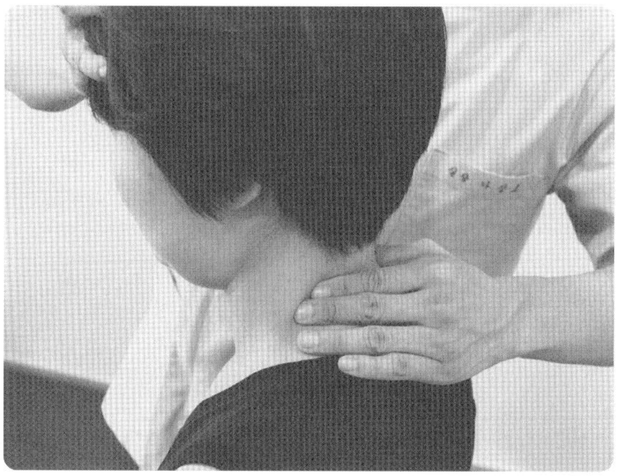

그림 6-28 엄지와 검지를 접촉하여 촉진

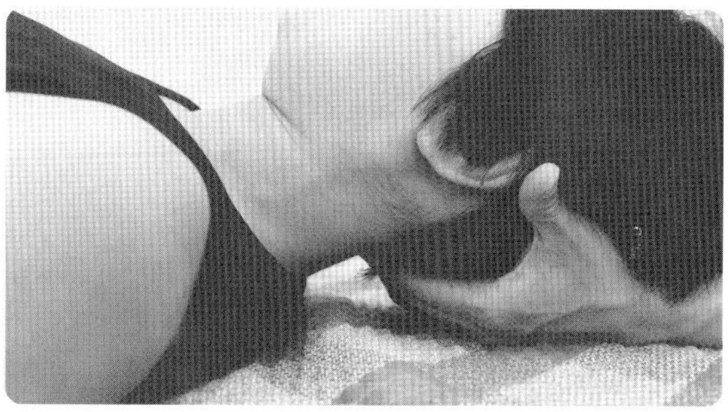

그림 6-29 양손의 중지를 접촉하여 촉진

## 2. 2 동작 촉진법

모든 척추 관절에서 나타나는 공통적인 관절의 운동성, 즉 관절 놀이(joint play)와 경추 마디의 가동범위(segmental range of motion)의 운동역학적 모습은 환자가 앉은 자세 또는 바로 누운 자세에서 검사될 수 있다.

### 2. 2. 1 관절 놀이 (joint play)

환자가 앉은 자세에서 posterior to anterior 관절놀이를 검사 할 때에는 환자의 머리를 중앙 위치에 놓고 환자의 이마를 가볍게 접촉한 후 반대쪽 손으로 양쪽 추궁판과 관절돌기 사이를 엄지와 검지 또는 중지를 통해 양쪽을 동시에 접촉 한다. 그리고 경추의 각 척추 마디를 posterior to anterior의 방향으로 또한 수평으로 마치 스프링을 누르는 모습으로 실행한다(그림 6-30). 환자를 바로 눕힌(supine) 자세에서는 환자의 머리를 시술자의 두 손위에 휴식을 취하듯 놓게 하며 시술자의 양손은 테이블 위에 놓는다. 환자의 머리를 들어 올리는 경우 환자의 경추의 주위 근육은 경직 될 수 있고 이것은 joint play의 모습을 촉진하는데 도움이 되지 않는다. 척추의 posterior to anterior의 움직임은 양손의 검지 또는 중지를 사용하여 양쪽의 면관절을 들어 올리는 듯 자연스러운 posterior-anterior의 움직임을 감지한다(그림 6-31).

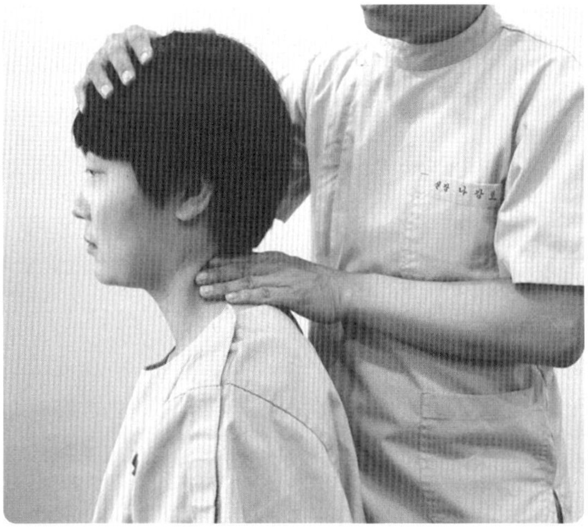

그림 6-30 엄지와 검지를 접촉하여 스프링을 누르듯 P-A 방향으로 부드럽게 밀어본다

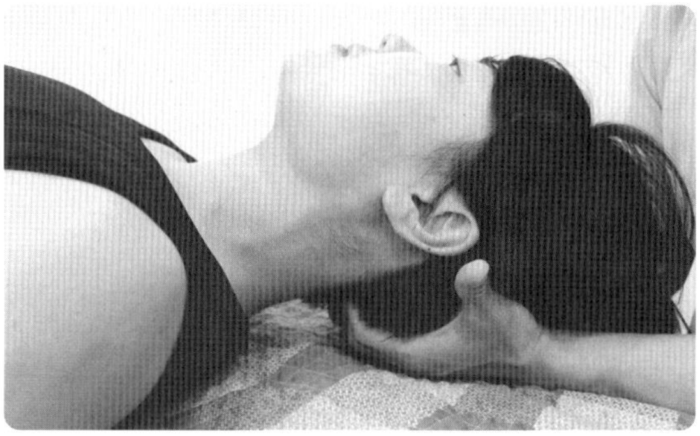

그림 6-31 환자의 후두부가 검사자의 손바닥과 전완 일부에 위치하도록 하여 편안한 상태를 만든다

외측에서 내측으로(lateral to medial) 향하는 경추의 joint play는 시술자의 양손의 검지 또는 중지로 경추의 후외측 부위를 접촉하여 한쪽 손을 lateral to medial의 방향으로 밀면서 마치 스프링을 누르듯 하며 검진한다. 위의 모습으로 경추의 마디마디를 촉진할 때 정상적인 관절에서 발생하는 예민하며 미끄러지는 듯한 관절의 움직임과 살며시 누른 후 스프링이 튀어 나오는듯한 탄력성을 관찰한다. 이 때 고착된 관절은 joint play의 움직임과 또는 스프링과 같은 모습의 탄력성이 충분히 느껴지지 않는다(그림 6-32).

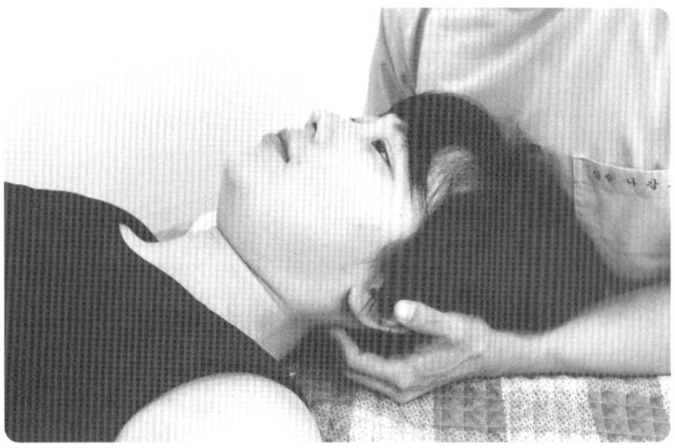

그림 6-32 양손 검지나 중지를 경추의 후외측 부위에 접촉하여 분절마다 외측에서 내측으로 스프링을 누르듯이 밀어본다

## 2.2.2 후두골과 환추의 가동범위와 관절놀이

⊙ 굴곡과 신전

후두골-환추 관절에 굴곡과 신전을 실행할 때 관절에서 발생하는 움직임으로 인해 하악골과 환추 횡돌기의 전면과의 간격에 변화가 발생한다. 이것을 감지하기 위해 환자는 앉은 자세를 취하게 하고 시술자는 검지 또는 중지를 사용하여 하악골과 환추 횡돌기 사이에 접촉하며 또 한 손은 환자의 이마를 가볍게 감싸 그 손위에 휴식을 취하게 한다. 이것은 환자의 목 주위 근육이 이완되게 유도하는 것이다. 그리고 가볍게 환자의 머리를 굴곡 그리고 신전 시킨다. 이때 하악지(ramus)와 환추의 횡돌기는 신전 시킬 때 열리는 현상이 발생하고 굴곡 시킬 때는 하악지와 환추의 횡돌기 사이는 좁아지는 현상이 발생한다(그림 6-33,34). 후두골과 환추 관절에 고착현상이 있을 때 환추의 외측괴와 후두골의 후두과 사이에 정상적 움직임이 사라지고 하악골과 환추의 횡돌기 사이의 간격에 변화가 발생하지 않는다. 위의 촉진법은 supine 자세에서도 이루어 질 수 있다. 시술자는 양손으로 환자의 후두골과 유양돌기를 감싸면서 검지를 이용하여 하악지와 환추 횡돌기 사이를 감지하며 환자의 머리를 굴곡 그리고 신전 시키면서 위에서 서술된 모습을 촉진한다.

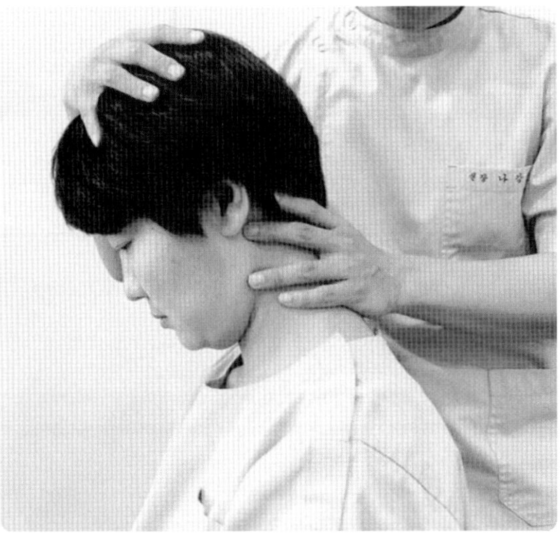

**그림 6-33 굴곡 과정중 C1의 횡돌기와 하악지 사이의 거리가 가까워진다**

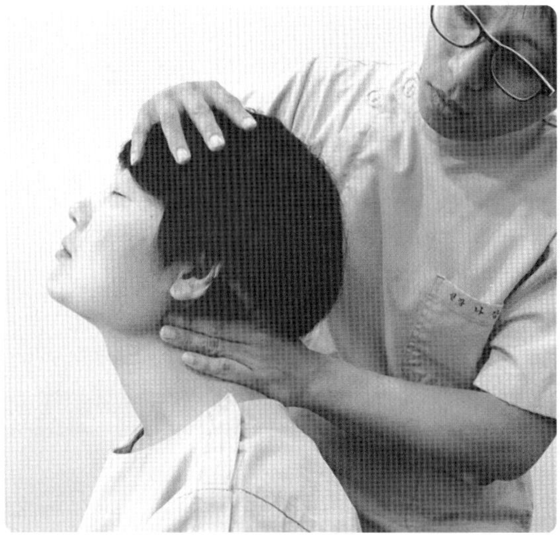

**그림 6-34 신전 과정중 C1의 횡동기와 하악지 사이의 거리가 멀어진다**

후두골-환추의 관절놀이 분석은 모든 방면의 가동범위 한계점에서 마치 스프링을 누르듯 관절위에 압력을 가하여 발생하는 움직임을 관찰하여 분석한다. 먼저 굴곡 관절놀이의 분석은 환자를 낮게 앉은 자세를 취하게 하고 시술자는 환자 뒤에서 양손의 손가락을 각지 낀 모습으로 가볍게 환자의 이마에 접촉하며 양 팔꿈치는 시술자 양쪽 옆구리에 가깝게 접촉한다. 환자의 머리를 시술자의 가슴 밑 부분으로 point of tension까지 끌어당기며 마지막 관절놀이의 움직임을 관찰한다(그림 6-35). 또는 환자 뒤쪽에서 양쪽 손으로 환자의 얼굴 측면에 그리고 엄지는 후두골의 하부면에 접촉한 후 머리를 굴곡 시키고 후두골의 가장 밑 부분을 가볍게 밀어 올리면서 움직임을 관찰한다(그림 6-36).

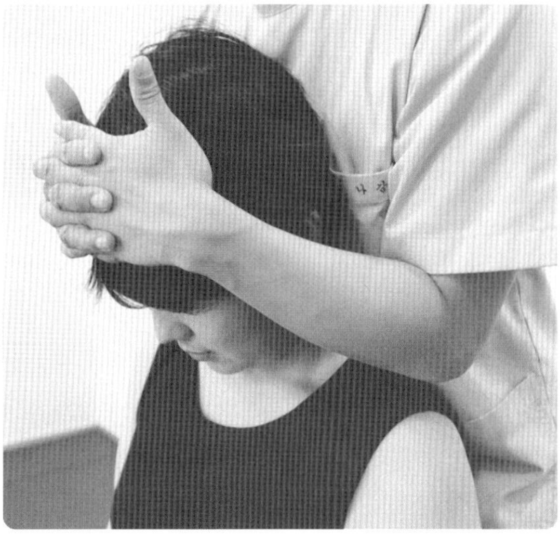

그림 6-35 환자의 이마를 감싸 최대 긴장점 까지 가볍게 당겨본다

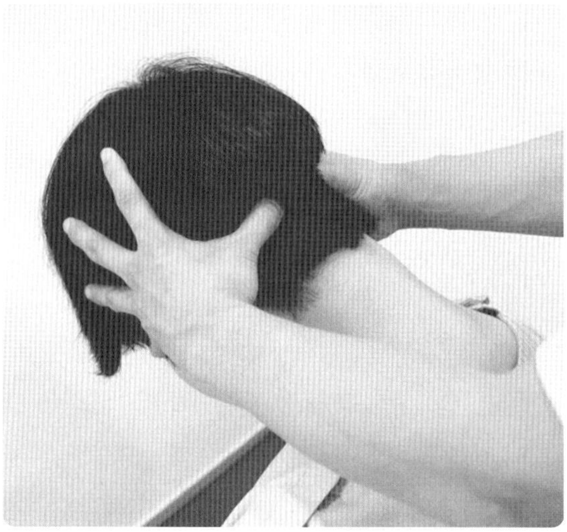

그림 6-36 굴곡시 후두골 하부면을 밀어본다

신전 관절 놀이는 양손의 엄지를 환자의 머리 위에 자연스럽게 접촉하고 검지와 중지를 이용하여 환자의 유양돌기 또는 후두골의 후면을 접촉한 후 환자의 머리를 후하방 (posterior and inferior)의 방향으로 움직이며 운동성을 관찰한다(그림 6-37). 후두골과 환추 관절의 회전은 경추 전체 회전이 끝난 후 발생하며 매우 제한 되어있다. 검지 또는 중지를 이용하여 하악지와 환추 횡돌기 앞쪽 사이에 접촉하고 환자의 머리를 촉진하고 있는 반대쪽으로 회전 시킨다. 이때 하악지와 환추 횡돌기 사이는 환자의 머리가 회전되는 반대쪽은 열리게 되고 머리가 회전되는 쪽으로는 닫히는 현상이 발생한다(그림 6-38). 후두골

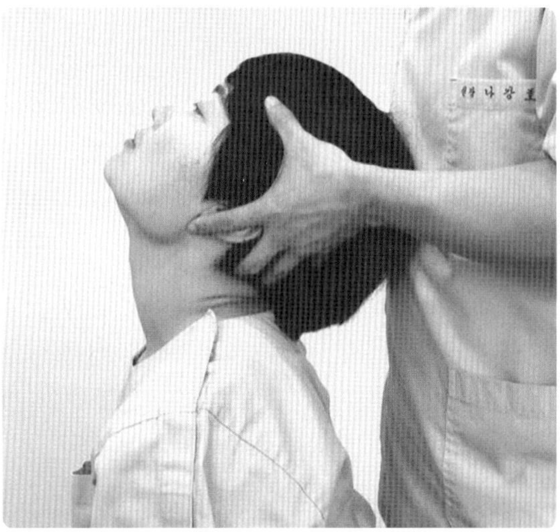

그림 6-37 신전 과정중 후두-환추의 관절놀이를 평가해 본다

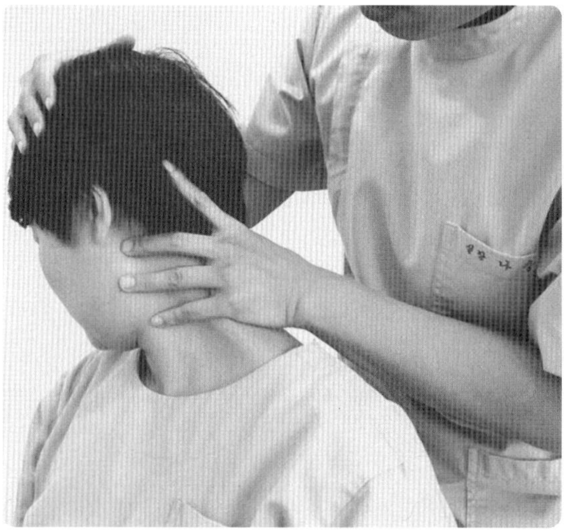

그림 6-38 머리가 회전된 반대측 환추의 횡돌기와 하악지 사이가 열리는지 관찰한다

과 환추의 외측굴곡의 모습은 검지나 중지를 유양돌기 끝 부분과 환추의 횡돌기 사이에 놓고 환자의 머리를 반대쪽으로 외측굴곡 시키면서 촉진하고 있는 유양돌기와 환추 횡돌기 사이의 간격을 촉진함으로써 검사한다. 정상적으로 외측굴곡 되는 반대쪽 유양 돌기와 환추 횡돌기 사이는 열리게 되고 외측굴곡 되는 쪽은 닫히게 된다. 이때 발생하는 후두골의 관절놀이는 외측 굴곡되는 쪽에 안쪽으로 미끄러지는 medial gliding이 그리고 반대쪽에 상부 방향으로 미끄러지는 듯한 superior gliding 현상이 생긴다 (그림 6-39).

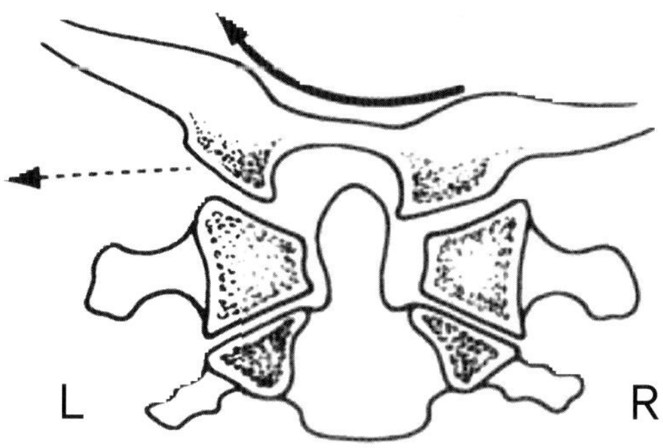


오른쪽 외측 굴곡시 후두골이 움직이는 모습을 화살표를 통해 보여준다.

그림 6-39 환추-후두 관절

### 2. 2. 3 환추와 축추 가동범위와 관절 놀이

⊙ 회전(rotation)

한 손의 검지와 중지를 환추와 축추의 횡돌기 뒤 부위에 각각 접촉하고 환자의 머리를 촉진하고 있는 반대쪽으로 회전시킨다. 이때 촉진하는 손을 통하여 환추의 횡돌기는 전방으로 anterior rotation 되는 모습을 감지하고 축추의 횡돌기와 서로 떨어져 멀어지는 현상을 감지한다. 이렇게 전방으로 회전된 환추의 횡돌기를 posterior to anterior의 방향으로 밀면서 스프링과 같은 관절의 정상적 운동성을 관찰한다 (그림 6-40).

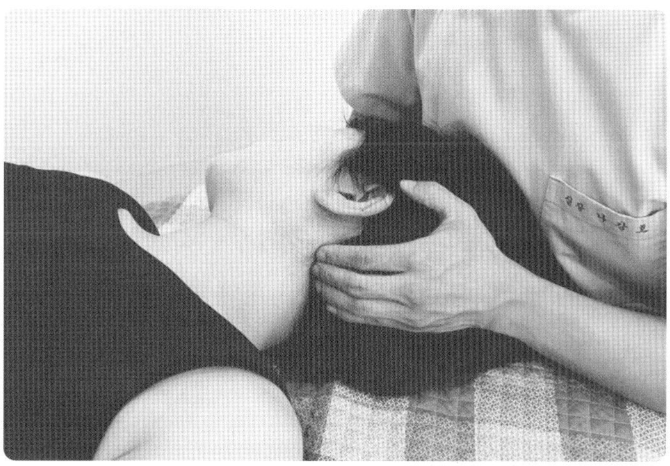

그림 6-40 회전 시킨 후 환추 횡돌기를 P-A 방향으로 밀어본다

⊙ 환추와 축추의 내측 활주(medial gliding)

환자의 머리를 외측굴곡 시킨 후 환추-축추의 면관절면을 검지로 접촉하여 lateral to medial의 방향으로 마치 스프링을 누르는 듯이 한다(그림 6-41).

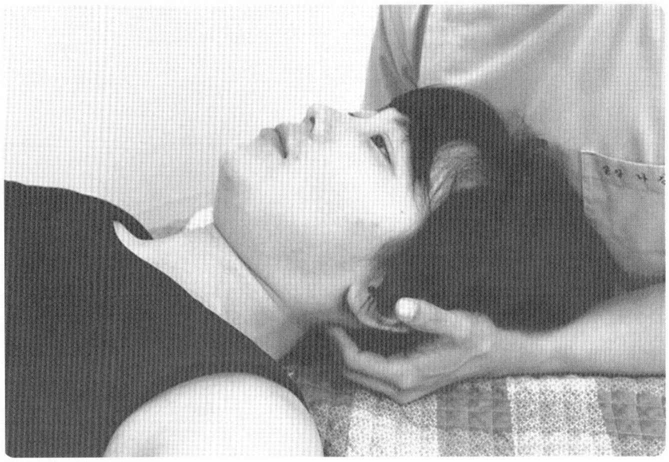

그림 6-41 외측 굴곡후 환추-축추관절면을 내측방향으로 밀어본다

⊙ 환추와 축추의 굴곡과 신전(Flexion and extension)

환추와 축추 관절사이를 한손의 검지와 중지 그리고 엄지를 통하여 동시에 양쪽에 접촉하며 굴곡 그리고 신전시킨다. 신전 시키면서 posterior and inferior의 방향으로 그리고 굴곡 시키면서 anterior and superior의 방향으로 활주되는 모습을 감지한다. 관절놀이의 모습은 신전시킨 상태에서 posterior to inferior의 방향으로 그리고 굴곡 상태에선 anterior to superior의 방향으로 스프링을 누르듯이 압력을 가하며 관절놀이의 탄력성을 감지한다(그림 6-42, 43).

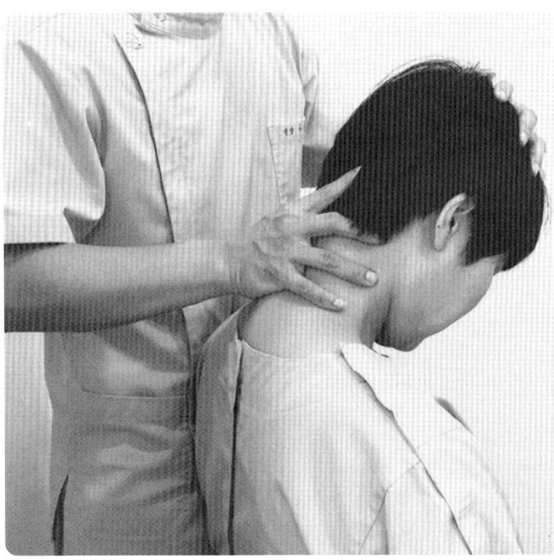

그림 6-42 굴곡 시키면서 촉진하는 모습

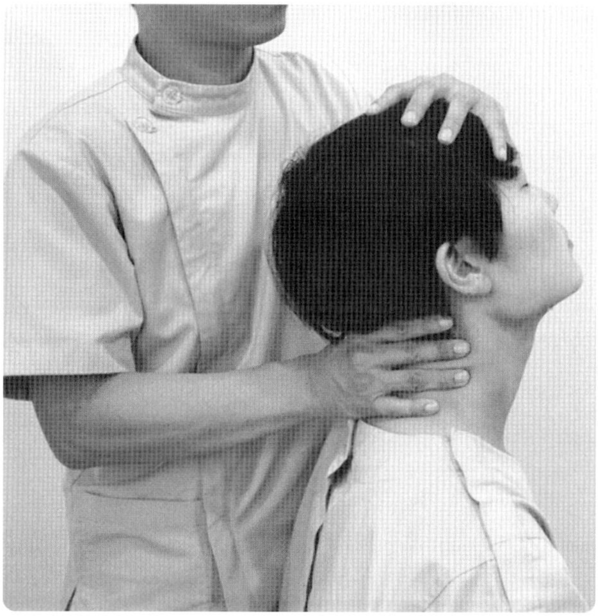

그림 6-43 신전 시키면서 촉진하는 모습

### 2. 2. 4 C2-C7의 가동 범위와 관절 놀이

일반적으로 하부 경추의 촉진은 앉은 자세에서 있는 환자의 이마를 약간 굴곡 시킨 모습에서 보조손으로 접촉한 후 주동손으로 촉진한다. 환자가 바로 누운(supine) 자세에서는 환자의 후두부를 부드럽게 접촉한 후 약간 들어 올리면서 검지 또는 중지로 촉진한다.

⊙ 회전 (rotation)

환자가 앉아있는 자세에서 손의 검지나 또는 중지를 사용하여 관절주(articular pillar) 부위에 접촉하고 움직임을 검사한다. 촉진하는 손가락을 관절주 후면에 접촉한 후 환자의 머리를 반대방향으로 수동 회전시킨다. 이때 머리가 회전되는 반대쪽 즉 촉진하고 있는 쪽 상관절주(superior articular pillar)는 하관절주(inferior articular pillar)에 대해 전방으로 움직이며 주위의 연조직이 늘어나는 것이 느껴진다. 환자의 머리가 완전히 회전 되었을 때 반대쪽 관절주의 모습은 마치 상관절주와 하관절주 사이에 계단이 이루어진 듯한 현상(stair stepping effect)이 느껴진다. 이때 관절주를 면관절 각도를 따라 posterior-anterior 방향으로 마치 스프링을 누르는 듯이 한다. 정상적인 관절이라면 단단한 느낌이 있으나 탄력성을 감지할 수 있어야 한다(그림 6-44).

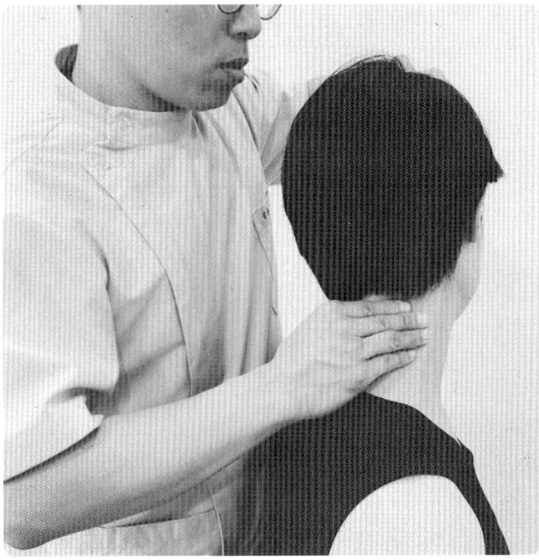

그림 6-44 왼쪽으로 회전시킨 후 오른쪽 관절주를 밀어본다

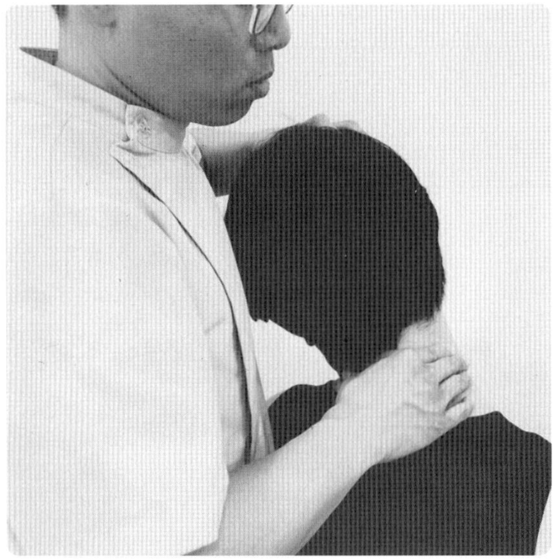

그림 6-45 외측 굴곡 시킨 후 관절주가 하방으로 움직이는 모습을 촉진한다

⊙ 외측굴곡(lateral flexion)

외측굴곡의 모습을 촉진하기 위해 관절주 측면에서 약간 내측을 접촉한다. 관절주의 측면 또는 전면을 촉진한다면 환자에게 매우 불편함을 준다. 촉진은 한쪽 또는 양쪽을 함께 할 수 있고 촉진 손의 검지 또는 중지를 사용하나 양손가락을 함께 사용 할 수도 있다. 환자가 앉아있는 자세에서 외측굴곡 검사할 때 시술자는 촉진부위의 반대쪽 그리고 환자의 옆쪽에 위치하며 검사한다(그림 6-45). 환자가 바로 누워있는 supine 자세에서 검사하는 경우에 시술자는 환자의 머리 위 부분에 위치하며 양손의 검지와 중지를 함께 사용한다. 외측굴곡을 검사할 때 촉진하는 손은 외측굴곡이 이루어지면서 관절주가 하방으로 향하는 움직임을 감지하며 반대쪽 관절주는 상방으로 움직임이고 주위의 연조직이 늘어나는 것을 감지한다. 외측굴곡이 완벽히 이루어진 후에 관절놀이를 검진한다. 이때 촉진하고 있는 손은 medial 쪽으로 밀고 머리를 접촉하고 있는 보조손은 목 전체를 외측굴곡 시킬 때 발생하는 concavity의 상태를 더욱 깊이 유도한다. 그리고 엄지손을 통해 convexity쪽 관절주의 탄력 있는 움직임과 주위 연조직이 늘어나는 모습을 감지한다. 외측굴곡 시 관절놀이의 모습은 회전 때와 마찬가지로 탄력 있는 느낌을 준다.

⊙ 굴곡과 신전(flexion and extension)

굴곡과 신전의 모습은 검지와 중지로 한쪽 또는 엄지와 검지를 사용하여 양쪽으로 관절주 후면에 접촉한다. 신전 할 때 관절주의 posterior inferior의 방향으로 미끄러지는 모습을 감지하고 굴곡 때에는 관절주가 anterior superior의 방향으로 움직이는 모습을 감지한다. 굴곡에서 관절놀이를 검사할 때 관절주 양쪽을 접촉하여 anterior superior의 방향으로 더욱 힘을 주며 관절놀이의 모습을 감지하며 신전 때에는 관절주를 posterior inferior의 방향으로 관절놀이의 모습을 검진한다.

## 3 경추 정형 검사

Diversified 테크닉과 같은 정통 카이로프랙틱 치료법은 척추관절에 빠른 속도로 트러스트를 가하는 테크닉을 구사하기 때문에 특정한 관절질환 또는 골격계 질환이 있는 경우 조심해야 한다. 그러므로 X-ray와 같은 영상진단, 정형검사 그리고 신경검사를 통한 정확한 진단은 필수적이다. 다음은 경추에서 가장 일반적으로 사용되는 정형 검사법에 대한 실행방법과 임상적 의미를 설명한다.

### 3. 1 Axial compression test

앉아있는 자세에서 있는 환자의 머리를 수직 방향으로 압력을 가하면서 누른다. 이러한 모습은 추간판에 압력을 증가시키고, 추간공의 공간을 감소시키며 면관절에 압박이 가해져 목 부위에 통증을 유발시킬 뿐 아니라 어깨와 팔 부위에 방사통을 유발시킬 수 있다(그림 6-46). 방사통의 피부분절 패턴을 관찰함으로써 어느 부위 신경에 자극이 가해지는 가를 진단하는데 도움이 된다. 환자의 머리를 좌우로 외측굴곡 시키면서 위와 같이 동일한 방법으로 실행한다(그림 6-47).

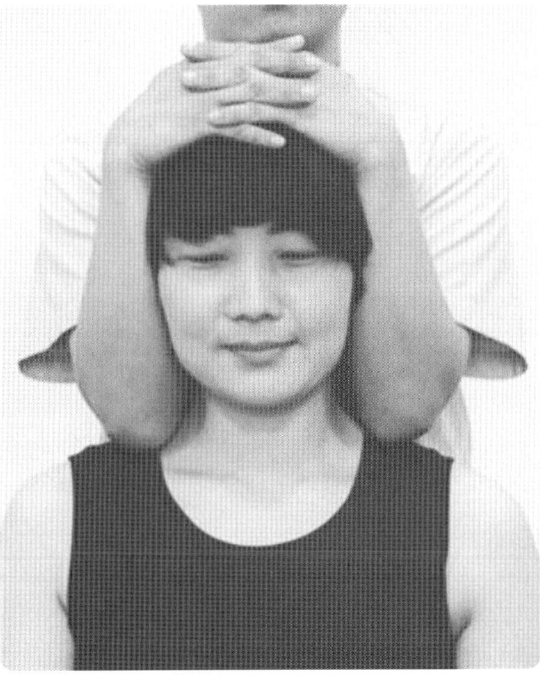

그림 6-46 중립위치에서 axial compression 검사

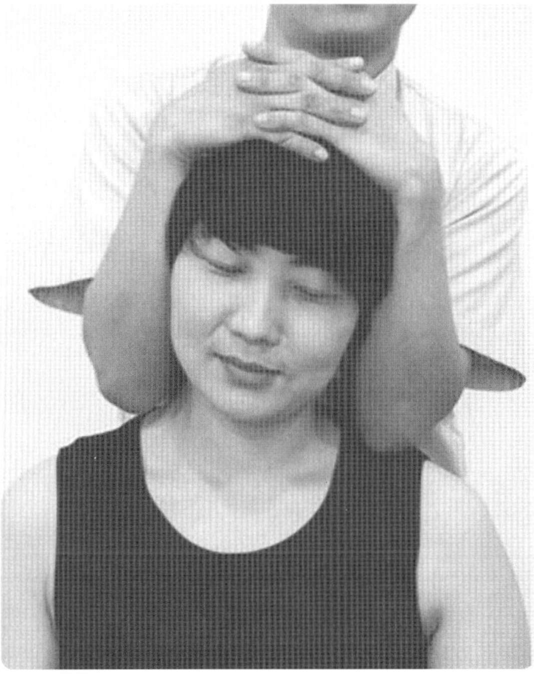

그림 6-47 왼쪽 외측굴곡 axial compression 검사

※검사할 때 힘을 과도하게 주어서는 안된다. 특히, 외측굴곡 상태에서 검사시 과도한 힘을 가하면 증세를 악화 시킬 수 있다.

## 3. 2 George's test

경추 횡돌기를 통과하는 추골동맥 혈액흐름의 상태를 검사한다. 환자의 머리를 완전히 rotation 시킨 후 신전 시킨다. 이 자세를 최소한 40초 동안 유지하면서 안진현상, 현기증, 시각장애, 구토, 두통, 이상 감각, 이명과 같은 현상을 관찰한다. 머리를 회전시킨 방향의 추골동맥이 폐쇄되어 혈액공급 장애가 발생할 때 이러한 증세들이 발생한다. 이와 같은 경우 충격적인 경추 어져스트먼트는 위험한 문제를 유발시킬 수 있다. 검사는 반드시 양쪽 모두 실행되어야 한다(그림 6-48, 49).

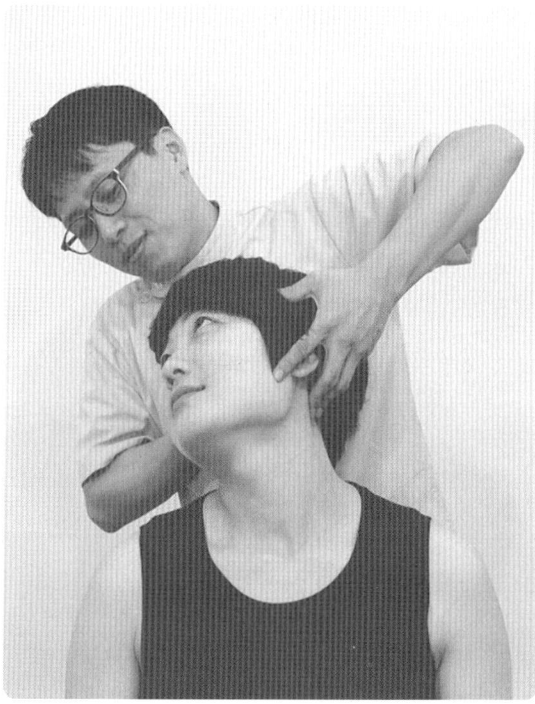

그림 6-48 오른쪽으로 회전, 과신전 상태에서 검사

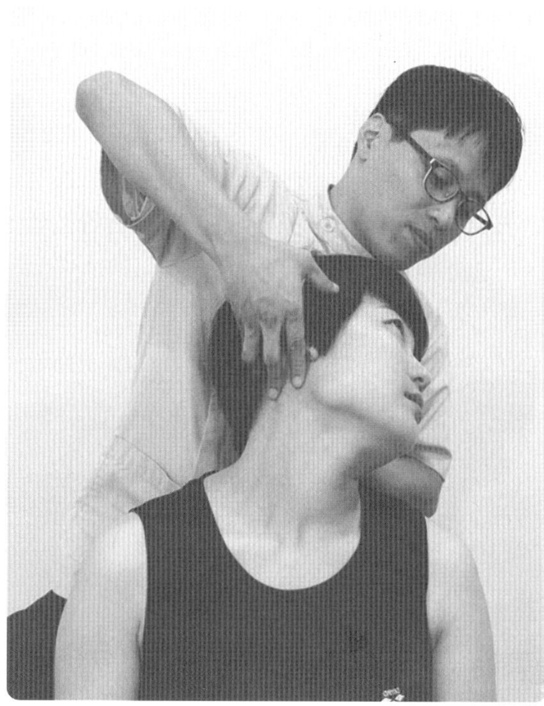

그림 6-49 왼쪽으로 회전, 과신전 상태에서 검사

## 3. 3 Shoulder Abduction test

환자는 앉아있는 자세를 취하게 한 후 통증이 있는 쪽 팔을 머리위로 들어 올리게 한다. 통증이 감소되면 양성반응이다. 통증이 감소되는 것은 thoracic outlet syndrome 또는 추간공 신경근에 압력이 있다는 것을 지적한다(그림 6-50).

## 3. 4 Distraction test

앉아 있는 환자의 머리를 턱과 후두골에 접촉하여 들어올린다. 어깨 또는 팔에 전해지는 방사통증이 감소되면 디스크 또는 신경근의 압박을 지적한다. 국소적인 통증이 나타난다면 근육 또는 인대에 손상을 의미하는 것이다(그림 6-51).

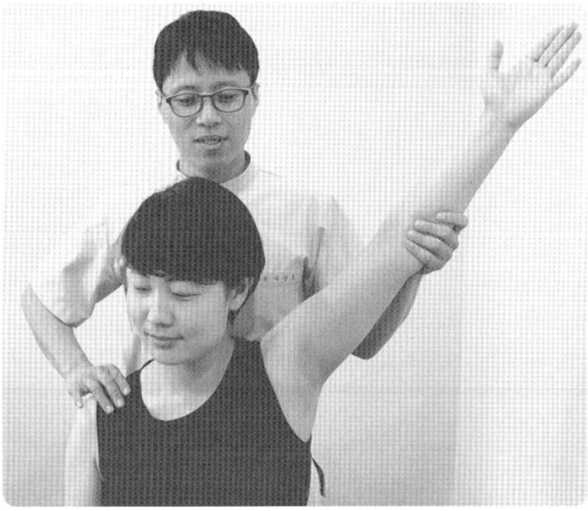

그림 6-50 shoulder abduction test

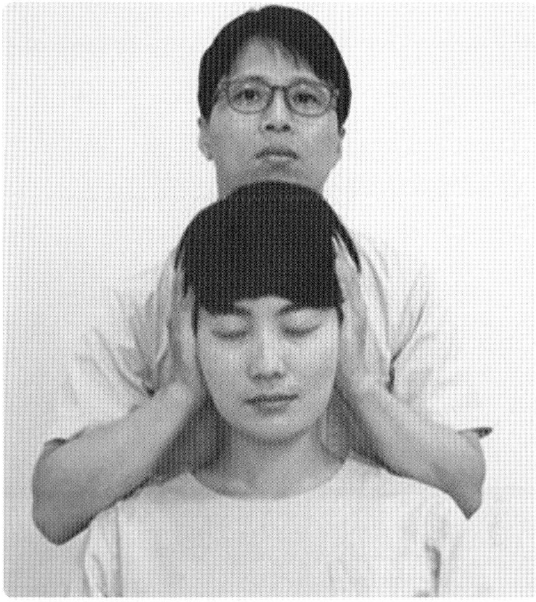

그림 6-51 Distraction test

## 3. 5 Shoulder Depression test

앉아있는 환자의 어깨와 머리를 접촉한 후 서로 반대방향으로 외측굴곡을 시도한다. 통증이 발생하거나 증가된다면 경막소매(dural sleeve) 또는 신경근 유착(nerve root adhesion)을 지적한다(그림 6-52, 53).

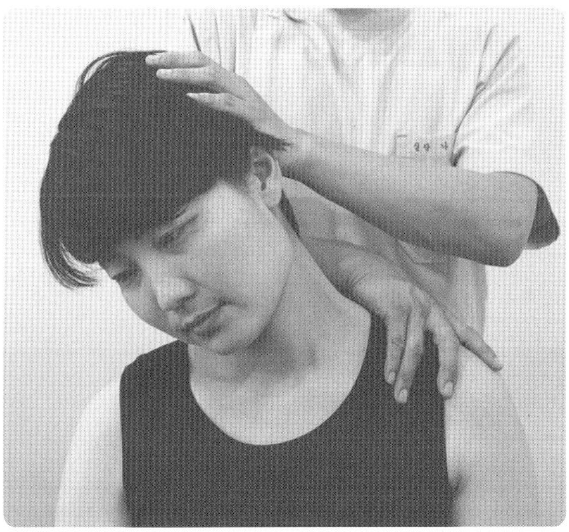

그림 6-52 우측 Shoulder depression test

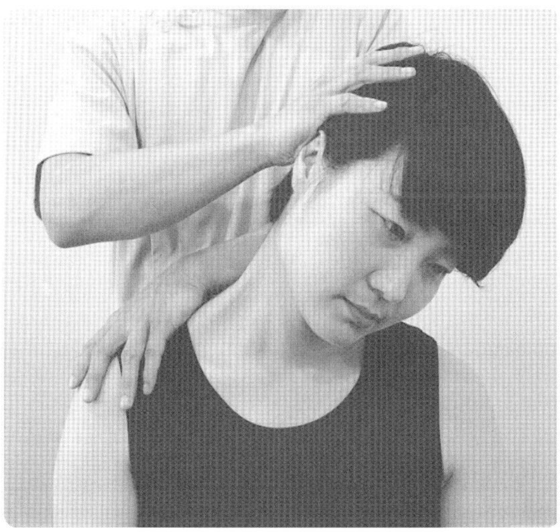

그림 6-53 좌측 Shoulder depression test

## 3. 6 Soto Hall test

Supine 자세로 누워있는 환자의 흉골부위에 접촉을 한 후 환자의 머리를 가볍게 들어 올린다. 양성반응은 척추손상이 발생한 부위에 국소적인 통증이 나타난다. 흉추 제7번 아래 부위는 이 검사의 의미가 없다(그림 6-54).

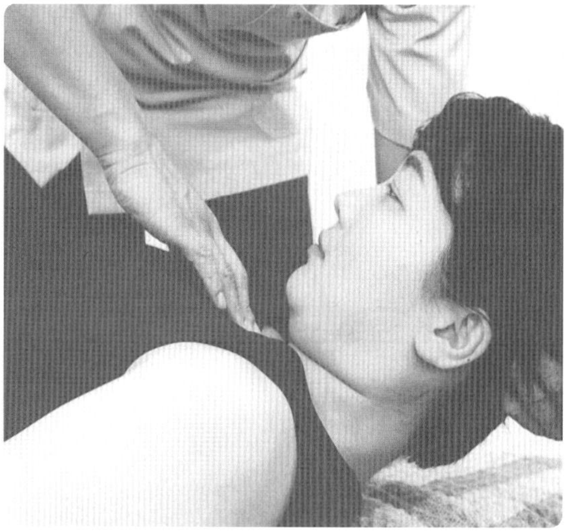

그림 6-54 Soto Hall test

## 3. 7 Spinous percussion test

앉아 있는 환자의 머리를 숙이게 하고 노출된 극돌기와 경추주위 근육부위를 반사망치(reflex hammer)로 가볍게 두드려 본다. 국소적인 통증은 척추골절 또는 인대염좌를 지적한다. 방사통이 증가하면 디스크 병변을 지적한다(그림 6-55).

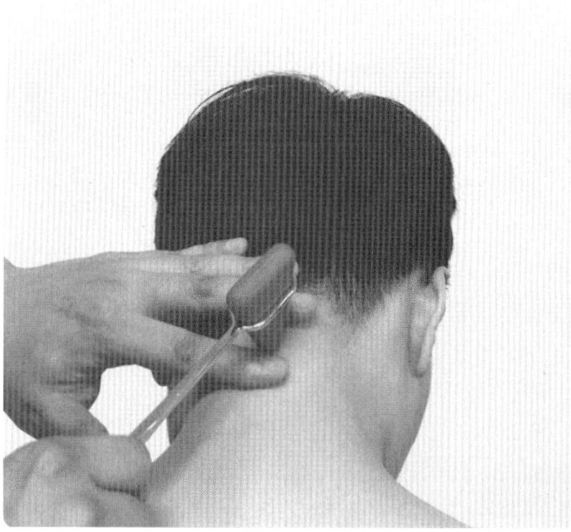

그림 6-55 spinous percussion test

## 3. 8 Adson's test

앉아있는 환자의 요골동맥을 촉진하여 맥박의 크기와 빈도를 측정한 후 환자의 팔을 약 45도 신전시킨 다음 외전 시킨다. 그리고 환자의 머리를 검사하고자 하는 쪽으로 회전 시킨 후 숨을 크게 들어 마시게 하고 약 10초 동안 유지한다. 좌우 양쪽을 동일한 방법으로 검사한다. 맥박의 크기가 감소하고 감각이상 현상이 발생하면 경추늑골과 또는 사각근에 의해 신경혈관 조직에 압박을 지적하는 것이다(그림 6-56).

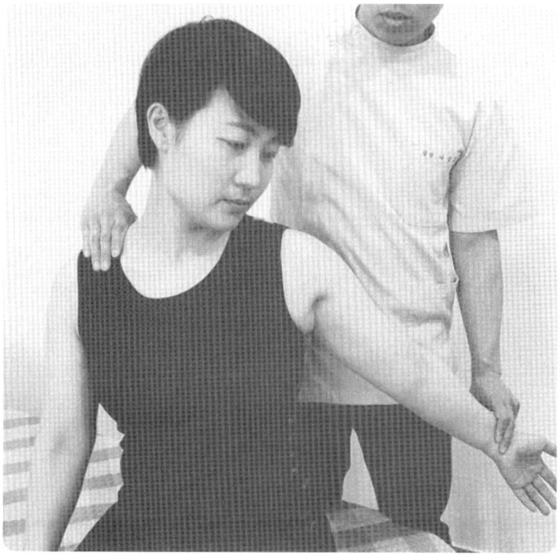

그림 6-56 Adson's test

## 3. 9 Allen test

환자는 앉은 자세를 취하게 한 후 주관절을 90도로 굴곡 시킨 후 팔을 과신전, 외회전 시킨다. 검사자는 요골동맥을 촉진하면서 가볍게 압력을 증가시킨다. 그리고 환자는 검사하는 반대 방향으로 머리를 돌리게 한다. 요골동맥이 감소되면 양성반응이다. 쇄골하동맥과 상완신경의 압박이 제 1번늑골과 쇄골 또는 전사각근과 중사각근사이에서 발생한다(그림 6-57).

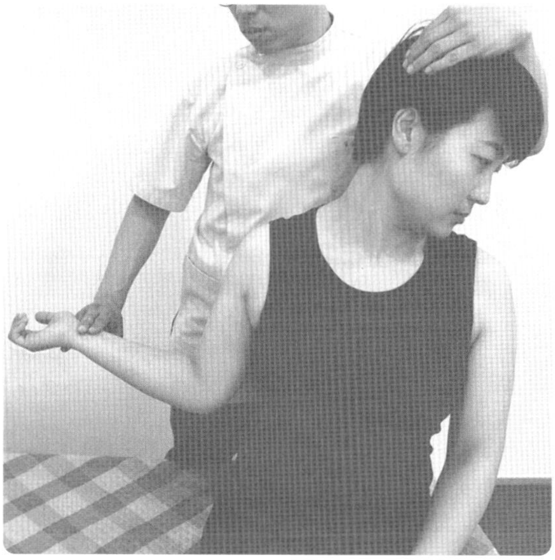

그림 6-57 Allen test

## 3. 10 Valsalva test

환자의 손가락을 입안에 넣게 한 후 불게 한다. 이 검사는 척수내압을 증가시켜 공간점유병변(space occupyinglesion)의 유무를 검사한다. 피부분절을 따라 통증이 증가되면 디스크 탈출을 지적한다(그림 6-58).

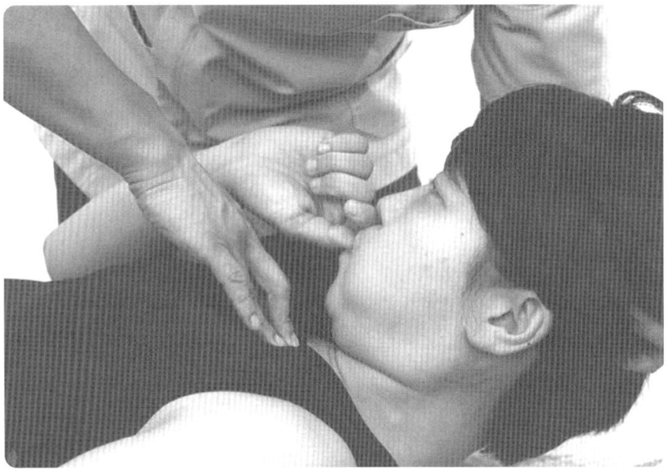

그림 6-58 Valsalva test

## 4 어져스트먼트 테크닉

### 4.1 후두골 어져스트먼트 테크닉

후두골 어져스트먼트는 앉은 자세에서 그리고 바로 누운(supine) 자세에서 실행될 수 있다. 후두골 서블럭세이션 분석은 환추와의 관계에서 분석된다. 후두골과 환추 그리고 환추와 축추의 관절은 매우 근접되어 있기 때문에 촉진 상 오진될 수 있다. 다른 관절과 같이 후두골과 환추 관절 촉진 역시 정적촉진, 동작촉진 그리고 방사선검사와 다양한 진단기를 사용하는 검진 방법이 있다. 일반적으로 posterior rotation 부위에 압통점과 함께 팽륜감이 촉진된다. 동작촉진은 주로 굴곡과 신전의 운동성을 검사하는데 사용된다. 후두과에 접촉한 후 환자의 머리를 굴곡 그리고 신전시키면서 상대적인 운동성을 비교한다. 후두골 서블럭세이션 AS인 경우 굴곡이 제한되어 있으며 PS인 경우 신전이 제한된다.

후두골이 정확한 위치에 있을 때 대후두공(magnum foramen)은 척수가 담겨져 있는 척추관의 직경을 최대한으로 유지한다. 경추 lateral view에서 대후두공선은 환추선과 평행을 이루어야 한다. 이 두선이 평행을 이루지 못하고 전면에서 두 선이 서로 벌어지는 현상은 AS를 지적하며 후두공과 환추의 후궁사이가 가까워진다(그림 6-59a). 그리고 후면에서 두 선이 벌어지는 현상은 PS를 지적하며 대후두공과 환추의 후궁 사이가 멀어진다(그림 6-59b). 후두골의 외측변위는 AP view에서 분석될 수 있다. 후두과의 양쪽 동일점을 지나는 선(양쪽 유양돌기 점을 사용할 수도 있다)과 환추의 횡선이 수평이 되지 못하고 한 쪽이 벌어지는 현상은 후두골의 외측굴곡을 지적하는 것이다. 후두골이 왼쪽으로 외측굴곡 될 때 리스팅은 RS(right superior)라고 기록하며 오른쪽 외측굴곡이 제한된 것을 촉진 할 수 있다(그림 6-60). 후두골의 회전변위는 엑스레이를 통해 간접적으로 분석될 수 있다. 환추는 후두골의 회전변위에 보상하기 때문에 환추의 회전변위 반대방향에서 후두과의 회전변위가 나타난다.

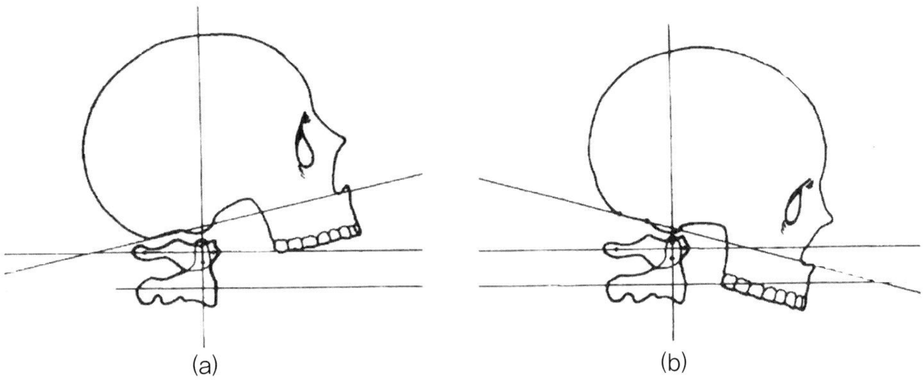


그림 6-59 (a) 후두골의 AS변위, (b) 후두골의 PS변위

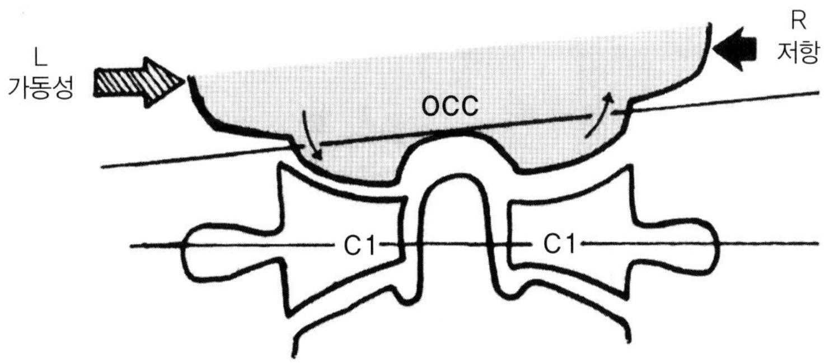


그림 6-60 후두골의 RS변위

표 6-4 후두과 리스팅

| 후두과 리스팅 | 변위의 국제적 표시 | 어저스트먼트 방향 | 머리 위치 |
|---|---|---|---|
| PSRS | +θX, -θZ | P-A, S-I, R-L | |
| PSRSRA | +θX, -θZ, +θY | P-A, S-I, R-L | 오른쪽 머리 회전 |
| PSRSRP | +θX, -θZ, -θY | P-A, S-I, R-L | 왼쪽 머리 회전 |
| PSLS | +θX, +θZ | P-A, S-I, L-R | |
| PSLSLA | +θX, +θZ, -θY | P-A, S-I, L-R | 왼쪽 머리 회전 |
| PSLSLP | +θX, +θZ, +θY | P-A, S-I, L-R | 오른쪽 머리 회전 |
| AS | -θX, +Z | A-P, S-I | |
| ASRS | -θX, -θZ | A-P, S-I, R-L | 오른쪽 머리 회전 |
| ASRSRA | -θX, -θZ, +θY | A-P, S-I, R-L | 왼쪽 머리 회전 |
| ASRSRP | -θX, -θZ, -θY | A-P, S-I, R-L | |
| ASLS | -θX, +θZ | A-P, S-I, L-R | |
| ASLSLA | -θX, +θZ, -θY | A-P, S-I, L-R | 왼쪽 머리 회전 |
| ASLSLP | -θX, +θZ, +θY | A-P, S-I, L-R | 오른쪽 머리 회전 |

## 4. 1. 1 후두골 테크닉 : Sitting 자세

### ① Listing PSRS

후두과의 신전과 오른쪽 외측굴곡이 제한되어 있다.

- **PP** 등받이가 있는 의자에서 앉은 자세를 취한다.
- **DS** RS인 경우 환자의 오른쪽 뒤에 위치한다.
- **CH** 오른쪽 손의 접촉점 # 10, 무지구(thenar) or 접촉점 # 7, 중수지골 접속
- **SCP** 유양돌기
- **SH** 왼쪽 손, 왼쪽 C1, C2를 안정시킨다.
- **LOC** lateral to medial, superior to inferior, posterior to anterior
- **Procedure** 환자의 머리는 시술자의 가슴 아래 부위에 기대게 한다. 그리고 중립에 위치하도록 한다. 주동손으로 피부를 inferior 방향으로 끌어당기며 유양돌기에 정확하게 접촉한 후 환자의 머리를 외측굴곡 시킨다. 보조손은 반대쪽 환추와 축추를 안정시키며 주동손의 Thrust를 효과 있게 한다. Thrust는 짧고 빠르게 실행한다(그림 6-61).

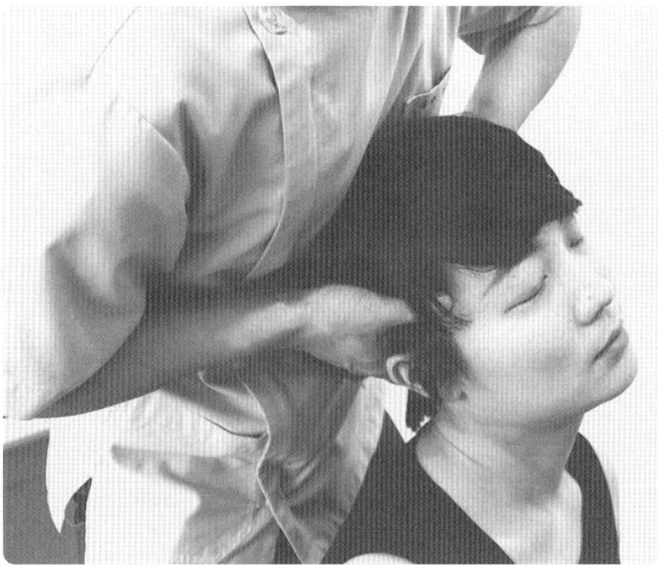

그림 6-61 PSRS의 치료

### ② Listing: PSRSRA

후두과의 신전과 오른쪽 외측굴곡 그리고 오른쪽 후두과의 후방회전이 제한되어 있다.

- **PP** 등받이가 있는 의자에서 앉은 자세를 취한다.
- **DS** RS인 경우 환자의 오른쪽 뒤에 위치한다.
- **CH** 오른쪽 손의 접촉점 # 10, 무지구(thenar) or 접촉점 # 7, 중수지골 접촉
- **SCP** 유양돌기
- **SH** 왼쪽 손, 왼쪽 C1, C2를 안정시킨다.
- **LOC** lateral to medial, superior to inferior, posterior to anterior
- **Procedure** 환자의 머리는 시술자의 가슴 아래부위에 기대게 한다. 주동손으로 피부를 inferior 방향으로 끌어당기며 유양돌기에 정확하게 접촉한다. 환자의 머리를 약간 외측굴곡 시킨 후 RA인 경우 환자의 머리를 오른쪽으로 회전시킨다. 보조손은 반대쪽 환추와 축추를 안정시키며 주동손의 Thrust를 효과 있게 한다. Thrust는 짧고 빠르게 실행한다(그림 6-62).

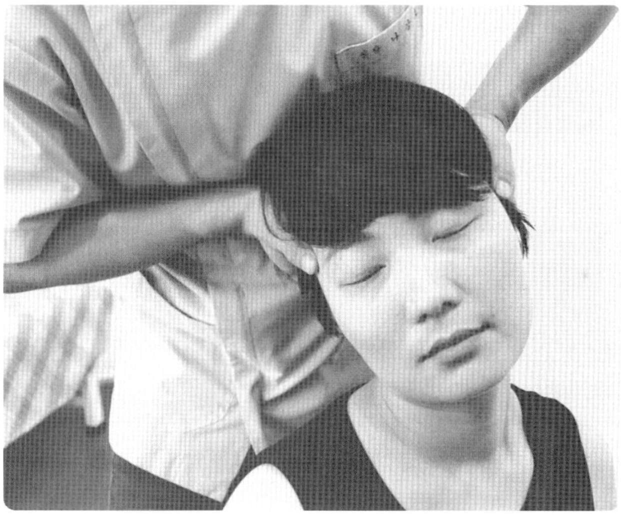

**그림 6-62 PSRSRA의 치료**

### ③ Listing: PSRSRP

후두과의 신전과 오른쪽 외측굴곡 그리고 오른쪽 후두과의 전방회전이 제한되어 있다.

- **PP** 등받이가 있는 의자에서 앉은 자세를 취한다.
- **DS** RS인 경우 환자의 오른쪽 뒤에 위치한다.
- **CH** 오른쪽 손의 접촉점 # 10, 무지구(thenar) or 접촉점 # 7, 중수지골 접촉
- **SCP** 유양돌기

◆ SH 왼쪽 손, 왼쪽 C1, C2를 안정시킨다.

◆ LOC lateral to medial, superior to inferior, posterior to anterior

◆ Procedure 환자의 머리는 시술자의 가슴 아래부위에 기대게 한다. 주동손으로 피부를 inferior 방향으로 끌어당기며 유양돌기에 정확하게 접촉한다. 환자의 머리를 약간 외측굴곡 시킨 후 RP인 경우 환자의 머리를 왼쪽으로 회전시킨다. 보조손은 반대쪽 환추와 축추를 안정시키며 주동손의 Thrust를 효과 있게 한다. Thrust는 짧고 빠르게 실행한다(그림 6-63).

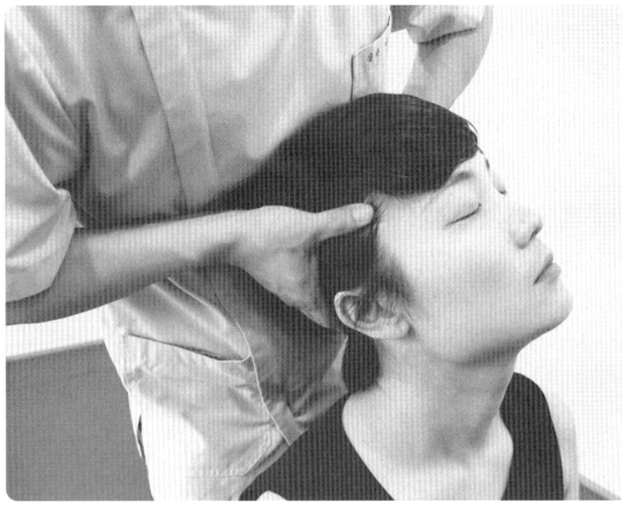

**그림 6-63 PSRSRP의 치료**

### ④ Listing: PSLS

후두과의 신전과 왼쪽 외측굴곡이 제한되어 있다.

◆ PP 등받이가 있는 의자에서 앉은 자세를 취한다.

◆ DS LS인 경우 환자의 왼쪽 뒤에 위치한다.

◆ CH 왼쪽 손의 접촉점 # 10, 무지구(thenar) or 접촉점 # 7, 중수지골 접촉

◆ SCP 유양돌기

◆ SH 오른쪽 손, 오른쪽 C1, C2를 안정시킨다.

◆ LOC lateral to medial, superior to inferior, posterior to anterior

◆ Procedure 환자의 머리는 시술자의 가슴 아래부위에 기대게 한다. 환자의 머리는 회전 없이 중립위치에 있게 한다. 주동손으로 피부를 inferior 방향으로 끌어당기며 유양돌기에 정확하게 접촉한다. 환자의 머리를 약간 외측굴곡 시킨다. 보조손은 반대쪽 환추와 축추를 안정시키며 주동손의 thrust를 효과있게 한다. Thrust는 짧고 빠르게 실행한다.(그림 6-64).

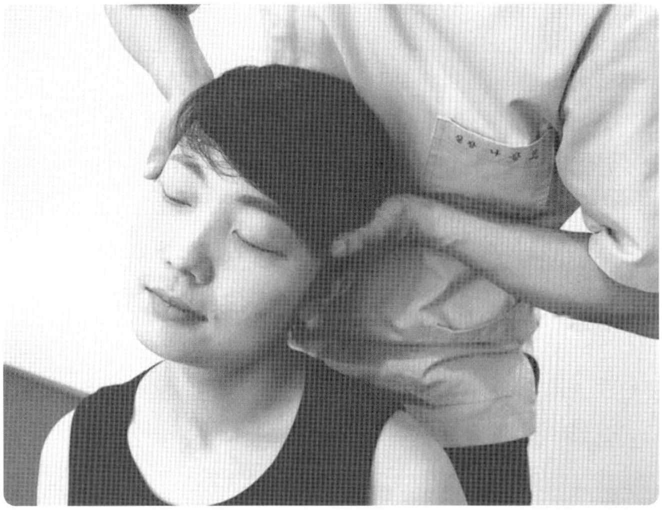

그림 6-64 PSLS의 치료

### ⑤ Listing: PSLSLA

후두과의 신전, 왼쪽 외측굴곡, 왼쪽 후방회전이 제한되어 있다.

- **PP** 등받이가 있는 의자에서 앉은 자세를 취한다.
- **DS** LS인 경우 환자의 왼쪽 뒤에 위치한다.
- **CH** 왼쪽 손의 접촉점 # 10, 무지구(thenar) or 접촉점 # 7, 중수지골 접촉
- **SCP** 유양돌기
- **SH** 오른쪽 손, 오른쪽 C1, C2를 안정시킨다.
- **LOC** lateral to medial, superior to inferior, posterior to anterior
- **Procedure** 환자의 머리는 시술자의 가슴 아래부위에 기대게 한다. LA 회전변위인 경우 왼쪽으로 머리를 회전시킨다. 주동손으로 피부를 inferior 방향으로 끌어당기며 유양돌기에 정확하게 접촉한 후 환자의 머리를 외측굴곡 시킨다. 보조손은 반대쪽 환추와 축추를 안정시키며 주동손의 thrust를 효과있게 한다. Thrust는 짧고 빠르게 실행한다.(그림 6-65).

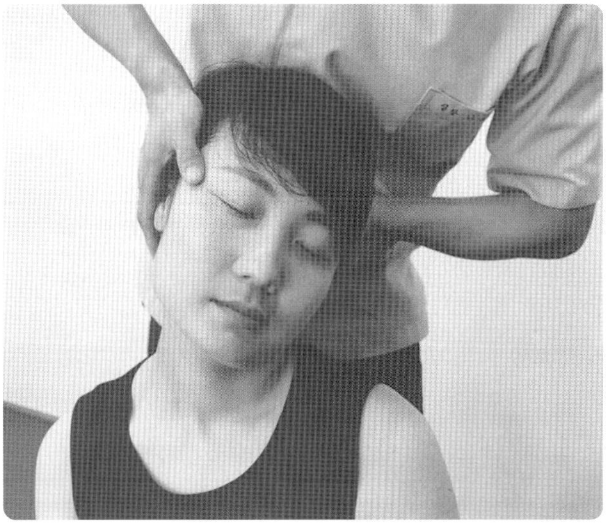

그림 6-65 PSLSLA의 치료

### ⑥ Listing: PSLSLP

후두과의 신전, 왼쪽 외측굴곡, 왼쪽 후두과의 전방회전이 제한되어 있다.

- ◆ **PP** 등받이가 있는 의자에서 앉은 자세를 취한다.
- ◆ **DS** LS인 경우 환자의 왼쪽 뒤에 위치한다.
- ◆ **CH** 왼쪽 손의 접촉점 # 10, 무지구(thenar) or 접촉점 # 7, 중수지골 접촉
- ◆ **SCP** 유양돌기
- ◆ **SH** 오른쪽 손, 오른쪽 C1, C2를 안정시킨다.
- ◆ **LOC** lateral to medial, superior to inferior, posterior to anterior
- ◆ **Procedure** 환자의 머리는 시술자의 가슴 아래부위에 기대게 한다. LP 회전변위인 경우 오른쪽으로 머리를 회전시킨다. 주동손으로 피부를 inferior 방향으로 끌어당기며 유양돌기에 정확하게 접촉한 후 환자의 머리를 약간 외측굴곡 시킨다. 보조손은 반대쪽 환추와 축추를 안정시키며 주동손의 thrust를 효과 있게 한다. Thrust는 짧고 빠르게 실행한다.(그림 6-66).

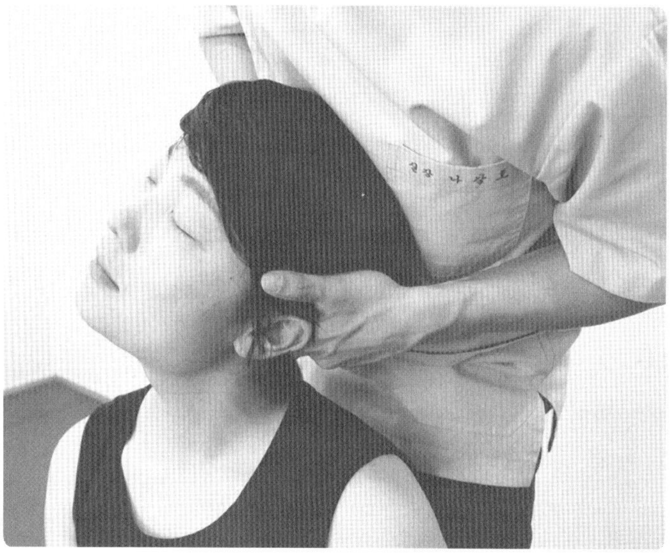

**그림 6-66 PSLSLP의 치료**

### ⑦ Listing: AS

후두과의 굴곡이 제한되어 있다.

- ◆ **PP** 등받이가 있는 의자에서 앉은 자세를 취한다.
- ◆ **DS** 환자의 뒤에 위치한다.
- ◆ **CH** 양손 접촉점 # 2 소지구(Hypothenar)
- ◆ **SCP** 미간 (glabella)

- **SH** 주동손 위에 접촉하여 주동손을 안정시킨다.
- **LOC** anterior to posterior, superior to inferior
- **Procedure** 환자의 머리를 시술자의 가슴 아래부위에 기대게 한다. 주동손과 보조손을 통해 환자의 미간부위에 superior to inferior 방향으로 피부를 끌어당기면서 접촉한다. 그리고 환자의 머리를 가볍게 들어 올리면서 inferior 방향으로 회전시킨다.
Thrust는 짧고 빠르게 실행한다(그림 6-67).

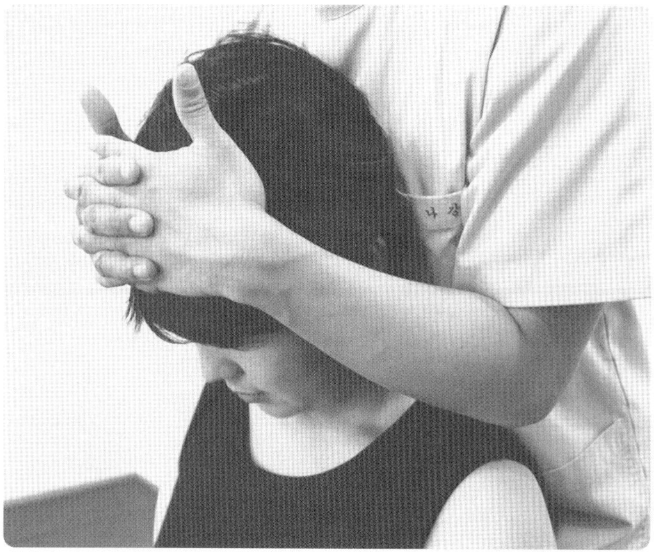

**그림 6-67 AS의 치료**

---

## ⑧ Listing: ASRS
후두과의 굴곡, 오른쪽 외측굴곡이 제한되어 있다.

- **PP** 등받이가 있는 의자에서 앉은 자세를 취한다.
- **DS** 환자의 뒤 그리고 RS인 경우 환자의 오른쪽에 위치한다.
- **CH** RS인 경우 오른쪽 손 접촉점 # 10 소지구 (hypothenar)
- **SCP** 미간 (glabella)
- **SH** 주동손 위에 접촉하여 주동손을 안정시킨다.
- **LOC** anterior to posterior, superior to inferior, lateral to medial
- **Procedure** 환자의 머리는 시술자의 가슴 아래부위에 오도록 한 후 시술자에게 기대게 한다. 주동손과 보조손을 통해 환자의 미간 부위에 superior to inferior 방향으로 피부를 끌어당기면서 접촉한다. 그리고 환자의 머리를 가볍게 들어 올리면서 inferior 방향으로 회전시킨다. RS인 경우 환자의 머리를 약간 오른쪽으로 외측굴곡 시킨다. Thrust는 짧고 빠르게 실행한다(그림 6-68).

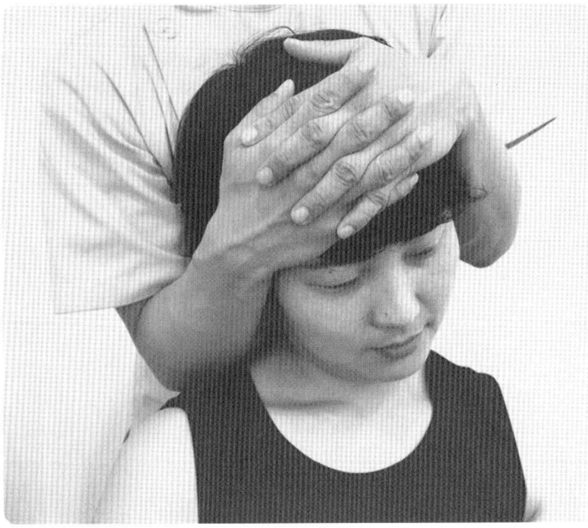

그림 6-68 ASRS의 치료

⑨ Listing: ASRSRA

후두과의 굴곡, 오른쪽 외측굴곡 그리고 오른쪽 후두과의 후방회전이 제한되어 있다.

- **PP** 등받이가 있는 의자에서 앉은 자세를 취한다.
- **DS** 환자의 뒤 그리고 RS인 경우 환자의 오른쪽에 위치한다.
- **CH** RS인 경우 오른쪽 손 접촉점 # 10 소지구 (hypothenar)
- **SCP** 미간 (glabella)
- **SH** 주동손 위에 접촉하여 주동손을 안정시킨다.
- **LOC** anterior to posterior, superior to inferior, lateral to medial
- **Procedure** 환자의 머리는 시술자의 가슴 아래부위에 오도록 한 후 시술자에게 기대게 한다. 주동손과 보조손을 통해 환자의 미간 부위에 superior to inferior 방향으로 피부를 끌어당기면서 접촉한다. 그리고 환자의 머리를 가볍게 들어올리면서 inferior 방향으로 회전시킨다. RS인 경우 환자의 머리를 약간 오른쪽으로 외측굴곡 시킨다. RA인 경우 환자의 머리를 오른쪽으로 회전시킨다. Thrust는 짧고 빠르게 실행한다(그림 6-69).

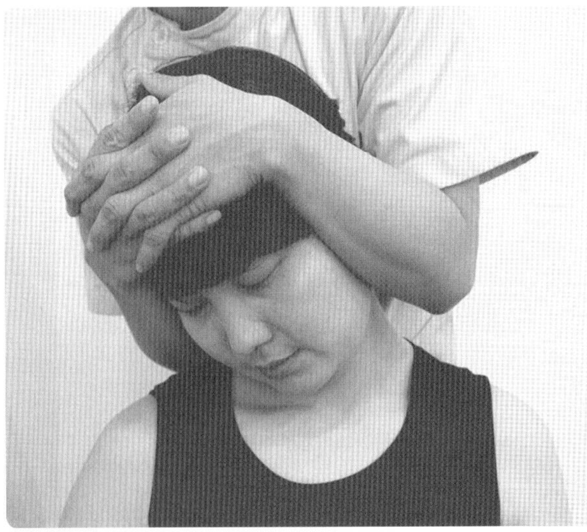

그림 6-69 ASRSRA의 치료

⑩ Listing: ASRSRP

후두과의 굴곡, 오른쪽 외측굴곡 그리고 오른쪽 후두과의 전방회전이 제한되어 있다.

- **PP** 등받이가 있는 의자에서 앉은 자세를 취한다.
- **DS** 환자의 뒤 그리고 RS인 경우 환자의 오른쪽에 위치한다.
- **CH** RS인 경우 오른쪽 손 접촉점 # 10 소지구 (hypothenar)
- **SCP** 미간 (glabella)
- **SH** 주동손 위에 접촉하여 주동손을 안정시킨다.
- **LOC** anterior to posterior, superior to inferior, lateral to medial
- **Procedure** 환자의 머리는 시술자의 가슴 아래부위에 오도록 한 후 시술자에게 기대게 한다. 주동손과 보조손을 통해 환자의 미간 부위에 superior to inferior 방향으로 피부를 끌어당기면서 접촉한다. 그리고 환자의 머리를 가볍게 들어 올리면서 inferior 방향으로 회전시킨다. RS인 경우 환자의 머리를 약간 오른쪽으로 외측굴곡 시킨다. RP인 경우 환자의 머리를 왼쪽으로 회전시킨다. Thrust는 짧고 빠르게 실행한다(그림 6-70).

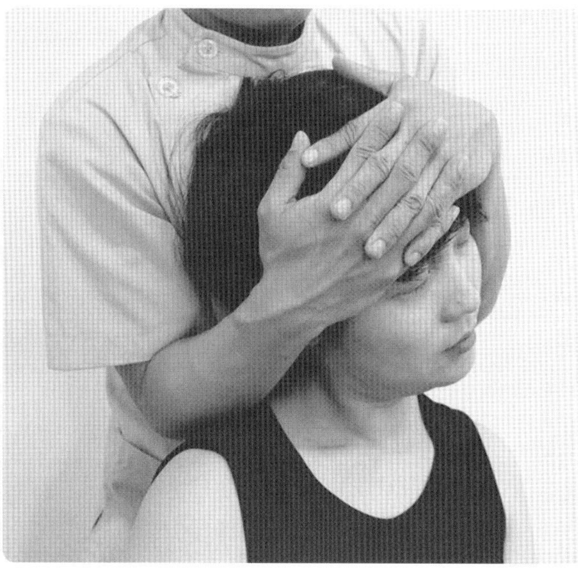

그림 6-70 ASRSRP의 치료

## 4. 1. 2 후두골 테크닉 : Supine 자세

① Listing PSRS

- **PP** supine 자세를 취하게 하고 환자의 머리는 치료 테이블 끝 부위를 넘어 시술자의 손에 놓여지게 한다. 그리고 치료하는 반대쪽으로 머리를 회전시킨다.

- **DS** 시술자는 환자의 머리 부위에서 측면 부위에 위치한다.
- **CH** 오른쪽 후두골에 접촉할 땐 오른손, 후두골 왼쪽을 치료할 땐 왼쪽 손
- **CP** 접촉점 # 10 소지구 (hypothenar) 또는 접촉점 # 7 중수지골접촉(Metacarpophalangeal)
- **SCP** 유양돌기 후외측면
- **SH** 주동손의 반대쪽 손. 손목과 전완부위로 환자의 머리를 가볍게 들고 환자의 턱 부위를 부드럽게 감싼다. 환자의 하악 부위를 안정시킨다. 손으로 턱을 잡아서는 안된다.
- **LOC** lateral to medial, superior to inferior 방향으로 thrust 한다.
- **Procedure** 시술자는 주동손으로 접촉한 환자의 머리를 중립 위치에 놓고 외측굴곡 시킨다. 외측굴곡은 서블럭세이션 정도에 따라 하며 충분한 긴장점을 조성한 후 주동손을 통해 짧고 빠르게 thrust를 실행한다. 보조손은 주동손의 thrust가 실행될 때까지 긴장감을 유지한다. 상부경추에 과도한 회전력이 가해지지 않도록 주의한다(그림 6-71).

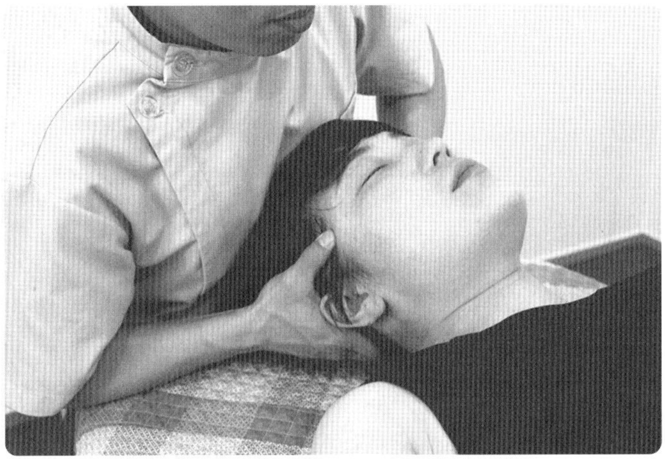

**그림 6-71 PSRS의 치료**

## ② Listing PSRSRP

- **PP** supine 자세를 취하게 하고 환자의 머리는 치료 테이블 끝 부위를 넘어 시술자의 손에 놓여지게 한다. 그리고 치료하는 반대쪽으로 머리를 회전시킨다.
- **DS** 시술자는 치료하는 환자의 머리 부위에서 측면 부위에 위치한다.
- **CH** 오른쪽 후두골에 접촉할 땐 오른손, 후두골 왼쪽을 치료할 땐 왼쪽 손
- **CP** 접촉점 # 10 소지구 (hypothenar) 또는 접촉점 # 7 중수지골접촉 (Metacarpophalangeal)
- **SCP** 유양돌기 후외측면
- **SH** 주동손의 반대쪽 손. 손목과 전완부위로 환자의 머리를 가볍게 들고 환자의 턱 부위를 부드럽게 감싼다. 환자의 하악 부위를 안정시킨다. 손으로 턱을 잡아서는  안된다.
- **LOC** lateral to medial, superior to inferior 그리고 posterior to anterior 방향으로 thrust 한다.

◆ Procedure 시술자는 주동손으로 접촉한 환자의 머리를 외측굴곡 시킨 후 반대방향으로 회전시킨다. 외측굴곡은 서블럭세이션 정도에 따라 하며 충분한 긴장점을 조성한 후 주동손을 통해 짧고 빠르게 thrust를 실행 한다. 보조손은 주동손의 thrust가 실행될 때까지 긴장감을 유지한다. 상부경추에 과도한 회전력이 가해지지 않도록 주의한다(그림 6-72).

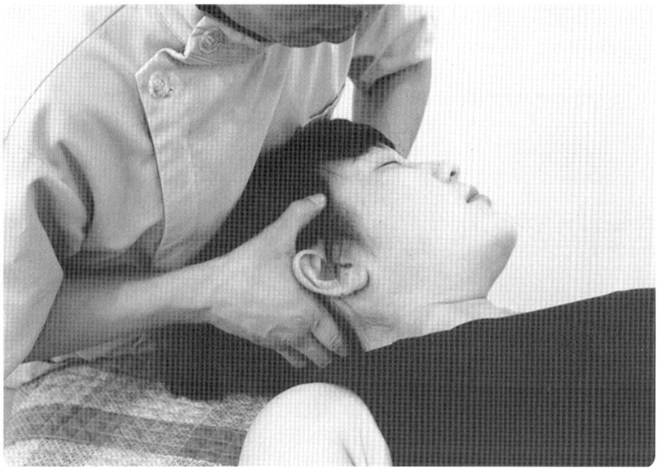

그림 6-72 PSRSRP의 치료

### ③ Listing PSRSRA

회전변위가 anterior인 경우 두 단계를 통해 치료한다. 우선 위와 동일한 방법으로 PSRS를 먼저 치료한 후 RA를 아래와 같은 방법을 통해 치료한다.

◆ PP supine 자세를 취하고 환자의 머리는 치료 테이블 끝 부위를 넘어 시술자의 손에 놓이게 한다. 그리고 환자의 머리를 오른쪽으로 회전시킨다.

◆ DS 환자 머리부위의 왼쪽 측면에 위치한다.

◆ CH 왼쪽손

◆ CP 접촉점 # 10 소지구 (hypothenar) 또는 접촉점 # 7 중수지골접촉(Metacarpophalangeal)

◆ SCP 유양돌기 후외측면

◆ SH 주동손의 반대쪽 손. 손목과 전완부위로 환자의 머리를 가볍게 들고 환자의 턱 부위를 부드럽게 감싼다. 환자의 하악 부위를 안정시킨다. 손으로 턱을 잡아서는 안된다.

◆ LOC posterior to anterior

◆ Procedure 시술자는 환자의 머리를 오른쪽으로 회전시킨다. P-A 방향으로 피부를 끌어당기면서 충분한 긴장점을 조성한 후 주동손을 통해 짧고 빠르게 thrust를 실행한다. 보조손은 주동손의 thrust가 실행될 때까지 긴장감을 유지한다. 상부경추에 과도한 회전력이 가해지지 않도록 주의한다. PSRS를 먼저 치료한 후 왼쪽의 후방변위를 치료한다(그림 6-73, 74).

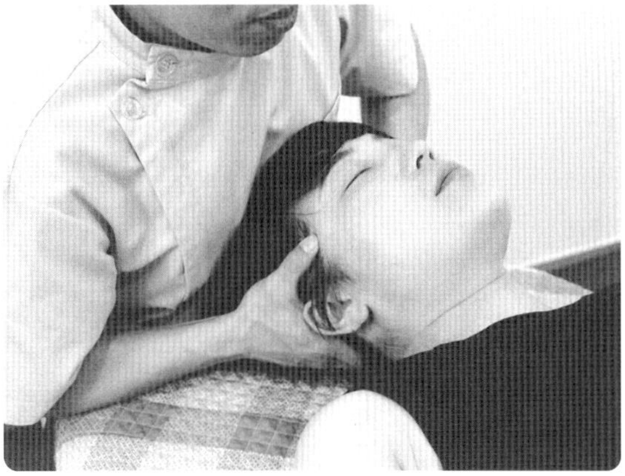

그림 6-73 1단계 PSRS의 치료

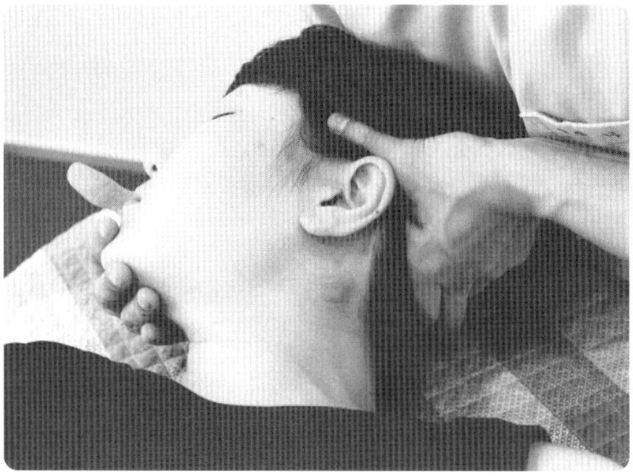

그림 6-74 2단계 RA의 치료

## 4.2 환추 테크닉 (Atlas technique)

전통적으로 카이로프랙틱에서는 환추에 특별한 임상적 의미를 부여하고 있다. 이러한 특별한 의미는 기능해부학 그리고 신경해부학적 근거와 함께 경이로운 임상사례에 의한 것이다. 먼저 언급 되었듯이 환추는 후두골과 관절을 이루고 있어 경추의 굴곡-신전 가동범위의 50%가 atlanto-occipital joint에서 발생하며 환추와 축추 관절에선 경추 rotation의 50%가 atlanto-axial joint에서 발생한다. 이렇게 특수한 기능적 관계에 있는 환추 서블럭세이션은 다른 부위에 보상성 서블럭세이션을 유발시키게 되며, 또한 다른 부위의 서블럭세이션으로 인해 환추에서 보상현상이 나타날 수도 있다. 심장기능, 호흡기능 그리고 자율신경 기능과 밀접한 관계가 있는 연수(medulla oblongata)의 기능은 해부학적 근접성으로 인해 환추 서블럭세이션에 의해 가장 민감한 반응을 일으킬 수 있다는 이론(Grostic theory)은 환추의 임상적 중요성을 되새기게 한다.

경추의 횡돌기공을 통해 올라가는 추골동맥은 축추의 횡돌기보다 상대적으로 돌출된 환추의 횡돌기공을 통과하기 위해 외측으로 뻗어나가 환추의 횡돌기공을 통과한 후 환추 후궁의 상부면을 따라 수평적으로 진행된 후 대후두공으로 들어가 연수부위에서 한 개의 동맥으로 합류되어 기저동맥을 이룬다. 기저동맥은 또 다시 2개의 혈관으로 분리되면서 소뇌에 혈액을 공급하는 소뇌동맥 그리고 대뇌의 후두부에 혈액을 공급하는 posterior cerebral artery가 된다. 그러므로 환추 서블럭세이션은 추골동맥 혈류에 변화를 줄 수 있으며 결과적으로 소뇌장애와 대뇌 후두부 장애를 유발시킬 수 있다.

피임약을 복용하고 있는 여성, 경추퇴행성 관절염, 추골동맥 동맥류 등 경추 어져스트먼트 중 추골동맥에 손상을 줄 수 있는 가능성이 있는 환자에게 George test를 실행해야 한다. 양성반응이 나타날 땐 혈관조영술 angiogram 검사를 통해 추골동맥의 상태를 정확하게 진단하여야 한다. 양성반응이 나타나는 환자의 경추 어져스트먼트는 non-force 테크닉을 사용하는 것을 권한다.

표 6-5 환추 리스팅

| 환추 리스팅 | 변위의 국제적 표시 |
|---|---|
| ASR<br>ASRA<br>ASRP<br>ASL<br>ASLA<br>ASLP<br>AIR<br>AIRA<br>AIRP<br>AIL<br>AILA<br>AILP | (+Z), $-\theta$X, $\theta$Z, (−X), $+\theta$Y<br>(+Z), $-\theta$X, $\theta$Z, (−X), $+\theta$Y<br>(+Z), $-\theta$X, $\theta$Z, (+X)<br>(+Z), $-\theta$X, $+\theta$Z, (+X), $-\theta$Y<br>(+Z), $+\theta$X, $-\theta$Z, (−X)<br>(+Z), $-\theta$X, $-\theta$Z, (−X), $+\theta$Y<br>(+Z), $+\theta$X, $-\theta$Z, (−X), $-\theta$Y<br>(+Z), $+\theta$X, $-\theta$Z, (+X)<br>(+Z), $+\theta$X, $+\theta$Z, (+X), $-\theta$Y<br>(+Z), $+\theta$X, $+\theta$Z, (+X), $+\theta$Y |

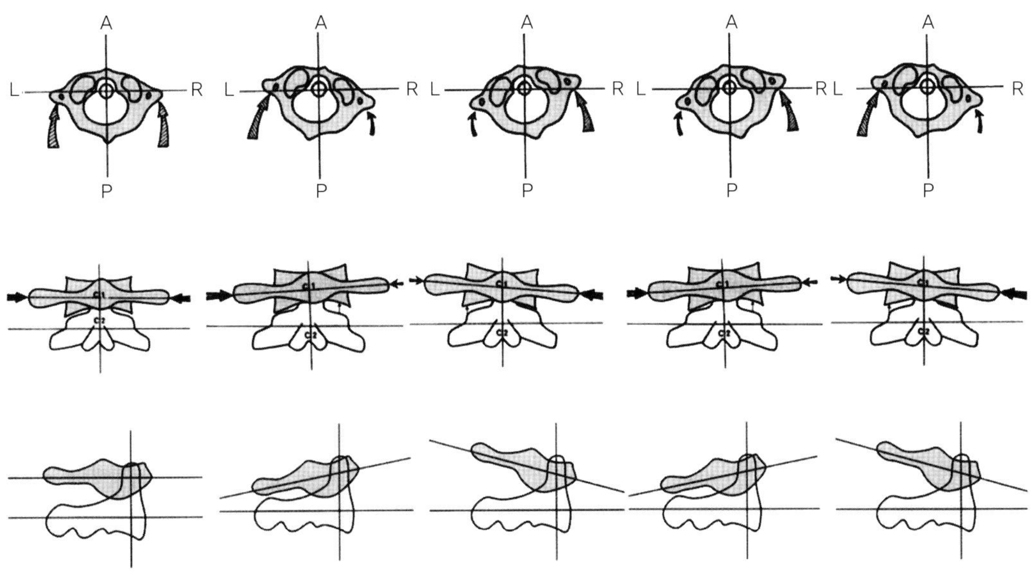


그림 6-75 환추의 리스팅

### 4. 2. 1 앉은 자세에서 실행하는 테크닉 (Sitting position)

이 테크닉은 환자가 앉은 자세를 취한 상태에서 실행되는 테크닉이다. 환추의 회전변위를 주로 치료하는 테크닉이다.

◆ **DS** 시술자는 환추 전방회전 변위, anterior rotation 쪽에 위치한다. 앉아 있는 환자의 자세가 너무 높으면 치료에 불편함이 있다. 앉은 자세에서 환자 머리 외측부위가 시술자의 가슴 하부쪽에 오도록 하는 것이 가장 이상적인 자세이다.

- ◆ CH 시술자가 서있는 자세에서 환자의 앞쪽에 있는 손
- ◆ CH 검지와 중지의 말단부위 접촉점 #4
- ◆ SCP 환추 후궁
- ◆ SH 유양돌기에 접촉한 후 주동손과 함께 환자의 머리를 가볍게 들어올린다.
- ◆ LOC posterior to anterior 방향으로 thrust 한다.
- ◆ Procedure 주동손은 tissue pull과 함께 환추 후궁에 확실하게 접촉한 후 환자의 머리를 부드럽게 가슴 쪽으로 끌어당긴다. 그리고 환자의 머리를 약간 외측굴곡 시킨다. 주동손의 팔꿈치는 옆구리에 붙이고 보조손 역시 유양돌기에 접촉한 후 팔꿈치를 옆구리에 붙인다. 그리고 양손으로 환자의 머리를 가볍게 들어올리면서 환자의 머리를 부드럽게 회전시킨다. 긴장점 상태를 유지한 다음 환자에게 숨을 내쉬게 한 후 가볍게 thrust를 실행한다(그림 6-76)

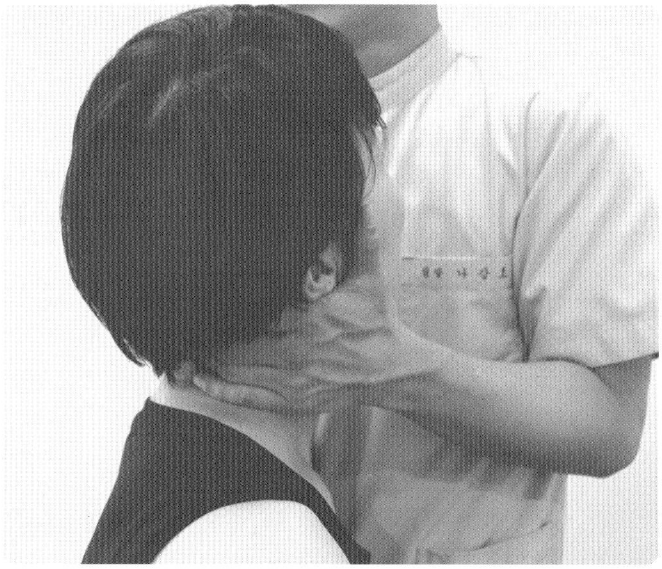

**그림 6-76 환추의 회전변위(우측후방)를 치료하고 있다**

### 4. 2. 2 바로 누운 자세에서 실행하는 테크닉 (Supine Position)

① Listing: ASR

- ◆ PP 바로 누운 자세를 취한다.
- ◆ DS 환추 외측변위 쪽 측면에 자세를 취한다. ASR인 경우는 오른쪽
- ◆ CH 오른손
- ◆ CP 접촉점 # 7 중수지골 접촉
- ◆ SCP 환추 횡돌기 외측면
- ◆ SH 왼손. 환자의 귀 후면에 접촉하여 치료 과정중 환자의 머리를 안정시킨다.

- **LOC** 반대쪽 견봉, lateral-medial, slight S-I
- **Procedure** 주동손과 보조손을 통해 접촉한 후 환자의 머리는 중립 위치에 있게 한다. 주동손은 옆구리에 접촉한 후 환자의 머리를 시술자 가슴에 닿게 한다. S-I tissue pull과 함께 환자의 머리를 긴장점까지 외측굴곡 시킨 후 가볍게 트러스트한다. 트러스트는 빠르고 짧게 실행한다(그림 6-77).

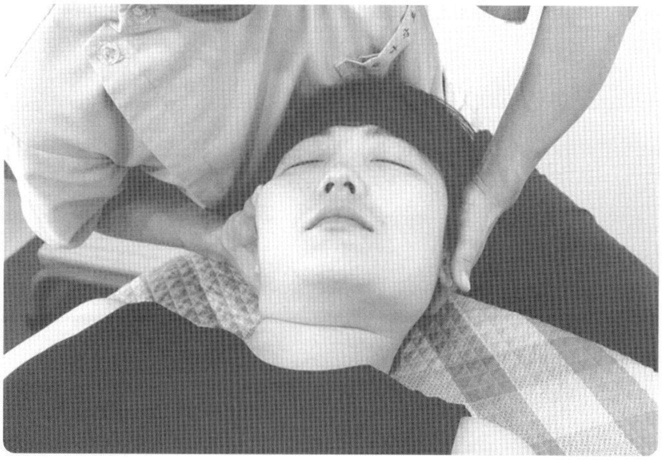

**그림 6-77 환추의 ASR 치료**

## ② Listing: ASRP

- **PP** 바로 누운 supine 자세를 취한다.
- **DS** 환추 외측변위 측면에 자세를 취한다.
- **CH** 오른손
- **CP** 접촉점 # 7 중수지골 접촉
- **SCP** 환추 횡돌기 후면
- **SH** 왼손. 환자의 귀 후면에 접촉하여 치료 과정중 환자의 머리를 안정시킨다.
- **LOC** 치료하는 반대쪽 견봉, P-A, S-I
- **Procedure** 주동손과 보조손을 통해 정확하게 접촉한 후 환자의 머리는 가볍게 왼쪽으로 회전시킨다. 주동손의 팔꿈치는 옆구리에 접촉시키고 보조손은 자연스럽게 벌려준다. 환자의 머리는 시술자 가슴에 품듯이 부드럽게 안는다. 주동손을 반대측 견봉을 향해 밀면서 긴장점을 유지한다. 그리고 빠르고 짧게 thrust를 실행한다(그림 6-78).

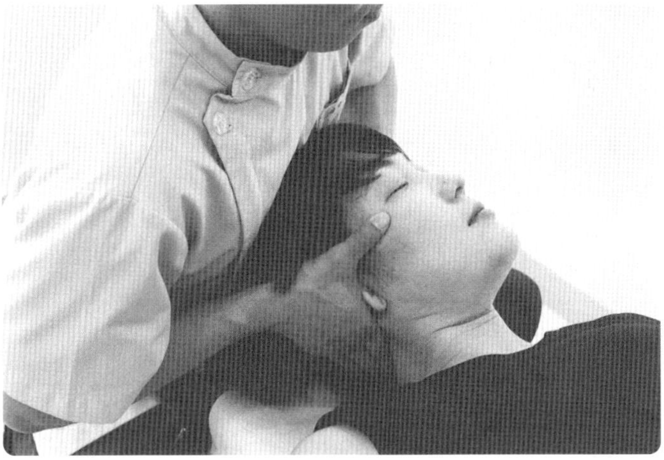

그림 6-78 ASRP의 치료

③ Listing: ASRA

두 단계를 통해 치료한다. 먼저 ASR 변위를 위에서 먼저 설명한 동일한 방법으로 치료한 후 환추의 후방변위를 치료한다.

◎ 첫째 단계

- ◆ PP 바로 누운 자세를 취한다.
- ◆ DS 환추 외측변위 쪽 측면에 자세를 취한다. ASR인 경우는 오른쪽
- ◆ CH 오른손
- ◆ CH 접촉점 # 7 중수지골 접촉
- ◆ SCP 환추 횡돌기 외측면
- ◆ SH 왼손. 환자의 귀 후면에 접촉하여 치료과정중 환자의 머리를 안정시킨다.
- ◆ LOC 치료하는 반대쪽 견봉, S-I
- ◆ Procedure 주동손과 보조손을 통해 접촉한 후 환자의 머리는 중립 위치에 있게 한다. 주동손의 팔꿈치는 옆구리에 접촉하고 보조손은 자연스럽게 벌려준다. 그리고 환자의 머리를 가슴에 품듯이 안는다. 주동손으로 긴장점까지 외측굴곡 시킨 후 가볍게 thrust한다. 트러스트는 빠르고 짧게 한다(그림 6-79).

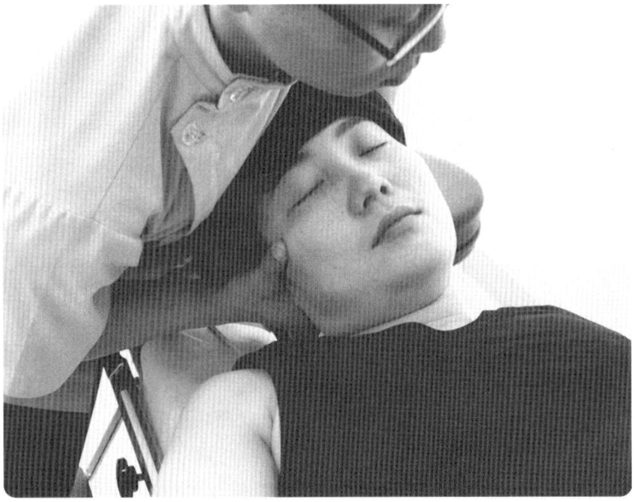

그림 6-79 첫 번째 ASR의 치료

◎ 둘째 단계

- ◆ **PP** 바로 누운 자세를 취한다.
- ◆ **DS** 환추 후방변위가 있는 쪽에 위치한다. 이 경우엔 환자 머리의 왼쪽.
- ◆ **CH** 왼손
- ◆ **CH** 접촉점 # 7 중수지골 접촉
- ◆ **SCP** 왼쪽 환추 횡돌기 후면
- ◆ **SH** 오른손. 환자의 귀 후면부위에 접촉하여 치료 과정중 환자의 머리를 안정시킨다.
- ◆ **LOC** posterior –anterior
- ◆ **Procedure** 주동손과 보조손을 통해 피부를 끌어당기면서 정확하게 접촉한 후 환자의 머리를 반대쪽으로 회전시킨다. 주동손은 옆구리에 접촉한 후 환자의 머리를 시술자 가슴에 품듯이 안는다. 그리고 긴장점에서 빠르고 짧게 thrust를 실행한다(그림 6–80).

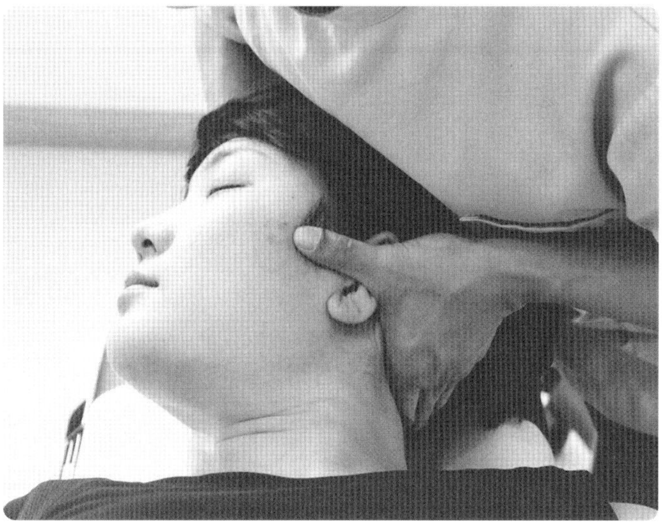

그림 6-80 두 번째 환추의 왼쪽 후방회전 치료

## 4. 3 하부 경추 어져스트먼트 (lower Cervical Spine Adjustment)

경추 어져스트먼트는 정확한 listing이 설정된 후 섬세하게 실행되어야 한다. 경추 어져스트먼트는 앉은 자세, 엎드린 자세 그리고 바로 누운 자세에서 실행될 수 있다. 그리고 극돌기와 추궁판에 접촉하는 치료 테크닉이 있다. 각 자세마다 치료과정의 특징적인 부분이 있으나 중요한 것은 환자가 어져스트먼트에 대한 불안한 마음이 없는 안정적인 마음을 유지할 수 있는 자세에서 실행하는 것이 중요하다. 같은 형태의 서블럭세이션이라도 다양한 방법으로 치료할 수 있으나 저자의 오랜 임상 경험을 통해 익혀진 가장 안전하고 효율적인 방법이며 카이로프랙틱 전문의들에 의해 가장 빈번하게 사용되는 방법들을 소개하려 한다.

경추는 다른 척추 부위와 비교해 약하고 유연성이 많다. 그리고 추골동맥의 해부학적 위치와 환추의 rotation과의 관계는 White and Panjabi의 『Clinical Biomechanics of the Spine』이라는 책에서도 자세히 설명하고 있어 이에 대한 정확한 지식이 없이 이루어지는 과격한 경추 어져스트먼트는 부작용의 위험이 따를 수 있다. 그러므로 치료 과정 중 추골동맥에 손상을 줄 수 있는 위험군 뿐 아니라 모든 환자 치료에 있어서 일상적으로 George test 검사를 하는 것은 매우 중요한 일이다. 그림 6-81의 경추변위의 모습을 참고하였을 때, listing이 표 6-6과 같이 다양하게 나타날 수 있다.

다음에 설명되는 어져스트먼트 테크닉은 각 경추의 변위의 모습과 환자의 자세에 따라 사진과 함께 자세하게 설명 된다.

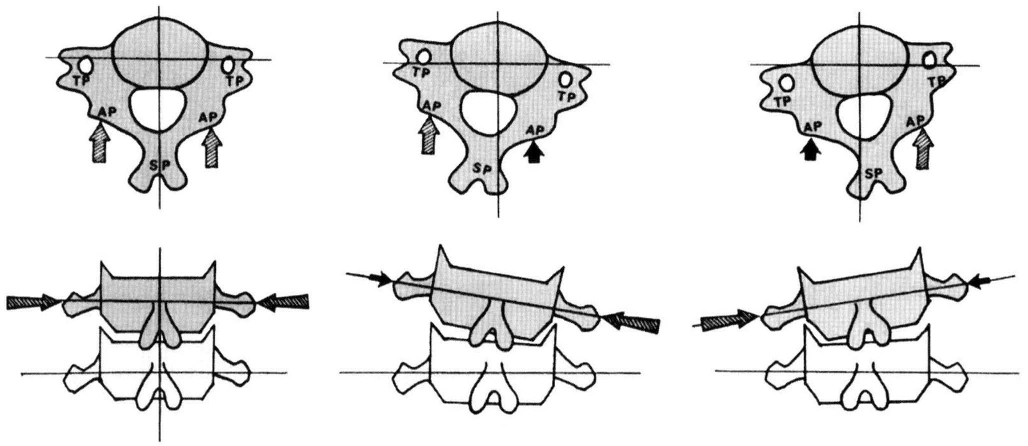


**그림 6-81 경추(C2~C7)의 리스팅**

표 6-6 Gonstead 리스팅

| 하부 경추 리스팅 | 변위의 국제적 표시 |
|---|---|
| P | −Z(−θX) |
| PR | −Z(−θX), +θY |
| PRS | −Z(−θX), +θY, −θZ |
| PRI | −Z(−θX), +θY, +θZ |
| PL | −Z(−θX), −θY |
| PLS | −Z(−θX), −θY, +θZ |
| PLI | −Z(−θX), −θY, −θZ |

### 4. 3. 1 C2-C7 경추 어져스트먼트 : 바로 누운 자세에서 실행하는 테크닉 (Supine Position)

① Listing: PR, PL-추궁판, Lamina contact.

- ◆ PP supine
- ◆ DS 환자의 머리 쪽에서 약간 외측부위. PR인 경우 왼쪽 측면. PL인 경우 오른쪽 측면
- ◆ CH 극돌기가 rotation된 반대쪽 손. PR인 경우 왼손, PL인 경우 오른손

- **CH** 접촉점 # 6, 7 중수지골 접촉
- **SCP** 추궁판 (lamina)
- **SH** 환자의 귀 후면 부위를 부드럽게 감싼 후 환자의 목이 약간 굴곡 되도록 들어올린다. 환자의 귀를 막지 않도록 조심한다. 어져스트먼트 과정 중 보조손은 사용하지 않는다. 단순히 환자의 머리를 안정되게 유지시킨다.
- **LOC** posterior–anterior and inferior–superior
- **Procedure** PR인 경우 시술자는 주동손 접촉점 # 6, 7을 통해 환자의 왼쪽 lamina에 P–A 방향으로 피부를 끌어당기면서 접촉하고 환자의 머리를 오른쪽으로 약 45도 rotation 시킨다. 그리고 팔꿈치는 옆구리에 접촉한다. 보조손은 환자의 머리를 부드럽게 감싸고 약간 굴곡 되도록 환자의 머리를 들어올린다. 환자의 귀를 막지 않도록 조심한다. PL의 경우 contact과 thrust는 반대인 오른쪽에서 이루어진다. 정확하게 접촉 한 후 면관절의 45도 각도에 따라 I–S 그리고 P–A 방향으로 환자가 숨을 내 쉰 후 충분히 이완된 상태에서 빠르고 짧게 thrust를 실행하는 것이 중요하다 (그림 6–82, 83).

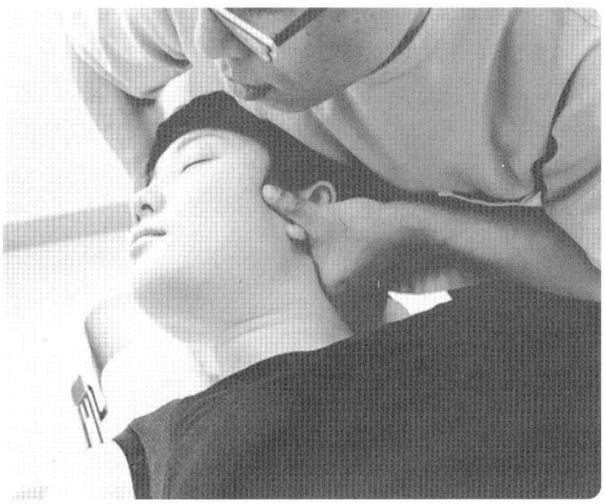

**그림 6-82 PR 추궁판 접촉 치료**

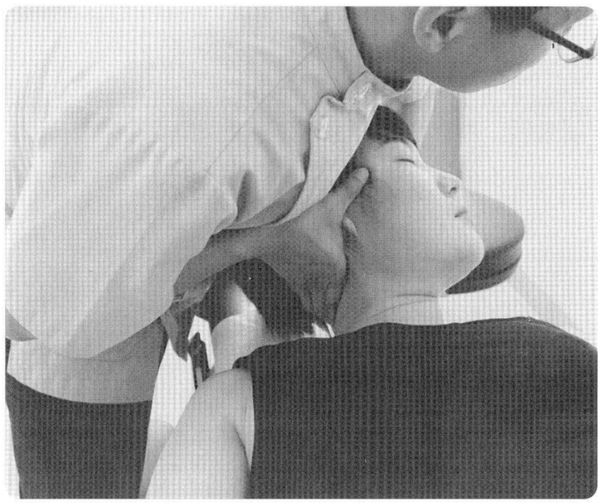

**그림 6-83 PL 추궁판 접촉 치료**

### ② Spinous contact. Listing: PR. PL

- **PP** supine
- **DS** 환자의 머리 쪽에서 약간 외측부위
- **CH** 극돌기가 회전 변위된 방향의 손. PR인 경우 오른손, PL인 경우 왼손
- **CH** 검지 첫 번째 지골관절 내측면. 접촉점 #5
- **SCP** 극돌기 외측면
- **SH** 환자 후두부위를 부드럽게 접촉한다. 환자의 얼굴은 중립위치에 있게 한다. 보조손은 환자의 귀를 막지 않도록 조심한다. 어져스트먼트 과정 중 보조손은 사용하지 않는다. 단순히 환자의 머리를 안정시킨 상태를 유지한다.

- **LOC** posterior–anterior, superior–inferior
- **Procedure** PR인 경우 시술자는 오른쪽 검지의 첫째 지골관절 내측부위를 통해 환자의 오른쪽 극돌기 외측면에 P–A, 그리고 S–I 방향으로 피부를 끌어당기면서 접촉하며 환자의 머리는 중립 위치로 유지한다. 주동손의 팔꿈치는 옆구리에 접촉하고 보조 손은 자연스럽게 벌린다. PL의 경우 contact 과 thrust는 왼쪽에서 이루어진다. 면과절 45도 각도에 따라 S–I 방향으로 tissue pull과 함께 정확하게 접촉한 후 Thrust는 환자가 숨을 내 쉰 후 충분히 이완된 상태에서 빠르고 짧게 실행하는 것이 중요하다(그림 6–84, 85).

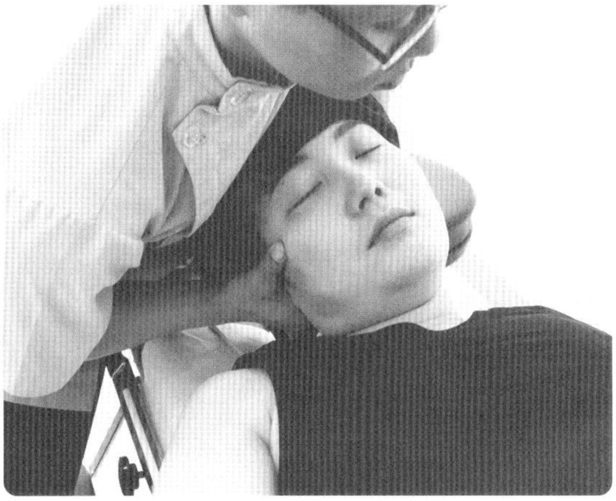

그림 6-84 PR 극돌기 접촉 치료

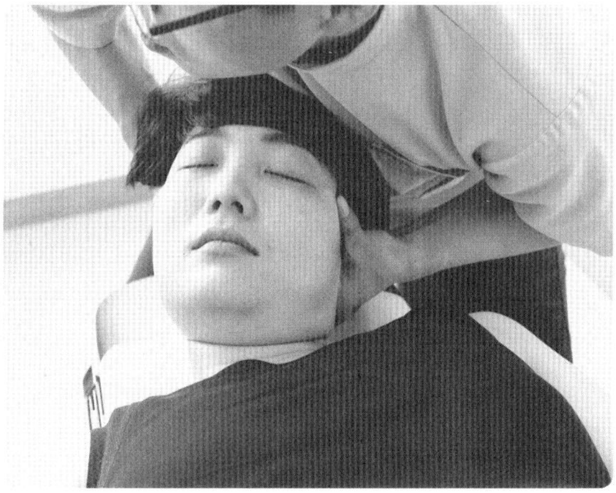

그림 6-85 PL 극돌기 접촉 치료

### 4. 3. 2 엎드린 자세에서 실행하는 테크닉 (Prone Position)

Listing: PR, PL

- **PP** prone
- **DS** 극돌기 회전변위의 반대쪽, 즉 추체 후방회전 된 쪽
- **CH** PR인 경우 왼손, PL인 경우 오른손
- **CH** 검지의 둘째 지골관절 접촉점 #6
- **SCP** 추궁판
- **LOC** posterior–anterior, inferior–superior
- **Procedure** 위 테크닉은 drop table인 경우에 매우 효율적으로 사용될 수 있다. 시술자는 두 다리를 앞뒤로 가위처럼 벌리는 자세를 취한다. PR인 경우 왼쪽 검지의 접촉점을 왼쪽 추궁판에 P–A 방향으로 피부를 끌어당기면서 접촉하며 척추와 90도 그리고 지면과 수평이 되도록 한다. 보조손으로 환자의 머리를 회전시키고 superior 방향으로 가볍게 밀어 올린다. 환자의 귀를 막지 않도록 조심한다. Thrust의 방향은 P–A 그리고 경추 면관절 각도를 따라 I–S의 방향으로 한다. Thrust는 환자가 숨을 내쉰 후 충분히 이완된 상태에서 빠르고 짧게 실행하는 것이 중요하다(그림 6–86, 87).

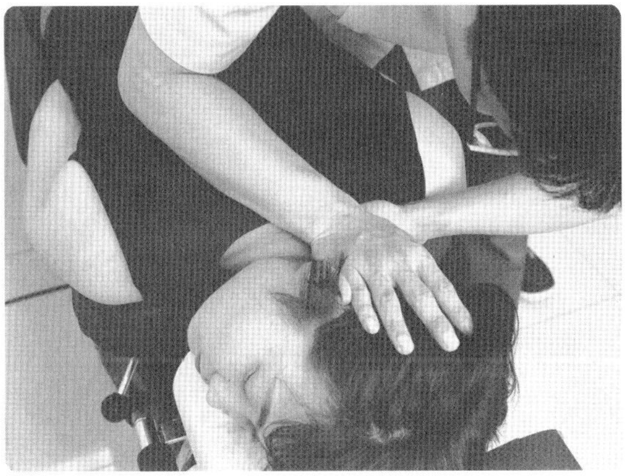

그림 6-86 PR 추궁판 접촉 치료

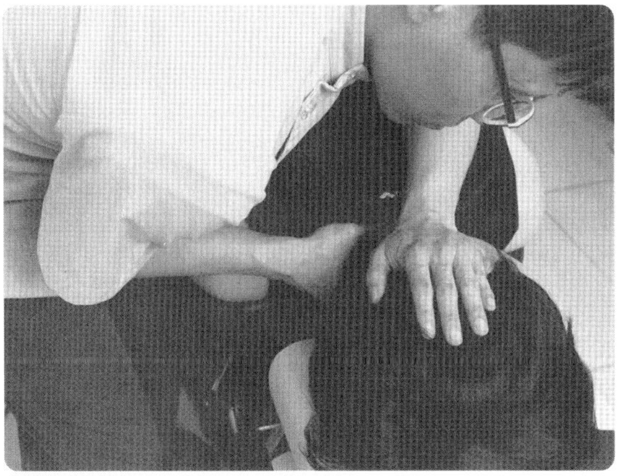

그림 6-87 PL 추궁판 접촉 치료

### 4. 3. 3 앉은 자세에서 실행하는 테크닉 (Sitting Position)

**Listing : PR, PL**

◎ 제1방법 : 추궁판 접촉 테크닉

- ◆ **PP** sitting
- ◆ **DS** 환자의 앞쪽에서 약간 측면. PR인 경우 오른쪽 측면, PL인 경우 왼쪽 측면
- ◆ **CH** PR인 경우 오른손, PL인 경우 왼손
- ◆ **CH** 중지의 첫 번째 마디 접촉점 #4
- ◆ **SCP** 추궁판(lamina)
- ◆ **SH** 보조손은 치료하는 반대쪽 유양돌기
- ◆ **LOC** posterior−anterior, inferior−superior
- ◆ **Procedure** 어져스트먼트 방법은 PR과 PL의 경우에 흔히 사용된다. 주동손의 팔꿈치를 시술자의 옆구리에 접촉하며 보조손은 환자의 유양돌기에 접촉하고 귀를 막지 않은 상태에서 환자의 머리를 superior 방향으로 약간 들어올린다. 환자의 머리는 시술자 가슴 가까이 접촉되게 하며 시술자 쪽으로 회전시킨다. P−A 그리고 I−S 방향으로 thrust한다. 환자의 경추를 과도하게 외측 굴곡 시키지 말아야 한다. Thrust는 환자가 충분히 이완된 상태에서 빠르고 짧게 실행한다(그림 6−88, 89).

◎ 제2방법 : 극돌기 접촉 테크닉

- ◆ **PP** sitting
- ◆ **DS** 환자 뒤쪽
- ◆ **CH** PR인 경우 오른손, PL인 경우 왼손
- ◆ **CH** 검지의 첫째 마디 외측면 접촉점 #5

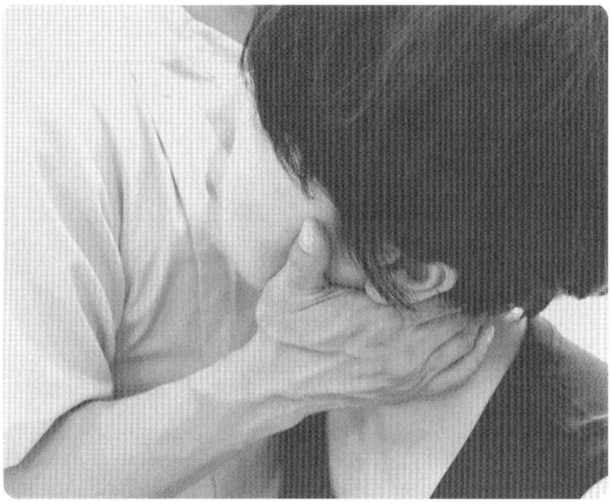

그림 6-88 PR 추궁판 접촉 치료

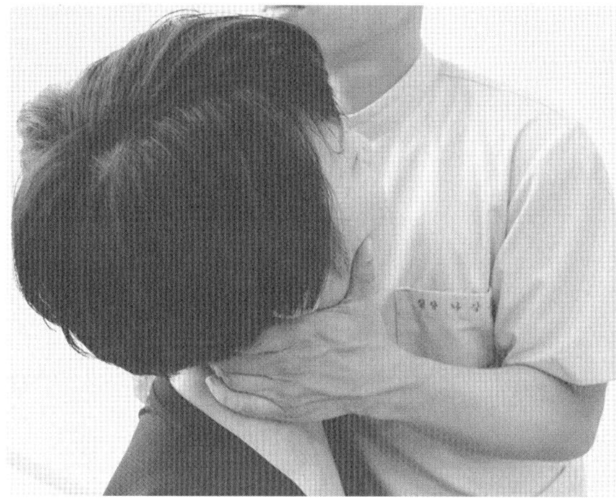

그림 6-89 PL 추궁판 접촉 치료

◆ **SCP** 극돌기, 외측 하부면

◆ **SH** C2 -C4 부위를 치료하는 경우 반대쪽 유양돌기 부위에 모지구 부위를 접촉한 후 손은 경추와 나란히 되게 접촉하여 환자의 머리와 목을 안정시킨다. 하부경추를 치료하는 경우 보조손의 위치는 약간 아래 부위에 접촉하여 치료 시 환자의 목을 안정시킨다.

◆ **LOC** P-A, I-S, 그리고 PL인 경우 $+\theta Y$, PR인 경우 $-\theta Y$

◆ **Procedure** 피부를 적절하게 끌어당기며 주동손을 접촉한 후 경추 후면 근육을 이완시키기 위해 환자의 턱을 약간 들어 올리면서 접촉한다. 그리고 외측 굴곡 시킨다. 보조손을 통해 환자의 목을 안정시킨 후 P-A, I-S 방향과 함께 Y축에서 극돌기를 회전시키는 thrust를 가한다. 주동손의 팔꿈치는 옆구리에 가깝게 접촉하며 환자의 머리는 시술자의 가슴이 접촉되도록 하여 주동손 thrust의 거리를 짧게 한다. Thrust는 환자가 이완된 상태에서 빠르고 짧게 실행한다. 어져스트먼트 후 접촉을 약 3초 동안 유지한다(그림 6-90, 91).

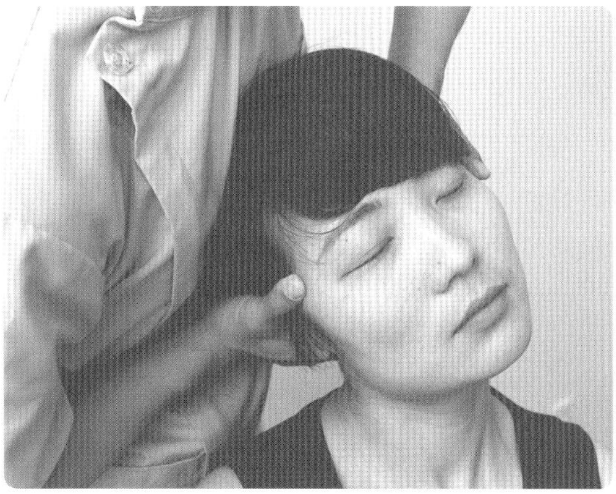

그림 6-90 PR 극돌기 접촉 치료

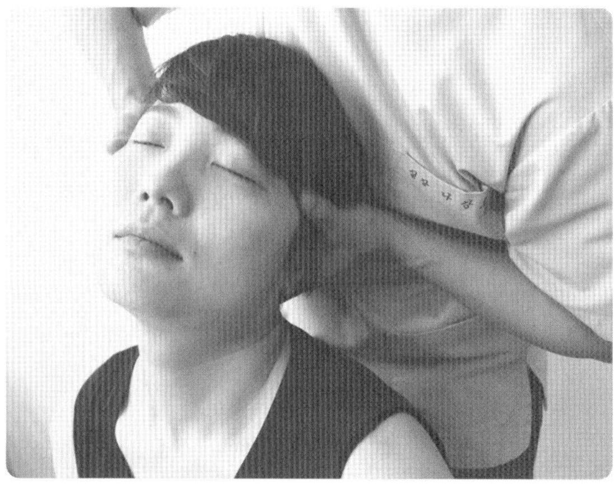

그림 6-91 PL 극돌기 접촉 치료

◎ 제3방법 : Lamina Contact, 추궁판 접촉 테크닉

- ◆ **PP** sitting
- ◆ **DS** 환자 뒤쪽
- ◆ **CH** PR인 경우 왼손, PL인 경우 오른손
- ◆ **CH** 검지의 첫째 마디 외측면 접촉점 #5
- ◆ **SCP** 추궁판
- ◆ **SH** C2 -C4 부위를 치료하는 경우 반대쪽 유양돌기 부위에 모지구 부위를 접촉한 후경추와 나란히 되게 접촉하여 환자의 머리와 목을 안정시킨다. 하부경추를 치료하는 경우 보조손의 위치는 약간 아래 부위에 접촉하여 치료 시 환자의 목을 안정시킨다.
- ◆ **LOC** posterior-anterior, inferior-superior
- ◆ **Procedure** 피부를 적절하게 끌어당기며 주동손을 접촉한 후 환자의 목을 외측 굴곡 시킨다. 보조손을 통해 환자의 목을 안정시킨 후 P-A 그리고 I-S의 방향으로 thrust 한다. 주동손의 팔꿈치는 옆구리에 가깝게 접촉하며 환자의 머리는 시술자의 가슴이 접촉되도록 하여 주동손 thrust의 거리를 짧게 한다. Thrust는 환자가 이완한 상태에서 빠르고 짧게 실행하며 어져스트먼트 후 접촉을 약 3초 동안 유지한다(그림 6-92, 93).

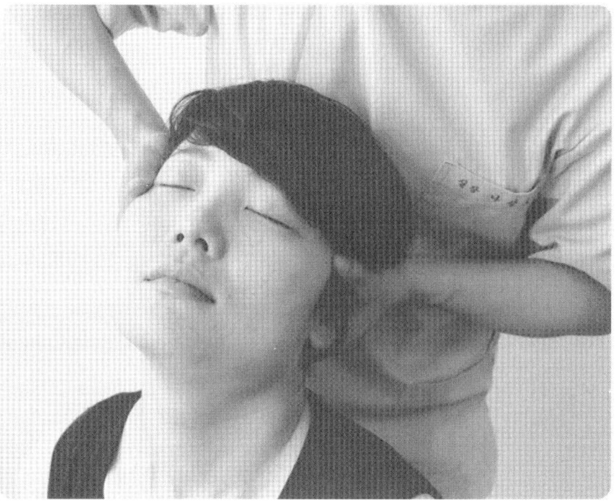

**그림 6-92 PR 추궁판 접촉 치료**

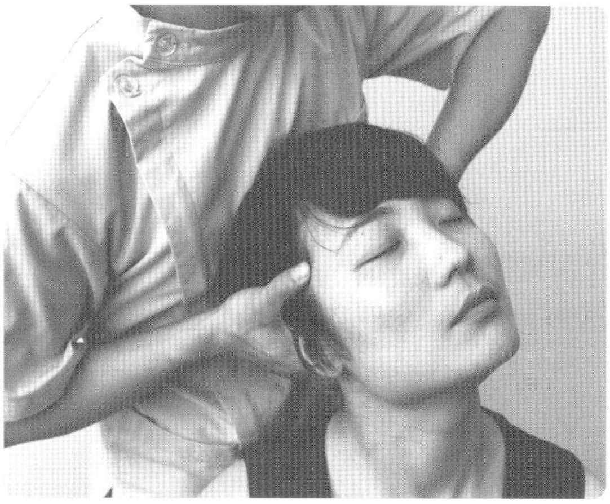

**그림 6-93 PL 추궁판 접촉 치료**

## 4. 3. 4 바로 누운 자세에서 실행하는 테크닉 (Supine Position)

① Listing: PRI and PLI

- ◆ **PP** supine
- ◆ **DS** 환자의 머리 쪽에서 약간 측면 부위. PRI인 경우 왼쪽 측면, PLI인 경우 오른쪽
- ◆ **CH** PRI 경우 왼손, PLI 경우 오른손

◆ CH 검지의 중수지골관절 접촉점 #6 또는 #7
◆ SCP 후방회전된 추궁판. PRI 경우 왼쪽, PLI 경우 오른쪽
◆ SH 환자 측두부에 접촉한다.
◆ LOC posterior-anterior, inferior-superior (면관절 각도에 따라)
◆ Procedure 주동손을 통해 적절하게 피부를 끌어당긴 후 정확하게 접촉한다. 디스크가 열린 쪽으로 외측굴곡 시킨다. 접촉을 유지한 상태에서 환자의 머리를 반대 방향으로 회전시키며 긴장점을 유지하면서 thrust 한다. 중요한 것은 thrust 과정 중 가하는 힘과 깊이를 조절해야 한다. 이를 위해 시술자의 주동손의 팔꿈치를 자신의 옆구리에 접촉시키며 "움찔"이라는 아주 짧고 빠른 모습으로 thrust 한다. 보조손은 주동손의 thrust를 받아 줄 수 있도록 자연스럽게 환자의 머리를 안정시켜 주며 약간 들어 올려준다. Thrust는 환자가 이완된 상태에서 짧고 빠르게 실행하며 어져스트먼트 후 접촉을 약 3초 동안 유지한다(그림 6-94, 95).

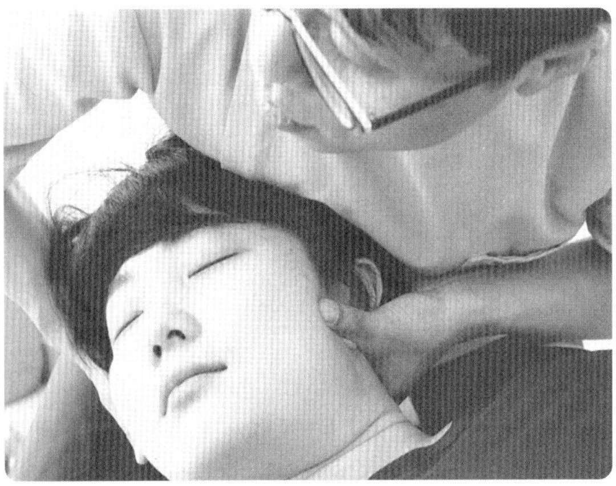
그림 6-94 PRI 추궁판 접촉 치료

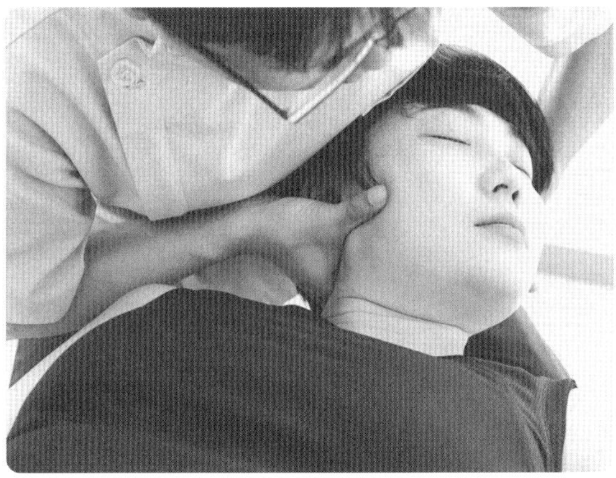
그림 6-95 PLI 추궁판 접촉 치료

## ② Listing: PRS, PLS

◆ PP supine
◆ DS 환자의 머리 쪽에서 약간 측면 부위. PRS인 경우 오른쪽 측면, PLS인 경우 왼쪽
◆ CH PRS 경우 오른손, PLS 경우 왼손
◆ CH 검지의 첫째 마디 외측면 접촉점 #5
◆ SCP 극돌기 외측면. PRS 경우 오른쪽 극돌기 외측면, PLS 경우 왼쪽
◆ SH 보조손을 환자의 측두부에 접촉한다.
◆ LOC posterior -anterior, superior-inferior, lateral-medial
◆ Procedure 주동손을 통해 적절하게 피부를 끌어당긴 후 극돌기에 접촉한다. 그리고 외측굴곡 시킨다. 환자의 얼굴은 중심 위치에서 주동손이 접촉된 쪽으로 약간 회전시킬 수 있다. 이것

은 극돌기의 회전변위를 쉽게 회복시킨다. Thrust는 PRI 또는 PLI 경우와 같은 회전이 아니고 환자의 목을 가볍게 신전시키면서 lateral to medial의 방향으로 실행한다. 주동손의 팔꿈치는 옆구리에 접촉하면서 환자의 머리를 시술자 가슴 가깝게 한 후 짧고 빠르게 thrust 한다. 어져스트먼트 후 접촉은 약 3초 동안 유지한다(그림 6-96, 97).

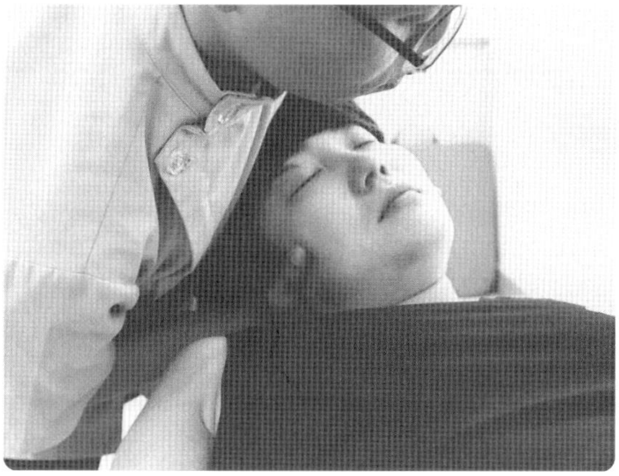

그림 6-96 PRS 극돌기 접촉 치료

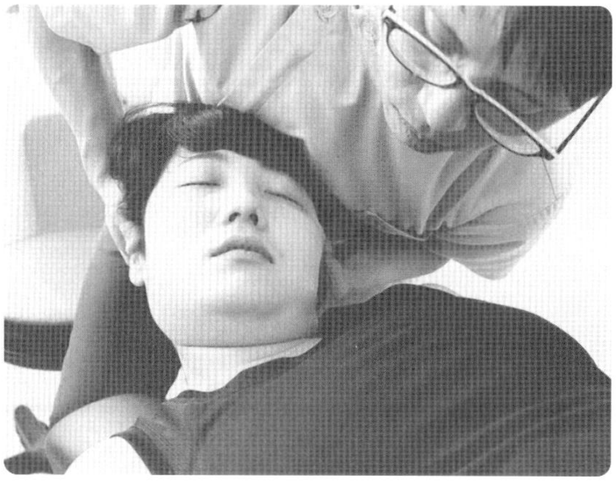

그림 6-97 PLS 극돌기 접촉 치료

### 4. 3. 5 앉은 자세에서 실행하는 테크닉 (Sitting Position)

#### ① Listing: PRI, PLI

- ◆ PP sitting
- ◆ DS 환자의 머리 부위
- ◆ CH PRI인 경우 왼손, PLI인 경우 오른손
- ◆ CH 검지의 첫째 마디 내측면 접촉점 #5
- ◆ SCP 추궁판
- ◆ SH C2 -C4 부위를 치료하는 경우 반대쪽 유양돌기 부위에 모지구 부위를 접촉한 후손은 경추와 나란히 되게 접촉하여 환자의 머리와 목을 안정시킨다. 하부경추를 치료하는 경우 보조손의 위치는 약간 아래 부위에 접촉하여 치료 시 환자의 목을 안정시킨다.
- ◆ LOC posterior-anterior, inferior-superior
- ◆ Procedure 주동손으로 피부를 적절하게 끌어당기며 접촉한다. 보조손은 치료하는 위치에 따라 유양돌기 또는 약간 아래 경추부위에 접촉하여 환자 머리를 안정되게 한다. 환자 머리를 주동손 쪽으로 외측 굴곡시킨 후 반대쪽으로 회전시킨다. 주동손은 옆구리에 접촉하고 환자의 머리를 시술자 가슴에 접촉되게 한다. Thrust는 환자가 이완된 상태에서 짧고 빠르게 한다. 어져스트먼트 후 접촉은 약 3초 동안 유지한다(그림 6-98, 99)

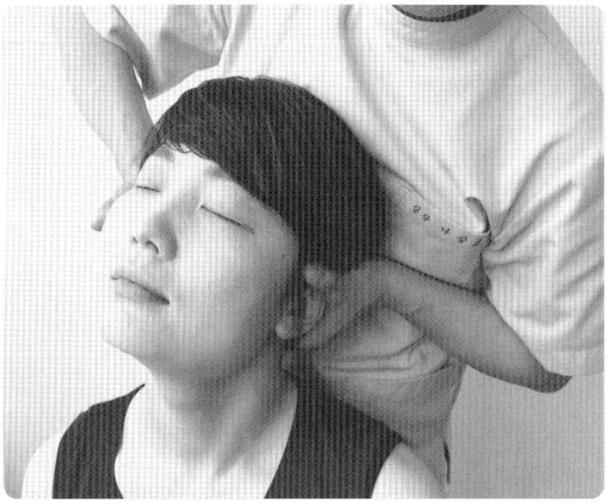

그림 6-98 PRI 추궁판 접촉 치료

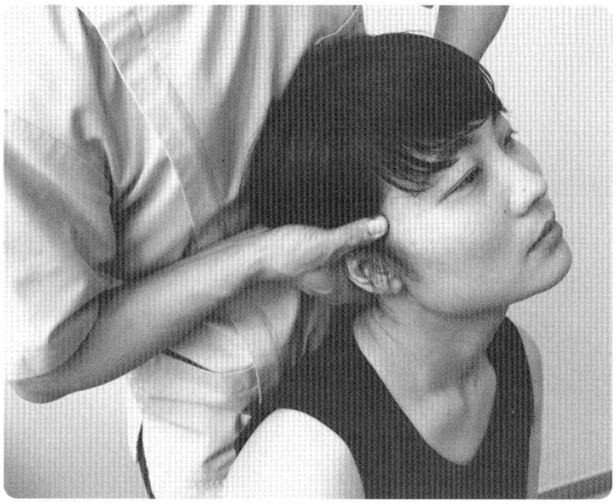

그림 6-99 PLI 추궁판 접촉 치료

### ② Listing: PRS, PLS

- ◆ **PP** sitting
- ◆ **DS** 환자 뒤쪽
- ◆ **CH** PRS인 경우 오른손, PLS인 경우 왼손
- ◆ **CP** 검지의 첫째 마디 내측면 접촉점 #5
- ◆ **SCP** 극돌기, 외측 하부면
- ◆ **SH** C2-C4 부위를 치료하는 경우 반대쪽 유양돌기 부위에 모지구 부위를 접촉한 후 손은 경추와 나란히 되게 접촉하여 환자의 머리와 목을 안정시킨다. 하부경추를 치료하는 경우 보조손의 위치는 약간 아래 부위에 접촉하여 치료시 환자의 목을 안정시킨다.
- ◆ **LOC** P-A, I-S 그리고 PRS인 경우 $-\theta Y$, PLS인 경우 $+\theta Y$ 방향으로 thrust 한다.
- ◆ **Procedure** 피부를 적절하게 끌어당기며 주동손을 접촉한 후 환자의 목을 외측 굴곡 시킨다. 보조손을 통해 환자의 목을 안정시킨 후 P-A, I-S 그리고 listing에 따라 thrust 한다. Thrust 주동손의 팔꿈치는 옆구리에 가깝게 접촉하며 환자의 머리는 시술자의 가슴이 접촉되도록 하여 주동손 thrust의 거리를 짧게 한다. Thurst는 환자가 이완된 상태에서 짧고 빠르게 실행하며 어져스트먼트 후 접촉은 약 3초 동안 유지한다(그림 6-100, 101).

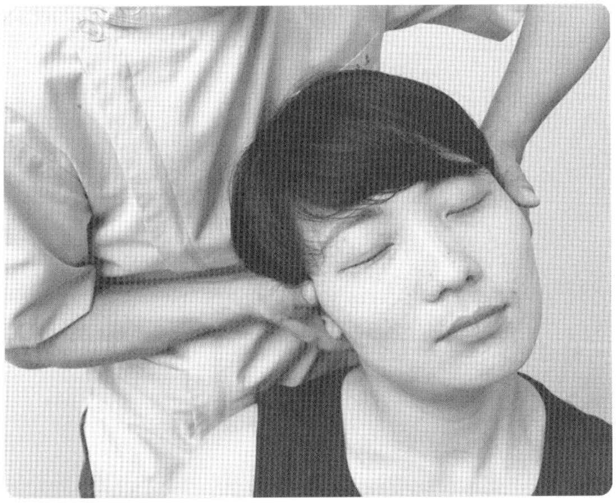

그림 6-100 PRS 극돌기 접촉 치료

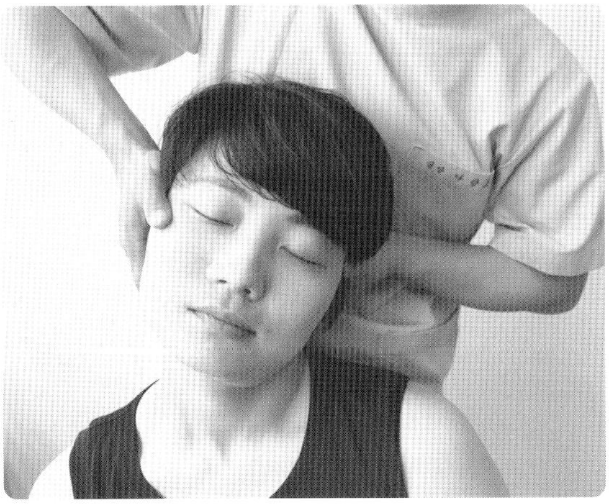

그림 6-101 PLS 극돌기 접촉 치료

# 7

chapter seven

# 흉추 진단과 치료

12개의 척추로 구성된 흉추는 일차적 만곡인 후만을 이루고 있으며 늑골과 연결되어 심장과 폐를 포함하는 중요한 내장기를 보호하는 흉강을 구성한다. 앞으로 숙이고 있는 습관적 자세 또는 Scheuermann's disease와 같은 질환은 후만을 증가시키고 흉강의 공간을 좁게 하여 심폐기관과 내장기들의 생리적 기능을 약화시키는 원인이 된다. 흉추와 늑골과의 특수한 해부학적 관계는 흉추의 운동성을 제한시킨다. 흉곽과 견갑대와의 특이한 구조적 관계는 습관적 자세변화 또는 견관절의 과사용으로 인한 주위 근육의 과긴장으로 인해 견갑대 주위 연조직에 근막통증 증후군과 같은 임상적 문제를 흔히 관찰되는 곳이다. 교감신경절 체인과 매우 가깝게 위치하고 있는 늑골척추관절 서블럭세이션은 교감신경을 자극하여 지배받고 있는 내장기의 자율신경의 항상성을 잃게 할 수 있으며, 이 사실은 카이로프랙틱 임상가에게 매우 중요한 의미를 준다.

## 1 흉추기능해부학

전형적 흉추 (T2 –T8) 추체의 가로와 세로의 직경은 거의 비슷한 모습을 가지고 있으며 심장의 모양을 하고 있다. 흉추 추체의 상부와 하부의 표면은 굴곡이 없이 평평하게 이루어져 있고 추간판은 추체와 효율적으로 부착 되도록 형성되어 있다 흉추의 추궁근은 짧다. 그리고 하척추절흔 (inferior vertebral

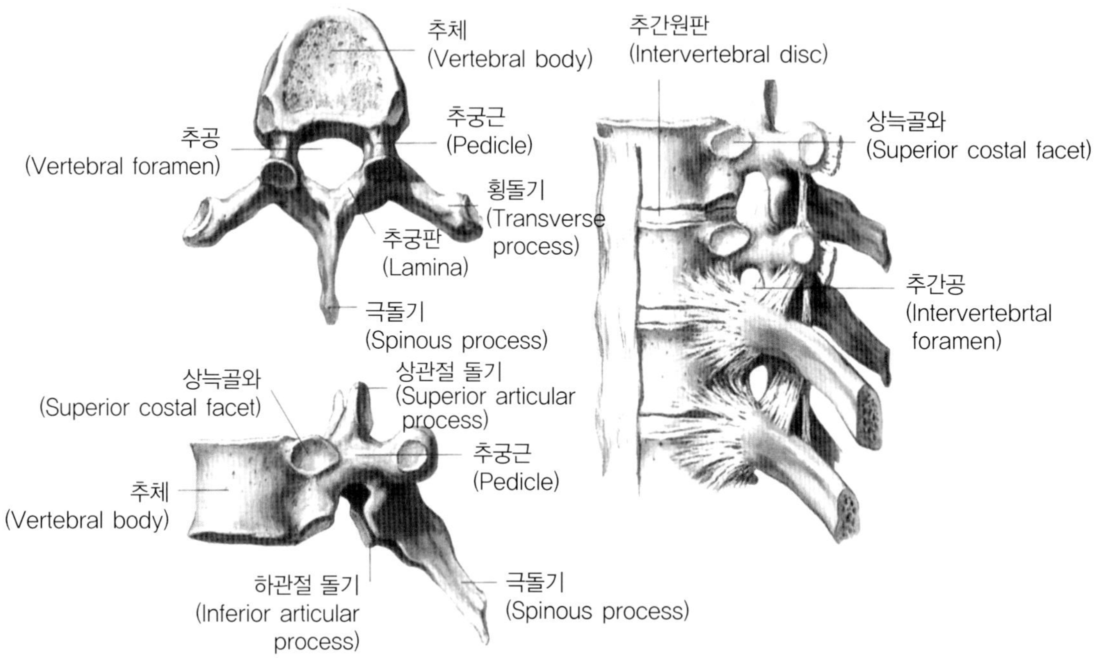


그림 7-1 흉추의 구조

notch)은 다른 어느 척추의 부위보다 깊고 크다. 흉추의 추궁판은 짧고 두껍고 넓으며 아래 흉추와 포개져있다. 흉추의 극돌기는 길고 날카롭게 되어 있으며 대각선 방향으로 내려간다. 그리고 아래 중부 흉추에선 서로 겹쳐있어 신전을 제한한다. 흉추의 횡돌기는 상관절돌기에 비해 후면에서 시작되며 횡돌기는 두껍고 강하며 그리고 비교적 길다. 흉추의 추간공은 기본적으로 원형의 모습이고 비교적 다른 부위에 비해 협소한 편이다.

관상면에서 흉추의 면관절(facet joint)은 약 60도의 각도로서 이루어져있고 시상면에서 면관절은 20도로 되어있다. 하관절돌기는 추궁판에서부터 발생되어 inferior, medial and anterior의 방향으로 향한다. 상관절돌기는 추궁판-추궁근에서 발생하여 superior, lateral and poterior의 방향으로 향한다. 하관절돌기는 아래 흉추 상관절돌기의 후면에 있어 상관절돌기의 후방변위를 제한하고 상관절돌기는 하관절돌기의 전방변위를 제한한다(그림 7-1). 흉추의 추간판 높이는 비교적 낮고 추체의 높이와의 관계는 약 5:1의 비율로서 다른 척추의 추간판에 비해 척추 높이의 비율은 가장 낮다. 흉추에서 특별한 해부학적 모습은 늑골척추관절(costovertebral joint)과 늑횡돌기(costotransverse joint)관절이다. 늑골척추의 관절(반관절, demi facet)은 흉추의 추체와 연결되어 늑골의 머리 부분과 관절로 되어있고 늑횡돌기는 횡돌기의 전면에 연결되어 늑골융기와 관절을 이룬다.

전형적인 흉추는 4개의 반관절(척추 상부면에 2개의 반관절 그리고 하부면에 2개의 반관절)로 이루어져 있다. 비전형적인 흉추는 1, 9, 10, 11, 12번째 흉추를 포함한다. 첫번째 흉추는 7번째 경추와 흡사하고 한 쌍의 완벽한 늑골관절을 이루고 있으며 하부 추체면에선 한 쌍의 반관절을 가지고 있다. 9번째 흉추는 한 쌍의 반관절면(dermi facet)이 상부쪽에 있고 10, 11, 12번째 흉추는 완전관절면(complete facet)이 상부쪽에 있다. 비전형적인 흉추의 10번째부터는 요추의 특징을 닮아가며 극돌기는 짧고 거의 수평적인 모습을 갖는다(그림 7-2).

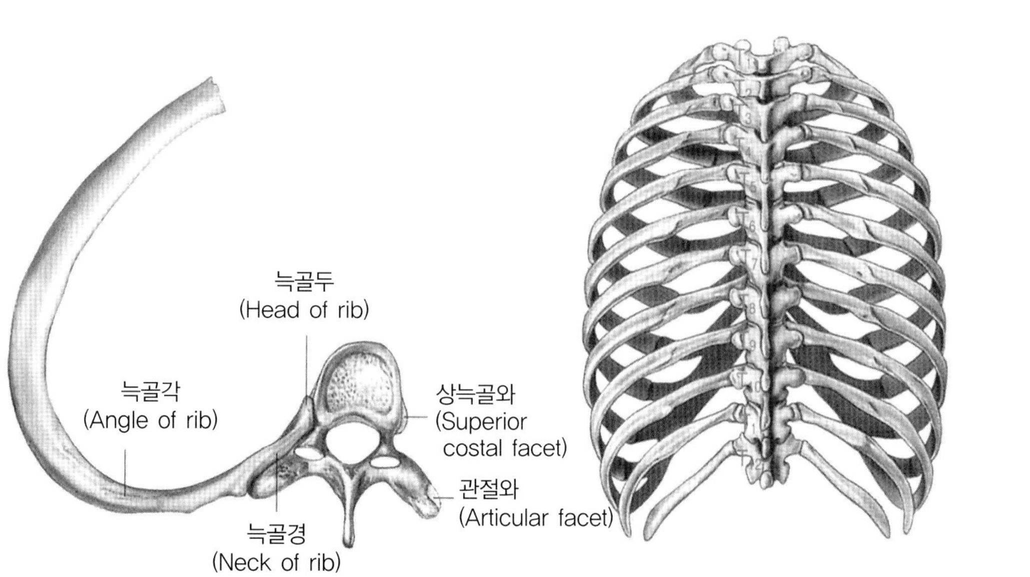


**그림 7-2 늑골과 흉추**

흉추는 평균 45˚의 후만(kyphosis) 현상을 이룬다. 이러한 후만 구조는 태아에서부터 관찰된다. 흉추 추체 후면이 약 2mm 정도 두꺼운 모습으로 인해 후만의 모습이 유지되고 있다. 후만 현상은 1, 2 번째 흉추부터 시작되며 12번째 흉추까지 연결되고 6, 7번째 흉추에서 후만의 정상을 이룬다(그림 7-3). 흉추 후만 현상은 어깨를 앞쪽으로 숙이는 생활 습관을 갖게 하며 견갑대 주위 근육인 주위 근육, 승모근, 견갑거근, 소능형근, 대능형근, 광배근, 전거근 부위에 만성 근육통이 흔히 유발되게 한다. Scheuermann' s disease 그리고 골다공증 (osteoporosis) 과 같은 질병은 흉추의 후만 현상을 증가시킨다.

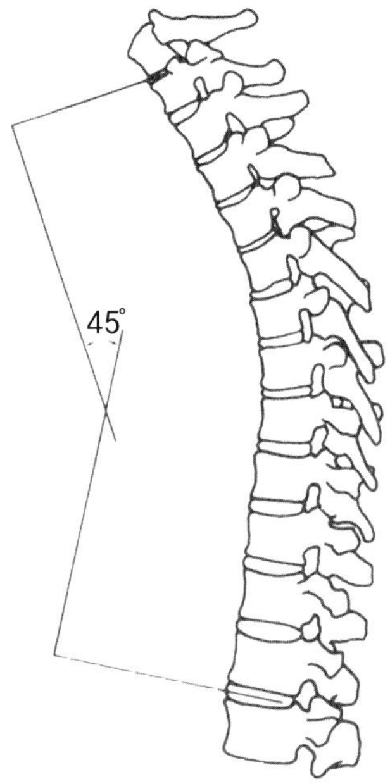


그림 7-3 흉추 만곡의 측정

## 1.1 흉추의 가동범위와 운동성의 모습 (Range of motion and patterns of Thoracic Spine)

3차원 평면 중 시상면에서 발생하는 흉추의 굴곡과 신전 운동성은 가장 제한되어 있고 회전과 외측굴곡의 모습은 서로 비슷한 가동범위를 보이나 흉추의 일차적 운동성(primary motion)은 rotation이며 가장 폭넓은 가동 범위를 보인다(표 7-1). Rotation은 lateral bending과 함께 나타난다. 상부흉추는 경추와 같이 동측에 lateral bending이 나타나며 하부흉추는 요추의 연동운동처럼 반대측에 lateral bending이 발생한다.

상부 흉추의 운동성은 하부 흉추 보다 운동성이 감소되어 있다. 그러나 회전이 하부 흉추 부위에서 많이 감소되어 있는 것은 하부 흉추의 상관 관절이 시상면 모습으로 이루어져 있기 때문이다(표 7-2).

표 7-1 흉추 전체 가동 범위(global motion)

| 굴 곡 | 25~45도 |
|---|---|
| 신 전 | 25~45도 |
| 외측굴곡 | 20~40도 |
| 회 전 | 30~45도 |

표 7-2 각 흉추 마디의 평균 가동 범위 (Segmental Motion)

| 척추 마디 | 굴곡과 신전각도 | 외측 굴곡 각도 | 회전 각도 |
|---|---|---|---|
| T1-T2 | 4도 | 5도 | 9도 |
| T2-T3 | 4도 | 6도 | 8도 |
| T3-T4 | 4도 | 6도 | 8도 |
| T4-T5 | 4도 | 6도 | 8도 |
| T5-T6 | 4도 | 6도 | 8도 |
| T6-T7 | 5도 | 6도 | 7도 |
| T7-T8 | 6도 | 6도 | 7도 |
| T8-T9 | 6도 | 6도 | 9도 |
| T9-T10 | 6도 | 6도 | 4도 |
| T10-T11 | 9도 | 7도 | 2도 |
| T11-T12 | 12도 | 9도 | 2도 |
| T12-L1 | 12도 | 8도 | 2도 |

### 1. 1. 1 흉추의 굴곡과 신전

흉추 마디에서 발생하는 굴곡과 신전의 평균적 범위는 약 6도이며 굴곡 시 극돌기는 부채가 펴지는 듯 한 모습으로 발생한다. 이를 fanning 현상이라 하고, 신전 중 극돌기는 서로 가까워져 맞닿게 되는 모습이 되며 이를 kissing 현상이라고 한다. 흉추에서는 약 4도, 중부 흉추에서는 6도, 그리고 하부 흉추 에서는 약 12도의 모습으로 가동범위를 보인다. 기본적으로 흉추에서의 신전 운동성은 굴곡보다 작다. 이유는 상부 흉추의 하관절 돌기와 하부 흉추의 상관절돌기의 해부학적 관계, 그리고 수직적이며 사선방향으로 길게 형성된 극돌기 때문이다(그림 7-4). 흉추에 굴곡과 신전이 발생할 때 X축에서 회전이 이루어지며 약간의 병진현상(translation)의 모습이 나타난다. 이러한 translation의 변위는 굴곡될 때 anterior superior 방향으로 이루어지며 신전될 때는 posterior inferior 방향으로 translation이 발생한다. 흉추가 굴곡될 때 면관절은 서로 벌어지는 gapping 현상과 함께 척추사이 추간판의 후면은 열려지게 되고 신전 때에는 면관절이 서로 가까워지는 approximation 현상과 함께 추간판 역시 후면이 닫히는 현상이 발생한다(그림 7-5).

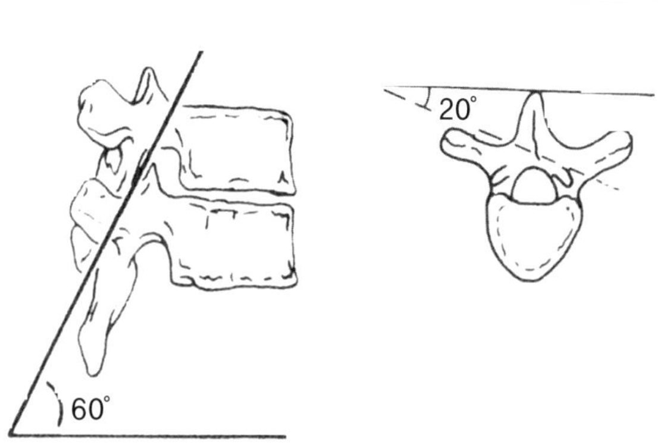


그림 7-4 흉추의 관절면

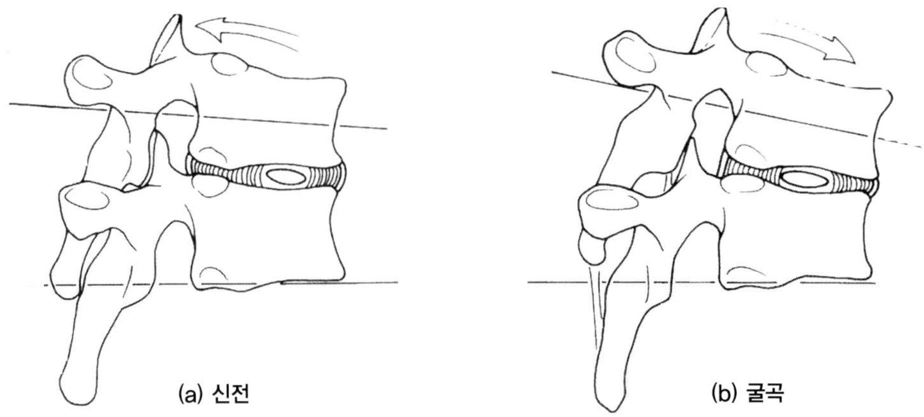


그림 7-5 흉추 분절의 신전(a)과 굴곡(b)

### 1. 1. 2 흉추의 외측굴곡

외측굴곡 때에 흉추의 평균적 가동범위는 약 6도 정도이나 흉추의 하단 부위로 갈수록 가동 범위는 7-9도로 증가한다. 흉추의 외측굴곡은 전반적으로 회전과 함께 동반되며 이 현상은 흉추의 상단 부위에서 더욱 뚜렷하게 나타난다. 외측굴곡과 회전의 연동운동성 현상은 같은 방향으로 나타난다 (left lateral flexion은 left body rotation과 함께 발생). 이 현상은 흉추의 하단 부위로 갈수록 감소되며 하부 흉추와 요추에선 서로 반대쪽으로 회전이 발생 한다(left lateral flexion은 right body rotation과 함께 발생)(그림 7-6). 흉추에서 외측굴곡이 이루어질 때 동측 추간판 높이와 면관절 사이는 좁아지고 반대쪽에서는 열려지는 현상이 발생한다. 그리고 하관절돌기는 내측 방향으로 움직이며 외측굴곡 반대쪽의 하관절돌기는 외측 방향으로 움직인다. 이 현상은 특히 상부 흉추에서 발생하는 흉추 회전의 연동 운동이다.

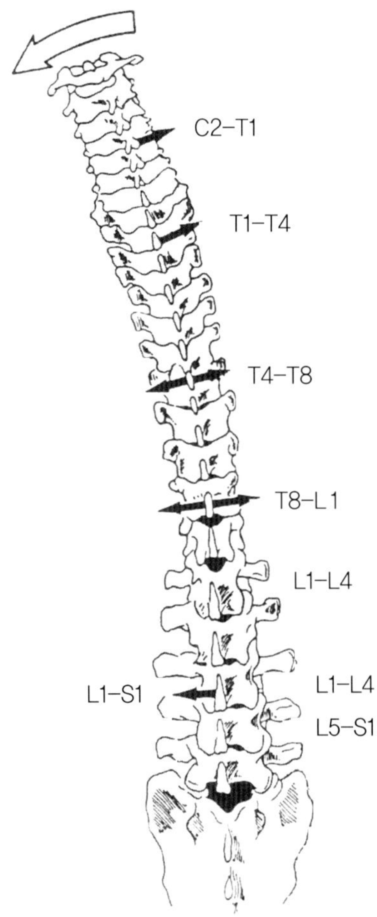


그림 7-6 회전을 동반한 흉추의 외측 굴곡

### 1. 1. 3 흉추의 회전

상부 흉추의 추체 마디에서 발생하는 회전의 평균 각은 약 8-9도이며 이 가동범위의 각도는 하부 흉추로 향하면서 줄어든다. 이 현상은 하부 흉추 면관절의 모습이 관상관절(coronal facet)에서 시상관절(sagittal facet)로 변하기 때문이다. 흉추 회전의 모습은 외측굴곡과 함께 발생하며 이것은 하관절돌기가 inferior 그리고 medial의 방향으로 움직이며 또 반대쪽의 관절돌기는 superior 그리고 lateral의 방향으로 움직임을 갖기 때문에 나타나는 현상이다.

이 현상은 하부 흉추로 내려가면서 감소된다. 이유는 하부 흉추의 면관절의 형태가 변화되기 때문이다(그림 7-7).

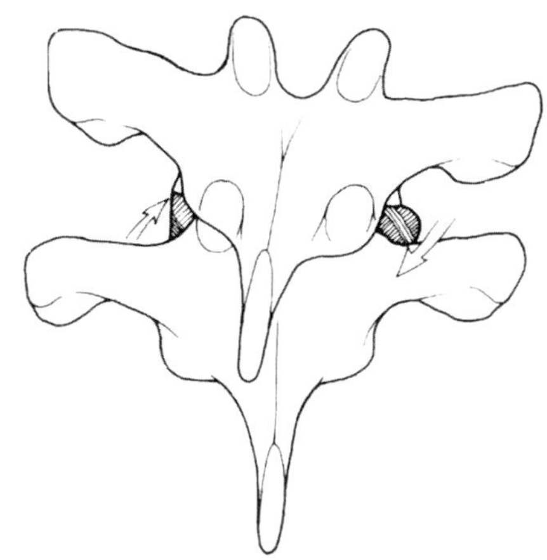

**그림 7-7 회전과 외측 굴곡이 동시에 일어나는 상부 흉추 분절**

### 1. 1. 4 흉추의 운동역학

흉추의 굴곡현상은 복직근의 구심성 활동으로 인하여 발생하며 기립근의 원심성 수축(eccentic contraction)에 의해 흉추 굴곡 현상이 제한 또는 조절된다. 또한 흉추의 굴곡현상은 부분적으로 황색인대(ligament flavum), 극간인대 (interspinous ligament), 극상인대(supraspinous ligament), 후종인대(posterior longitudinal ligament), 낭인대(capsular ligament), 디스크 후면 부위에 의해 제한 또는 조절된다.

흉추의 신전현상은 직립근의 구심성 수축현상에 의해 발생하며 복직근의 원심성 활동에 의해 또는 전종인대(anterior longitudinal ligament), 디스크의 전면 부위에 의해 제한 또는 조절된다. 흉추의 외측굴곡 현상은 같은 쪽 직립근 그리고 요방형근의 구심성 수축현상으로 발생하며 반대쪽 위의 2개의 근육과 면관절, 낭인대(capsular ligament), 황색인대(ligament flavum) 그리고 횡돌기간 인대(intertransverse ligament)의 원심성 수축 현상에 의해 제한 또는 조절된다. 흉추 회전은 직립근, 다열근(multifidus), 회선근(rotatores)의 구심성 수축현상에 의해 발생하며 복사근과 직립근의 원심성 그리고 원심성 수축현상으로 제한 또는 조절된다. 또한 흉추의 회전은 관절낭, 극간인대, 극상인대, 황색인대에 의해 제한 또는 조절된다.

## 1. 2 늑골의 기능적 해부학과 생체 역학

T2-T9 늑골은 후면쪽으로 횡돌기와 관절(costotranseverse joint)을 이루고 있으며 또한 같은 척추의 추체 상단 그리고 하단 부위와 연결되어 있다. 1번째, 10번째, 11번째, 그리고 12번째 늑골은 횡돌기 그리고 같은 척추의 추체와 연결되어 늑골척추관절(costovertebral joint)을 이룬다. 척추와 늑골척추 관절(vertebral and costovertebral) 그리고 횡돌기와 늑골횡돌기 관절은 (transverse process and constotransverse joint)와의 관절은 인대로써 단단히 연결되어 있고 또한 이 관절은 활막(synovial joint) 관절로 이루어졌다. 늑골횡돌기 관절은 관절낭으로써 쌓여있고 늑골횡돌기 인대로 더욱 강하게 이루어져

있다. 늑골척추 관절은 2개의 반관절을 둘러싸고 있는 관절낭이 있다. 그리고 늑골척추관절은 방사인대(radiate ligament)로 강하게 연결되어 있다.

위의 늑골척추 그리고 늑골횡돌기 관절의 활막관절은 다른 부위의 활막 관절처럼 서블럭세이션으로 인하여 활막관절에서 발생하는 일반적인 질환들이 발생할 수 있다. 그리고 늑골은 흉추의 생체역학적 차원에서 중요한 역할을 하기 때문에 흉추 서블럭세이션을 검사할 때 중요하게 관찰되어야 한다. 흉부의 전면에서 1번째 부터 7번째의 늑골은 직접 흉골과 연결되어 있고 8번째부터 10번째 늑골은 늑골연골(costo-cartilage)로 인하여 간접적으로 흉골과 연결된다. 11번째 그리고 12번째 늑골은 흉골과 연결되어 있지 않다. 이를 부유늑골(floating rib)이라 한다. 각 늑골은 흉추의 개별적 움직임에 영향을 주고 늑골 전체의 움직임은 흉추 전체 움직임에 영향을 준다. 흉추의 굴곡과 신전 과정 중 늑골은 함께 움직인다. 굴곡과정 중 늑골 사이는 열리게 되고 신전 과정 중 늑골은 닫히게 된다. 흉추를 외측굴곡 시킬 때 위와 비슷한 상태가 이루어져 외측굴곡되는 방향으로 늑골은 닫히게 되고 반대쪽은 늑골의 사이가 열려지는 현상이 관찰된다. 흉추를 회전시킬 때 posterior rotation 쪽 늑골각은 증가되는 현상이 발생하고 anterior rotation 쪽의 늑골각은 감소되는 현상이 발생한다.

### 1.2.1 늑골곽 (Rib Cage)

늑골곽은 척추와 관련된 몇 개의 매우 중요한 생체역학적 기능이 있다. 그것은 정면으로 또는 측면으로 발생하는 충격에 대한 방어벽으로서의 기능이다. 이처럼 충격이 가해지는 경우 늑골곽은 딱딱해지며 척추로 하여금 강인한 힘을 가지게 한다. 이로 인하여 척추에 부상 또는 질병이 발생할 때 척추 형태가 변화되지 않도록 강한 저항능력을 가지게 한다. 이러한 늑골의 강인한 능력은 아래와 같은 해부학과 생체역학적인 모습에서 확인할 수 있다.

### 1.2.2 호흡과 함께 발생하는 늑골의 운동 변화

운동호흡할 때 일반적으로 늑골은 2개의 중요한 운동성이 관찰된다. 이러한 운동성은 일반적으로 양동이 손잡이(bucket handle)또는 펌프 손잡이(pump handle) 운동이라 한다. Bucket handle의 운동성은 늑골과 늑연골의(costochondral arch)모습을 부상시킴으로써 늑골곽의 횡평면(transverse plane)상의 직경을 증가시킨다. Bucket handle의 운동 모습은 늑골관절 그리고 횡돌기관절의 평평한 모습으로 인하여 하부흉추에서 더욱 많이 발생하며 늑골척추관절 그리고 흉골연골 관절(sternochondral joint)을 연결하는 축을 중심으로 오르고 내리는 현상이 발생한다(그림 7-8). 이러한 늑골의 현상은 호흡과 함께 발생한다. 늑골흉관절(costosternal junction)의 비기

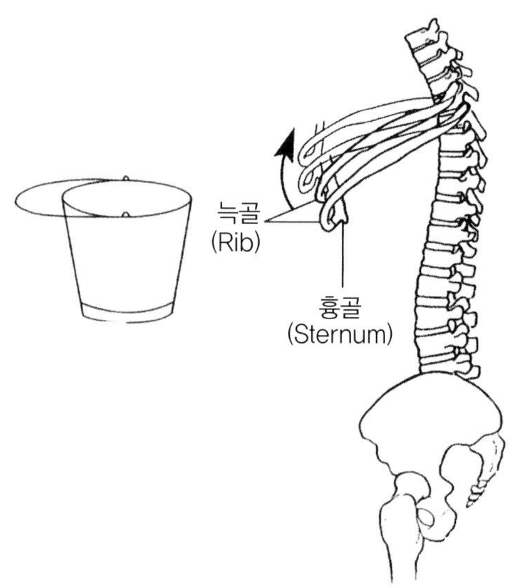


그림 7-8 늑골의 양동이 손잡이 운동

능적 현상은 후면에 있는 늑골관절의 비기능적 현상과 항상 함께 존재하는 것은 아니지만 환자가 전방 또는 후방의 늑골부위에 통증을 느낄 때에는 반드시 전방 늑골주위의 근막증세 또는 관절의 비기능적 현상을 자세하게 검사하여야 한다.

Pump handle의 운동성은 늑골곽의 anterior to posterior 직경을 증가시킨다. 이 현상은 상부 흉추 늑골에서 더욱 많이 발생한다. 그리고 이것은 전면 늑골의 상승되는(elevation) 현상과 흉골의 전방 상방(upward and forward) 운동으로 인해 발생한다.

## 2 흉추평가와 촉진검사

흉추검사는 무엇 보다 시각적인 차원에서의 관찰이 중요하다. 먼저 환자의 자세 분석 그리고 흉추의 대칭적인 모습을 관찰하며 이것은 환자의 앉은 자세, 직립자세 그리고 누워있는 자세 등 모든 자세에서 관찰되어야 한다. 바르지 못한 흉추 자세의 모습은 척추의 비기능적 현상을 발생 시킬 수 있고 또한 일반적으로 흉곽 부위에 통증의 원인이 되게 한다. 이러한 모습들을 임상적인 차원에서 반드시 눈여겨보아야 한다. 특발성 척추 측만증은 주로 흉추 부위에서 발견되며 비정상적인 척추의 만곡정도 그리고 유연성을 검사하여야 한다. 환자 뒤에서 관상면(coronal plane)의 모습을 검사할 때는 흉추의 극돌기와 척추 주위 근육(paraspinal muscles) 조직의 대칭적 모습 그리고 늑골곽의 모습을 관찰하여 흉추의 전체적인 균형을 검사한다. 양 어깨의 높낮이 그리고 견갑골의 각도를 서로 비교하며 또한 골반의 장골(iliac crest)의 높낮이 역시 반대쪽과 비교하여 검사한다. 시상면(sagittal plane)에서의 흉추 검사는 흉추의 후만(thoracic kyphosis)의 상태와 중력선(gravity line)을 중심으로 흉부의 위치를 관찰 검사한다.

### 2.1 촉진 (Palpation)

흉추촉진은 환자가 움직이지 않고 있는 상태에서 촉진하는 정적촉진(static palpation)과 환자를 움직이면서 촉진하는 동작촉진(dynamic palpation)이 있다. 흉곽의 후면을 촉진할 때는 환자가 엎드린(prone) 자세에서 일반적으로 행하여진다(그림 7-9). 촉진은 전형적으로 척추 주위 연조직의 체온과 예민성을 관찰하고 또한 근육조직과 피부층의 탄력성의 일관성을 조사한다. 흉추의 촉진은 극돌기, 횡돌기, 늑골, 극돌기 사이의 공간(interspinous space), 늑골사이(intercostal space)의 공간들의 배열관계(alignment), 눌러서 아픈 압통점(tenderness), 그리고 전체적 형태를 관찰한다. 또한 흉추 검사에는 전통적으로 견갑골과 견갑대를 이루는 관절들의 가동범위 각도 등을 포함한다(그림 7-10).

흉추 촉진 시 극돌기, 극돌기 사이의 간격, 그리고 횡돌기의 배열 또는 tenderness를 검사할 때 시술자의 한 손가락 또는 양손의 손가락을 사용한다. 흉추 주위의 근육 조직을 검사할 때 역시 양손 손가락을 사용하여 근육조직의 압통과 긴장감을 감지한다. 늑골 촉진은 손가락 또는 엄지손가락을 사용하여 늑골의 각도를 따라가며 압통 또는 늑골의 배열을 검사한다. 환자가 앉은 자세 또는 엎드린 자세에서 실행할 수 있으나 앉은 자세는 환자의 흉부를 회전 시키면서 촉진을 예민하게 할 수 있는 장점이 있다. 앉은 자세

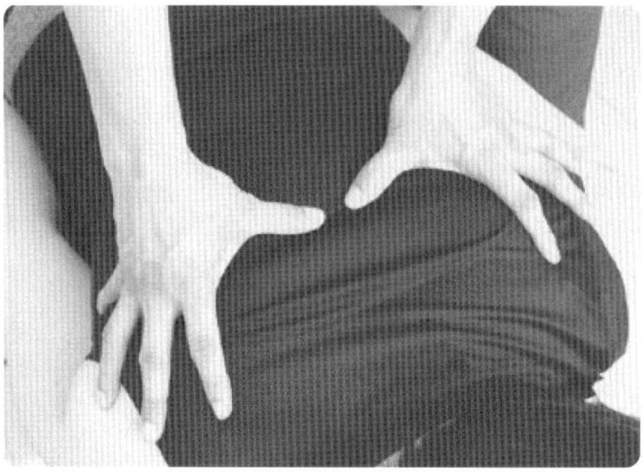

그림 7-9 양손 엄지로 촉진-부드럽게 양측의 긴장도를 감별한다

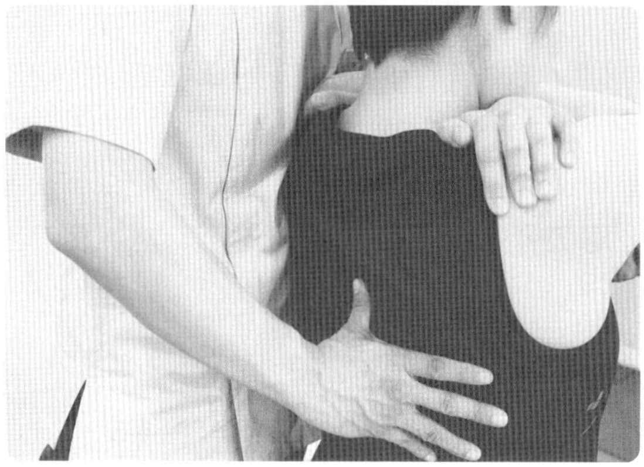

그림 7-10 엄지를 극돌기 사이에 접촉하여 압통점과 배열등을 진단

에서 촉진을 하는 경우에 환자는 양팔을 사용하여 오른쪽 손은 왼쪽 어깨를 잡고 왼쪽 손은 오른쪽 어깨를 잡은 모습을 취하고 시술자는 촉진하는 늑골의 반대쪽 환자의 옆에 서거나 또는 앉아서 환자 앞쪽을 가로질러 반대측 어깨를 접촉한 후 환자의 늑골을 촉진한다(그림 7-11).

늑골은 눌러서 압통이 없어야하며 또한 후방(posterior)에서의 높이는 상대쪽과 비교하여 대칭적이어야 한다. 촉진 시 압통이 있거나 또는 비대칭적으로 후방으로 솟아오른 늑골의 모습은 늑골의 비기능적 현상을 지적한다. 늑골횡돌기관절(costotransverse joint)의 비기능적 현상에서 오는 통증은 빈번하게 호흡과 함께 증가되며 가슴 전면 방향으로 방사된다.

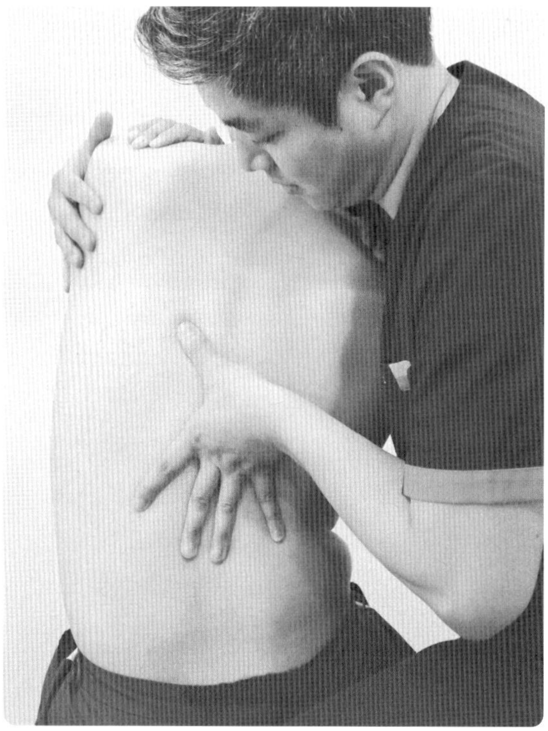

그림 7-11 엄지 손가락으로 환자의 늑골 촉진

## 2. 2 흉추 동작촉진 (Motion Palpation)

흉추검사는 환자를 앉은 자세 또는 엎드린 자세에서 검사하며 각 마디마다 tenderness 부위 또는 비정상적인 관절놀이 현상의 유무를 검사한다(그림 7-12, 13). 이와 같은 현상이 발견되는 경우 반드시 흉추

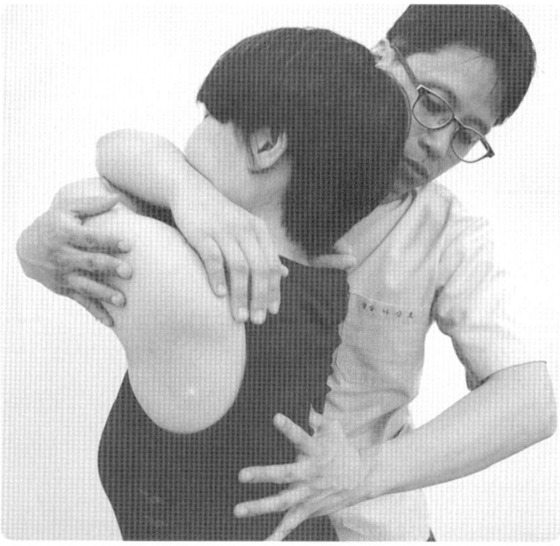

그림 7-12 앉은 자세에서 신전시키며 촉진

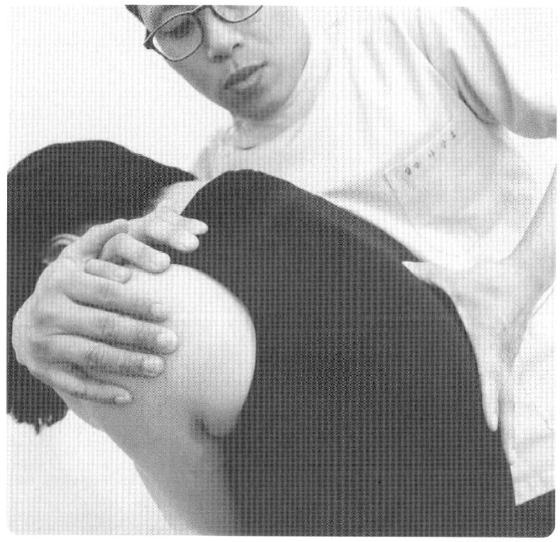

그림 7-13 앉은 자세에서 굴곡시키며 촉진

의 posterior to anterior, 그리고 rotation 관절놀이의 상태를 검사한다. 환자가 엎드려있는 (prone) 자세에서 횡돌기의 양쪽 부위를 엄지 손가락으로 접촉하거나 또는 극돌기를 접촉하여 posterior to anterior의 방향으로 미끄러지듯이 활주현상을 검사한다. Posterior to anterior의 방향으로 가벼운 압력을 가할 때 흉추관절 사이에 스프링과 같은 움직임을 촉진한다. 이 촉진법을 통해 흉추 마디 하나 하나를 찾아가며 실행하고 누르는 힘의 방향은 추체와 직각이 되도록 하여 추체가 신전이 되는 모습을 만든다. Superior의 방향으로 힘을 가할 때에는 면관절(facet joint)에서 발생하는 흉추의 굴곡, 외측굴곡 그리고 rotation의 모습을 검사한다. 이때 발생하는 움직임과 탄력성의 모습은 매우 미세하므로 자세하고 섬세한 검사가 요구된다.

특정한 흉추 마디의 tenderness 또는 비기능적 현상을 자세히 검사할 때 상대적인 회전 관절놀이(rotational joint play)또는 도전적인(provocation test)검사를 할 수 있다. 이 검사를 하기 위해서 서블럭세이션을 의심하는 흉추의 극돌기의 측면을 엄지손가락으로 접촉하여 마치 스프링을 누르는 듯이 중심선을 향하여 밀며 동시에 아래에 있는 흉추의 극돌기를 반대쪽으로 향하여 힘을 가한다. 힘을 가하면서 움직일 때 통증이 나타나거나 또는 변화된 움직임이 나타나는 것은 이 검사의 양성반응을 지적하고 tenderness가 발생하는 부위에 기능장애가 발생한 것이다. 저항감이 과도하게 촉진되는 곳은 정상적인 관절놀이에 고착현상 (joint fixation)을 지적하고 과도하게 증가된 곳은 관절의 불안정(joint instability)을 지적한다. 이 검사법은 극돌기 대신 횡돌기에 접지하여 행할 수 있고 이때에는 횡돌기를 anterior, superior의 방향으로 스프링을 누르듯 힘을 가하며 동시에 밑에 있는 흉추의 반대쪽 횡돌기를 잡고 접촉한다(그림 7-14).

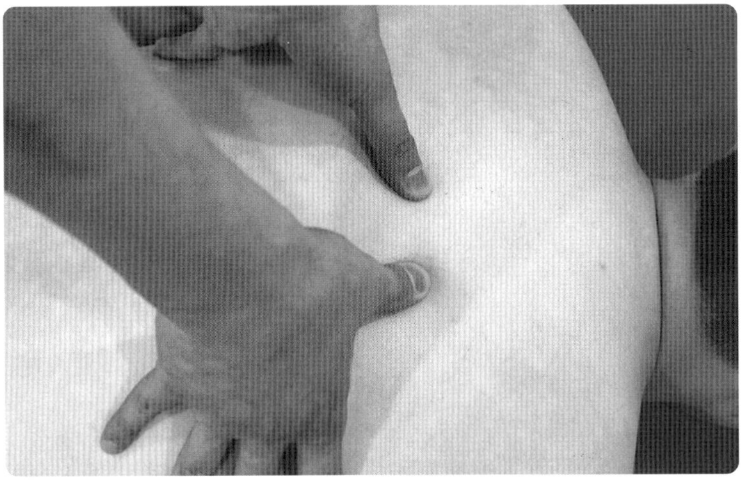

그림 7-14 횡돌기를 접촉하여 Anterior, Superior 방향으로 스프링을 누르듯 가볍게 밀어본다

### 2. 2. 1 흉추의 동작촉진과 관절놀이

흉추관절 운동성을 검사할 때 일반적으로 환자는 앉은 자세를 취하게 하고 오른쪽 손으로 왼쪽의 어깨를 그리고 왼쪽 손으로 오른쪽의 어깨를 감싼 모습에서 실행한다. 검사하는 시술자의 위치는 환자의 옆에서 앉은 자세 또는 서있는 자세를 취한다(그림 7-15). 흉추의 중부 또는 하부를 검사할 때 시술자는 환자의 어깨를 앞쪽으로 감싸며 운동성을 검사하고 흉추의 상부를 검사할 때에는 환자의 머리를 잡고 상부 흉추의 운동성을 검사한다. 환자가 어떤 특정한 경추 질환으로 경추 회전이 힘들거나 불가능한 경우 흉추의 운동성을 검사하는 것은 바람직한 것이 아니다.

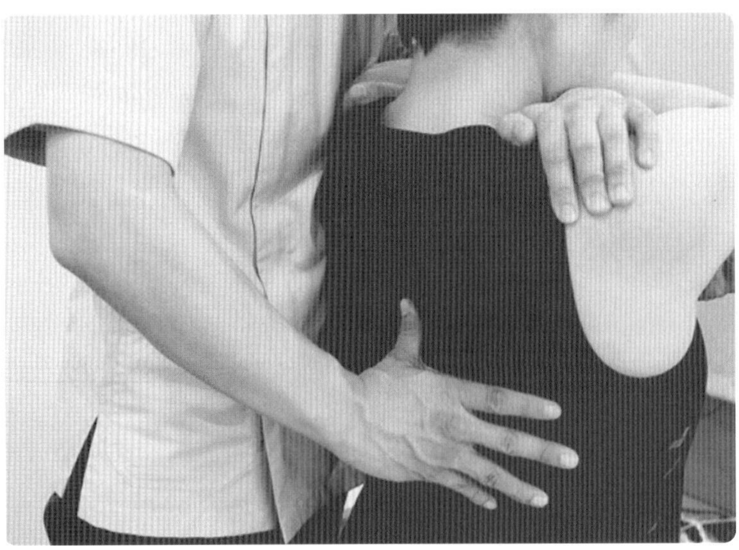

그림 7-15 시술자는 환자의 옆쪽에 위치한다

## 2.2.2 흉추 회전 촉진

흉추의 회전검사를 실행할 때는 검사자는 환자의 옆쪽에 앉는다. Right rotation을 검사할 때 시술자는 환자의 왼쪽에 앉는다. 그리고 왼쪽 보조손을 사용하여 환자의 앞쪽을 통해 반대쪽 어깨를 잡고 오른손의 엄지손가락 안쪽부분(palmar)을 이용하여 위에 있는 흉추와 아래에 있는 흉추의 극돌기의 측면에 동시에 접촉한다. 위의 자세를 취한 후 가볍게 환자의 어깨를 회전시키면서 동시에 극돌기를 접촉하고 있는 엄지손가락을 통해 반쪽으로 가볍게 민다. 정상적인 상태에서 위에 있는 극돌기와 아래쪽에 있는 극돌기 사이는 벌어지는 현상이 발생한다. 이 때 발생하는 움직임은 어깨가 돌아가며 움직이는 방향으로 나타난다. 그리고 위쪽 극돌기와 아래쪽 극돌기와 사이가 벌어지는 현상이 발생한다. 위의 현상이 발생하지 않고 동시에 함께 움직임이 발생한다면 촉진한 흉추 마디 사이에 고착현상(fixation)이 있다는 것을 지적하는 것이다(그림 7-16).

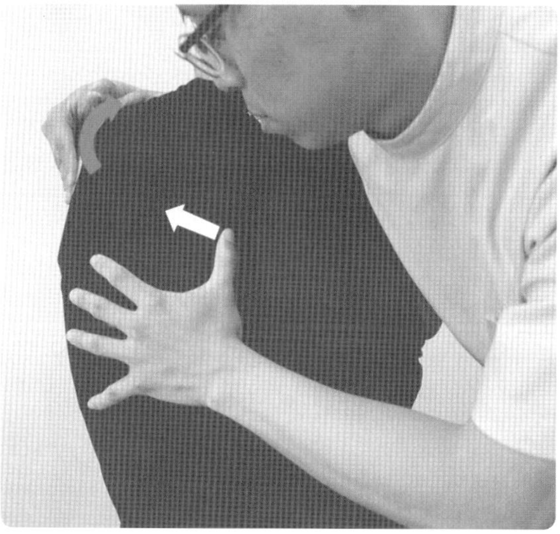

그림 7-16 어깨를 우회전 시키면서 극돌기를 좌측으로 밀어본다

관절놀이의 end play 현상을 검사하기 위하여서는 위의 모습에서 한 단계 힘을 더하여 극돌기 또는 반대쪽의 횡돌기를 회전시키며 느껴지는 스프링과 같은 모습을 감지한다. 이러한 관절놀이의 모습을 관찰하는 것은 관절의 비기능적 현상이 어느 흉추에 있는가를 판단하는데 도움이 된다.

## 2.2.3 외측굴곡 촉진법

외측굴곡 현상을 관찰하기 위하여 환자의 극돌기의 외측면(lateral surface of spinous process)을 엄지손가락을 이용하여 접촉한다. 그리고 시술자는 환자에게 외측굴곡을 유도하는 쪽에 앉거나 또는 서있는 자세를 취한다. 시술자가 앉은 자세를 취한다면 환자의 어깨부위를 옆의 사진에서 보이는 모습으로 감싸며 외측굴곡 현상을 유도한다. 시술자가 서있는 자세에서 촉진할 때에도 동일한 자세를 취하여 외측굴곡 현상을 유도한다. 하부 흉추를 검사할 때는 외측굴곡의 모습을 조금만 유도한다. 이것은 하부 흉추에서 발생하는 연동움직임(coupled motion) 현상을 피하기 위함이다.

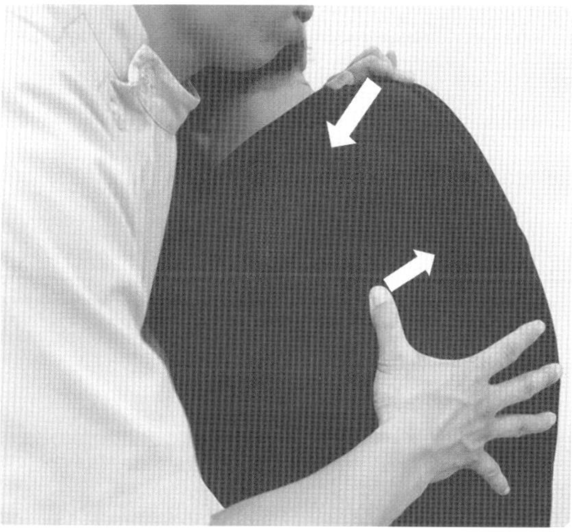

그림 7-17 어깨를 좌측 굴곡 시키면서 극돌기를 우측으로 밀어본다

외측굴곡 현상을 유도할 때 환자에게 스스로 움직이도록 명령한다. 그리고 동시에 외측굴곡 현상이 깊이 발생할 수 있도록 시술자는 보조손을 이용하여 아래로 향하는 힘을 가한다. 이렇게 외측굴곡 현상이 유도될 때 주동손의 엄지손가락은 촉진하는 관절의 외측굴곡 현상이 극대화 되도록 극돌기를 반대방향으로 힘을 준다. 외측굴곡 현상이 발생될 때 촉진하는 극돌기는 외측굴곡 현상이 발생하는 반대쪽인 convexity쪽으로 움직이는 모습이 감지된다. 관절놀이의 end play 현상을 관찰하기 위하여서는 상부 극돌기에 접촉하여 외측굴곡 현상을 유도하면서 반대방향으로 힘을 가한다. 이때 발생하는 스프링과 같은 느낌을 감지한다(그림 7-17).

### 2. 2. 4 흉추 굴곡과 신전 촉진법

흉추의 굴곡과 신전 현상을 촉진할 때 손가락의 끝 또는 엄지손가락을 이용한다. 상부 흉추의 신전 현상을 촉진할 때에는 보조손을 통해 환자의 머리를 조절한다. 흉추 중하부위의 굴곡과 신전 현상을 촉진할 때 환자로 하여금 양손의 손가락을 끼게 한 후 목뒤를 접촉하게 한다. 이때 시술자는 시술자의 팔을 환자 앞쪽으로 환자의 양쪽 팔꿈치를 함께 잡으며 환자를 굴곡 또는 신전하는 모습으로 흉추의 움직임을 촉진한다. 흉추를 굴곡시킬 때 극돌기의 사이는 대칭적인 모습으로 열리는 현상이 발생하고 흉추를 신전 시킬 때에는 극돌기 사이는 좁아지는 현상이 발생한다(그림 7-18, 19).

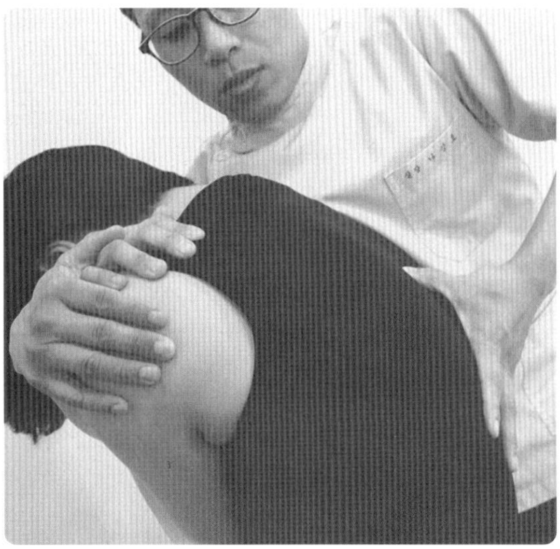

그림 7-18 흉추 굴곡 촉진법

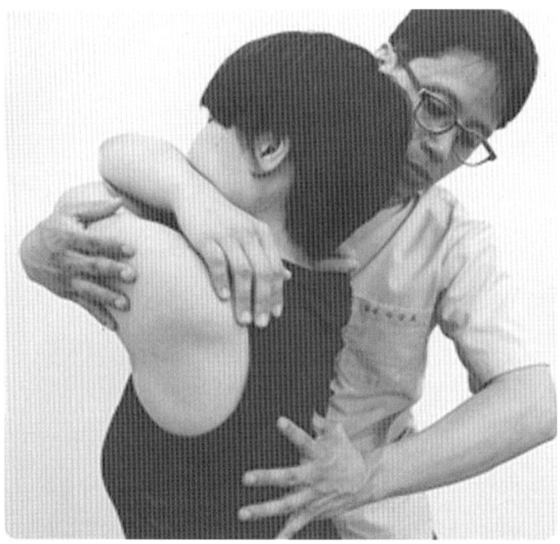

그림 7-19 흉추 신전 촉진법

흉추 굴곡 현상의 end play를 관찰할 때에는 환자의 모습을 위에 설명된 자세를 취하게 한 후 보조손을 통해 환자를 더욱 깊이 굴곡 시킨다. 그리고 주동손의 엄지 손가락을 이용하여 극돌기를 anterior-superior의 방향으로 밀면서 스프링과 같은 느낌을 감지한다. 흉추 신전 중 end play의 모습은 환자를 최대한 신전 모습을 취하게 한 후 흉추를 anterior의 방향으로 밀면서 스프링과 같은 느낌을 감지하는 것이나 흉추의 신전 end play는 흉추의 극돌기들이 서로 가깝게 위치하여 굴곡의 end play의 모습처럼 쉽게 느낄 수 없다.

## 2.2.5 3-12번째 늑골의 운동성 촉진법 (Rib Motion Palpation 3-12)

늑골 운동성 검사에서는 Bucket handle 현상과 늑골횡돌기 관절의 end play 상태를 관찰한다. 늑골횡돌기관절의 end play 상태를 검사할 때 환자는 앉은 자세를 취하고 굴곡과 외측굴곡의 자세 그리고 촉진하는 늑골의 반대쪽으로 회전시키는 자세를 취한다. 촉진하는 주동손의 엄지 또는 중지의 손가락을 사용하여 늑골횡돌기 관절로부터 약간 외측에 접촉한다. 시술자의 보조손은 환자의 앞면을 통하여 반대쪽 어깨를 잡고 시술자가 앉아있는 방향으로 회전시킨다. 환자가 완전하게 회전된 모습을 취하였을 때 그 반대쪽의 늑골은 posterior to anterior의 방향으로 힘을 받게 된다. 늑골이 이 상태에서 다른 늑골과 비교하여 뚜렷하게 돌출 되었거나 또는 눌렀을 때 확고한 저항감을 보인다면 이 늑골은 비기능적인 것으로 판단한다(그림 7-20).

늑골의 bucket handle현상을 검사할 때 시술자는 손가락들을 늑골사이의 공간(intercostal space)에 접촉하며 보조손은 환자의 앞면을 통하여 반대쪽 어깨를 잡는다. 그리고 환자를 시술자가 있는 쪽으로 또는 반대쪽으로 외측굴곡현상을 유도한다. 이 때 늑골의 공간(intercotal space)은 외측굴곡 현상과 함께 열리고 또는 닫히는 현상이 발생한다. 이러한 대칭적인 모습이 발생하지 않는 경우는 늑골-횡돌기 관절에 기능적 또는 늑골간의 근육이 경직되었음을 지적한다(그림 7-21).

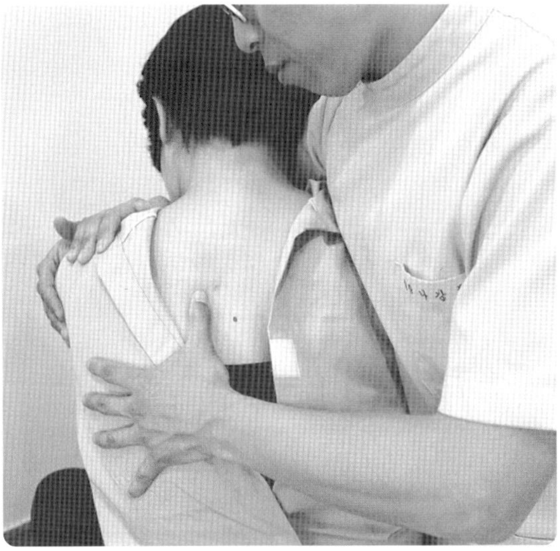

그림 7-20 환자의 흉부를 회전시며 늑골을 촉진한다

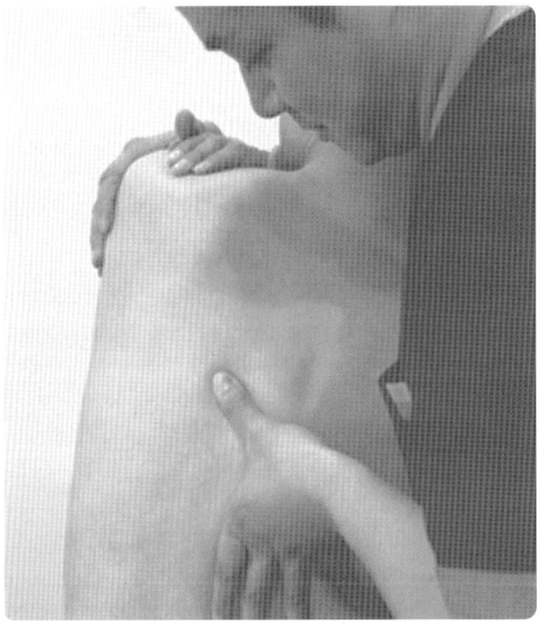

그림 7-21 환자를 외측 굴곡 시키면서 늑골을 촉진한다

## 2.2.6 1-2 번째 늑골 운동 촉진

환자가 앉아있는 자세에서 상부늑골을 촉진할 때 시술자는 주동손의 손가락을 사용하여 1번째 또는 2번째 늑골의 posterior-superior 부분을 접촉한다. 또 한손은 환자의 머리를 접촉하고 촉진하는 반대쪽의 방향으로 회전시키고 그리고 외측굴곡 시키며 또한 신전 시킨다(그림 7-22). 이때 촉진하는 늑골은 촉진하는 손으로부터 멀어지며 촉진하는 손으로부터 사라지는 것처럼 느끼는 것이 정상적인 모습이다. 만

약 촉진하는 늑골이 위의 모습을 취할 때 정지된 느낌으로 촉진되거나 또는 계속적으로 느껴진다면 그 늑골에 비기능적 현상이 있는 것을 지적한다.

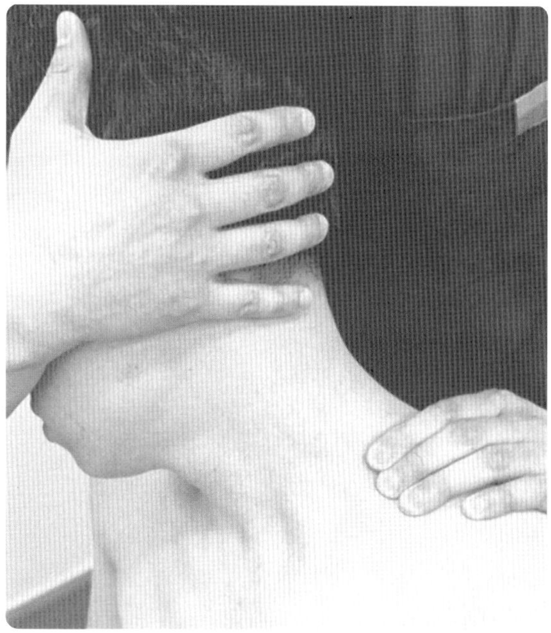

그림 7-22 왼쪽 늑골 검사

## 3 흉추 정형검사

### 3. 1 굴곡 검사 (Flexion test)

강직성 척추염(ankylosing spondylitis), 퇴행성 관절염(degenerative joint disease)또는 디스크 질환(disc disease)과 같은 질병들은 흉추-요추의 굴곡 가동 범위를 감소시킨다. 환자는 허리를 구부려 발끝부위에 손이 닿도록 노력한다. 정상적 굴곡각은 80-90도 이며 지면으로부터 10-15cm 지점까지 손끝이 닿아야 한다. Hamstring 근육의 과긴장 현상은 골반의 전방회전을 제한하기 때문에 흉추-요추 굴곡의 가동범위를 제한시킬 수 있다(그림 7-23).

### 3. 2 신전검사 (Extension test)

강직성 척추염(ankylosing spondylitis), 디스크 질환, 비대칭적 면관절(tropism), knife clasp syndrome, 면관절 증후군(facet syndrome), 퇴행성 관절염(degenerative joint disease), 척추전방전위증(spondylolisthesis)과 같은 질환들은 흉추-요추의 신전 가동범위를 제한한다. 환자는 가능한 허리를 뒤로 신전시킨다. 정상적인 가동범위는 20-30도이다(그림 7-24).

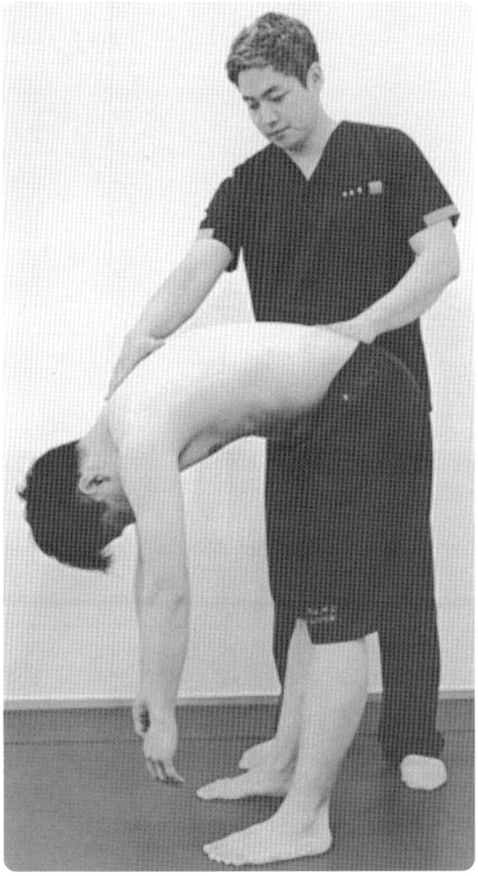

그림 7-23 굴곡 검사

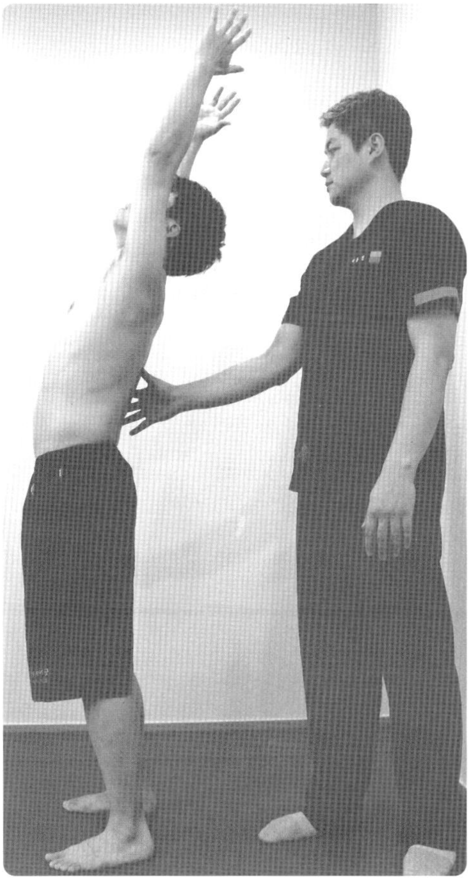

그림 7-24 신전 검사

## 3. 3 회전검사 (Rotation test)

환자의 양팔을 반대쪽 어깨를 잡도록 한 후 좌 그리고 우측으로 회전시킨다. 정상적인 가동범위는 20-45도이다(그림 7-25).

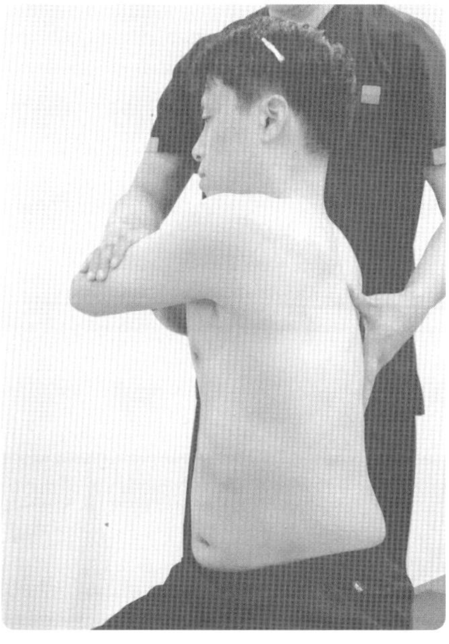

그림 7-25 회전 검사

## 3. 4 외측굴곡 검사 (Lateral flexion test)

양팔을 바로 내린 후 좌 우 외측으로 굴곡시킨다(그림 7-26). 정상적인 가동범위는 20-35도이다. 외측굴곡시 극돌기를 관찰하면서 자연스러운 만곡이 나타나는가를 관찰한다. 흉요추의 커브는 기립근이 돌출되는 후만방향으로 되어야 한다. 만곡이 발생하지 않는 곳은 관절고착(joint fixation)을 의심한다.

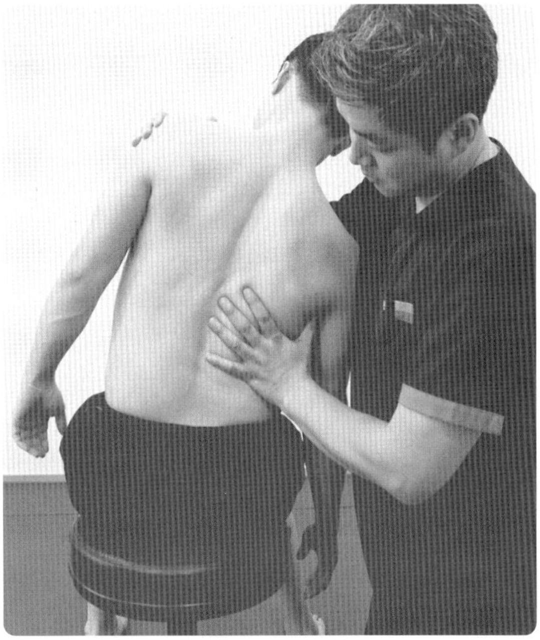

그림 7-26 외측 굴곡 검사

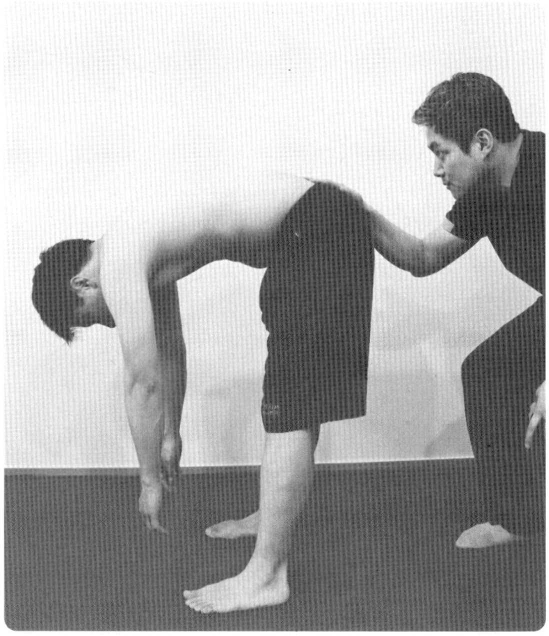

그림 7-27 Adam's test

## 3. 5 Adam's test

기능성 척추측만증과 구조적 척추측만증을 감별하는 검사법이다. 직립자세에서 나타나는 척추측만증 환자를 직립 또는 앉은 자세에서 굴곡자세를 취하게 한다. 굴곡자세에서 측만현상이 사라지면 기능성 척추측만증을 지적한다. 앞으로 숙인 굴곡자세에서 측만현상이 여전히 남아 있는 경우 구조적 측만증을 지적한다(그림 7-27).

## 3 .6 Beevor's Sign

바로 누운(supine) 자세에서 환자는 상반신을 반쯤 일으켜 세운다. 복근이 마비되었다면 이처럼 일어날 수 없다. 이런 경우엔 단순히 기침을 하도록 한다. 상부복부와 하부복부의 정상적 근육상태에서 기침할 때 배꼽은 중심에 그대로 있게 된다. 상부복근 마비현상이 있는 경우 배꼽은 하부방향으로 내려가고 하부복근 마비 현상이 있는 경우 배꼽은 상부방향으로 올라간다. 반신 마비인 경우 꼽은 정상쪽 외측으로 움직인다. 상하부 복근 모두 마비인 경우 배꼽은 전방으로 나오게 된다.

## 3. 7 Chest Expansion Test

환자는 양손을 들어 올려 수평이 되도록 한다. 그리고 숨을 완전히 내쉰(exhalation)후 유두 레벨에서 가슴둘레를 측정한다. 그리고 숨을 완전히 들어 마신 후(inhalation) 또 다시 측정한다. 정상이라면 흉곽의 차이는 3-4cm가 되어야 한다.

## 3.8 Spinous Percussion Test

환자는 앉은 자세를 취하거나 또는 엎드린 자세를 취하게 한다. 시술자는 반사해머(relfex hammer)를 사용하여 흉추의 극돌기 끝부위를 가볍게 두드린다. 또는 주변 근육조직들을 가볍게 두드린다. 나타나는 통증은 극돌기 골절, 서블럭세이션 또는 근육염좌 등을 의심할 수 있다(그림 7-28).

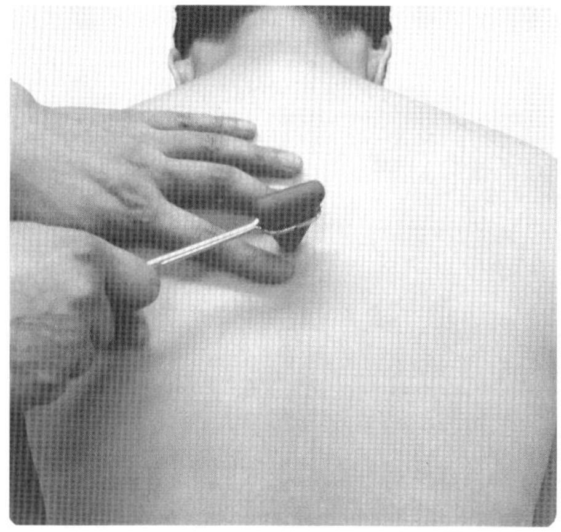

그림 7-28 spinous percussion test

# 4 어져스트먼트 테크닉

엎드린 자세에서 실행되는 흉추 어져스트먼트는 정확한 접촉을 요구하며 짧은 thrust를 구사하는 어져스트먼트 테크닉이다. 이 테크닉은 어져스트먼트하는 시술자의 몸무게를 최대한 이용하고 정확한 접촉을 통하여 효과적인 어져스트먼트를 구사할 수 있는 매우 효과적인 테크닉이다. 일반적으로 이러한 흉추 어져스트먼트는 엎드린 prone 자세에서 이루어지고 있으나 효과적인 어져스트먼트를 위해 그리고 환자의 상태에 따라 다양한 모습에서도 실행될 수 있다. 특히 흉추와 요추 사이 부위를 톰슨 테이블에서 어져스트먼트할 때 흉추와 요추 부위를 부상시켜 굴곡을 이루게 하고 또한 같은 부위를 하강시켜 흉추와 요추 부위를 신전되게 한 후 효과적인 어져스트먼트를 실행할 수 있다. 또는 Cox 치료 테이블의 특성적 기능을 이용하여 외측굴곡 또는 회전된 모습으로 변위시킨 자세에서 어져스트먼트 테크닉을 구사할 수 있다. 다양한 어져스트먼트 테크닉은 시술자의 임상적 결정에 따라야 한다. 어느 부위나 마찬가지로 흉추 어져스트먼트 역시 다른 부위를 치료할 때 반드시 따라야 할 3개의 중요점이 있다.

1. **Tissue Pull** 정확한 접촉과 정확한 어져스트먼트 방향을 유지하기 위해 접촉점 주위의 피부를 어져스트먼트하는 방향으로 끌어당기는 행위
2. **Point of Tension** Tissue pull을 통한 정확한 접촉 후에 어져스트먼트 방향으로 관절놀이의 마지막 단계까지 힘을 가하는 모습
3. **Line of Correction** 서블럭세이션의 listing에 따라 정확한 어져스트먼트 방향

표 7-3 Gonstead 리스팅

| 흉추 리스팅 | 국제적 변위체계 표시 |
|---|---|
| P | $-Z(-\theta)$ |
| PR | $-Z(-\theta X)$, $+\theta Y$ |
| PRI | $-Z(-\theta X)$, $+Y$, $+\theta Z$ |
| PRS | $-Z(-\theta X)$, $+Y$, $-\theta Z$ |
| PL | $-Z(-\theta X)$, $\theta Y$ |
| PLI | $-Z(-\theta X)$, $-\theta Y$, $-\theta Z$ |
| PLS | $-Z(-\theta X)$, $-Y$, $+\theta Z$ |
| Flexion(Anteriority) | $+Z(+\theta X)$ |

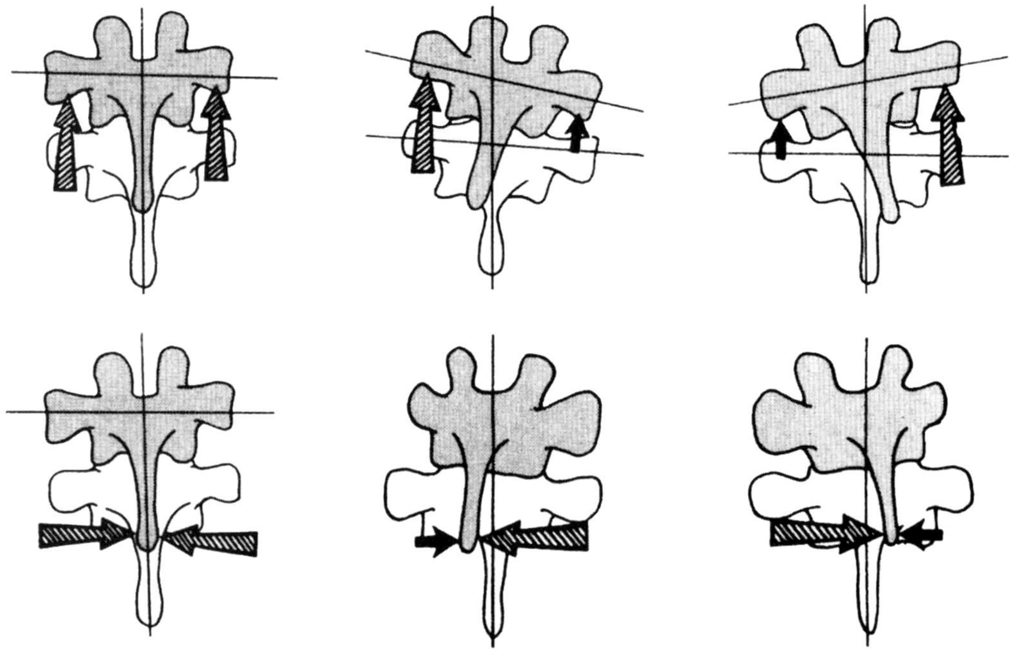


**그림 7-29 흉추의 리스팅**

바로 누운(supine) 자세에 실행하는 흉추 어져스트먼트 테크닉의 효율성에 대한 논쟁은 지금도 많은 카이로프랙틱 학자들 사이에서 논쟁이 이어지고 있고 또 몇몇 카이로프랙틱 대학은 이로 인하여 교육과정에 포함하지도 않고 있다. 이유는 어져스트먼트를 위한 정확한 접촉이 힘들고 결과적으로 치료의 효율성이 떨어진다는 이유 때문이다. 그러나 supine 자세에서도 얼마든지 정확한 접촉이 가능하고 효과적인 어져스트먼트 치료를 실행할 수 있기 때문에 반드시 흉추 치료에 있어서 한 테크닉으로 사용되어야 한다고 생각한다.

Supine 자세에서 실행하는 흉추 어져스트먼트는 접촉하는 모습에서 다른 테크닉과 비교할 때 독특한 다른 점이 있다. 일반적으로 엎드린 prone 자세에서 행하는 어져스트먼트 테크닉은 주동손을 통해 직접 thrust 하는 것이다. 그러나 바로 누운 supine 자세에서 실행하는 어져스트먼트 테크닉에서 접촉은 어져스트먼트를 위해 직접 thrust를 하는 것이 아니고 다만 지렛대의 기능으로 어져스트먼트를 위한 긴장점을 조성하는데 있다. Supine 자세에서 실행하는 어져스트먼트에서 thrust의 힘은 시술자의 상체의 체중을 이용하며 환자의 몸을 통하여 anterior to posterior의 방향으로 그리고 inferior to superior의 방향으로 어져스트먼트의 힘이 전달된다. 이 때에 주동손을 통해 치료하는 흉추 마디에 견인력을 조성한다. Supine 자세에서 실행하는 어져스트먼트에서 주동손의 모습은 다양한 방법이 사용되고 있으나 때로는 block을 사용하여 어져스트먼트 과정 중 시술자의 주동손에 발생될 수 있는 부상을 피할 수 있다(그림 7-30).

Supine 자세에서 어져스트먼트를 실행할 때 환자는 몇 가지의 다른 자세를 취할 수 있다.

먼저 시술자의 손을 주동손으로 사용할 때 환자는 자신의 양쪽 어깨를 각각 반대쪽 손으로 잡고 있는 모습을 취할 수 있다. 이때 시술자와 환자와의 공간을 주는 의미에서 그리고 여성 환자인 경우 가슴을 보호하는 차원에서 환자에게 작고 부드러운 베개를 사이에 두고 어깨를 잡도록 한다. 이 때 시술자는 보조손을 통하여 환자의 상부흉부를 가로지르는 모습으로 부드럽게 안고 반대쪽의 주동손은 부드럽게 주먹을 쥔 모습으로 접촉한다(그림 7-31).

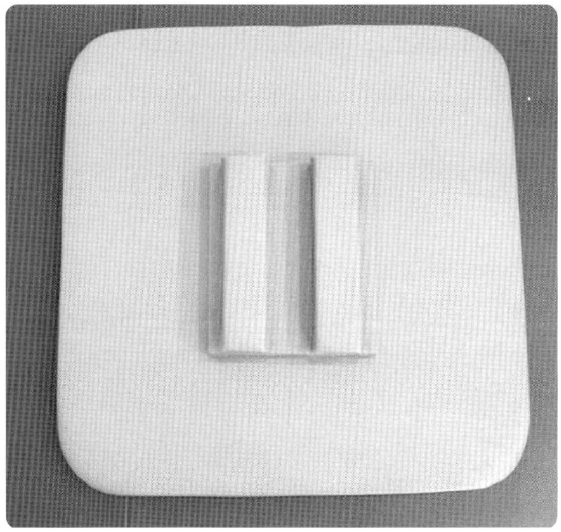

그림 7-30 블록-치료과정 중 시술자의 주동손에 발생할 수 있는 부상을 막을 수 있다

Supine 자세에서 실행하는 어져스트먼트에서 손을 사용하지 않는 경우 즉 기구(anterior block)를 사용하는 경우 환자는 양손을 서로 깍지를 끼고 목의 뒷 부위를 편하게 잡는 모습을 취한다. 그리고 시술자는 환자의 구부린 양쪽 팔꿈치를 양손으로 잡고 시술자의 몸체를 환자에게 근접한 상태에서 thrust를 구사한다. Thrust를 실행한 후 자세를 약 3초 동안 유지한다(그림 7-32).

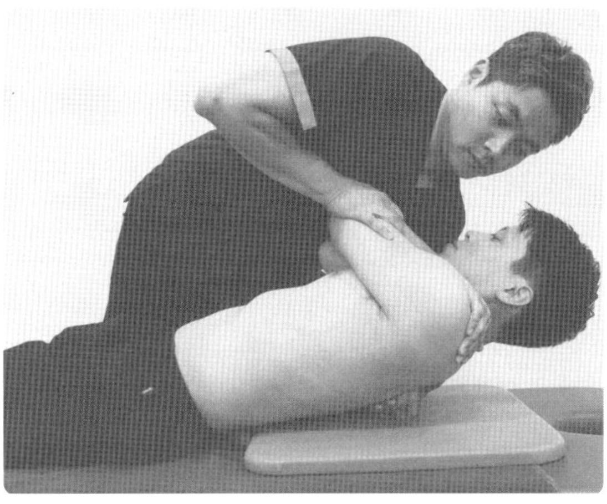

그림 7-31 주동손 접촉

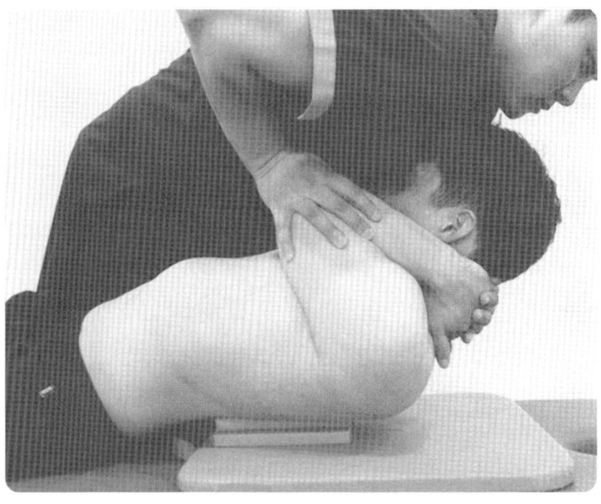

그림 7-32 블록 사용

## 4. 1 Prone 자세 테크닉

흉추 어져스트먼트는 먼저 설명되었던 것처럼 다양한 테크닉으로 실행될 수 있으나 무엇보다 흉추의 listing에 따라 그리고 어져스트먼트 하는 흉추의 위치에 따라 안전하며 시술자의 효율성을 위한 효과적인 방법들이 사용되어야 한다. 이 책에서는 현 미국의 카이로프랙틱 임상가들에 의해 실질적으로 가장 빈번하게 사용되고 있는 안전하고 효과적인 어져스트먼트 테크닉을 소개하려한다.

### ① Listing Posteriority

- **PP** Prone
- **DS** 어느쪽에 있어도 상관없다. 시술자는 어져스트먼트하는 부위 약간 아래쪽에서 서서 상체를 환자 머리 방향으로 향하는 자세를 취한다.
- **CH** 오른쪽 그리고 왼쪽 손을 함께 사용한다.
- **CP** 접촉점 # 1 두상골(Pisiform)
- **SCP** 양쪽 횡돌기
- **SH** 오른쪽 그리고 왼쪽 손을 함께 사용한다
- **LOD** posterior-anterior, inferior-superior
- **Preceure** 양쪽 손을 통해 피부를 I-S 방향으로 끌어당기면서 양쪽 횡돌기후면에 정확하게 접촉한다. 환자가 완전히 이완되어 저항감이 없을 때 가볍게 I-S 방향으로 thrust를 실행한다. 시술자는 body drop을 이용하여 손목과 어깨관절 그리고 허리에 무리가 가지 않도록 한다. 골다공증이 있는 연로한 환자에게 이러한 테크닉의 사용은 늑골골절을 유발시킬 수 있다는 것을 명심해야 한다(그림 7-33).

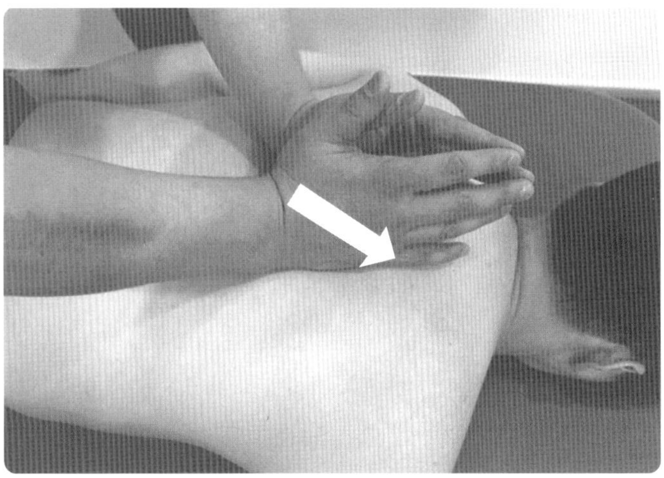

**그림 7-33 양쪽 횡돌기에 두상골을 접촉하여 치료한다**

### ② Listing PRS, PLS, PLI, PRI

- **PP** Prone
- **DS** 극돌기가 회전된 반대쪽. PL인 경우 오른쪽, PR인 경우 왼쪽
- **CH** Torque를 통해 open wedge를 감소시킬 수 있는 손을 주동손으로 사용한다. PRI인 경우 주동손은 왼손을 사용한다. PRS인 경우 주동손은 오른손을 사용한다.

◆ CP 접촉점 #1 두상골(Pisiform)

◆ SCP 횡돌기

◆ SH 주동손이 접촉하고 있는 반대쪽 횡돌기에 주동손과 수직이 되도록 접촉한다.

◆ LOC 흉추 면관절의 각은 60도이다. 주동손으로 thrust를 가할 때 I-S 또는 S-I 방향으로 60도의 각을 이루도록 한다.

◆ Procedure 주동손과 보조손의 접촉은 torque를 효율적으로 구사할 수 있도록 tissue pull을 한 후 서로 수직이 되도록 접지한다. 환자가 숨을 천천히 내쉴 때 주동손과 보조손은 호흡과 함께 따라가면서 긴장점까지 간다. 환자가 완전히 이완되어 저항감이 없을 때 가볍게 thrust를 실행한다. 시술자는 body drop을 이용하여 손목과 어깨관절, 그리고 허리에 무리가 가지 않도록 한다. 골다공증이 있는 연로한 환자에게 이러한 테크닉의 사용은 늑골골절을 유발시킬 수 있다는 것을 명심해야 한다(그림 7-34, 35).

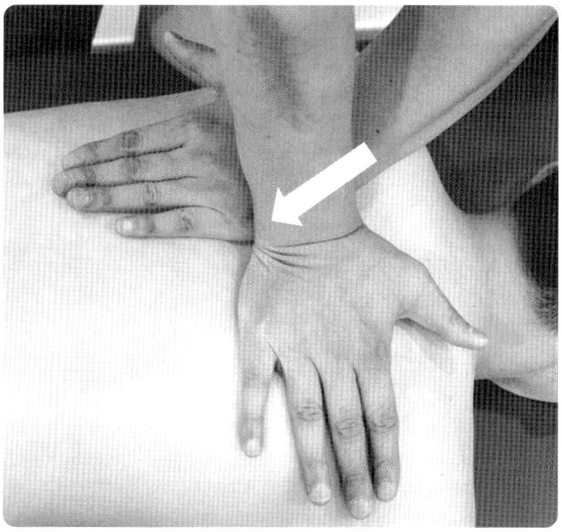

그림 7-34 PRI 치료

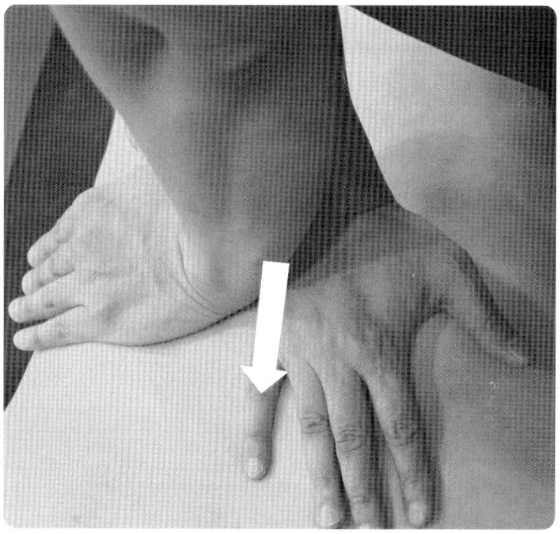

그림 7-35 PRS 치료

하부흉추 어져스트먼트는 thrust 과정 중 환자에게 매우 위협적인 느낌을 줄 수 있다. 그리고 이러한 부정적인 경험은 척추 치료에 대한 부정적인 시각을 갖게 하기 때문에 각별한 조절이 필요하다. Side posture 테크닉을 사용할 것을 권한다.

## 4.2 상부흉추 테크닉

경추의 전만 현상이 흉추의 후만 현상으로 변화되는 상부 흉추는 양손 접지를 통해 어져스트먼트를 실행하기에는 불편한 부분이 있다. 이로 인해 한쪽 손의 Thumb 또는 Pisiform contact을 통해 어저스먼트를 실행하는 테크닉을 소개한다.

### 4. 2. 1 Thumb move: Rotation 변위를 주로 치료하는 테크닉이다.

Listing: PL, PR

- ◆ PP Prone
- ◆ DS 극돌기가 회전된 쪽 환자의 머리 측면
- ◆ CH 극돌기가 회전된 쪽 손의 엄지를 사용한다. PR인 경우 오른쪽 엄지, PL인 경우 왼쪽 엄지
- ◆ CP 접촉점 #9 엄지 손가락의 전면 부위
- ◆ SCP 극돌기 외측면
- ◆ SH 환자의 유양돌기 부위에 contact
- ◆ Procedure 피부를 끌어 당기면서 극돌기에 접촉하고 보조손은 환자의 반대쪽 유양돌기에 접촉 한 후 환자의 머리를 주동손 방향으로 약간 회전 시킨 후 cephalic 방향으로 밀어 올리듯 견인시킨다. PR인 경우 환자의 머리는 왼쪽으로 회전시키며 PL인 경우 환자의 머리는 오른쪽으로 회전시킨다. 환자로 하여금 숨을 내쉬게 한 후 이완된 상태에서 가볍게 thrust 한다. 시술자는 양손이 정확하게 접촉한 다음 상체를 치료하는 부위에 가깝게 되도록 한다. 주동손은 바닥과 수평이 되고 척추와 수직을 이루는 위치에서 thrust를 실행한다. 중요하게 기억할 것은 thrust 중 보조손은 사용하지 않는다는 것이다. 주동손과 함께 서로 반대방향으로 회전시키는 것은 금물이다(그림 7-36,37).

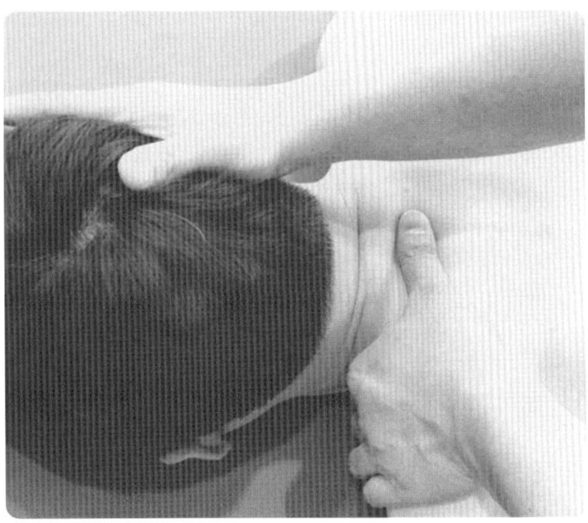

그림 7-36 PL 치료 시작자세

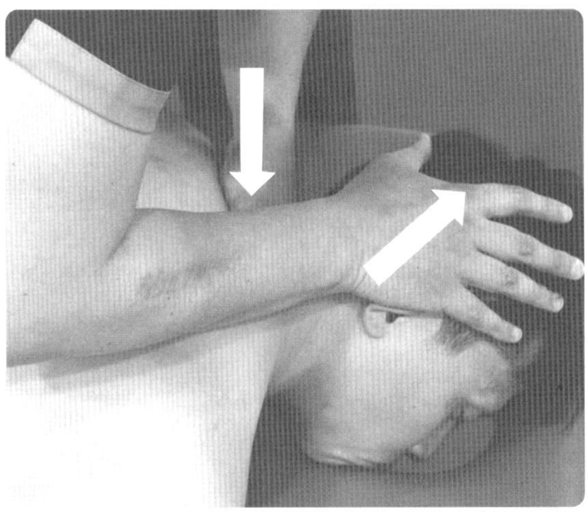

그림 7-37 PL 치료

### 4 .2. 2 Pisiform contact

Listing: PL, PR

- ◆ PP Prone
- ◆ DS 극돌기 회전의 반대방향. PR인 경우 왼쪽, PL인 경우 오른쪽

- **CH** 시술자 위치에서 환자 쪽에 있는 손. PR인 경우 오른손, PL인 경우 왼쪽 손
- **CP** 접촉점 # 1 두상골(pisiform)
- **SCP** 횡돌기
- **SH** 보조손은 환자의 유양돌기에 접촉한다
- **Procedure** 이 테크닉은 주로 상부흉추 어져스트먼트에 사용된다. 주동손은 피부를 끌어 당기면서 정확하게 횡돌기 후면에 접촉한 후 보조손을 통해 환자의 유양돌기에 접촉하여 환자의 머리를 반대방향으로 회전시킨다. 그리고 약간 cephalic 방향으로 견인시킨다. 환자는 숨을 완전히 내쉬며 몸을 이완시킨다. 숨을 완전하게 내쉬었을 때 가볍게 thurst 한다. Thrust 중 보조손은 사용하지 않는다. PRI인 경우 contact쪽 wedge를 감소시키기 위해 주동손은 S-I 방향으로 thrust한다. PRS인 경우 접지 한 쪽의 wedge를 증가시켜주기 위해 주동손은 I-S 방향으로 thrust 한다 (그림 7-38, 39).

  상부흉추의 후만 만곡에 따라 그리고 흉추의 상관 관절의 60도 각도에 따라 어져스트먼트를 실행한다.

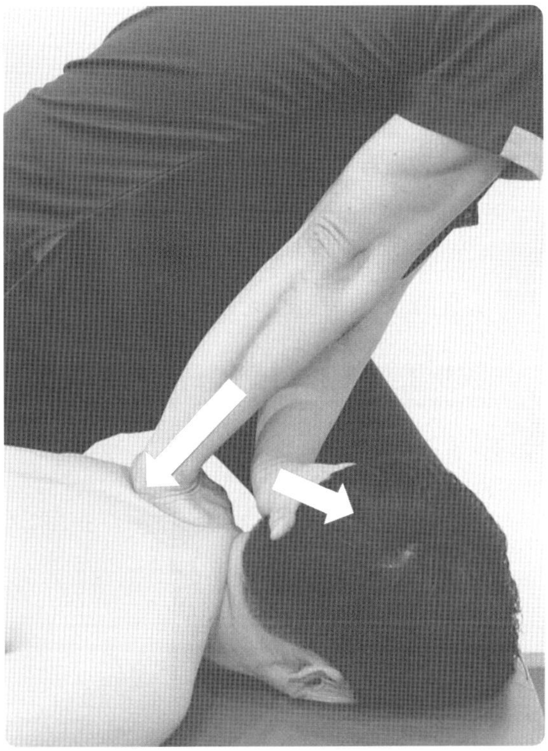

그림 7-38 PRI 치료

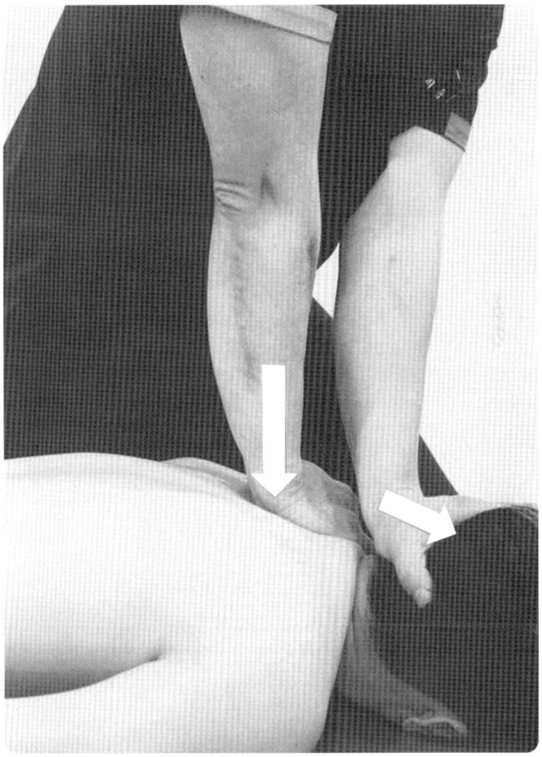

그림 7-39 PRS 치료

## 4. 3 전방변위 어져스트먼트 (Anterior adjustment)

### 4. 3. 1 Hand contact

- **PP** Supine
- **DS** 어느 쪽이든 상관없다. 하지만 오른손을 주동손으로 사용할 때엔 환자의 왼쪽에, 왼손을 사용할 때엔 환자의 오른쪽에서 실행하는 것을 권한다.
- **CH** 편안하게 사용할 수 있는 주동손
- **CP** 주동손은 주먹을 반 정도 펴놓은 모습으로 치료하려고 하는 흉추 아래 분절 극돌기를 감싸듯 접촉한다.
- **SCP** 주동손을 사용하여 어져스트먼트하려 하는 흉추의 아래 흉추분절에 접촉한다.
- **SH** 보조손은 반대측 양쪽 어깨를 잡고 있는 환자의 팔꿈치 부위에 접촉한다.
- **Procedure** 환자는 반대쪽 양쪽 어깨를 깊게 잡고 앉은 자세를 취한다. 시술자는 주동손을 적절하게 접촉하며 보조손을 통해 환자의 팔꿈치를 잡는다. 시술자는 환자가 숨을 내쉬게 하면서 천천히 눕힌다. 치료하려는 흉추분절이 적절하게 접촉된 주동손 위에 놓였을 때 시술자는 환자의 팔꿈치에 접촉된 보조손을 통해 가볍게 상체의 힘으로 I-S 방향으로 thrust 한다. Thrust 후 약 3초 후 천천히 환자를 일으킨다(그림 7-40, 41).

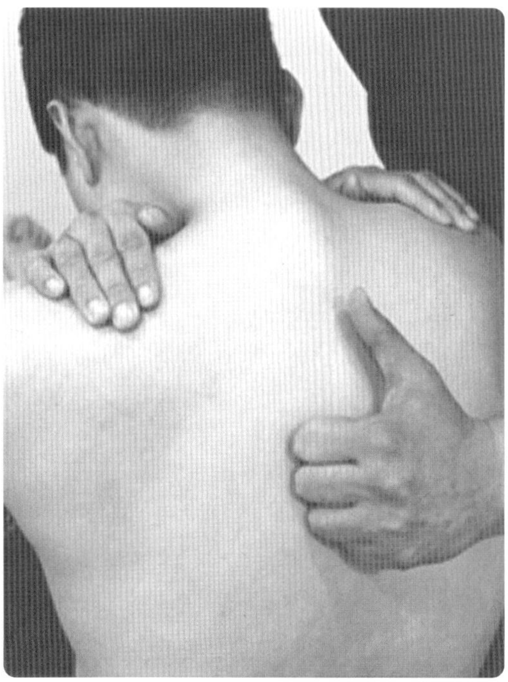

그림 7-40 주동손으로 접촉을 시도하고 있다

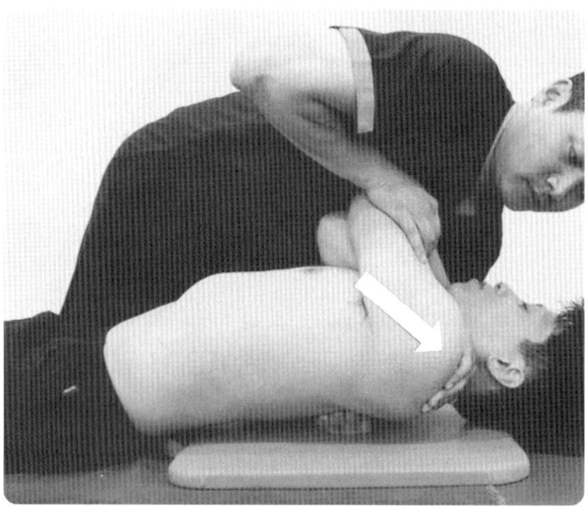

그림 7-41 시술자의 체중을 이용하여 가볍게 thrust 한다

## 4. 3. 2 Anterior Block contact

- **PP** 환자는 양손의 손가락을 서로 깍지 낀 모습으로 목 뒷면을 잡고 앉은 자세를 취한다.
- **DS** 어느 쪽이든 상관없다.
- **CH** 주동손과 보조손으로 환자의 양쪽 팔꿈치를 잡는다.
- **CP** 접촉점 #10 소지구(hypothenar) 또는 접촉점 #7 중수지골접촉(Metacarpophalangeal)
- **SCP** 치료하는 흉추 아래 분절에 anterior block을 놓는다
- **Procedure** anterior block을 적절한 위치에 놓고 그 위에 환자를 천천히 굽힌다. 이 때 환자는 숨을 천천히 내쉬게 한다. 환자의 등 부위가 적절하게 놓여진 anterior block 위에 놓였을 때 시술자는 자신의 가슴을 환자의 양쪽 팔꿈치에 가깝게 되도록 하고 가볍게 상체의 힘으로 I-S 방향으로 thrust 한다. Thrust 후 약 3초 후 천천히 환자를 일으킨다. 이 테크닉은 오십견 또는 낭염과 같은 견관절 질환이 있는 환자에게는 적절한 테크닉이 아니다. 맨손으로 접촉하는 테크닉을 권한다(그림 7-42).

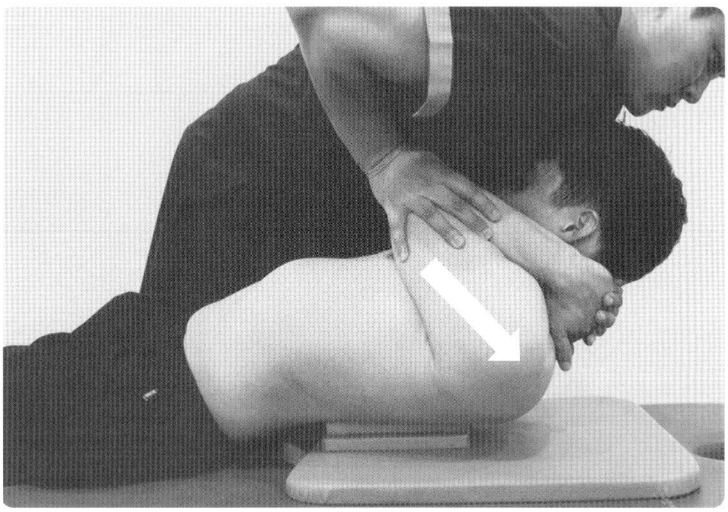

**그림 7-42 시술자의 양손과 체중을 이용하여 가볍게 thrust 한다**

# 8

chapter eight

# 요추 진단과 치료

요통은 인간의 80%가 경험하고, 그 중 16%가 지속적인 치료를 받고 있는 흔한 질환이다. 또한 요통은 사회적 그리고 경제적으로 막대한 손실을 발생시키는 질환이기도 하다. 미국의 경우 매년 1000억 달러가 요통치료에 사용되고 있으며 이와 함께 발생하는 법정비용, 보상금액, 산재보상은 추가적인 비용으로 천문학적인 지출로 이어진다. 이럼에도 불구하고 요통에 대한 적절하고 합리적인 치료 시스템들이 이루어지지 않고 있는 것은 미국 의학계의 포괄적이지 못한 독단적인 방침 때문이라는 지적이다. 1996-2001년 사이 미국에서 척추융합 수술이 77%가 증가되었으며 이에 대한 추적검사는 매우 실망적인 결론이었다. 그리고 실패한 척추 수술 후 증후군(failed back surgery syndrome)이라는 신종 진단명이 만들어졌다. 만성 요통환자들에게 과도하게 처방되고 있는 마약성 진통제는 결국 환자로 하여금 약물 의존증, 약물중독으로 이어지게 한다. 요통은 한 개인의 건강문제 뿐 아니라 사회적인 이슈가 되고 있는 것이다. 이에 대해 뉴욕신문은 Harvard 의과대학 Dr. David Eisenberg의 말을 빌리면서 이렇게 말했다. "의학계는 더 이상 감추지 말라, 그리고 이에 대한 대체적인 치료법을 강구하라"

지난 1994년 미국 의료정책연구소(America Health Care Policy and Research)는 캘리포니아 주에 있는 UCLA 의과대학과 함께 요통에 대한 중요한 프로젝트를 시작하였다. Los Angeles Chiropractic 대학(LACC)은 UCLA 대학과 공동연구를 통해 요통의 효율적 치료법에 관한 연구를 시작하였다. 그리고 3년간 진행되었던 연구결과를 통해 카이로프랙틱 척추치료는 다양한 치료 중 가장 안전하고 효율적이며 또한 경제적이라는 결론을 발표하였다. 이 사실을 미국 의사협회 모든 회원들에게 발표한 후 상호간 협진 시스템을 촉구하였다.

## 1 요추 기능 해부학

척추의 이차적인 만곡인 요추의 전만은 분만 후 9-12개월 사이에서 시작된다. 앉기 시작하고 기어 다니면서 시작되는 요추의 전만현상은 서서히 성장하면서 완성된다. 정상적인 전만각은 흔히 20-60도라고 기록되고 있으나 가장 이상적인 전만각은 35-40도라고 카이로프랙틱 학자들은 주장한다. 요추 전만현상은 경추와 마찬가지로 효과적인 체중지지와 요추의 정상적인 연동운동(couple motion)을 위한 인체의 매우 효율적인 구조다.

일반적으로 요추는 특히 직립자세에서 체중을 효과 있게 지탱할 수 있도록 효율적인 형태로 이루어져 있다. 요추 추체의 전면은 후면보다 높고 전면은 양쪽으로 볼록(covexity)한 모습이고 후면은 오목(concavity)한 모습으로 되어 있다. 요추의 상부면과 하부면은 평평한 모습이나 조금 오목한 모습을 이루고 있다. 요추의 추궁근(pedicle)은 추체의 상부로부터 시작되며 수평적으로 그리고 후방 쪽으로 짧고 강하게 발육되어 있다. 위에 있는 요추의 상척추절흔(superior vertebral notch)은 얕고 아래에 있는 요추의 하척추절흔은 깊게 만들어져 추간공(intervertebral foramen, IVF)을 이룬다. 요추의 추궁판(lamina)은 짧고 넓게 발육되었고 수직적인 모습을 형성하면서 극돌기를 이룬다. 횡돌기는 추궁근과 추궁판 사이에서 시작되고 길고 얇게 형성되어 충격에 골절되기 쉽다. 3번째 요추의 횡돌기극은 가장 긴 형태를 갖고 있다. 요추의 추간공은 다른 부위보다 크고 삼각형의 모습을 형성한다.

요추의 관절돌기(articular process)는 크고 강하게 형성되었으며 상관절돌기(superior articular process)는 오목한 모습(concave)으로 후내방(posterior and medial)의 방향으로 향하고 하관절돌기(inferior articular process)는 볼록한 모습(convex)으로 전외방(anterior and lateral)의 방향으로 향한다. 상관절돌기는 넓게 퍼져 있으며 하관절돌기를 외측에서 감싸고 있다. 요추의 유두돌기(mamillary process)는 상관절돌기의 상부 그리고 후방에 위치한다. 요추의 면관절(facet joint)은 일반적으로 수직적인 모습(sagittal plane)으로 이루어져 있으나 요추와 천추의 관절에서 관상면(coronal plane)의 모습으로 형성되는 경우가 인구 중 20%에서 관찰되는 흔한 현상이다. 한쪽 관절은 시상적이고 또 한쪽은 관상적인 면관절을 비대칭적 요추 면관절(tropism)이라고 하며 요통의 원인이 되기도 한다(그림 8-1).

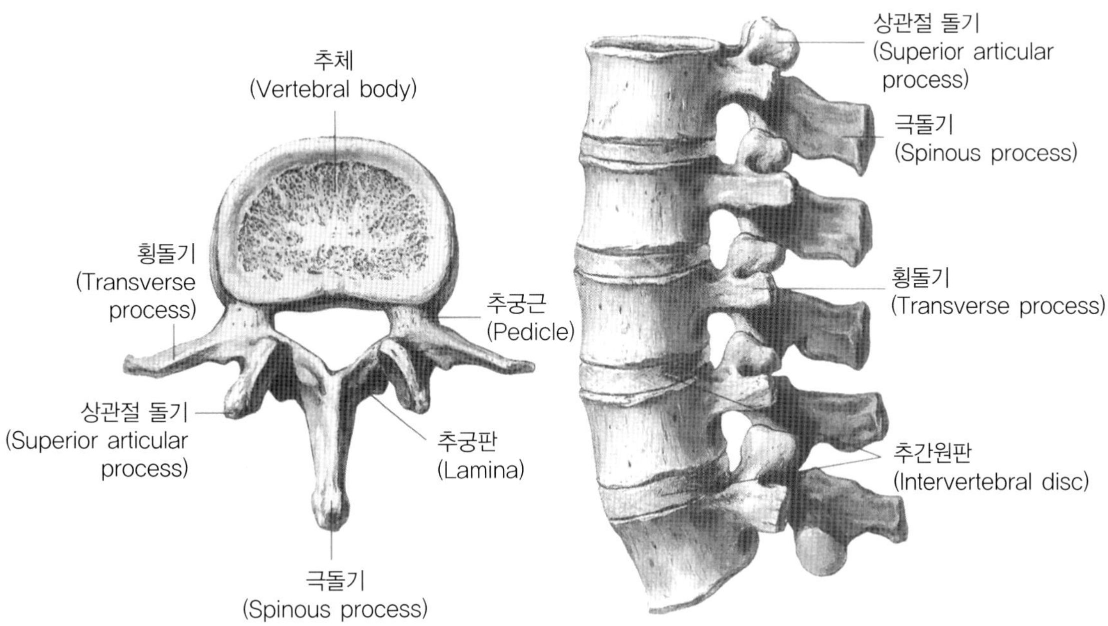


**그림 8-1 요추**

요추의 면관절(facet joint)은 낭인대로 쌓여있는 활액관절로써 척추관절 사이에 움직임을 원활하게 하면서 10%-15%의 몸무게를 지지하는 상호 충돌되는 역할을 담당한다. 전만 현상이 증가될 때에는 약 33%의 몸무게를 지탱하게 된다. 그러나 척추 관절에 퇴행성 현상이 발생하는 경우 더욱 많은 체중이 면관절에 집중되며 요통을 유발시키는 원인이 된다. 낭인대와 주위 연조직에 쌓여있는 면관절은 요추에 뒤틀리는 염전력(torsional force)의 약 45%까지 관장한다.

섬유륜과 수핵으로 구성된 요추의 추간판(intervertebral disc)은 경추나 흉추 부위보다 월등하게 크고 효율적으로 잘 발달 되어 있다. 12-20여개의 겹으로 이루어진 섬유륜은 섬유성연골로써 무혈관 조직이며 척추동 신경(sinuvertebral nerve)이 섬유륜 주변 부위를 지배하고 있다. 젤과 같은 물질로 만들어진 수핵은 디스크의 후방부위에 위치하고 있으며 무혈관 조직이며 무신경 조직이다. 추체의 높이의 1/3에 해당하는 두꺼운 디스크는 수직적인 압력에 매우 효율적으로 대항할 수 있으며 흉추보다 효율적인 운동성을 가지고 있다. 그러나 약 30도의 각으로 형성된 섬유륜의 조직은 회전력에 매우 취약한 특성이 있다. 그러나 정상적인 전만현상을 유지하고 있는 상황에서는 요추의 회전이 구조적으로 제한되어 있어 디스크의 손상을 막고 있다(그림 8-2, 3).

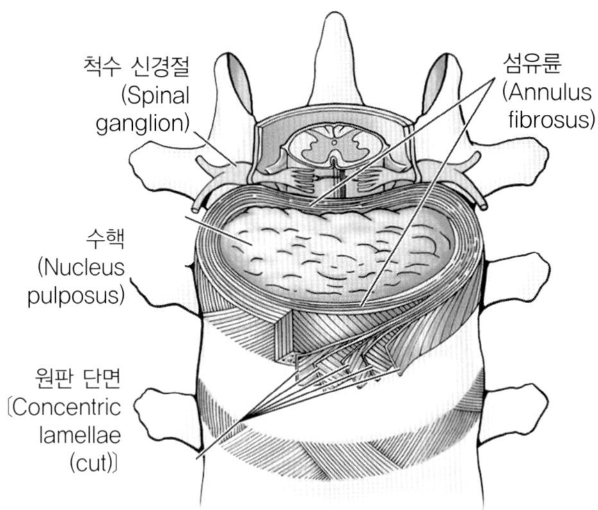


**그림 8-2 추간판**

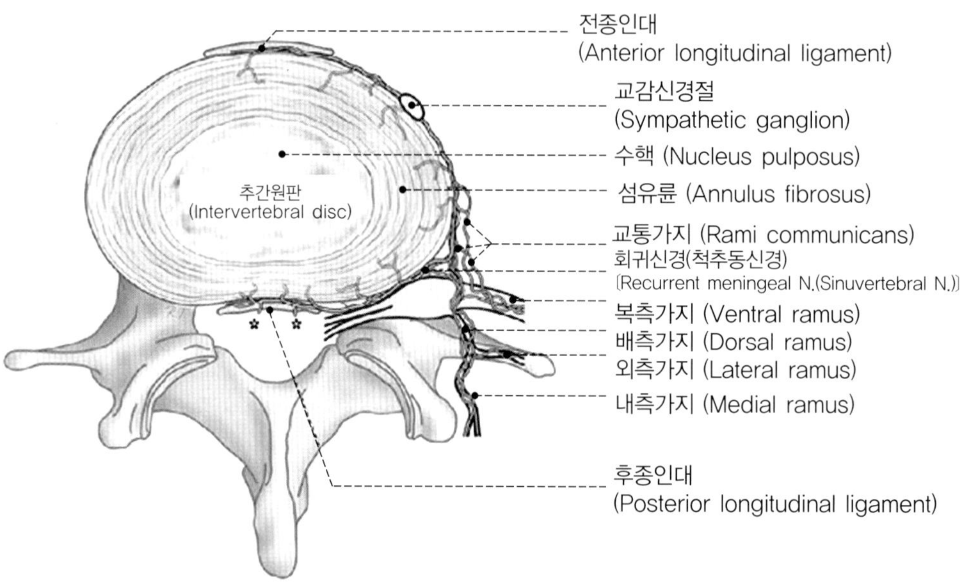


**그림 8-3 추간판 신경**

요추의 척추관(spinal canal)은 척수(spinal cord)와 척추신경근(spinal nerve)을 보호하고 있다(그림 8-4). 척수는 2번째 요추(conus medullaris)에서 끝나며 척추 마미신경으로 구성되는 신경근은 하방향으로 내려간다. 뇌경막은 자유롭게 움직이는 구조물은 아니다. 호프만 인대(Hoffmann's ligament)는 척주관 안에 있는 뇌경막의 가동범위를 제한하며 이러한 모습으로 뇌경막의 안정성을 유지하게 한다. 또한 척추의 움직임에 따라 척수(spinal cord)의 위치 그리고 척추관의 모습에 변화가 발생한다. 척추가 굴곡을 이룰 때 척추관의 길이는 증가하며 척추가 신전의 모습을 이룰 때에는 척추관의 길이는 짧아진다. 이 현상의 이유는 척추가 굴곡 또는 신전의 모습을 이룰 때 움직임의 축이 추체의 전방에 위치하기 때문이다. 이러한 현상에 따라 척수의 모습 역시 척추의 움직임에 따라 변화가 발생된다. 척추가 굴곡 모습을 이룰 때 척수는 접혀있는 모습에서 펴지고 늘어나면서 긴장감을 증가시키며 신전 현상을 이룰 때 척수의 길이는 줄어들면서 접혀지게 된다(그림 8-5).

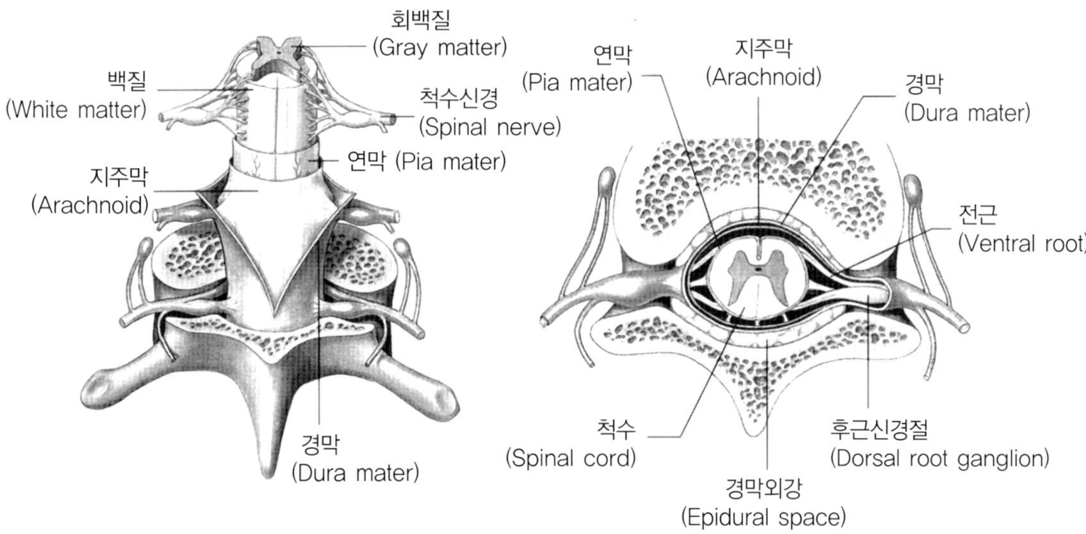


**그림 8-4 척수와 수막**

5번째 요추는 비전형적 요추이다. 5번째 요추 추체의 전면은 후면에 비해 더욱 크고 두꺼운 모습을 유지하여 요추의 전만현상을 형성하게 한다. 극돌기는 짧고 4번째 요추의 극돌기를 향하여 상방으로 향한다. 횡돌기는 어느 부위보다 짧고 두껍다. 때로는 횡돌기의 비대현상으로 장골 또는 천골과 관절을 이루는 현상이 관찰되며 이 현상을 Transitional vertebra라고 한다.

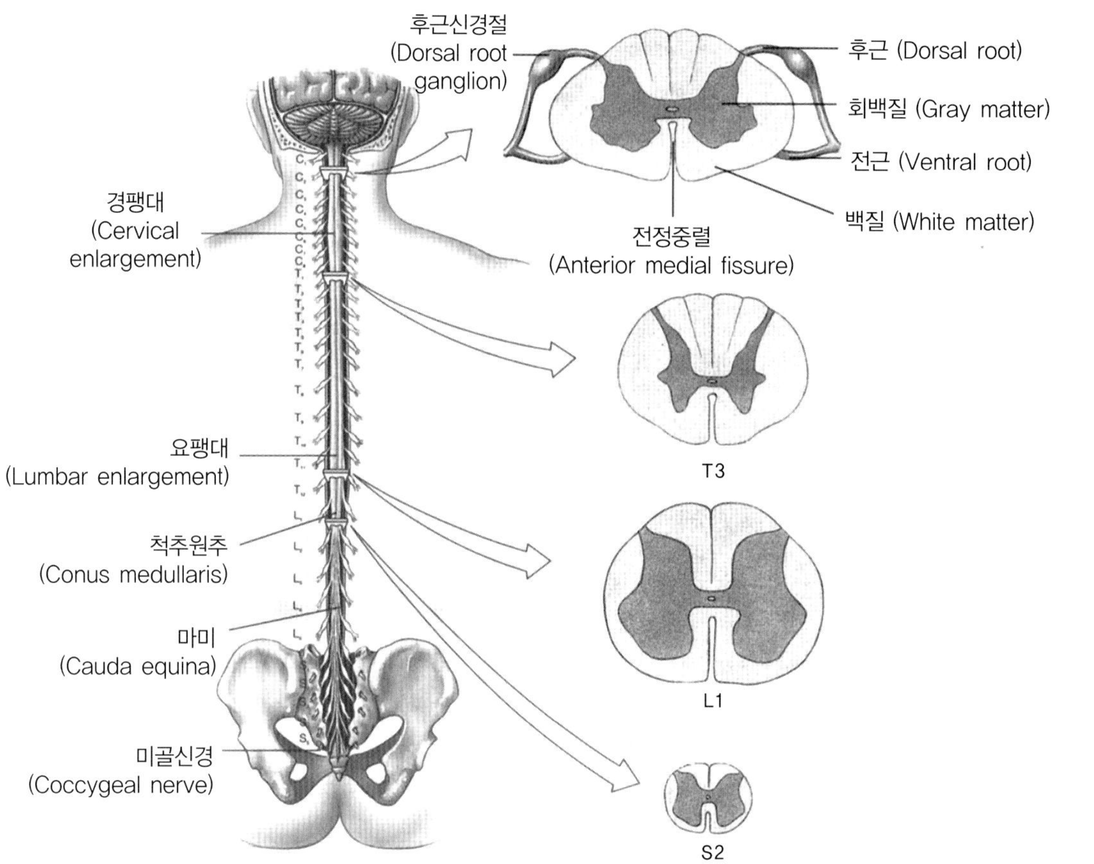


**그림 8-5 척수의 구조**

## 1.1 요추의 전만곡선

요추의 전만현상(lordosis)은 9-12개월의 유아기 때부터 형성되기 시작하여 18개월쯤에 완성된다. 요추의 전만현상은 첫 번째 그리고 두 번째 요추에서 시작되며 3번째 또는 4번째 요추에서 전만현상의 최상을 이룬다. 요추체의 전면은 추체의 후면에 비해 길고 또한 요추 추간판 역시 전면의 높이는 추간판 후면에 비해 조금 높아 요추 전만현상을 형성되게 한다. 요추의 전만각도를 정확하게 측정하기 위해 첫 번째 요추 추체의 상부면과 천골 상부면에 평행되는 선을 긋고 각 선에 직각되는 선을 그었을 때 형성되는 각을 측정한다(그림 8-6).

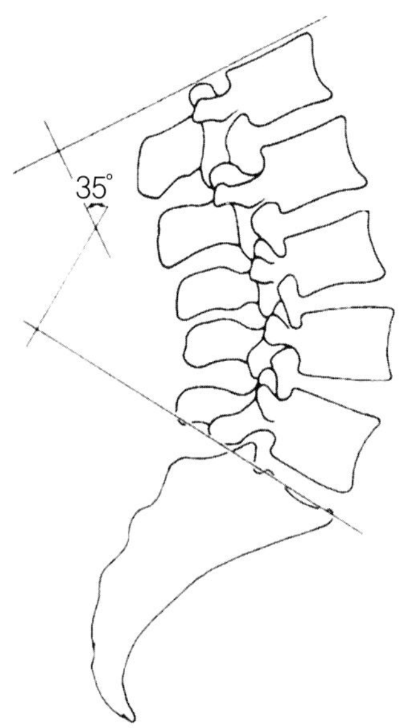


**그림 8-6 요추의 만곡**

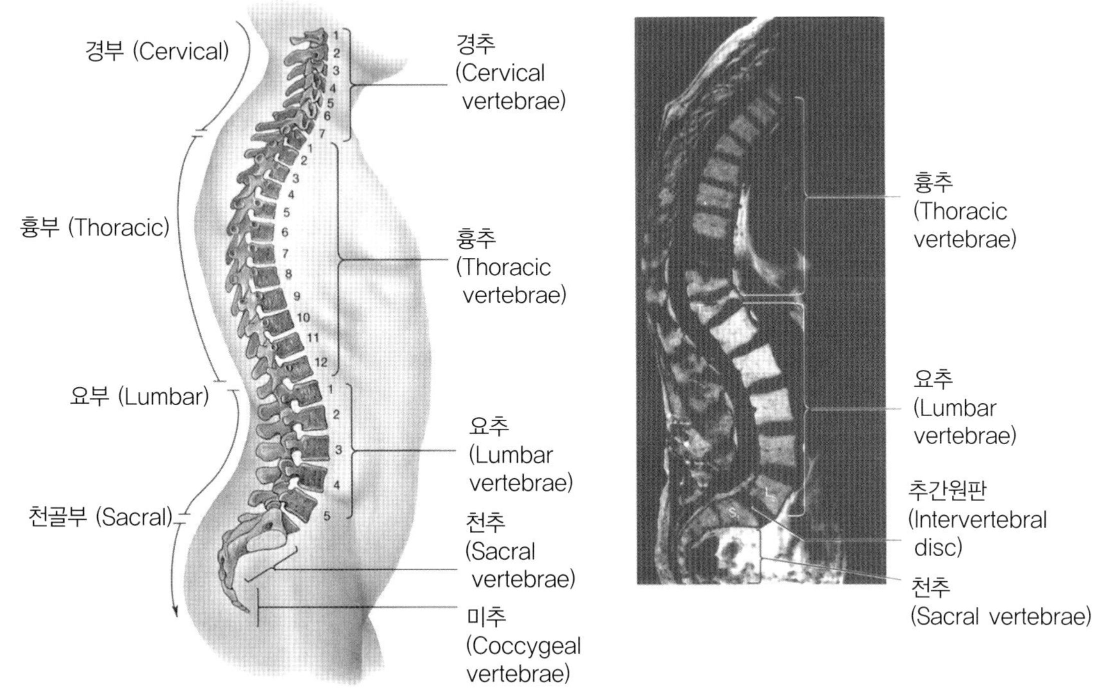


**그림 8-7 척주의 만곡**

요추의 전만각도의 정상 범위는 20-60도라고 하나 카이로프랙틱이 주장하고 있는 가장 효율적인 전만각도는 35-40도이다. 반듯하게 서있는 기립자세에서 요추는 천추위에 놓여 있어 천골기저각(sacral base angle)은 요추의 전만각도에 매우 중요한 영향을 준다. 천골기저각(sacral base angle)의 증가는 요추의 전만각도를 증가시키며 이것은 결과적으로 면관절(facet joint)에 치중되는 체중의 양을 증가시킨다. 천골기저각(sacral base angle)의 감소는 요추의 전만 각도를 감소시키며 이것은 결과적으로 추간판에 가해지는 체중을 증가시키고 또한 수직적인 압력을 흡수할 수 있는 척추의 능력을 감소시킨다. 천추의 각도의 변화는 경추의 전만 각도 또는 흉추의 후만 각도에도 영향을 줄 수 있으나 정확한 정도는 예측하기 힘들다. 천골기저각은 일명 Ferguson각이라고도 한다(그림 8-7).

표 8-1 요추의 정상적인 추간판 각도

| 디스크 위치 | 평균 각 |
|---|---|
| L1 | 8도 |
| L2 | 10도 |
| L3 | 12도 |
| L4 | 14도 |
| L5 | 14도 |

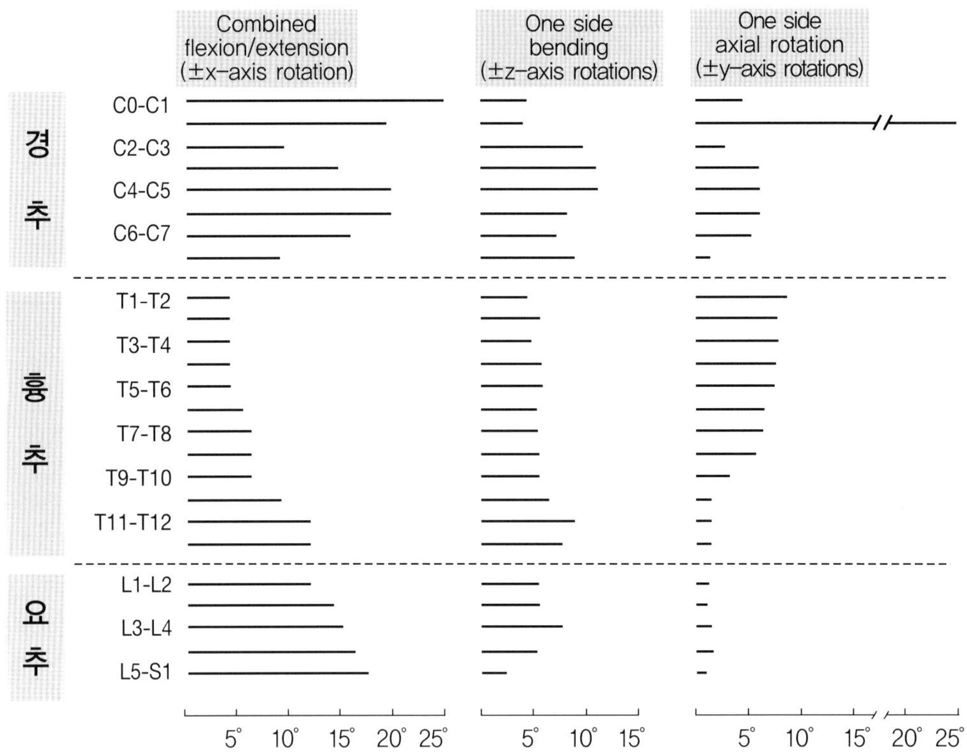


그림 8-8 척주 각 단계별 회전 운동의 범위

## 1.2 요추 가동범위와 운동성의 패턴

요추에서 발생하는 주요 운동(primary motion)은 굴곡과 신전이다. 몸 전체 굴곡과 신전(flexion and extension)의 75%가 요추에서 발생한다. 요추 굴곡현상 중 첫 번째 60도는 요추에서 발생한다. 이 때 골반은 대둔근과 햄스트링 근육에 의해 안정된 상태를 유지한다. 다음 30도는 골반의 굴곡현상에 의해 이루어진다. 이에 비해 요추의 외측 굴곡현상은 제한되어 있고 장축에서 요추 마디의 회전 모습은 최소한의 움직임만 관찰된다. 대부분 요추 몸체의 회전운동은 주로 하부 흉추에서 발생한다(그림 8-8).

표 8-2 각 요추 마디의 평균 가동 범위

| 척추 마디 | 굴곡과 신전각도(합계) | 외측 굴곡 각도 | 회전 각도 |
|---|---|---|---|
| L1-L2 | 12도 | 6도 | 2도 |
| L2-L3 | 14도 | 6도 | 2도 |
| L3-L4 | 15도 | 8도 | 2도 |
| L4-L5 | 16도 | 6도 | 2도 |
| L5-S1 | 17도 | 3도 | 1도 |

## 1.2.1 요추의 굴곡과 신전

각 요추 마디의 굴곡과 신전의 복합된 평균 각도는 약 15도를 이루며 그 마디는 superior and inferior의 방향으로 변위된다. 요추의 굴곡과 신전의 모습은 시상면 상에서 회전 모습을 보이며 이 현상은 2-3mm 정도의 움직임이 anterior 또는 posterior 방향으로 발생하게 한다. Panjabi는 이 현상은 최대 4.5mm까지 발생할 수 있으며 이 이상의 변위는 관절의 불안정 현상을 지적한다 하였다. 요추에서 굴곡과 신전의 움직임은 외측굴곡 또는 회전의 모습과 함께 나타나는 현상을 보인다. 하지만 이것은 요추 주위 근육들의 비정상적인 작용 때문이라 사료된다. 요추의 움직임에서 정확한 회전축(Instantaneous Axis of Rotation)은 확실하게 정립되어 있지 않지만 대체로 추간판 주위로 생각된다. 특히 굴곡의 경우 움직임의 축(IAR)은 추간판 전방 부위 그리고 신전의 경우 추간판의 후방 부위라 추정된다. 요추마디가 굴곡될 때 추체의 하관절면은 상방쪽으로 움직이며 하부 추체의 상관절면과 서로 떨어지면서 멀어진다. 이때 추간판의 전방 부위는 압력을 받아 좁아지는 현상이 발생하며 후방의 추간판은 늘어나는 현상이 발생한다. 요추 마디가 신전 모습이 될 때 아래 추체와의 면관절(facet joint)은 서로 가까워지며 전종인대와 추간판의 전방 부위는 늘어나는 현상이 발생한다(그림 8-9).

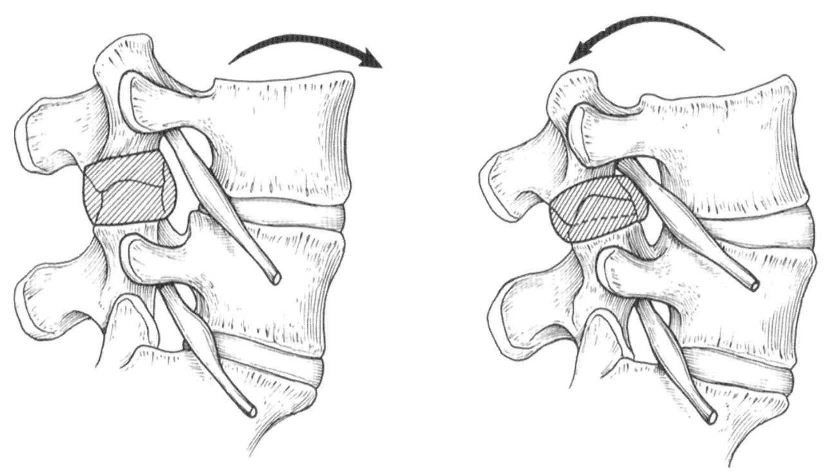


그림 8-9 요추 굴곡, 신전

## 1.2.2 요추의 외측굴곡

요추마디 외측굴곡의 평균 가동범위는 양쪽으로 약 6도이다. 요추-천골 관절의 외측굴곡 각은 약 3도이다. 요추를 외측굴곡 시킬 때 극돌기는 요추의 concavity쪽으로 회전된다. 이 현상은 경추와 상부 흉추에서는 상반되는 현상이다. 요추 외측굴곡 움직임의 축은(Instantaneous Axis of Rotation) 추간판을 주위로 반대쪽에서 나타난다. 요추의 왼쪽 외측굴곡 움직임의 축은 오른쪽 추간판에서 발생한다. 요추 외측굴곡이 발생할 때 추체는 concavity 쪽으로 기울며 같은 쪽의 면관절은 서로 가까워지게 된다(approximation), 그리고 convexity 쪽의 면관절은 서로 멀어지는(separation) 현상이 발생한다.

요추의 외측굴곡 움직임에서 발생하는 연동 움직임(coupling motion)은 여러 의학자들에 의해 연구발표 되었다. Grice와 Cassidy는 요추의 외측굴곡과 연결되는 움직임을 크게 4개의 모습으로 구분하였다. 그리고 이에 따라 비정상적 움직임을 인체공학적 이론으로 설명하였다(그림 8-10).

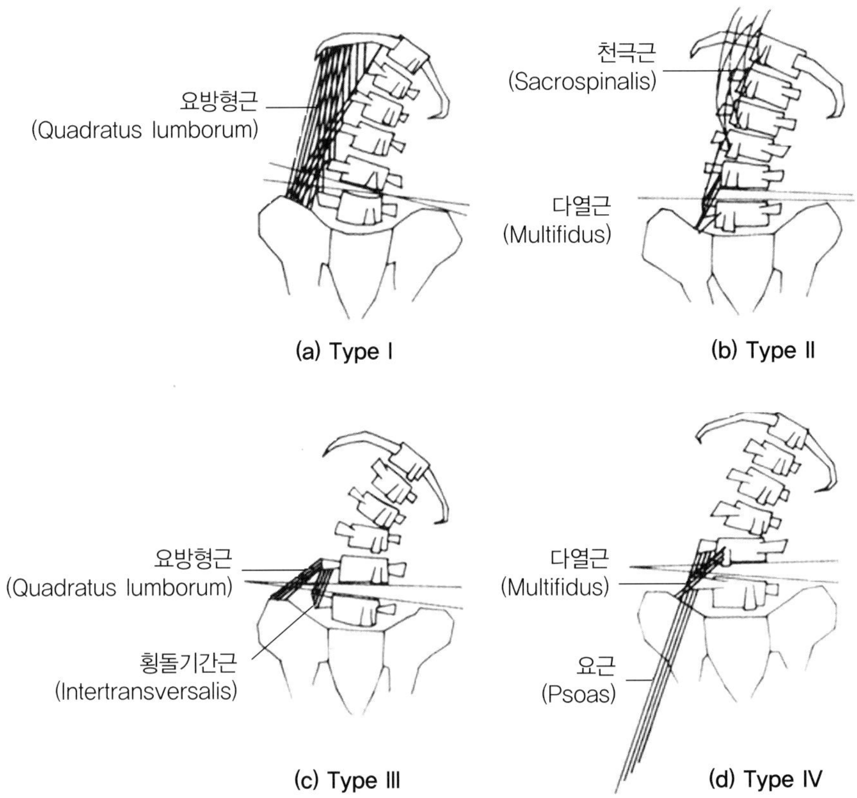


**그림 8-10 요추에 발생하는 다양한 외측 굴곡 현상**

① Type I — 요추를 외측굴곡 시킬 때 극돌기는 동일한 방향으로 즉 concavity 쪽으로 회전되며 추체는 반대 방향으로 회전되는 모습을 말한다. 이 현상은 요방형근의 정상적 수축현상으로 인해 그리고 반대쪽 협력근에 의해 과운동성을 제한하는 노력에 의해 발생한다고 하였다.

② Type II — 요추를 외측굴곡 시킬 때 추체는 같은 방향으로 회전되며 극돌기는 반대방향인 convexity쪽으로 회전되는 현상이다. 이 현상은 천극근의 비정상적인 작용으로 인해 발생하는 현상이다. 앉은 자세에서 상체를 약간 앞으로 숙여진 자세처럼 면관절이 풀려져 있는 상황에서도 극돌기가 convexity를 향해 움직임이 발생할 수 있다.

③ Type III — 요추를 외측 굴곡 시킬 때 마디 사이에 외측굴곡 현상이 발생하지 않는 현상을 말한다. 다시 설명하면 요추가 외측 굴곡될 때 정상적으로 concavity쪽의 추간판의 높이가 감소되면서 극돌기는 concavity 방향으로 회전되는 모습을 보이는 것이 정상이나 요추 마디의 외측굴곡 현상이 나타나지 않는 현상이다. 이 현상은 일반적으로 추간판 탈출로 인해 발생하나 요방형근 또는 횡돌기간근이 강하게 작용

할 때 발생한다.

④ Type Ⅳ ― 이 현상은 type III 와 같이 요추를 외측굴곡 시킬 때 요추마디의 외측굴곡 현상이 나타나지 않으며 극돌기가 concavity 쪽으로 회전되는 것이 정상이나 그 반대인 convexity 쪽으로 회전된다. 이 현상은 비정상적인 척추마디의 회전과 외측굴곡으로 인해 발생한다. 이것 역시 디스크 탈출로 인한 척추의 생체역학적 장애로 인해 발생한다. 또는 장요근과 다열근의 불균형으로 인해 발생할 수도 있다. 이러한 현상들은 요추 외측굴곡 X-ray를 통해 분석할 수 있으며 굴곡 그리고 신전 x-ray 분석을 통해 척추 관절 마디의 움직임 또는 척추 관절의 불안정성들을 분석할 수 있다.

### 1.2.3 요추회전

요추에서 Y축 회전 현상은 매우 제한되어 있다. 특히 요추 마디마디의 가동범위는 매우 크게 제한되어 있으며 평균 약 2도 정도의 가동 범위를 보인다. 요추의 면관절은 시상관절의 모습으로 형성되어 있어 요추의 회전 현상을 제한하고 있다. 요추에 회전 변위가 나타날 때 한쪽의 면관절은 벌어지는 gapping 현상 그리고 반대쪽 면관절은 좁아지는 jamming 현상이 발생한다(그림 8-11). 요추의 회전 운동은 일반적으로 외측굴곡 현상과 시상면에서 미세한 회전 현상과 동반되어 나타난다. 요추의 회전 움직임과 함께 나타나는 외측굴곡 현상은 요추의 상부와 하부에서 변화가 나타난다.

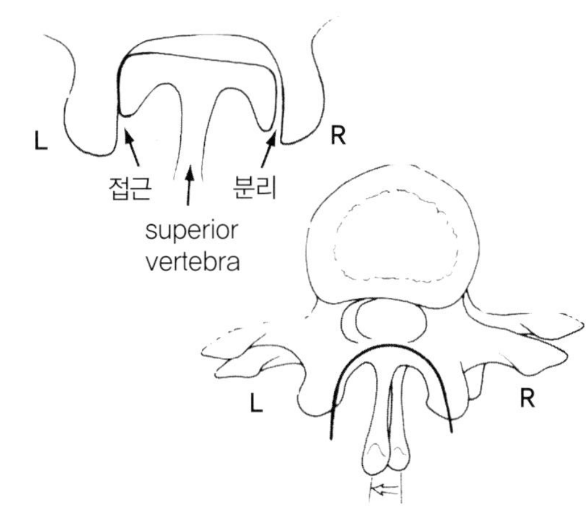

그림 8-11 요추 분절의 우측 회전

상부 요추(L1-L3)에서는 외측굴곡 현상이 요추 회전의 반대쪽에서 나타나며 하부 요추(L4-L5)에서는 외측굴곡 현상이 같은 쪽에서 발생한다.

표 8-3 요추의 전체적 가동 범위

| 동작 | 가동 범위 |
|---|---|
| 굴 곡 | 40~60도 |
| 신 전 | 20~35도 |
| 외측굴곡 | 15~25도 |
| 회 전 | 5~18도 |

## 1.3 요추의 운동성

요추의 굴곡 현상은 장요근과 복근의 구심성 수축현상(concentric contraction)과 직립근의 원심성 수축현상(eccentric contraction)에 의하여 이루어진다. 요추 굴곡에서 처음 60도까지 골반은 대둔근과 hamstring 근육에 의해 회전 운동성은 나타나지 않는다. 그러나 60도 후는 상체부위의 무게가 대둔근과 hamstring 근육의 힘을 능가하면서 골반의 회전운동이 시작되며 마지막 30도의 가동범위가 골반의 회전운동을 통해 나타난다. 굴곡 자세에서 중립 자세로 돌아올 때 위에서 언급된 반대 현상이 나타나면서 척추는 직립자세로 돌아온다. 먼저 골반이 신전근의 수축현상으로 골반의 회전변화를 통하여 중립의 모습으로 돌아오며 그리고 요추는 직립근의 수축현상으로 굴곡자세에서 중립 위치로 돌아오게 된다(그림 8-12). 요추의 굴곡 현상은 황색인대(ligament flavum), 후종인대(posterior longitudinal ligament), 극간인대(interspinal ligament) 그리고 낭인대 (capsular ligament)에 의해 제한된다. 요추의 신전 현상은 직립의 구심성 수축현상(concentric contraction)에 의해 시작되며 복근의 원심성 수축 현상과 중력의 힘에 의해 이루어진다. 요추의 신전현상은 전종인대(anterior longitudinal ligament), 디스크의 전장 섬유륜 그리고 극돌기와 면관절에 의해 제한된다. 요추의 외측굴곡 현상은 같은 쪽 요방형근의 구심성 수축현상에 의해 이루어지고 반대쪽 요방형근의 원심성 수축현상에 의해 이루어진다. 요추 외측굴곡 현상은 면관절에 의해 측굴되는 쪽으로 제한되며 반대쪽의 낭인대, 황색인대 그리고 횡돌기간 인대에 의해 제한된다. 요추의 외측굴곡은 극돌기로 하여금 concavity쪽으로 회전변화를 일으키며 이 현상은 요방

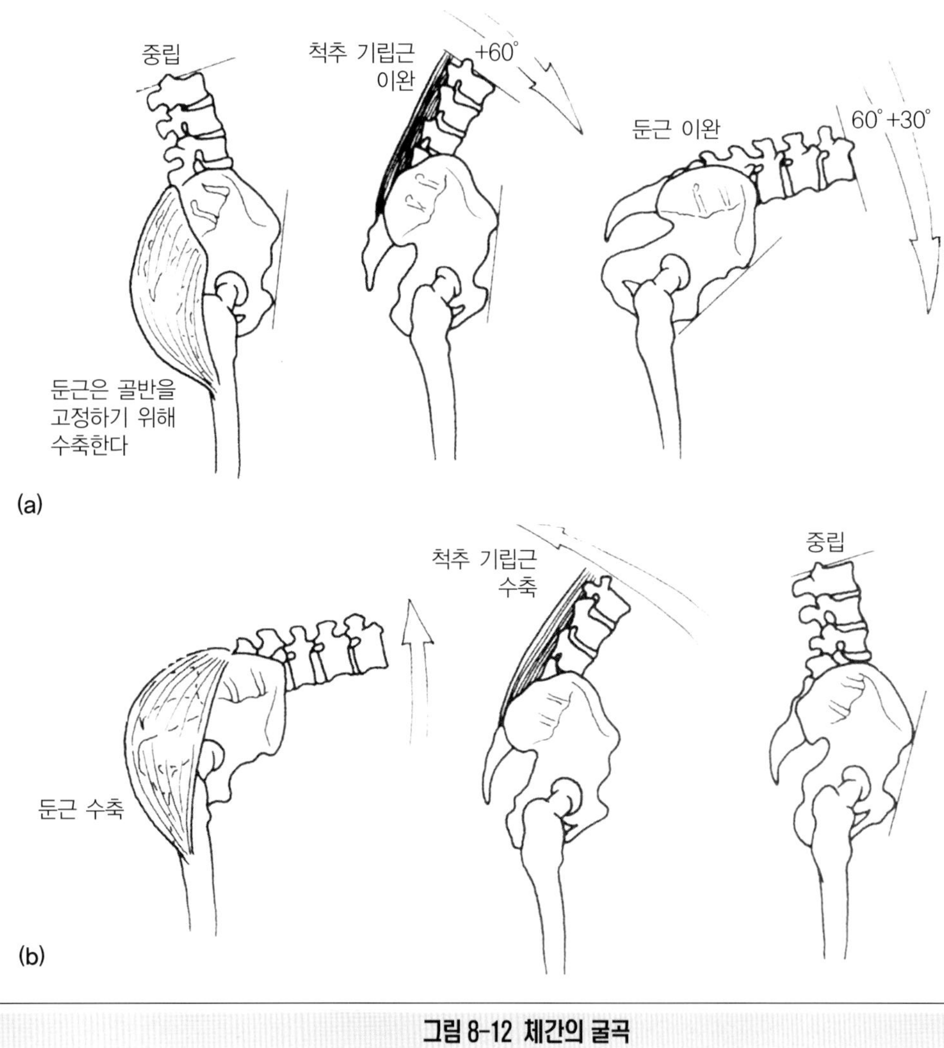


**그림 8-12 체간의 굴곡**

형근에 의해 발생된다. 요추의 회전 운동은 반대쪽 외복사근의 구심성 수축현상(concentric contra ction)과 또한 반대쪽 다열근과 회선근의 구심성 수축에 의해 발생한다. 그리고 같은 쪽 위의 근육에 의해 제한된다.

## 2 요추 평가와 촉진

요추 평가는 먼저 요추의 가동범위 그리고 요추와 골반의 배열을 검사하는 것으로 시작한다. 천골기저는 척추전체의 기초가 되며 또한 골반과 하지의 기능적 또는 구조적 변위는 요추의 정상적 배열을 변화시킨다. 골반의 배열과 균형을 관찰하고 촉진하기 위하여 양쪽의 PSIS(posterior superior iliac spine, sacral dimples)를 양손의 엄지로 그리고 장골능(iliac crest)은 나머지 손가락으로 감싸는 듯 접촉하여 양쪽의 모습이 대칭적인가를 평가하고 단족 현상에 의해서 발생할 수 있는 비대칭적인 모습을 관찰한다. 관상면에서 요추 배열 검사는 먼저 요추의 외형, 요추 주위의 근육과 극돌기의 모습을 관찰한다.

요추의 측만증상은 요추 주위 근육이 비대칭적인 형태로 나타나며 측만 부위의 근육이 돌출된 모습으로 나타난다. 일반적으로 요추에서의 측만 증상은 보상현상으로 나타나는 경우가 있기 때문에 단족현상(leg length inequality)의 유무를 자세히 관찰하여야한다.

시상면에서 요추와 골반의 검사는 환자의 측면에서 관찰한다. 요추천골각은 일반적으로 요추의 전만각도(lumbar lordosis)에 영향을 준다. 골반의 전방회전(anterior pelvic rotation)과 후방회전(posterior pelvic rotation)은 골반 각도에 의해 발생한다. 골반의 전방 회전변위는 양측성 고관절 굴곡현상(hip flexion)에 의해 이루어지며 골반의 후방 회전 변위는 양측성 고관절 신전현상(hip extesion)에 의하여 이루어진다. 골반의 전방회전변위는 요추천골각과 요추의 전만현상을 증가시키며 골반의 후방회전변위(posterior pelvic rotation)는 요추천골각과 요추의 전만 각도를 감소시킨다. 요추의 전만각은 변형된 흉추의 후만 각도에 의해 영향을 받기도 한다. 선천적으로 감소된 흉추의 후만 현상은 경추와 요추의 정상적 전만현상을 감소시킨다. 반대로 증가된 흉추의 후만 현상은 요추와 경추의 정상적 전만현상을 증가시킨다.

요추와 골반의 운동성은 그 대칭성(symmetry)과 가동범위를 관찰한다. 굴곡과 신전 현상 그리고 외측굴곡 현상은 일반적으로 환자가 서있는 자세에서 관찰되며 회전 현상은 주로 앉은 자세에서 더욱 효과적으로 관찰된다. 굴곡 현상을 검사할 때 환자를 앞으로 숙이게 하면서 움직임, 통증 또는 요추의 배열관계를 관찰한다. 정상적인 상태에서 환자가 앞으로 숙이는 굴곡 모습을 취할 때 손가락이 바닥에 가깝게 닿아야하며 요추의 전만 현상이 펴져 후만되는 모습이 관찰된다. 신전의 모습을 관찰할 때 환자의 골반을 양손으로 접촉하여 환자의 자세를 안전하게 한다. 요추의 신전 현상은 굴곡보다 많이 제한되어 있다. 그리고 신전 현상이 완벽하게 이루어졌을 때 환자는 일반적으로 가벼운 통증을 요추천골 관절(lumbosacral joint)에서 경험하게 된다.

요추의 외측굴곡 현상을 관찰할 때에 환자는 반드시 바로 서있는 자세에서 손을 하지의 측면을 따라 서서히 내려가며 외측굴곡의 모습을 행한다. 이때 환자는 몸통이 회전되거나 무릎을 구부리거나 또는 발이

들어 올려지는 현상을 피해야한다. 외측굴곡 현상이 대칭적으로 나타나는가를 관찰하며 또한 환자의 손이 하지 어느 위치에까지 내려가 있는가를 반대쪽과 비교하여 기록한다. 외측굴곡을 행할 때 시술자는 요추의 모습이 자연스럽게 'C' 의 모습을 이루는가를 관찰한다.

## 2. 1 요추 정적 촉진 (Static Palpation)

요추의 연조직 그리고 골격조직을 검사할 때 일반적으로 환자는 엎드린 자세를 취한다. 그리고 요추 주위의 연조직에 압박을 가해 나타나는 압통(tenderness), 요추마디의 배열 또는 비대칭적인 모습들을 관찰한다. 요추를 촉진할 때 일반적으로 엄지 또는 중지 손가락의 부드러운 부위를 사용하여 극돌기, 극돌기 사이 공간 그리고 유두돌기(mamillary process)를 촉진한다(그림 8-13, 14). 극돌기 사이의 공간을 촉진할 때 환자의 가슴 밑 또는 복부에 작고 부드러운 쿠션을 용하여 요추의 부위를 약간 부상시켜 촉진의 효과를 높일 수 있다. 유두돌기는 촉진하는 손을 통하여 직접 느끼기가 힘들다. 오히려 유두돌기가 위치하는 부위 연조직의 긴장감 또는 딱딱함을 통하여 촉진할 수 있다. 반대쪽의 유두돌기와 비교해 이러한 긴장감 또는 딱딱함은 그 요추 추체의 후방변위(body rotation)를 지적한다. 요추 주위의 연조직 들을 촉진할 때는 엄지 또는 다른 손가락의 예민한 부위를 이용한다. 또 항상 양쪽을 동시에 촉진함으로써 기립근, 요방형근 그리고 심층에 있는 척추 마디 근육들의 긴장감 또는 연조직의 질감(texture)을 촉진한다. 장요근을 촉진하기 위해선 환자를 옆으로 누운 side posture나 바로 누운 supine 자세를 취하게 한다.

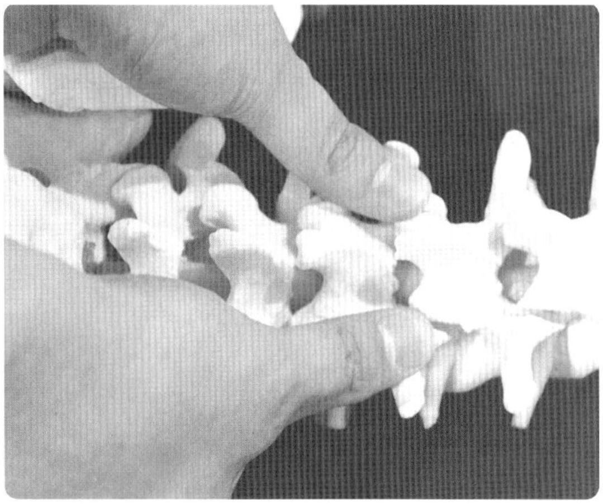

그림 8-13 골격 모형에서 유두돌기 촉진

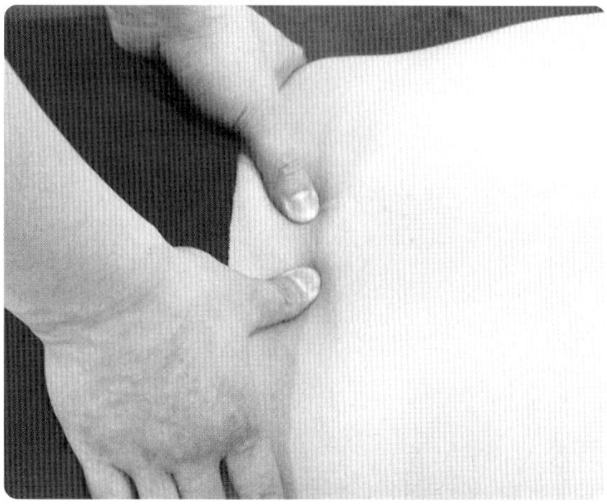

그림 8-14 양손의 엄지를 접촉하여 유두돌기를 촉진하고 있다

## 2. 2 요추 동작촉진 (Motion Palpation)

요추의 운동촉진은 환자가 앉은 자세 또는 엎드린 자세에서 실행할 수 있으며 먼저 촉진 중 통증을 느끼거나 또는 운동성이 감소되어 있는 곳을 찾은 후 관절놀이의 상태를 세심하게 촉진한다. 운동촉진 방법

은 흉추 촉진법과 동일하게 posterior to anterior 활주 또는 역방향으로 회전시키는 동작을 통해 촉진한다.

### 2.2.1 회전 변위

앉은 자세에서 요추 마디의 회전변위를 촉진할 때 엄지손가락을 극돌기 외측면 부위에 접촉하여 검사한다. 환자는 양손으로 서로 반대측 어깨를 잡는다. 시술자는 환자의 옆쪽에서 약간 뒤쪽에 앉는다. 먼저 촉진하는 주동손의 엄지손가락을 환자의 몸체를 회전시키려하는 쪽의 극돌기 측면 부위에 접촉하며 시술자의 보조손은 환자 앞쪽으로 반대측 어깨를 잡는다. 그리고 환자의 어깨를 엄지손가락이 접촉되어 있는 주동손 방향으로 회전시킨다. 이때 시술자는 정상적인 상태에서 접촉하고 있는 극돌기가 몸체가 회전되는 방향으로 회전되며 아래 추체의 극돌기로부터 분리되는 모습을 감지해야 한다. 이때 극돌기가 분리되는 현상이 발생하지 않거나 또는 두개의 극돌기가 함께 회전되는 경우는 두 마디 사이에 subluxation을 지적한다(그림 8-15).

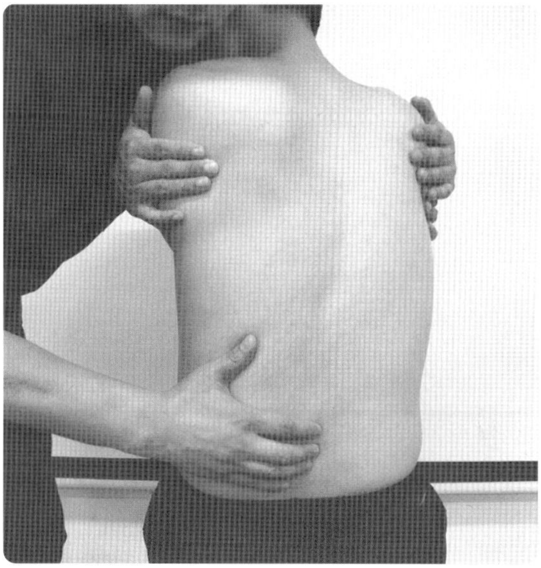

그림 8-15 요추의 회전 촉진

요추마디의 회전 가동범위는 매우 제한되어 있다. 그래서 이렇게 미세하게 제한되어 있는 요추 마디의 가동범위를 촉진하여 정도의 차이점을 구분한다는 것이 쉽지는 않다. 그러므로 시술자는 촉진할 때 접촉하고 있는 극돌기의 움직임과 관절놀이의 마지막 움직임(joint end play)의 상태를 집중적으로 그리고 세심하게 촉진하는 노력이 필요하다. 마지막 관절놀이를 이해하기 위하여 시술자는 반드시 극돌기의 수동적 가동범위(passive range of motion 의 한계선에서 한 단계 더욱 가하는 힘을 이용하여 관절의 마지막 움직인 joint end play의 상태를 감지하여야 한다. 일반적으로 joint end play를 감지하기 위하여서는 극돌기의 측면에 또는 유두돌기에 접촉하여 환자의 몸통을 회전시키면서 두 곳의 다른 접촉점을 통해 그 움직임의 차이점을 비교하면서 운동성이 감소된 곳을 감지한다.

### 2.2.2 외측 굴곡

앉은 자세에서 외측굴곡의 상태를 검사하기 위해 환자는 양손으로 서로 반대쪽 어깨를 잡게 한다. 시술자는 환자의 뒤에 앉아 환자 앞쪽으로 반대쪽 어깨를 보조손으로 잡는다. 그리고 주동손의 엄지손가락을 이용하여 환자의 극돌기의 외측면에 접지한다. 위의 모습을 취한 후 시술자는 환자의 몸통을 보조손을 이용하여 당기면서 환자에게 수동적인 외측굴곡을 유도한다. 이때 시술자는 주동손을 통해 극돌기를 외측굴곡 반대쪽으로 밀면서 covexity쪽 면관절(facet joint)이 열리도록 유도하면서 외측굴곡의 정도와 또한 관절의 마지막 관절놀이를 감지한다. 동일한 방법으로 위의 모습 반대쪽에 대칭적으로 실행하면서 양쪽 외측굴곡의 정도를 비교한다(그림 8-16, 17). 이 검사를 통하여 감지되는 외측굴곡의 비대칭적 모습은 어져스트먼트 치료 과정 중 매우 중요한 open wedge 또는 closed wedge 의 상태를 감별한다.

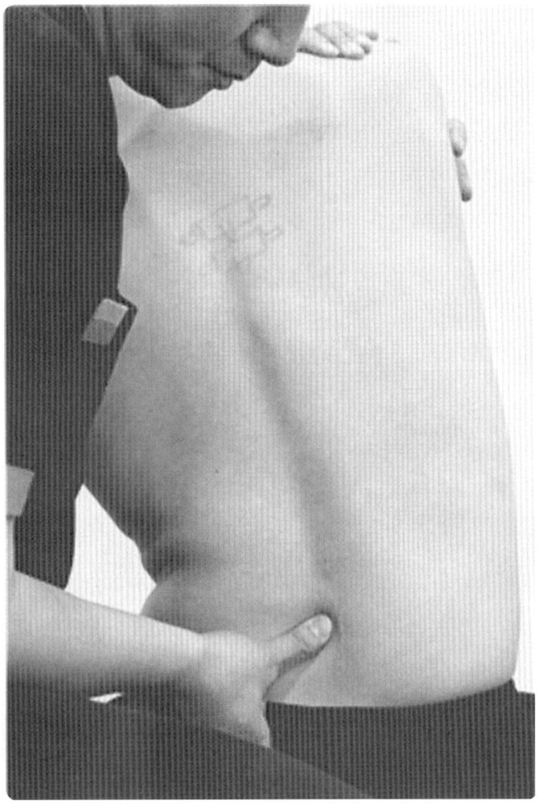

그림 8-16 좌외측 굴곡 촉진

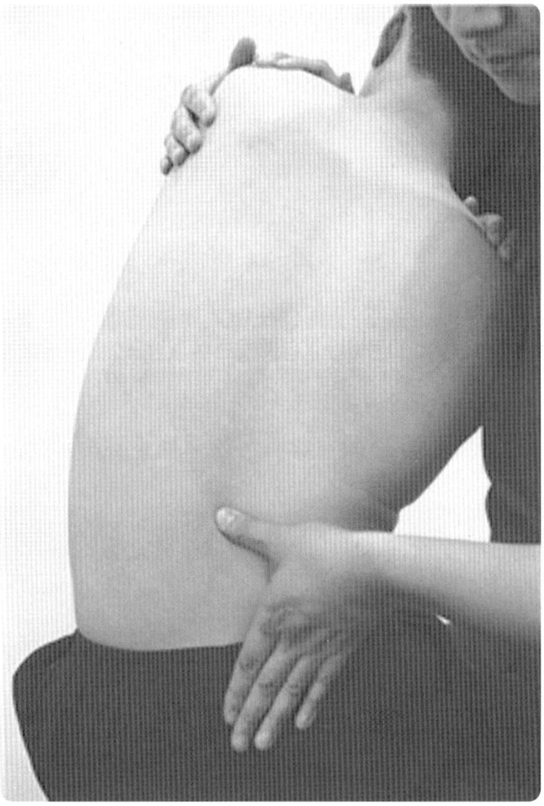

그림 8-17 우외측 굴곡 촉진

### 2. 2. 3 요추굴곡과 신전검사

요추의 굴곡과 신전 운동성은 시술자의 손가락을 환자의 극돌기 사이에 접촉하면서 검사한다. 환자는 양손으로 서로 반대쪽 어깨를 잡게 하며 시술자는 보조손을 통하여 환자의 양어깨와 목 후면 부위를 잡은 상태에서 환자를 굴곡시킨다. 환자의 몸이 굴곡될 때 극돌기의 사이는 열리는 현상(separation)이 발생하며 환자의 몸을 신전시킬 때 극돌기 사이는 가까워지는(approximation) 현상이 발생한다(그림 8-18, 19).

굴곡 end play 현상을 검사할 때 환자의 어깨를 통하여 환자의 몸체를 숙이는 모습을 취하게 하며 엄지손가락으로 극돌기에 접촉하여 anterior to superior의 방향으로 마치 스프링을 누르듯이 한다. 신전 end play 현상을 검사할 때는 환자의 요추를 신전 모습을 취하게 하면서 극돌기에 접촉된 엄지와 둘째손가락을 함께 사용하여 posterior to anterior 그리고 inferior 방향으로 밀면서 신전의 end play를 감지한다. 일반적으로 신전의 end play는 매우 제한되어 있다.

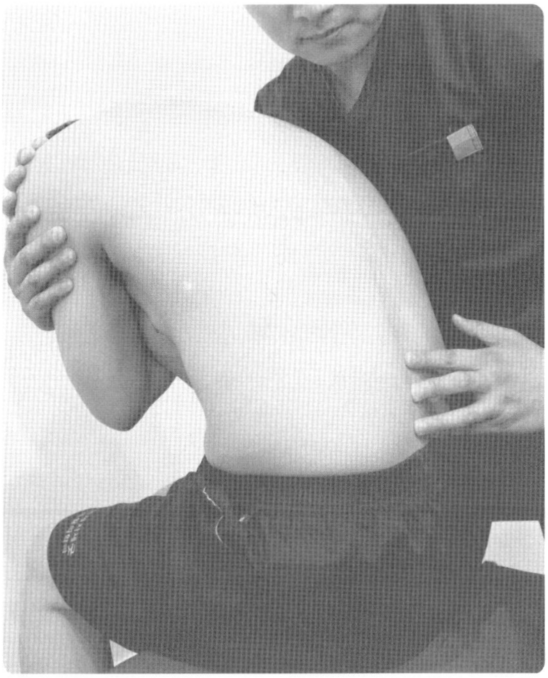

그림 8-18 요추 굴곡 촉진

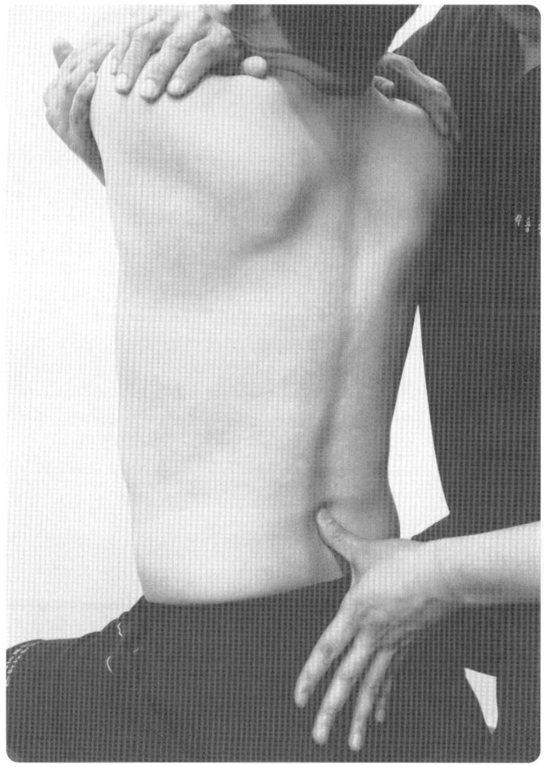

그림 8-19 요추 신전 촉진

### 2. 2. 4 Side Posture 자세에서 촉진

옆으로 누운 Side posture 자세에서 촉진할 때는 먼저 환자를 옆으로 눕게 하며 밑에 있는 팔은 반대쪽의 어깨를 잡고 편하게 휴식을 취하는 자세를 유지하게 한다. 그리고 하부쪽 다리는 똑바로 편 자세를 취하게 하며 상부쪽의 다리는 무릎과 골반부위에서 굴곡이 되도록 자세를 취한다. 시술자는 환자의 어깨를 잡고 굴곡 되어있는 환자의 다리는 시술자의 다리사이에 끼어 놓게 하여 운동촉진을 할 수 있도록 한다(그림 8-20).

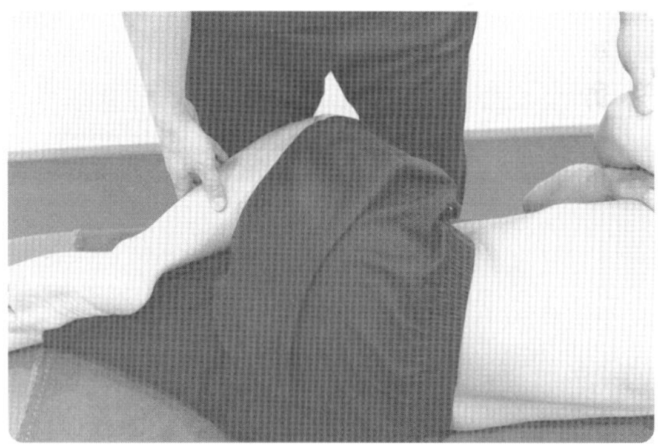

그림 8-20 옆으로 누운 자세, side posture

① 굴곡과 신전 촉진

환자를 side posture 자세를 취하게 한다. 시술자는 환자의 상부쪽 무릎을 시술자의 다리 사이에 끼어 놓게 한다. 또한 시술자의 보조손은 환자의 어깨를 잡고 주동손은 중지 또는 검지를 통하여 촉진하려 하는 극돌기 사이에 접촉한다. 어깨를 잡고 시술자는 다리 사이에 끼어 있는 환자 다리를 superior and inferior의 방향으로 움직이며 촉진하고 있는 요추의 극돌기 사이가 열리고 닫히는 현상을 감지한다 (그림 8-21).

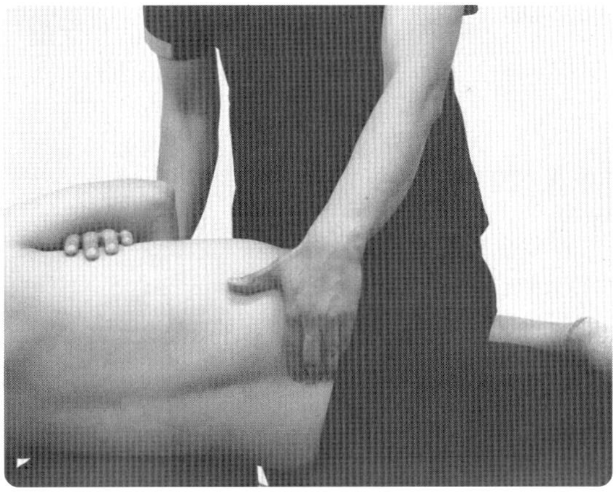

그림 8-21 요추 굴곡, 신전 촉진

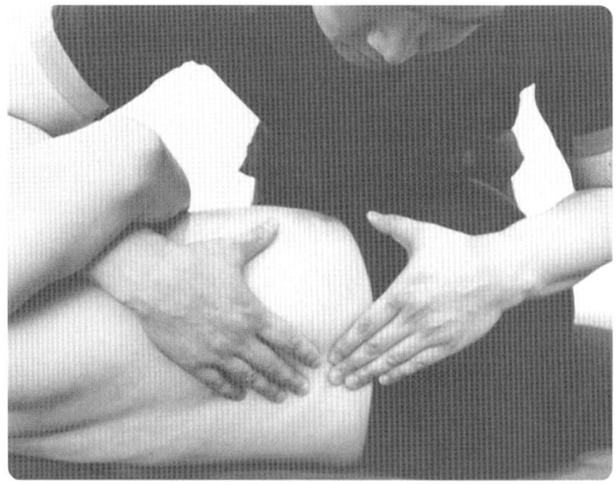

그림 8-22 요추 회전 촉진

② 회전변위

Side posture 자세에서 요추회전을 촉진하기 위해 환자의 몸체와 골반의 움직임을 이용할 수 있다. Side posture 자세로 있는 환자는 양손 깍지를 끼게 하고 아래쪽 가슴부위에 휴식을 취하게 한다. 그리고 시술자는 주동손을 환자의 팔과 가슴사이로 넣어 촉진하고자 하는 요추의 극돌기에 손가락 끝으로 접촉한다. 그리고 시술자의 보조손은 손목과 손바닥을 이용하여 환자의 골반에 접촉한다. 또한 상부의 손가락으로 접촉하고 있는 요추 바로 아래 요추의 극돌기에 접촉한다. 두 군데의 접촉을 통해 환자의 어깨는 posterior의 방향으로 움직이고 골반을 접촉하고 있는 보조손은 anterior 방향으로 움직이며 접촉하고 있는 두 요추의 극돌기가 서로 멀어지는 모습을 감지한다(그림 8-22).

## 3 요추 정형 검진법

요통을 유발시키는 병리학적 기전은 매우 다양하고 복잡한 양상을 보이고 있지만 일반적인 요통의 요인들은 방사선검사, CT, MRI와 같은 고가의 검진료 그리고 방사선에 예민한 조직에 손상을 유발시킬 수 있는 검진없이도 간단한 정형 검사법을 통해 진단 될 수있다. 물론 놀랍게 발전된 컴퓨터 진단기를 통해 심도 있는 검진은 보다 정확하고 또한 예상치 못한 문제점들을 찾아 낼 수 있는 매우 중요한 진단법이다. 정형 검사법을 통한 정확한 진단을 위해서는 관련된 부위의 기능해부학을 심도 있게 이해할 수 있어야 하며 정확하게 정형검사법을 실행할 수 있어야 한다. 다음은 요통진단을 위해 전문의료인들이 가장 일반적으로 사용하는 정형검사법이다

### 3. 1 Straight Leg Raising Test

환자는 누워있는 자세를 취하게 하고 시술자는 환측 다리를 들어올린다. 통증이 발생한다면 어느 각도

에서 통증이 발생하는지 그리고 통증의 형태를 기록한다. 허리 또는 골반 부위로부터 방사통이 발생하는 각도에서 무릎을 굴곡시키면 통증은 일반적으로 사라진다. 좌골신경통이 고관절 문제로 인한 것이라면 무릎을 굴곡 시켜도 통증은 사라지지 않는다.

30도 이하에서 발생하는 방사통은 L5-S1 디스크 탈출현상을 지적한다. 이 검사는 L5-S1와 L4-L5 디스크 질환을 주로 감별진단 하는데 주로 사용된다(그림 8-23). 검사 중 방사통이 뚜렷하게 나타나지 않는 경우 환자의 목을 굴곡 시키고 환측쪽 다리를 들어 올리게한다. 이러한 모습은 신경근에 가해진 압박을 더욱 강하게 하여 자극을 증가시킨다. Hamstring 근육이 단축되어 있어도 통증이 발생한다. 디스크 질환으로 인한 통증인지 또는 다른 이유로 인해 발생하는 방사통인가를 감별해야 한다.

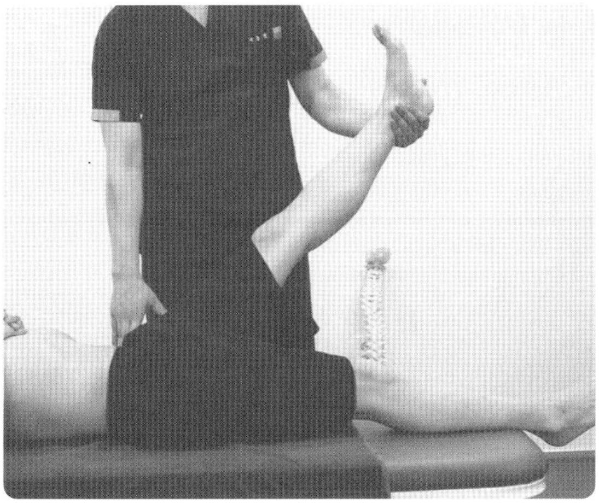

그림 8-23 Straight leg raising test

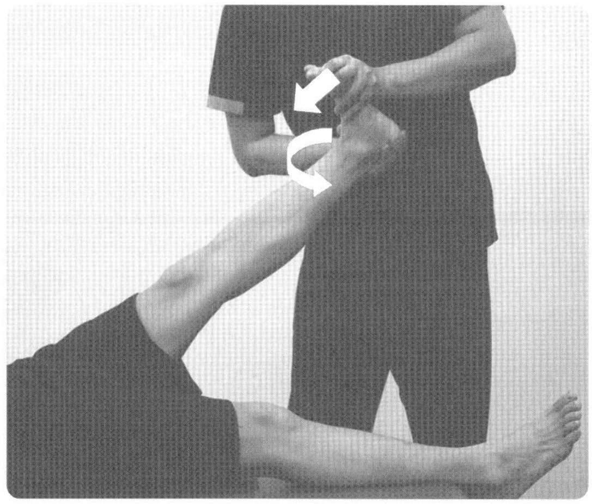

그림 8-24 Braggard test

## 3. 2 Braggard Test

SLR 검사에서 양성반응이 나타나는 환자에게 실행한다. SLR 검사시 방사통이 나타날 때까지 다리를 들어올린 후 약 5도정도 방사통이 사라지는 각도로 다리를 다시 내린다. 그 위치에서 환자의 발목을 dorsiflexion시키면서 대퇴골을 내측회전시킴으로서 고관절을 내회전 시킨다.이러한 모습은 좌골신경을 더욱 신장시키게 되고 자극이 증가되어 방사통을 증가시킨다. 이상근 증후군이나 Hamstring 근육 단축 또는 정맥염(thrombophlebitis)으로 인해 통증이 발생할 수도 있다. 양성반응이 나타나는 경우 Valsalva 검사를 통해 디스크 질환을 감별해야 할 것이다(그림 8-24).

## 3. 3 Well leg Test

통증이 없는 건측 다리를 들어올린다. Well leg test의 양성 반응은 환측 다리에 방사통이 발생하는 것이다. 양성반응의 97%의 경우 요추 디스크 질환으로 인한 신경근 압박을 지적한다. 디스크 탈출현상이 외측(lateraldisc protrusion)으로 발생 한 경우 Well Leg 검사는 신경근을 끌어당기는 효과를 나타내 신경근에 가해지는 압박을 감소시키어 요통과 하지통을 감소시킬 수 있다(그림 8-25).

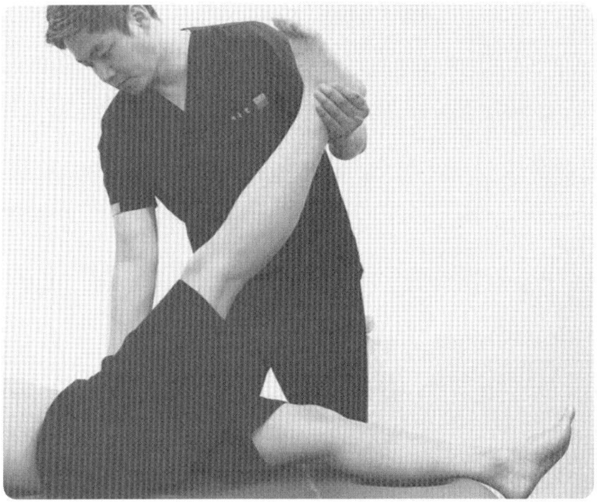

그림 8-25 Well leg test

## 3. 4 Milgram's Test

환자는 누운 자세를 취하고 양쪽 다리를 바닥에서 약 10cm 정도 들어 올린 후 약 30초간 유지하도록 한다. 요추 디스크에 문제가 있다면 척수 내 압력을 증가시키게 되어 통증을 유발시키게 된다. 또한 요추부 근육 좌상을 지적할 수 있다. 요근 경축 또는 복근이 약화된 환자는 이 검사를 실행하기 힘들다. 다만 실행 중 통증은 나타나지 않는다(그림 8-26).

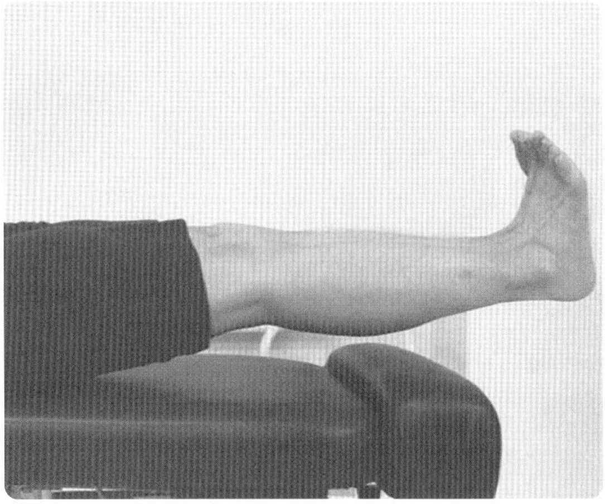

그림 8-26 Milgram's Test

## 3. 5 Valsalva Test

환자는 앉은 자세 또는 바로 누운 자세에서 실행될 수 있다. 앉은 자세에서 환자 환측 다리의 무릎을 신전시킨다. 그리고 허리를 머리와 함께 앞쪽으로 숙인다. 이 자세에서 환자에게 기침을 크게 하라고 명령

한다. 이 검사는 척수 내 압력을 증가시켜 디스크 문제가 있는 경우 통증을 증가 시킨다. 바로 누운 자세에서 환측 다리를 들어 올리고 상체를 들어올리면서 머리를 앞쪽으로 숙이게 한다. 그리고 기침을 크게 하도록 한다. 다리에 방사통이 발생하는 양성 반응은 디스크 탈출증을 강하게 지적한다(그림 8-27, 28).

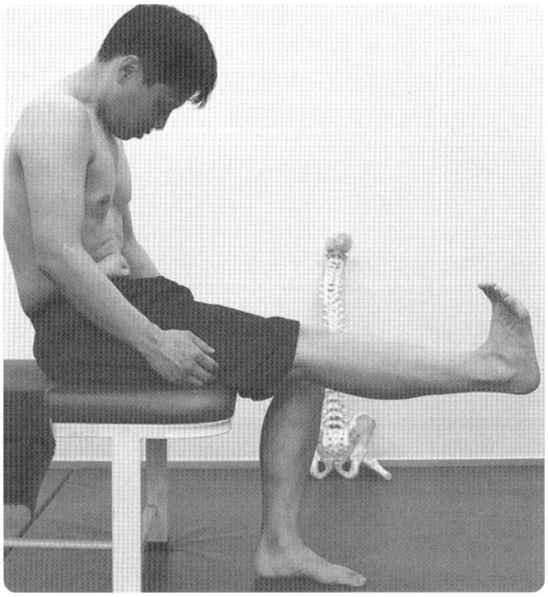

그림 8-27 앉은 자세에서 Valsalva test

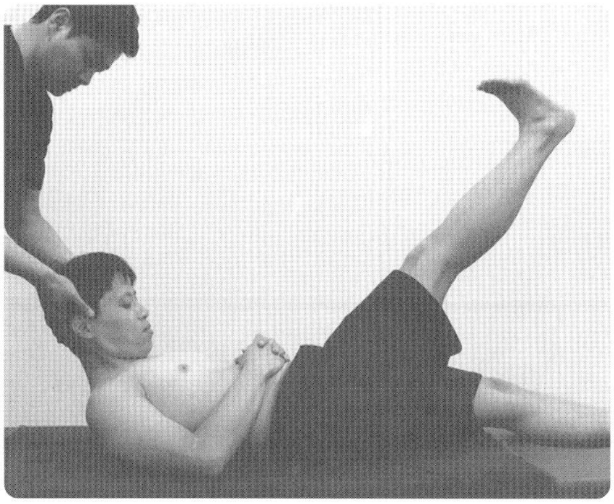

그림 8-28 누운 자세에서 Valsalva test

## 3. 6 Toe Walking

발가락으로 서서 걷는 행위를 힘들어하거나 실행하지 못하는 현상은 L5-S1 디스크 문제를 지적한다. 경골신경에 지배받고 있는 비복근의 약화 현상 때문이다(그림 8-29).

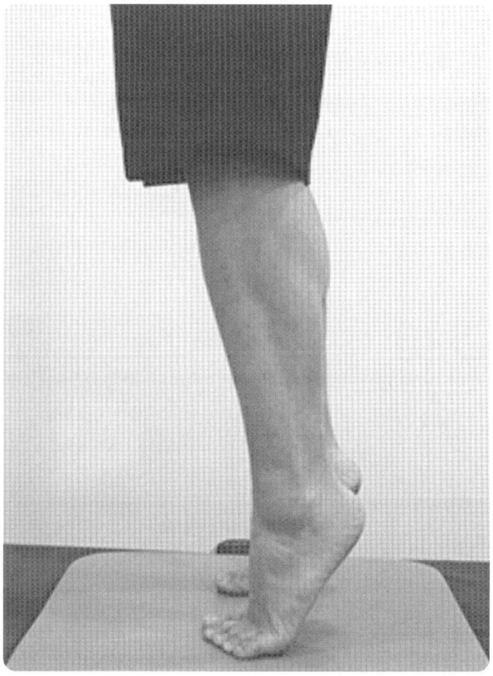

그림 8-29 Toe walking

## 3. 7 Heel Walking

뒤꿈치로 서서 걷는 행위를 힘들어하거나 실행하지 못하는 현상은 L4-L5 디스크 문제를지적한다. 심비골신경에 지배받고 있는 전경골근 약화 현상으로 인한 것이다(그림 8-30).

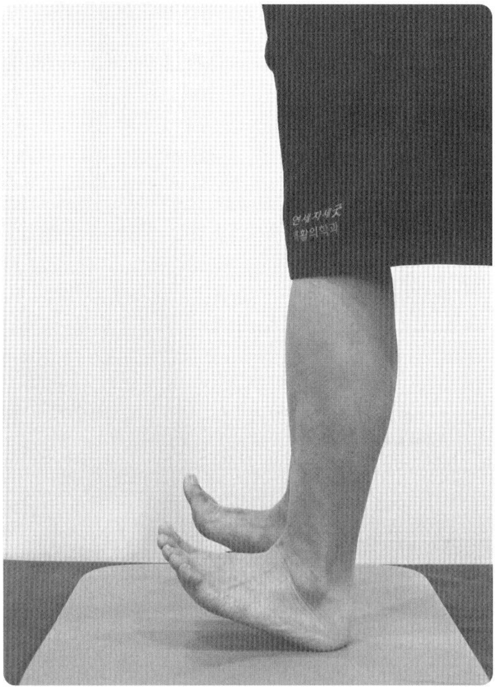

그림 8-30 Heel walking

## 3. 8 Thomas Test

환자는 바로 누운 자세를 취하고 한쪽 무릎을 굴곡 시킨 자세에서 가슴 앞쪽으로 끌어당긴다. 양성반응은 반대쪽 무릎이 굴곡되어 위로 올라가는 현상을 말한다. 굴곡근인 장요근의 단축 현상을 지적한다(그림 8-31).

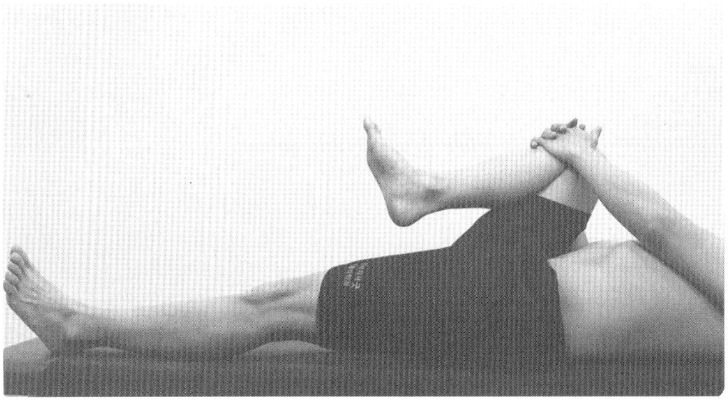

그림 8-31 Thomas test

## 3.9 Kemp Test

직립자세 또는 앉아있는 자세에서 실행될 수 있다. 환자는 양쪽 팔을 서로 반대쪽 어깨를 잡는 자세를 취하게 하고 상체를 약간 신전시킨 후 외측굴곡을 시도한다. 디스크 문제로 통증을 호소하는 환자에게 디스크 탈출의 형태를 감별할 수 있다. Lateral disc인 경우 환자는 방사통이 있는 반대쪽으로 기울어져 있거나 또는 그 방향으로 환자의 자세를 lateral bending시킬 때 통증이 감소된다. Medial disc인 경우 환자는 방사통 있는 환측으로 기울어져 있거나 또는 그 쪽으로 lateral bending 시킬 때 통증이 감소된다. 면관절증후군(facet syndorme)환자인 경우 환자의 몸을 lateral bending 시킬 때 동측 쪽에 통증이 발생하나 무릎 아래로는 통증이 방사되지 않는다. 그리고 몸을 forward bending 시킬 때 이 통증은 사라진다(그림 8-32, 33, 34).

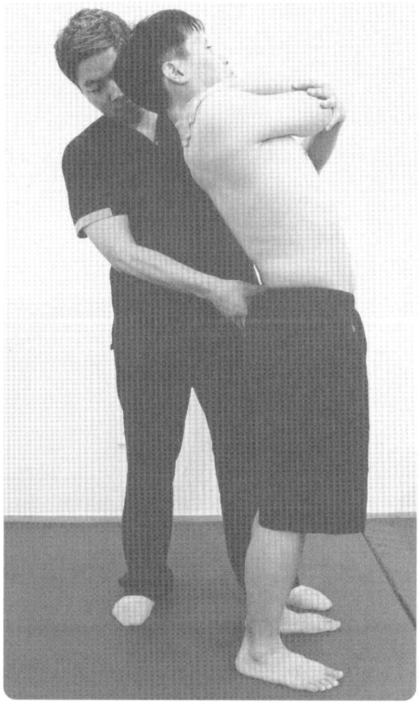

그림 8-32 Kemp test 중 신전

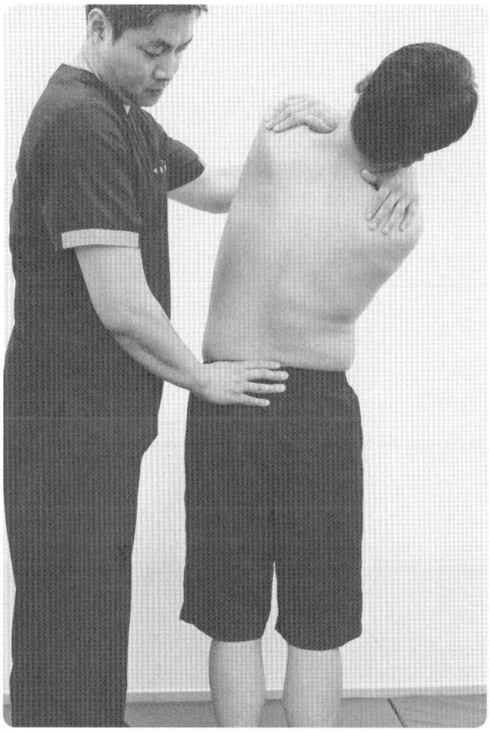

그림 8-33 신전과 우외측 굴곡

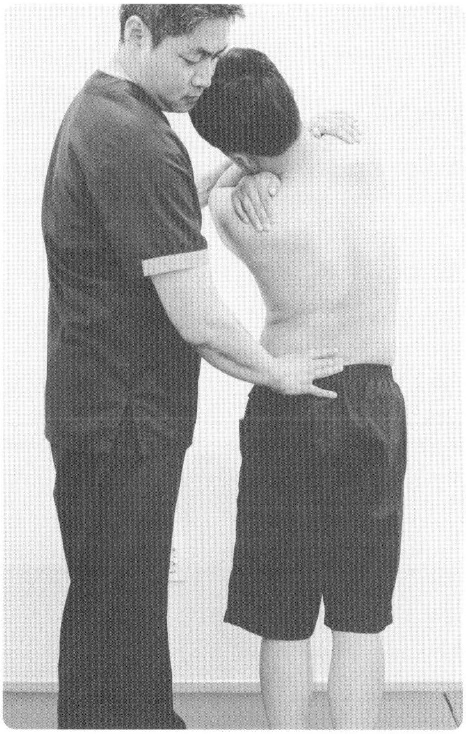

그림 8-34 신전과 좌외측 굴곡

## 3. 10 Ely Test

환자가 엎드린(prone) 자세에서 한쪽 무릎을 굴곡시킨다. 그리고 그 발꿈치를 반대쪽 둔부 쪽으로 밀어 닿게한다. 양성반응은 발뒤꿈치가 둔부에 닿지 못하거나 또는 닿기 전에 환자의 둔부가 위로 거상하게 된다. 이 때 발생하는 통증은 면관절 증후군(facet syndrome) 또는 디스크 질환을 지적한다. 대퇴사근의 단축현상이 있을 때 양성반응이 나타난다(그림 8-35).

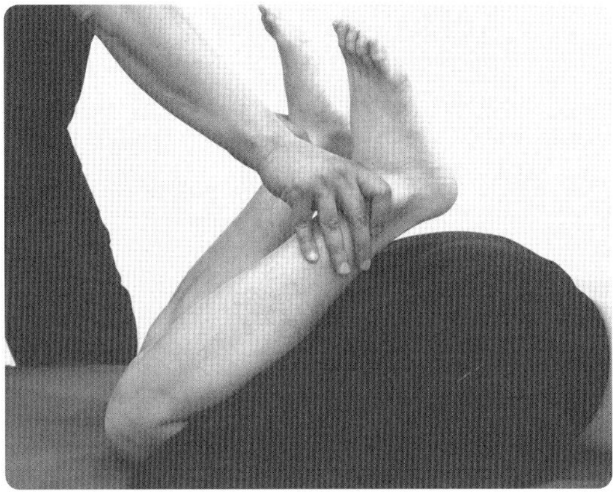

그림 8-35 Ely test

## 3. 11 슬개건 반사 (Patellar tendon reflex)

슬관절 건반사 검사는 L3 디스크로 인한 L4 신경을 검사한다. 디스크 탈출증은 주로 L4-L5 그리고 L5-S1에서 주로 발생함으로 요추 디스크 검사를 위해 슬개건 반사 검사는 흔하게 적용하지 않는다(그림 8-36).

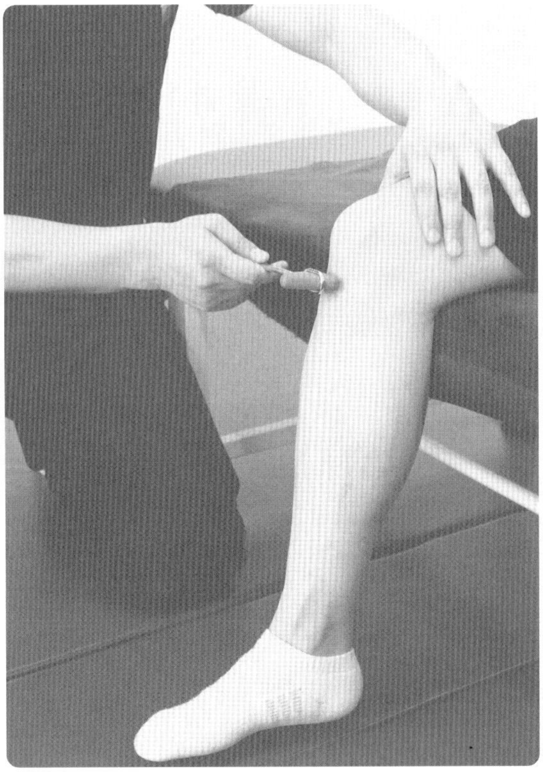

그림 8-36 슬개건 반사

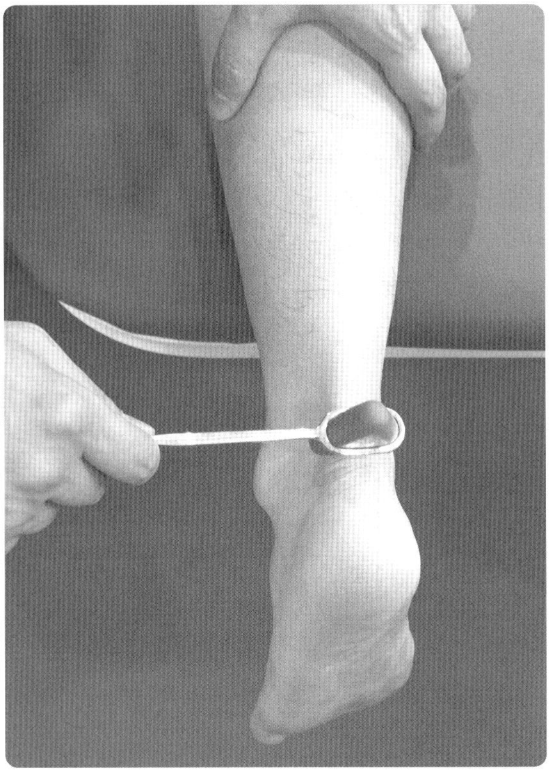

그림 8-37 아킬레스건 반사

## 3. 12 아킬레스건 반사 (Achilles tendon reflex)

L5-S1 디스크 탈출로 발생하는 S1 신경근의 압박으로 인해 아킬레스건 반사작용은 감소되거나 또는 소실된다. 먼저 환자의 발목을 약간 dorsiflexion 시킨 후 아킬레스건을 가볍게 두드린다(그림 8-37).

## 3. 13 Babinski sign

끝이 뾰족한 기구로 발바닥을 뒤꿈치부터 외측면으로 자극시킨다. 정상적으로 자극이 가해질 때 발가락들이 굴곡된다. 양성 반응은 엄지발가락이 신전되고 나머지 발가락들은 굴곡되는 현상이 발생하는 것이다. 외상으로 인한 척추와 뇌손상 또는 뇌종양으로 인한 상위 운동신경원 질환(upper motor neuron lesion)을 지적한다(그림 8-38).

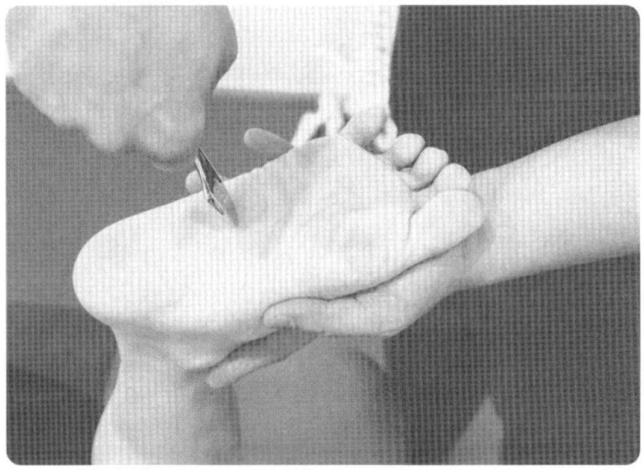

그림 8-38 Babinski sign

## 3 .14 Minor sign

앉은 자세에서 일어날 때 손을 건측 다리 또는 허리부위를 짚으면서 일어나는 모습. 건측에 체중을 싣고 환측에 체중을 감소시키기 위한 행위이다 (그림 8-39).

## 3. 15 Percussion Test

요추의 극돌기를 반사 해머로 두드린다. 통증이 있는 경우 신경염을 지적한다(그림 8-40).

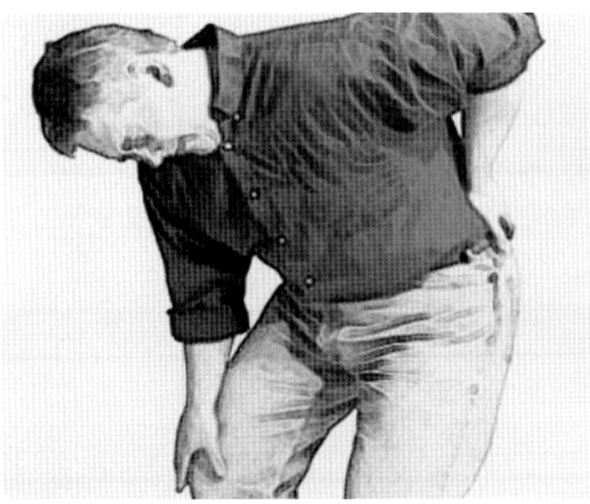

그림 8-39 Minor sign

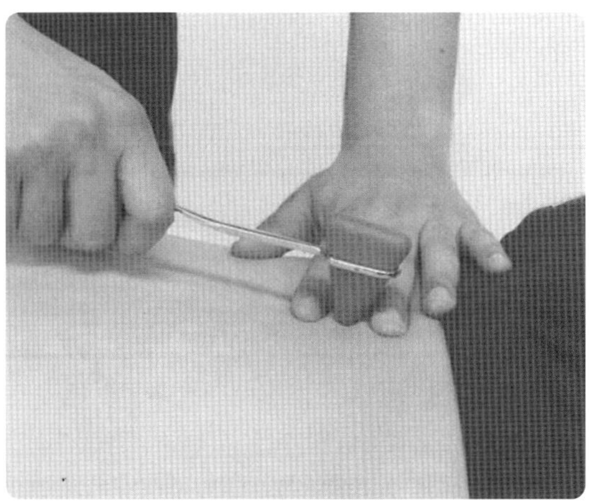

그림 8-40 Percussion test

## 3. 16 Patrick's Test

환측 쪽 다리의 무릎을 굴곡 시킨 후 고관절을 외회전 시키며 4자형의 모습을 취하게 한다. 그리고 무릎 내측을 접촉한 후 고관절을 외회전 방향으로 가볍게 압박을 가한다(그림 8-41). 통증이 나타나는 경우 무릎과 고관절을 굴곡 시킨 후 대퇴골의 장축을 따라 고관절에 압력을 가한다. 이 때 통증이 발생하는 경우 반드시 고관절 방사선 검사를 통해 고관절 질환의 유무를 확인한다.

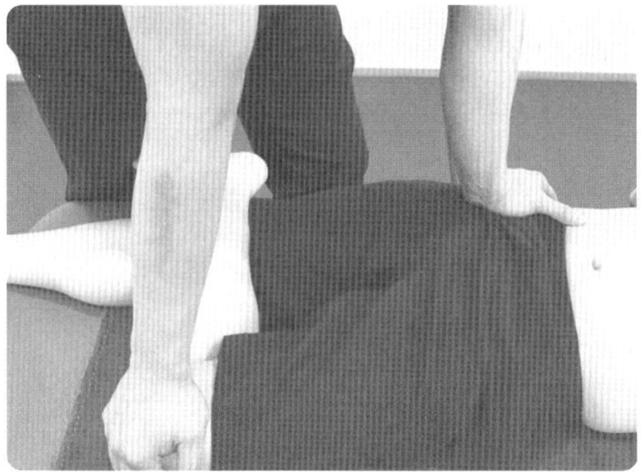

그림 8-41 Patrick's Test

## 3. 17 Gaenslen's sign

천장관절 또는 요추 통증을 진단하기 위한 검사법으로써 환자가 바로 누운 자세에서 한쪽 다리의 무릎을 굴곡 시킨 후 가슴쪽으로 끌어당기면서 천장관절을 굴곡 시키고 반대측 다리는 테이블 밑으로 내리면서 천장관절을 신전시킨다. 환자가 통증을 느낀다면 이 정형검사는 양성으로 판단된다. 통증 부위가 천장관절인 요추인지를 감별한다(그림 8-42).

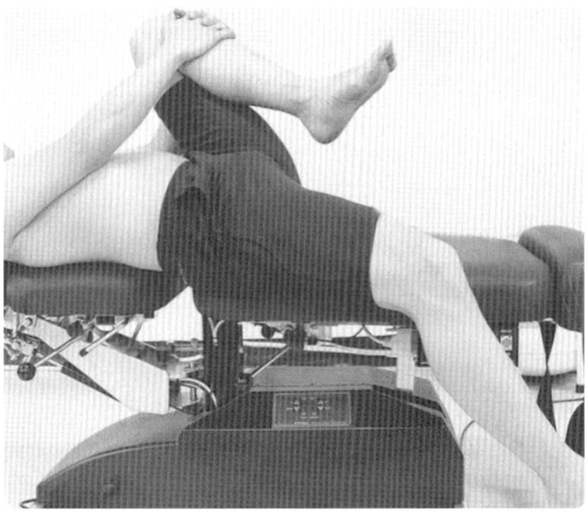

그림 8-42 Gaenslen's sign

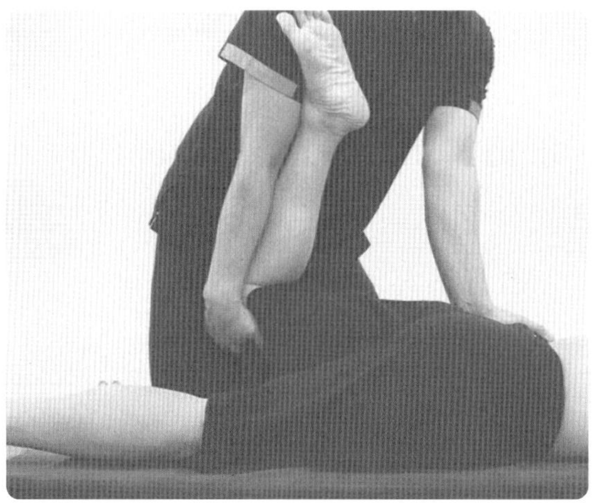

그림 8-43 Yeoman's sign

## 3. 18 Yeoman's sign

엎드린 자세에서 골반을 안정시킨 후 환자의 동측 무릎을 들어 올린다. 이 때 발생하는 통증은 천장관절 문제를 지적한다(그림 8-43).

# 4 어져스트먼트 테크닉

요추 역시 여러 자세에서 다양한 테크닉을 사용하여 치료가 가능하나 어져스트먼트는 주로 환자를 옆으로 눕힌 (side posture) 자세에서 실행한다(그림 8-44). 그리고 효과적인 치료를 위해 지켜야 할 2개의 규칙이 있다.

첫째, 치료는 반드시 디스크의 open wedge 쪽에서 실행해야 한다.

둘째, 치료는 반드시 convexity 쪽에서 실행해야 한다는 것이다. 디스크의 opcn wcdgc는 covcxity를 형성한다. 하지만 때론 요추에 측만증이 있는 경우 L5-S1 디스크의 open wedge는 concavity쪽에 있는 경우가 있다. 이러한 경우 L5 치료는 open wedge에서 치료가 실행되어야 하는 규칙이 우회될 수 있는 것이다. L5의 특수한 사례는 아래에서 다시 설명된다.

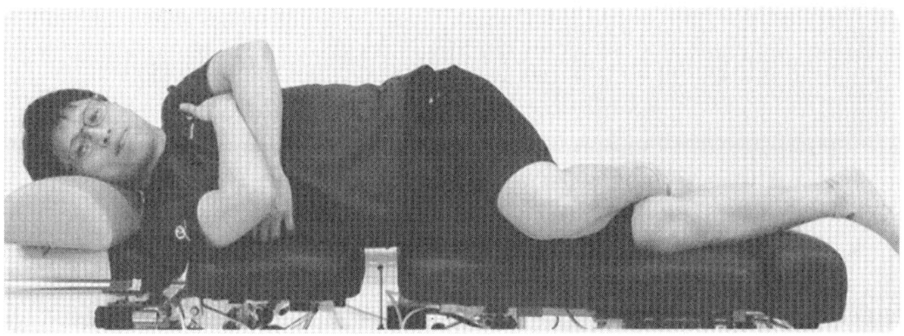

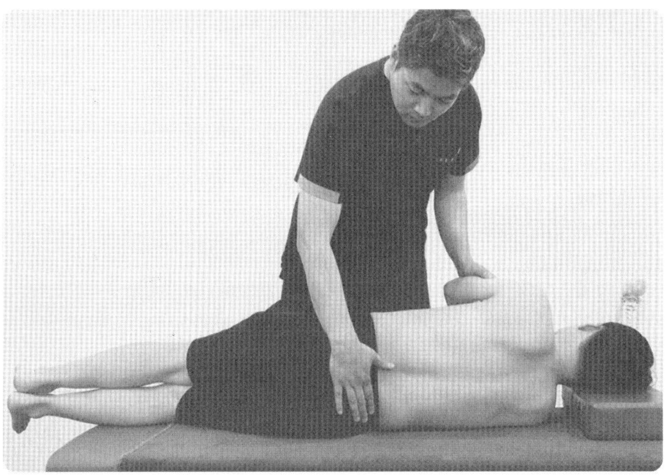

그림 8-44 요추 치료를 위한 옆으로 누운 자세 (side posture)

표 8-4 요추 리스팅

| 요추 리스팅 | 변위의 국제적 표시 |
|---|---|
| PR | -Z(-θX), +θY |
| PRS | -Z(-θX), +θY, -θZ |
| PRI | -Z(-θX), +θY, -θZ |
| PL | -Z(-θX), -θY |
| PLS | -Z(-θX), -θY, +θZ |
| PLI | -Z(-θX), -θY, +θZ |

요추 치료 시 P-A 방향으로 thrust를 가하는 Push move와 극돌기 접촉을 통해 끌어 당기는 Pull move 두 테크닉이 사용된다. Pull move 테크닉은 요추의 전만현상이 감소된 hypolordosis 경우에 주로 사용한다. 먼저 각 listing에 따라 실행되는 Push move와 Pull move 테크닉을 설명하겠다. 요추 리스팅은 표 8-4와 그림 8-45에서 확인할 수 있다.

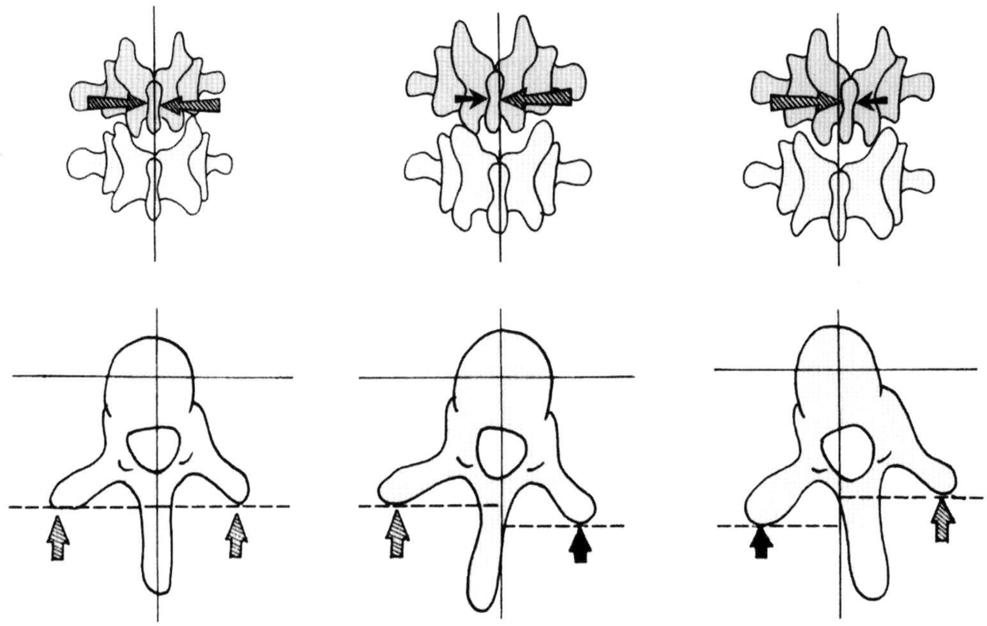


**그림 8-45 요추의 리스팅**

### ① Listing PR, PL

Push Move, 유두돌기 접촉

- **PP** 극돌기가 돌아간 반대쪽, 즉 추체가 posterior rotation 된 쪽이 위로 향하는 side posture 자세를 취하게 한다. PR인 경우 환자의 왼쪽이 위로 향한다. PL인 경우 환자의 오른쪽이 위로 향한다.
- **DS** 환자의 앞쪽 그리고 요추 부위에 약 45도 대각선 방향으로 자세를 취한다.
- **CH** 주동손은 PR인 경우 오른손, PL인 경우 왼손
- **CP** 접촉점 #1 수근골의 두상골
- **SCP** 유두돌기
- **SH** 양쪽 겨드랑이를 끼고 있는 환자의 상부 전완부위에 접촉한다.

◆ **LOC** posterior to anterior, medial to lateral

◆ **Procedure** 먼저 side postrure에 있는 환자의 하부 쪽 다리를 곧게 뻗게 한다. 환자의 발목이 테이블 끝 부위를 넘어서 놓이게 한다. 가능한 환자는 시술자와 가깝게 되도록 테이블 끝 부위에 위치하게 한다. 환자의 하부쪽 어깨를 앞쪽으로 끌어당긴 후 팔을 상부 팔 겨드랑이 밑에 놓게 하여 마치 양쪽 손으로 팔짱을 낀 듯한 모습을 취한다. 환자의 상부측 다리는 고관절과 무릎을 굴곡 시킨 후 시술자의 두 다리 사이에 오게 한다. 이 때 고관절의 굴곡 각은 하부 요추를 치료할 때 90도를 유지하게 하고 상부 요추를 치료할 때는 무릎을 아래로 내려 각을 크게 한다. 5번 요추의 유두돌기는 4번 요추 극돌기 선상에 있으며 4번 요추의 유두돌기는 3번 요추의 극돌기 위치에 있다는 것을 상기하면서 정확한 접촉을 하도록한다.

환자의 어깨를 충분히 끌어당긴 후 시술자의 양쪽 다리를 사용하여 환자의 무릎을 적절한 각도로 끌어당긴다. 시술자는 환자의 대퇴부 외측면으로 체중을 가하면서 시술자의 상체가 환자 몸을 넘은 상태에서 시술자의 팔꿈치가 아래로 향하게 한다. 이 모든 자세를 유지하면서 바른 접촉을 통해 긴장점에 이르도록 한다. 환자에게 숨을 완전히 내쉬게 한 후 body drop을 이용하여 thrust를 가한다. Thrust 후 주동손의 접촉을 약 3초 동안 유지한다(그림 8-46).

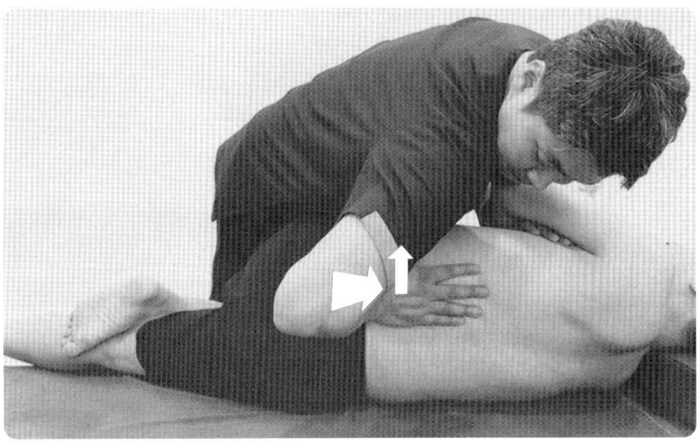

**그림 8-46 PR 유두돌기 접촉**

## ② Listing: PR, PL

Push Move, 극돌기 접촉

◆ **PP** 극돌기가 회전된 쪽이 위로 향하는 side posture 자세를 취하게 한다. PR인 경우 환자의 오른쪽이 위로 향한다. PL인 경우 환자의 왼쪽이 위로 향한다.

◆ **DS** 시술자의 위치는 환자의 앞쪽 그리고 요추부위에 약 45도 대각선 방향으로 자세를 취한다.

◆ **CH** 주동손은 PR인 경우 왼쪽손, PL인 경우 오른손

- **CP** 접촉점 #1 수근골의 두상골
- **SCP** 극돌기
- **SH** 양쪽 겨드랑이를 끼고 있는 환자의 상부 전완 부위에 접촉한다.
- **LOC** posterior-anterior, lateral-medial
- **Procedure** 먼저 side posture 자세에 있는 환자의 하부 쪽 다리를 곧게 뻗게 한다. 그리고 환자 발목이 테이블 끝 부위를 넘어 놓이게 한다. 가능한 환자는 시술자와 가깝게 오도록 테이블 끝 부위에 위치하게 한다. 그리고 극돌기 접촉인 경우엔 환자의 하부 어깨를 앞쪽으로 조금만 끌어당기며 환자의 골반의 후면 부위를 시술자 앞쪽으로 회전시키기 위해 앞쪽으로 충분히 끌어당긴다. 환자의 양쪽 손은 팔짱을 끼듯이 겨드랑이 밑에 놓게 한다. 환자의 상부측 다리는 고관절과 무릎을 굴곡 시킨 후 시술자의 두 다리 사이에 오게 한다. 이때 고관절의 굴곡각은 하부 요추를 치료할 때 90도를 유지하게 하고 상부 요추를 치료할 때는 무릎을 아래로 내려 각을 크게 한다. 환자의 대퇴부 측면에 체중을 가하면서 주동손의 접촉을 통해 충분히 긴장점에 이르도록 한다. 이 때 시술자의 주동손 팔은 유두돌기 접촉 때와는 달리 주동손의 손가락이 척추를 가로지르고 있다. 환자가 숨을 완전하게 내쉰 후 body drop을 이용하여 부드럽게 thrust를 가한다. Thrust 후 주동손의 접촉을 약 3초 동안 유지한다(그림 8-47).

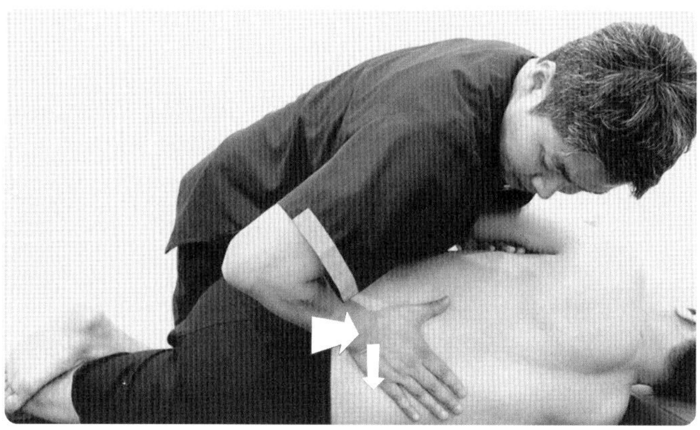

**그림 8-47 PL 극돌기 접촉**

## ③ Listing: PRI, PLI

Push move , 유두돌기 접촉

- **PP** 디스크의 open wedge가 위로 오도록 side posture 자세를 취하게 한다. PRI인 경우 환자의 왼쪽이 위로 향한다. PLI인 경우 환자의 오른쪽이 위로 향한다.
- **DS** 환자의 앞쪽 그리고 요추부위에 약 45도 대각선 방향으로 자세를 취한다.
- **CH** 주동손은 PRI인 경우 오른손, PLI 인 경우 왼손

- **CP** 접촉점 #1 수근골의 두상골
- **SH** 양쪽 겨드랑이를 끼고 있는 환자의 상부 전완부위에 접촉한다.
- **SCP** 유두돌기
- **LOC** posterior-anterior, medial-lateral
- **Procedure** 먼저 side posture에 있는 환자의 하부 쪽 다리를 곧게 뻗게 한다. 환자의 발목이 테이블 끝 부위를 넘어서 놓이게 한다. 가능한 환자는 시술자와 가깝게 되도록 테이블 끝 부위로 위치하게 한다. 환자의 하부쪽 어깨를 앞쪽으로 끌어당긴 후 팔을 상부 겨드랑이 밑에 놓게하여 마치 양쪽 손으로 팔짱을 끼듯이 한다. 환자의 상부측 다리는 고관절과 무릎을 굴곡 시킨 후 시술자의 두 다리 사이에 오게 한다. 이 때 고관절의 굴곡각은 하부 요추를 치료할 때 90도를 유지하게 하고 상부 요추를 치료할 때는 무릎을 아래로 내려 각을 크게 한다. 5번 요추의 유두돌기는 4번 요추 극돌기 선상에 있으며 4번 요추의 유두돌기는 3번 요추의 극돌기 위치에 있다는 것을 상기하면서 정확한 곳에 접촉이 이루어지도록 한다. 주동손을 접촉할 때 손의 위치는 척추와 직각된 모습에서 피부를 끌어당기고 척추와 평행이 되도록 한다. 이 테크닉은 open edge를 회복시키기 위해 torque 테크닉을 구사하기 위함이다. 시술자는 환자의 대퇴부 외측면으로 체중을 가하면서 시술자의 상체가 환자 몸을 넘어서게 하며 시술자의 팔꿈치는 아래로 향하게 한다. 그리고 이 모든 자세를 유지하며 치료 부위에 정확한 접촉을 통해 긴장점에 이르도록 한다. 환자에게 숨을 완전히 내쉬게 한 후 body drop을 이용하여 torque과 함께 thrust를 가한다. PRI인 경우 torque는 반시계방향이며 PLI인 경우엔 시계방향이다. Thrust 후 주동손의 접촉을 약 3초 동안 유지한다(그림 8-48).

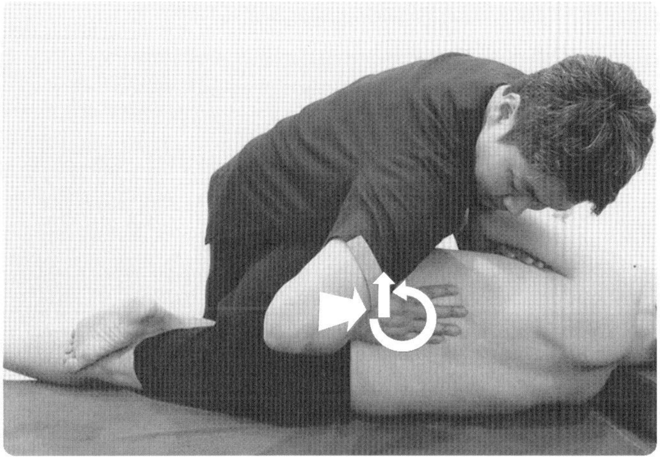

**그림 8-48 PRI 유두돌기 접촉**

### ④ Listing: PRS, PLS

Push move, 극돌기 접촉

- **PP** 디스크의 open wedge쪽이 side posture 자세를 취하게 한다. PRS인 경우 환자의 오른쪽, PLS인 경우 환자의 왼쪽이 위로 향한다.
- **DS** 시술자의 위치는 환자의 앞쪽 그리고 요추부위에 약 45도 대각선 방향으로 자세를 취한다.
- **CH** 주동손은 PRS인 경우 왼손, PLS인 경우 오른손
- **CP** 접촉점 #1 수근골의 두상골
- **SH** 양쪽 겨드랑이를 끼고 있는 환자의 상부 전완부위에 접촉한다.
- **SCP** 극돌기
- **LOC** posterior-anterior, lateral-medial
- **Procedure** 먼저 side posture 자세에 있는 환자의 하부 쪽 다리를 곧게 뻗게 한다. 그리고 환자 발목이 테이블 끝 부위를 넘어 놓이게 한다. 가능한 환자는 시술자와 가깝게 되도록 테이블 끝 부위로 위치하게 한다. 그리고 극돌기 접촉인 경우엔 환자의 하부 어깨를 앞쪽으로 조금만 끌어당기며 환자의 골반을 앞쪽으로 회전시키기 위해 끌어당긴다. 환자의 양쪽 손은 팔짱을 끼듯이 겨드랑이 밑에 놓게 한다. 환자의 상부측 다리는 고관절과 무릎을 굴곡 시킨 후 시술자의 두 다리 사이에 오게 한다. 이 때 고관절의 굴곡각은 하부 요추를 치료할 때 90도를 유지하게 하고 상부 요추를 치료할 때는 무릎을 아래로 내려 각을 크게 한다. 환자의 대퇴부 외측면에 시술자의 체중을 가하면서 주동손의 접촉을 통해 충분히 긴장점에 이르도록 한다. 이 때 시술자의 주동손 팔은 유두돌기 접촉 때와는 달리 주동손 접촉을 척추와 직각되게 한 후 피부를 끌어당긴 후 척추와 45도가 되도록 한다. 이것은 디스크의 open wedge를 회복시키기 위한 테크닉이다. 시술자의 상체는 환자 몸의 중심선 위에 있게 한다. 환자가 숨을 완전하게 내쉰 후 body drop을 이용하여 torque과 함께 부드럽게 thrust를 가한다. PRS인 경우 시계 방향 그리고 PLS인 경우 반시계 방향의 torque이다. Thrust 후 주동손의 접촉을 약 3초 동안 유지한다. 나이가 많은 노인환자 또는 골다공증 환자의 대퇴부에 무리한 체중을 가하는 것은 골절의 위험이 있다 (그림 8-49).

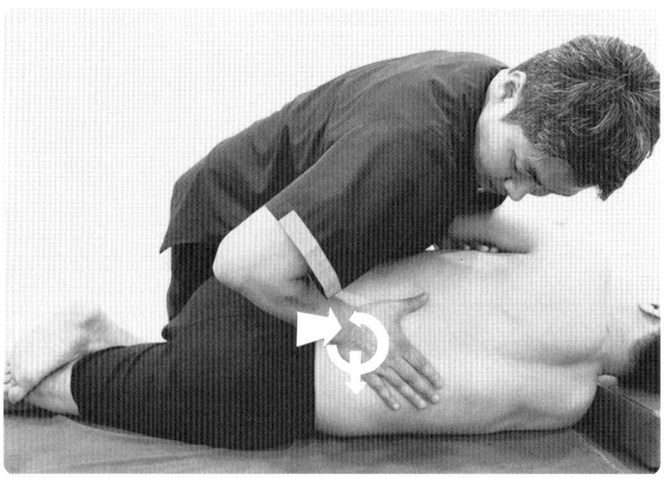

그림 8-49 PLS 극돌기 접촉

### ⑤ Pull Move

Rotation 변위를 회복시키는 것이 주 목적이다.

- **PP** 극돌기 회전된 쪽을 아래로 향하는 side posture를 취하게 한다. PR인 경우 환자의 왼쪽이 위로 향한다. PL인 경우 환자의 오른쪽이 위로 향한다.
- **DS** 시술자의 위치는 환자의 앞쪽 그리고 요추와 직각되는 방향으로 자세를 취한다.
- **CH** 주동손은 시술자의 자세에서 환자 하부쪽 손, PR인 경우 오른손, PL인 경우 왼손.
- **CP** 접촉점 # 4 2, 3, 4번째 손가락의 첫째 마디 내측면
- **SCP** 극돌기
- **SH** 양쪽 겨드랑이를 끼고 있는 환자의 상부 전완부위에 접촉한다.
- **LOC** lateral-medial
- **Procedure** Side posture 자세로 있는 환자의 하부 쪽 다리를 곧게 뻗게 한다. 그리고 환자의 발목이 테이블을 넘어 놓이게 한다. 가능한 환자는 시술자와 가깝게 되도록 테이블 끝 부위로 위치하게 한다. 그리고 환자의 하부 어깨를 앞쪽으로 끌어당기며 환자 골반의 하부부위를 앞쪽으로 충분히 끌어당긴다. 환자의 양쪽 손은 양쪽 겨드랑이 밑에 놓게 한다.

  환자의 상부측 다리는 고관절과 무릎을 굴곡 시킨 후 시술자의 두 다리 사이에 오게 한다. 이 때 고관절의 굴곡각은 하부 요추를 치료할 때 90도를 유지하게 하고 상부 요추를 치료할 때는 무릎을 아래로 내려 각을 크게 한다. 시술자의 한쪽 무릎을 환자의 굴곡된 상부 무릎 후면에 접촉시킨 후 앞쪽으로 끌어당기면서 긴장점에 이르도록 한다. 이 때 접지된 시술자의 주동손을 통해 환자의 골반을 더욱 앞쪽으로 끌어당기면서 빠른 속도로 무릎과 함께 동시에 극돌기를 회전시킨다(그림 8-50).

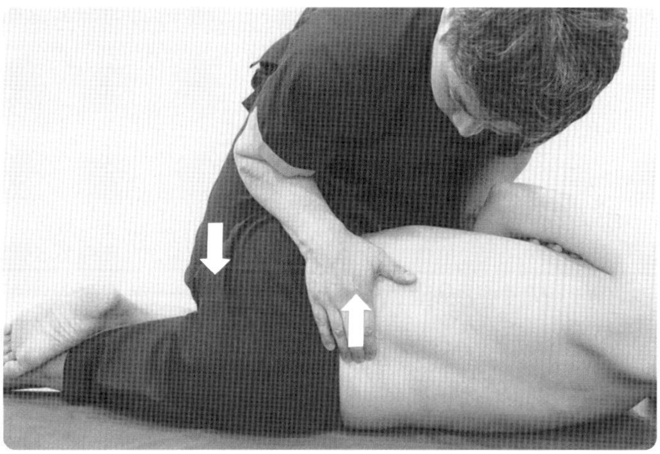

**그림 8-50 Pull move**

## ⑥ L5 특수치료 테크닉

요추 어져스트먼트시 지켜야 할 일반적인 규칙 중 하나는 open wedge에서 thrust하는 것이다. 이것에 대한 논리는 치료하는 요추 아래 부위에 있는 척추 마디는 자유롭게 움직이는 관절이기 때문이다. 그러나 다섯 번째 요추(L5)는 예외적인 경우다. 이유는 천골과 골반은 상대적으로 매우 안정적인 구조를 이루고 있기 때문이다. 그러므로 요추에 측만증이 있는 경우 open wedge에서 thrust한다는 규칙을 우회할 수 있다. 예를 들어 요추 오른쪽에 측만 현상이 있고 L5의 리스팅이 PRI인 경우 또는 요추 왼쪽에 측만현상과 함께 L5의 리스팅이 PRS인 경우를 말한다. 이러한 경우 어져스트먼트는 측만쪽에서 실행되어야 한다. 접촉점은 PRI 리스팅에서 극돌기, 그리고 PRS인 경우 유두돌기가 된다.

◎ Listing PRI-sp, 극돌기 접촉

- **PP** 디스크 closed wedge쪽이 위로 오는 side posture 자세를 취하게 한다.
- **DS** 시술자의 위치는 환자의 앞쪽 그리고 요추부위에 약 45도 대각선 방향으로 자세를 취한다.
- **CH** 주동손은 왼손
- **CP** 접촉점 #1 수근골의 두상골
- **SCP** 극돌기
- **SH** 양쪽 겨드랑이를 끼고 있는 환자의 상부 전완부위에 접촉한다.
- **LOC** posterior-anterior, lateral-medial, 반시계 방향 torque
- **Procedure** 먼저 side posture 자세에 있는 환자의 하부 쪽 다리를 곧게 뻗게 한다. 그리고 환자 발목이 테이블 끝 부위를 넘어 놓여지게 한다. 가능한 환자는 시술자와 가깝게 되도록 테이블 끝 부위로 위치하게 한다. 그리고 극돌기 접촉인 경우엔 환자의 하부 어깨를 앞쪽으로 조금만 끌어당기며 환자의 골반이 기울어지지 않게 하면서 앞쪽으로 충분히 끌어당긴다. 환자의 양쪽 손은 팔짱을 끼듯이 겨드랑이 밑에 놓게 한다. 환자의 상부측 다리는 고관절과 무릎을 굴곡 시킨 후 시술자의 두 다리 사이에 오게 한다. 이때 고관절의 굴곡각은 90도를 유지하고 환자의 대퇴부 외측면에 체중을 가하면서 주동손 접촉을 통해 충분히 긴장점에 이르도록 한다. 이때 기존 극돌기 접촉과 달리 주동손을 반시계 방향으로 피부를 밀면서 척추와 45도 되도록 접촉한다. 시술자의 상체는 환자의 몸의 중심선에 있게 한다. 환자가 숨을 완전하게 내쉰 후 body drop을 이용하여 반시계 방향의 torque와 함께 부드럽게 thrust를 가한다. Thrust 후 주동손의 접촉을 약 3초 동안 유지한다(그림 8-51).

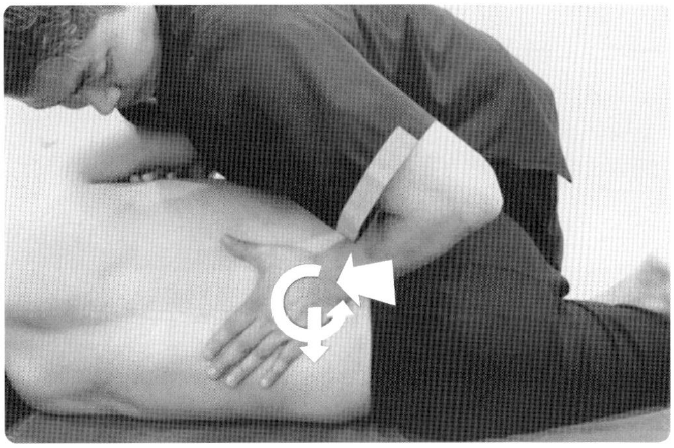

그림 8-51 L5 PRI-sp 극돌기 접촉

◎ Listing PRS-mp, 유두돌기 접촉

- **PP** 디스크의 closed wedge가 위로 오도록 side posture 자세를 취하게 한다. PRS인 경우 환자는 왼쪽이 위로 오도록 한다.
- **DS** 환자의 앞쪽 그리고 요추부위에 약 45도 대각선 방향으로 자세를 취한다.
- **CH** 주동손은 오른손
- **CP** 접촉점 #1 수근골의 두상골
- **SCP** 유두돌기
- **SH** 양쪽 겨드랑이를 끼고 있는 환자의 상부 전완부위에 접촉한다.
- **LOC** posterior-anterior, inferior-superior, 시계방향의 torque
- **Procedure** 먼저 side posture에 있는 환자의 하부 쪽 다리를 곧게 뻗게 한다 환자의 발목이 테이블 끝 부위를 넘어서 놓이게 한다. 가능한 환자는 시술자와 가깝게 되도록 테이블 끝 부위로 위치하게 한다. 환자의 하부쪽 어깨를 앞쪽으로 끌어당긴 후 팔을 상부 팔 겨드랑이 밑에 놓게 하여 마치 양쪽 손으로 팔짱을 끼듯이 한다. 환자의 상부측 다리는 고관절과 무릎을 굴곡 시킨 후 시술자의 두 다리 사이에 오게 한다. 이때 고관절의 굴곡각은 90도를 유지하고 환자의 대퇴부 외측면에 체중을 가하면서 주동손 접촉을 통해 충분히 긴장점에 이르도록 한다. 이때 기존 유두돌기 접촉과 달리 주동손을 시계 방향으로 피부를 밀면서 척추와 평행이 되도록 접촉한다. 5번 요추의 유두돌기는 4번 요추 극돌기 선상에 있다. 시술자의 상체는 환자의 몸의 중심선에 있게 한다. 환자가 숨을 완전하게 내쉰 후 body drop을 이용하여 시계 방향의 torque와 함께 부드럽게 thrust를 가한다. Thrust 후 주동손의 접촉을 약 3초 동안 유지한다(그림 8-52).

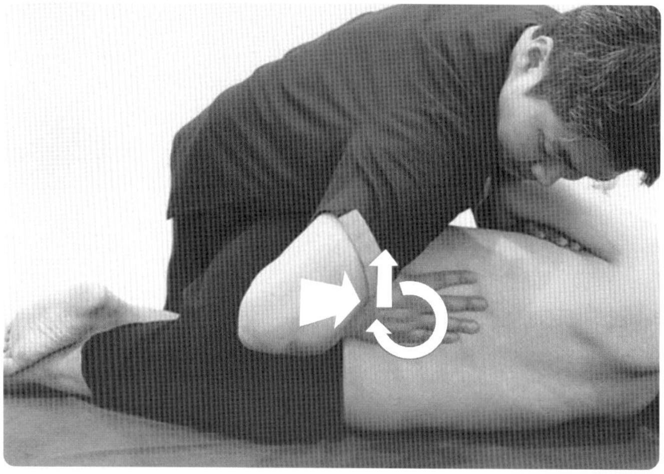

그림 8-52 L5 PRS-mp 유두돌기 접촉

# 9

chapter nine

# 골반 진단과 치료

천장관절(sacroiliac joint)에 관한 학문적 논쟁만큼이나 이 관절이 지닌 임상적 의미는 매우 중요하다. 움직임이 없는 부동관절이라고 주장하였던 시대가 있었고 움직임이 많은 가동관절이라고 주장했었던 시대가 있었다. 그러나 천장관절은 두 기능을 함께 갖고 있는 특수한 관절이다. 섬유관절인 천장관절의 posterior division은 체중을 지지하는 부위이고, 활액관절인 천장관절의 anterior division은 움직임을 주도하는 관절이다. 천장관절 subluxation은 어느 부위에서 발생했는가에 따라 매우 흥미로운 병리적 이론들이 카이로프랙틱 학자들에 의해 제시된 후 정확한 진단과 치료가 어려웠던 질병 치료에 밝은 빛을 던져 주었으며 인체의 구조와 기능 관계에 근거를 둔 카이로프랙틱 학문의 우수성을 증명하고 있다.

천장관절은 자세유지와 보행의 정적 그리고 역동적 기능에 있어 매우 중요한 역할을 담당하고 있다. 척추를 타고 내려가는 체중은 양쪽 천장관절을 통해 이분화 되고 보행 중 골반의 상호적 움직임은 직립보행을 하는 인체의 몸통 균형을 유지시켜주는 매우 중요한 역할을 맡고 있다.

골반은 2개의 천장관절(sacro-iliac joint)과 전면에는 치골결합(symphysis pubis)으로 3개의 관절로써 이루어져 있다. 천장관절은 마치 반대쪽으로 향하고 있는 귀와(auricular)같은 또는 반대쪽으로 향한 장화 같은 모습(boot)이라고 많은 학자들은 말하고 있어 흔히 auricular joint 또는 boot joint 라고도 한다. 이와 같이 장골 측 관절면은 천골 측 관절면보다 조금 넓게 형성되어 있다. 그리고 장화와 같은 모습의 관절면에서 발이 있는 부위 즉 천장골의 하단 부위의 관절은 anterior inferior의 방향으로 또는 posterior superior의 방향으로 움직임이 발생하며 관절을 중심으로 회전 운동성이 가능하게 한다(그림 9-1). 천장관절은 특이하게 가동관절(diarthrosis) 그리고 반관절(amphiarthrosis)의 모습을 함께 갖추고 있고 이것은 자세유지와 보행상 매우 중요한 역할을 담당한다. 양쪽 천장골 하부 2/3의 부위는 활액관절(synovial joint)이며 상부 1/3의 부위는 강한 천장인대로 연결된 섬유성연골 반관절(fibrocartilaginous

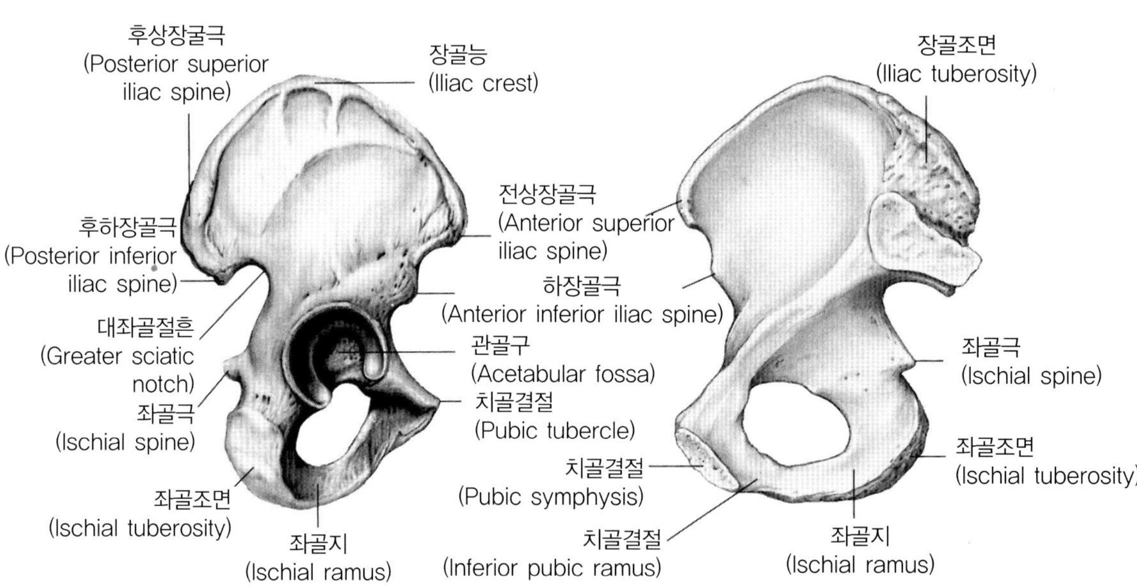


**그림 9-1 골반 (내측, 외측면)**

amphiarthrosis)로서 이루어져 있다. 이러한 이유로 천장골의 관절낭염(synovitis)현상은 천장골의 하부에서만 발생할 수 있다. 의학자, Grieve는 천장관절은 두개골과 척주와 함께 척추 관절에 관련된 임상적 문제를 이해함에 있어서 가장 중요한 부위라고 하였다. 또 여러 의학자들은 천장관절의 기능장애로 인해 발생하는 임상적 중요성을 인지하지 못하고 있다고 비판하였다. 천장관절 기능장애 증후군(sacroiliac dysfunctional syndrome)은 요추 면관절 증후군, 좌골신경통 그리고 디스크 질환으로부터 발생하는 요통과는 다른 임상적 실체이다.

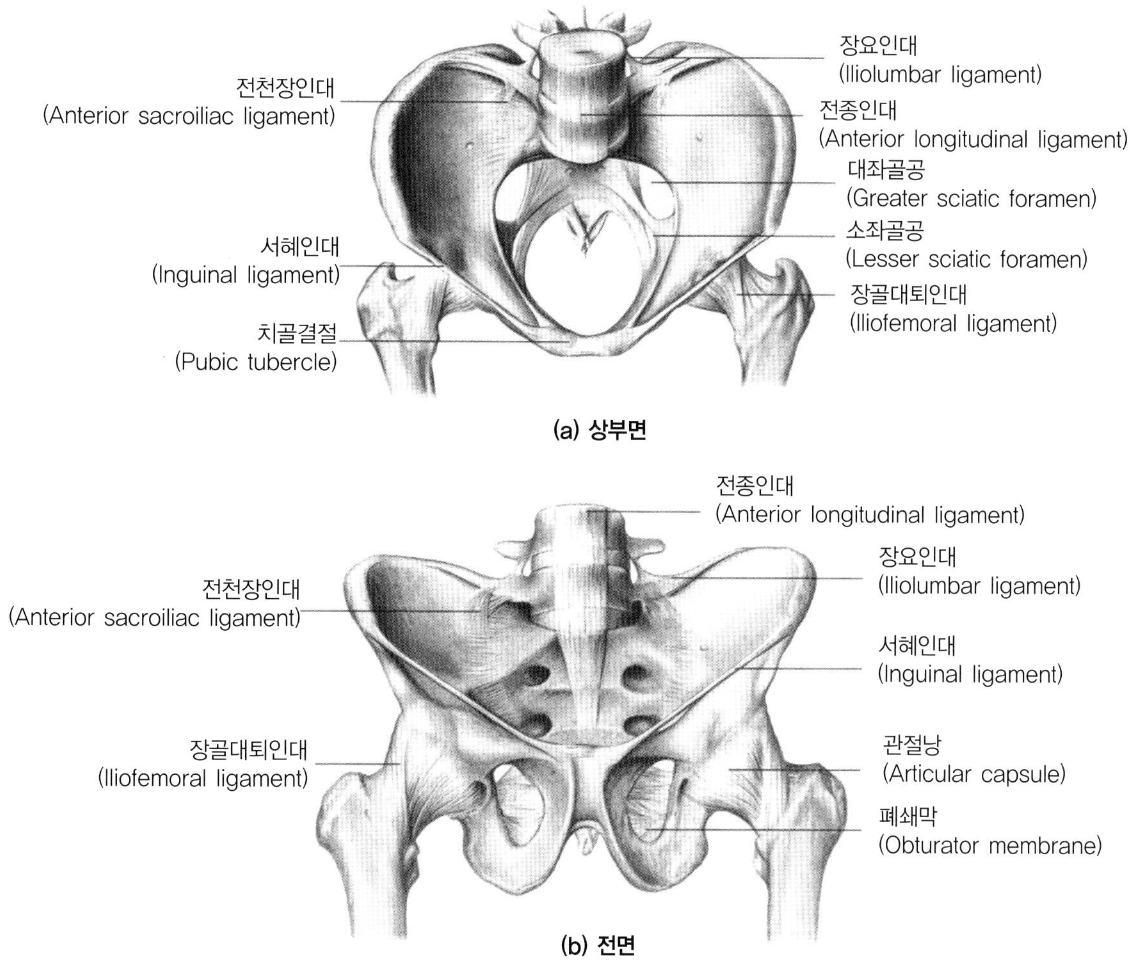


그림 9-2 천장관절의 구조

## 1 천장관절의 기능 해부학

골반 뼈는 천골을 중심으로 양쪽에 각각 1개의 관골(Innominate)로 구성되어 있다. 관골(Innominate)

은 장골(ilium), 좌골(ischium), 치골(pubis) 3개의 뼈로 구성되어 관골구(acetabulum)에서 서로 융합되어 있다. 천골은 5개의 천골마디가 서로 융합되어 이루어져 있고 2개의 관골 사이에 마치 쐐기처럼 위치하고 있다. 천골기저는 2개의 상관절돌기(superior articulation facet)를 형성하고 있으며 미골과 연결되어 관절을 구성하는 천골 정점인 apex로서 이루어져 있다. 천골의 추간공은 천골의 척추강으로 연결되며 천골 양쪽 외측 부위는 천골날개(sacral ala)라고 한다. 천골 후외측면에 있는 결절은 다른 척추들의 횡돌기와 같은 것이며 중앙에 있는 결절은 다른 추체의 극돌기와 같은 것이다. 천골첨(apex)은 둥글며 미골과 연결되어 관절을 이룬다. 관절 사이의 디스크는 점차로 퇴화되어 30세 전후로 천골과 미골은 완벽하게 융합된다(그림 9-2).

천장관절의 anterior division은 활액을 담고 있는 활액관절(synovial joint)로 낭으로 쌓여 보호되고 있다. 천장관절의 관면은 서로 음각과 양각의 형태를 이루어 효과적으로 결합될 수 있는 매우 특이한 모습으로 형성되어 척추를 타고 골반에 집중되는 수직적 힘을 효과적으로 분산시키는 작용을 한다. 하지로부터 올라오는 힘은 머리 방향으로 그리고 치골 방향으로 분산되며 이러한 힘은 양쪽 하지로 나누어지게 된다(그림 9-3). 천장관절 표면의 해부학적 모습은 정적인 형태가 아니며 각 개인마다 매우 다른 모습을 보인다. 출생시 천장관절은 발육되어있지 않고 부드러우며 표면은 평면으로 되어있다. 보행이 가능한 연령이 되면서 천장관절은 성인의 천장관절을 닮아가고 십대가 될 때 성장된 모습의 천장관절이 되며 30대 또는 40대에 완전히 성장된 천장관절의 모습이 완성된다. 50대 또는 60대의 천장관절은 서서히 퇴화되면서 고령이 될 때 남자의 천장관절의 대부분은 관절유착 현상으로 천장관절의 운동은 점차적으로 감소하게 된다.

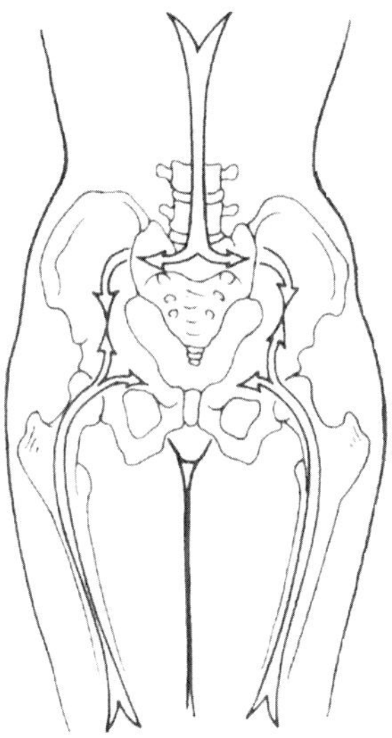

위쪽으로부터의 중력은 하지대의 힘과 천장관절 및 고관절 부위에서 상충된다.

**그림 9-3 중력과 하지대의 힘**

천장관절을 이어주는 강한 인대들은 골반 기능을 안정시키는 역할을 맡고 있다. 후천장인대(Posterior sacroiliac ligaments)는 천장관절로부터 장골결절 그리고 PSIS에게 연결되며 천결절인대(sacrotuberous ligaments)와 함께 외측으로, 그리고 흉요근막(thoracolumbar fascia)과 함께 내측으로 연결된다. 천결절인대는 천골 하부에서 좌골결절로 연결되며 대퇴이두근의 건으로 연결된다.

전천장관절인대(Anterior sacroiliac ligaments)는 여러개의 겹으로 이루어져 있으며 천골의 외측면으로부터 시작되어 장골의 관절면으로 연결되어 있다. 천극인대(Sacrospinous ligament)는 삼각형의 모습으로 천골의 측면 하부 그리고 미골의 상부에서 시작되어 좌골극으로 연결된다. 천결절인대와 천극인대는 천골첨이 posterior의 방향으로 움직이는 것을 제한한다. 그리고 후천장인대는 천골기저가 anterior 방향으로 움직이는 것을 제한한다(그림 9-4).

치골은 연골관절(cartilaginous joint)이며 섬유연골(fibrocartilage) 디스크로 이루어진 치골섬유연골(symphysis pubis)로서 연결되어 있다. 상치골인대(Superior pubic ligament)는 치골의 상부 부위를 연결하고 하치골인대(Inferior pubic ligament)는 치골의 하부 부위를 연결한다.

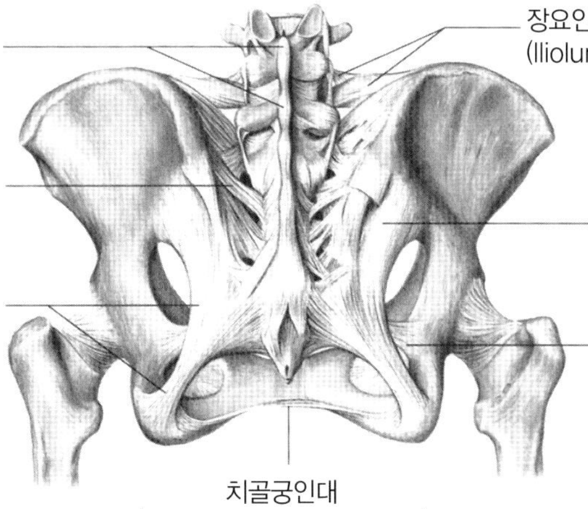


**그림 9-4 천장관절의 후면의 인대**

천장관절은 움직임이 있는 가동성 관절이라는 사실이 학문적으로 확인되어 있음에도 불구하고 천장관절의 움직임에 대해 어떻게, 얼마나 그리고 움직임의 중심이 어디인가에 대해서는 여전히 많은 논쟁이 있다. 이에 대한 많은 가설과 골반의 공학적 모델이 발표되었지만 Illi에 의해서 발표된 논문이 가장 높은 신뢰성을 받고 있다. Illi에 의하면 천장관절은 보행 중 가장 많은 활동을 보인다고 한다. 그리고 이 모습은 일차적으로 사시상(oblique sagittal) 면에서 나타난다.

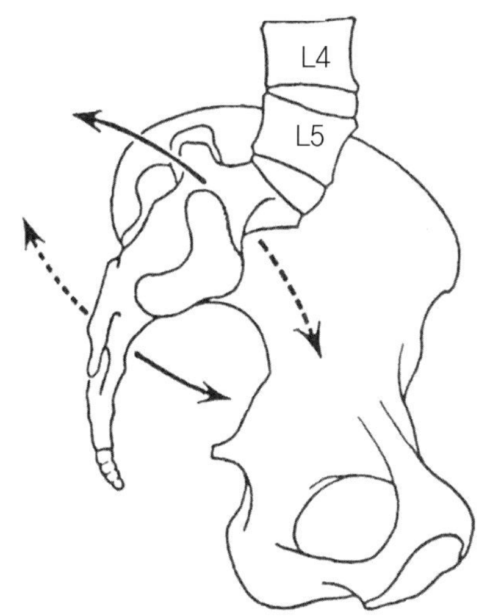


**그림 9-5 시상면에서 천장관절의 굴곡 · 신전 모습**

Illi 의 천장관절 모델은 보행 중 가장 활발한 모습을 보이고 있으며 운동성은 일차적으로 사시상면(oblique sagittal plane)에서 발생한다. Superior to anterior 또는 anterior to posterior 선상에서의 움직임도 발생할 수 있다. 그러나 이 움직임은 비정상적인 모습이라고 생각된다. 보행 중 천장관절은 굴곡과 신전의 모습으로 고관절과 함께 움직인다. 또한 보행 중 각 천장관절은 굴곡과 신전 움직임이 반복적으로 발생하며 계속적으로 순환한다(그림 9-5). 그리고 천장관절에서 순환되는 굴곡과 신전의 모습은 반대쪽의 천장관절에서 반대방향으로 나타난다. Illi의 천장관절의 모델은 보행 중 발생하는 골반의 비틀림을 흡수하기 위해 천골과 요추천골관절에서 보상적 움직임이 발생한다고 말한다. 보상적 움직임은 천장관절 움직임의 반대적인 모습으로 나타난다. 즉 장골이 굴곡될 때 PSIS는 posterior and inferior쪽으로 움직이며 같은 쪽의 천골기저는 anterior and inferior 방향으로 보상된다. 그리고 반대쪽 장골은 신전되며 PSIS는 anterior and superior의 방향으로 움직인다. 그리고 같은 쪽 천골기저는 posterior, superior의 방향으로 보상한다. 만약 천골의 움직임이 위의 설명된 모습으로 상상할 수 있을 때 수평적 그리고 사선의 모습에서 천골이 8자의 모습으로 움직이는 사실을 뚜렷하게 이해할 수 있다(그림 9-6).

또한 Illi는 장골의 굴곡은 장요인대를 통해 5번 요추를 posterior, Inferior 방향으로 당기며 이로 인하여 나머지 요추는 이와 함께 약간의 회전과 외측굴곡의 연동움직임이 나타난다(type1 형태의 움직임)

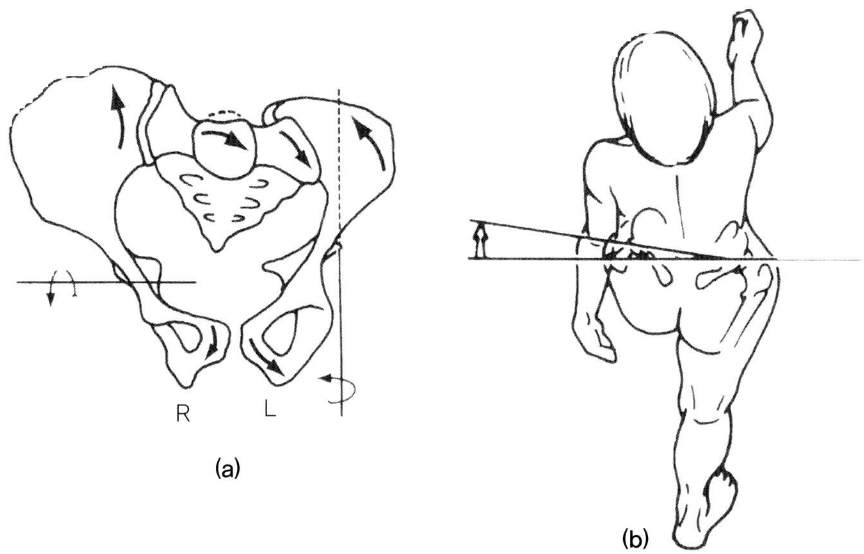


그림 9-6 보행 중 고관절의 움직임

앞에서 서술한 복잡한 천장관절의 운동성을 후면에서 관찰하고 PSIS를 중심으로 볼 때 아래와 같이 간단히 설명될 수 있다

① 천장관절이 굴곡될 때 PSIS는 posterior, inferior 방향으로 그리고 천골기저는 anterior, inferior의 방향으로 움직인다.

② 천장관절이 신전될 때 PSIS는 anterior, superior의 방향으로 움직이며 천골기저는 posterior, superior의 방향으로 움직인다.

중요한 것은 천장관절의 굴곡과 신전은 치골관절(symphysis pubis)로 하여금 횡축(transverse axis)에서 회전 현상이 발생하게 한다는 것이다. 치골에서 발생하는 이러한 비틀리는 움직임은 지극히 정상적인 모습으로 이해되나 작은 정도의 전방 또는 후방 그리고 상방 또는 하방으로의 움직임이 있다. 그러나 이러한 움직임이 과도하게 발생하는 것은 비정상적이며 이러한 현상은 골반의 불안정한 상태(unstable pelvic)에서 발생한다.

치골의 정상적인 움직임과 변위된 위치는 자세하게 설명되어 있다. 수직적인 변위에 의해 한쪽의 치골이 높아지고 이러한 현상은 촉진될 수 있으며 또한 X- ray에서 규명될 수 있다. 치골이 양쪽으로 분리되는 현상은 빈번하게 나타나지는 않지만 주로 임신한 여성에게 나타난다. 이 또한 촉진될 수 있으며 X-ray에서 나타난다.

## 2 골반 평가와 촉진

골반검사는 골반 뼈의 배열, 주위 근육의 긴장 또는 촉감 그리고 골반 관절의 압통 등을 포함해야하며 천장관절의 운동성을 반드시 검사해야 한다. 골반 구조와 천장관절의 배열은 서있는 기립자세, 앉은 자세 그리고 엎드린 자세에서 관찰해야 하고 이렇게 각기 다른 자세에서의 검사는 체중이 가중되고 있는 상황에서 그리고 몸무게가 실리지 않고 있는 상황에서 골반의 상태를 진단할 수 있다. 예를 들어 서있는 또는 앉아있는 자세에서 낮아져 있는 iliac crest의 모습은 장골의 비대칭적인 모습 또는 장단족의 문제를 설명한다. 서있는 자세에서 낮아진 장골능이 엎드린 자세에서 높아진 모습으로 관찰된다면 천장관절의 기능장애 또는 기능적 단족현상을 의미하는데 이것은 해부학적 단족현상과 감별되어야 한다.

### 2. 1 정적 촉진 (Static Palpation)

골반의 골격조직과 연조직의 촉진은 일반적으로 엎드린 상태에서 실행한다. 골격구조를 촉진할 때 먼저 양손의 엄지 또는 손가락 끝 부위를 이용하여 장골능, PSIS, 천골기저 그리고 천골첨의 모습과 그 배열관계를 비교한다. PSIS에서 약간 내측 방향에 있는 천골기저 촉진에서 천골 2번째 결절과 PSIS 사이의 거리를 반대측과 비교하여 관찰해야 한다(그림 9-7, 8, 9, 10).

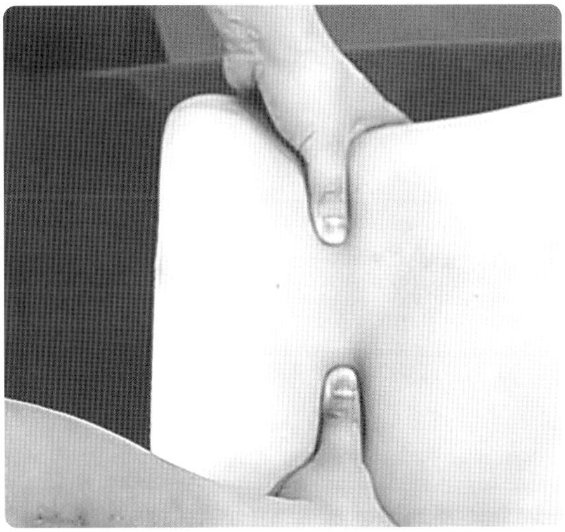

그림 9-7 prone 자세에서 천장관절 촉진1

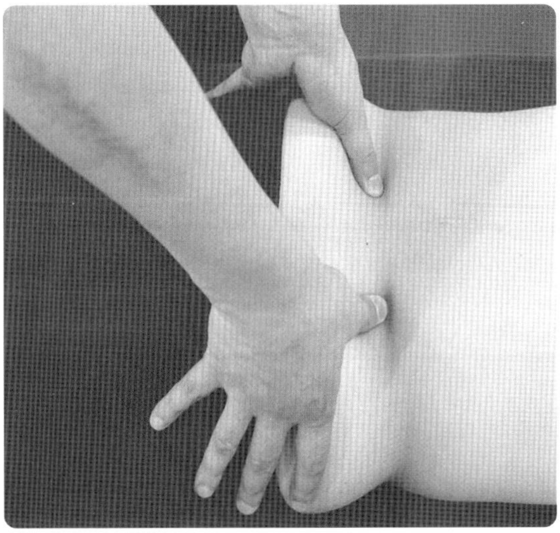

그림 9-8 prone 자세에서 천장관절 촉진2

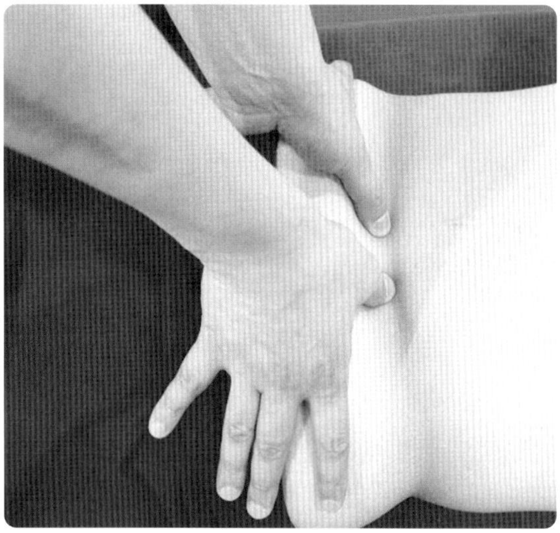

그림 9-9 prone 자세에서 천장관절 촉진3

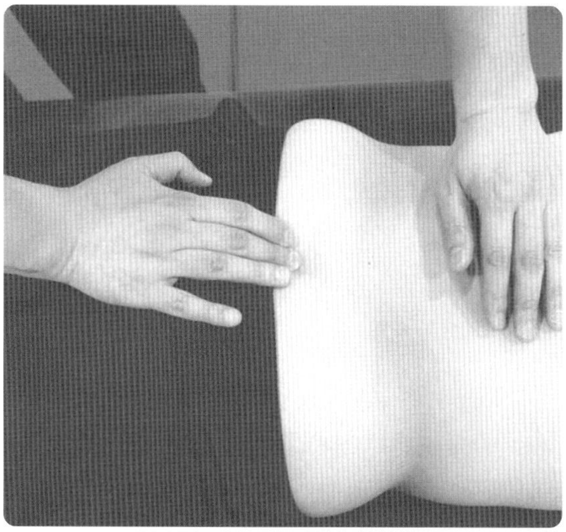

그림 9-10 prone 자세에서 천장관절 촉진4

골반 촉진에서 포함되어야 하는 것은 상대적 단족현상을 검사하는 것이다. 해부학적 단족현상은 마치 천장관절 문제로 인하여 발생될 수 있는 기능적 단족 현상으로 오해할 수 있다. 장단족의 검사는 일반적으로 엎드린 자세에서 그리고 발길이를 이용하여 무릎을 약 15도 정도 굴곡시킨 상태에서 내측복사뼈(medial malleoli)를 비교하면서 검사한다(그림 9-11). 이와 같은 모습으로 단족 모습이 발견될 때 두 무릎을 90도로 굴곡 시킨 후 두 다리의 상대적 장단족의 현상을 관찰한다. 무릎을 굴곡시킨 후 다리는 반드시 90도의 각을 이루게 하고 한쪽으로 치우치지 않게 하며 정중앙의 중심선에서 관찰한다. 이 방법이 정확하게 실행되지 않을 경우 잘못된 결과를 낳게 된다(그림 9-12).

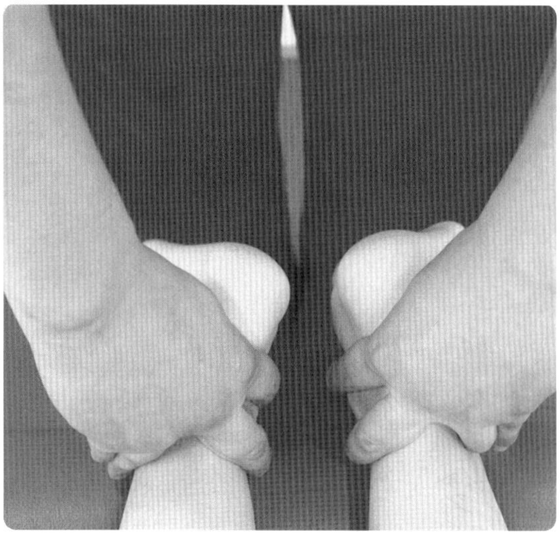

그림 9-11 오른쪽 다리의 단족

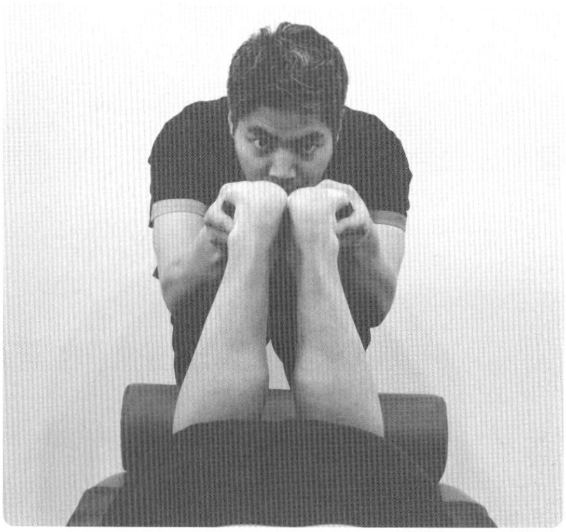

그림 9-12 슬관절 90도 굴곡시 오른쪽 다리의 장족

천장관절 기능장애(sacroiliac dysfunction) 또는 이로 인한 기능적 단족현상(functional short leg)을 의심하는 경우 단족 검사를 바르게 누운 supine 자세 그리고 앉은 자세에서 관찰하여 비교 분석하여야 한다. 천장관절의 기능장애에서 오는 단족현상이라면 다리의 길이는 장족과 단족의 모습이 바로 누운 자세와 바로 앉은 자세에서 서로 반대쪽에서 관찰될 수 있으며 단족의 모습이 해부학적 원인으로부터 발생된 현상이라면 장족과 단족의 모습에 변화가 오지 않는다(그림 9-13, 14).

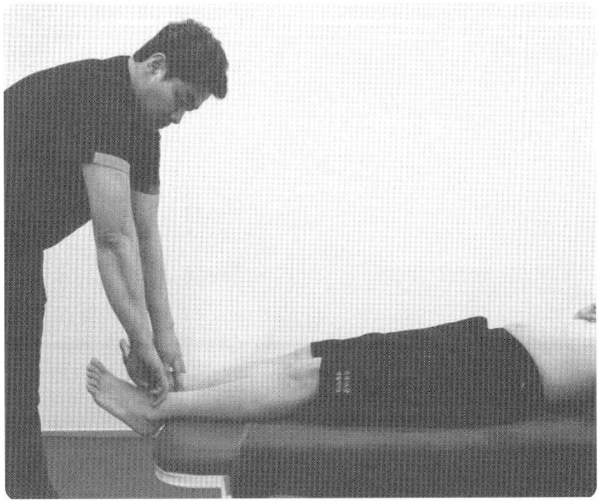

**그림 9-13 supine자세에서 양쪽 내측 복사뼈에 검지와 중지를 벌려 접촉한다**

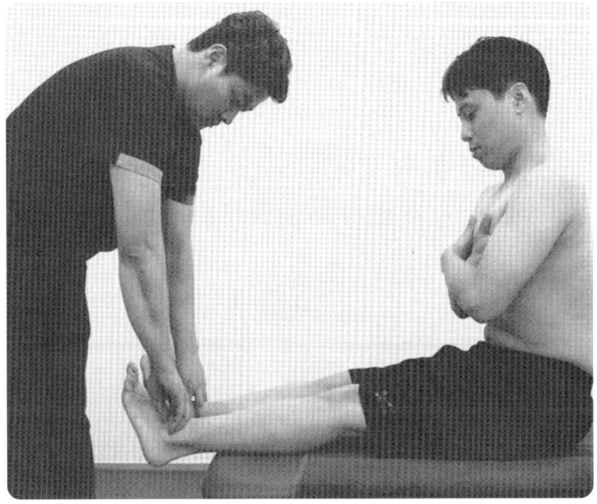

**그림 9-14 앉은 자세에서 단족의 변화를 관찰한다**

장골의 상대적 굴곡과 신전현상은 천장관절의 기능장애를 지적하는 하나의 증세일 수 있다. 아래 글상자에서 요약된 내용은 장골의 굴곡 그리고 신전변위에서 나타나는 현상들을 나열하였다(표 9-1). 장골의 일반적 변위인 posterior rotation (PI)과 anterior rotation (AS)은 골반 기능장애를 지적하며 촉진과 관찰로써 판단할 수 있다. 하지만 잊지 말아야 하는 것은 골격 구조는 발육과정에서 흔히 비대칭적인 모습일수 있기 때문에 단순하게 손의 느낌에 의해 전적으로 판단할 수 없다는 사실이다.

표 9-1 골반 변위로 나타나는 임상적 변화

| 장골의 후방 변위(굴곡 변위) | 장골의 전방 변위(신전 변위) |
|---|---|
| 1. PSIS는 medial, inferior 위치에서 촉진된다.<br>2. 대둔근 하부면 주름이 낮아져 있다.<br>3. ASIS 거상되어 있다.<br>4. 천골기저는 Ant. Inf 방향으로 변위.<br>5. 천골첨은 반대 방향으로 변위된다.<br>6. L5는 동측으로 후방회전<br>7. 동측에 요추 측만 현상<br>8. 기능성 단족 현상 | 1. PSIS는 anterior, lateral, superior 위치에서 촉진된다.<br>2. 대둔근 하부면 주름은 거상된다.<br>3. ASIS는 하강된다.<br>4. 천골기저는 posterior, superior 방향으로 변위된다.<br>5. 천골첨은 동측으로 변위된다. |

요추천골관절, 천장골 그리고 둔부근육 주위의 연조직들은 주로 엄지 또는 다른 손가락의 지복 부위로 촉진한다. 요통환자를 검사할 때 일반적으로 나타나는 몇 개의 중요부위를 중심으로 촉진하는 것이 매우 중요하다. 특히 천장관절, 장요인대, 요추천골관절 또는 대둔근주위 조직을 촉진할 때 나타나는 압통은 골반 기능장애 현상에서 주로 나타나기 때문이다. 천장관절 인대는 PSIS의 내측을 촉진하며 장요인대는 5번째 요추의 횡돌기와 장골능 사이를 촉진한다. 둔부주위 근육과 이상근(piriformis)의 근막에서 발생하는 통증은 PSIS와 천골날개에 부착되어 있는 부위를 촉진하여 상태를 알 수 있다.

## 2.2 직립자세에서 천장관절 운동성 검사

환자는 직립 자세에서 균형을 잡기 위해 지지대를 잡는다. 시술자는 검사하는 환자 바로 뒤쪽에 서있거나 또는 앉은 자세를 취한 후 엄지를 사용하여 한쪽 PSIS와 천골의 첫 번째 또는 두 번째 천골결절에 접촉한다. 그리고 환자에게 동측 다리를 고관절 약 90도가 되도록 들어 올리라 지시한다. 정상적인 상태에서 천장관절은 굴곡을 이루면서 접촉하고 있는 PSIS는 posterior, Inferior 방향으로 움직이면서 천골결절과의 사이가 가까워지는 현상이 관찰된다(그림 9-15).

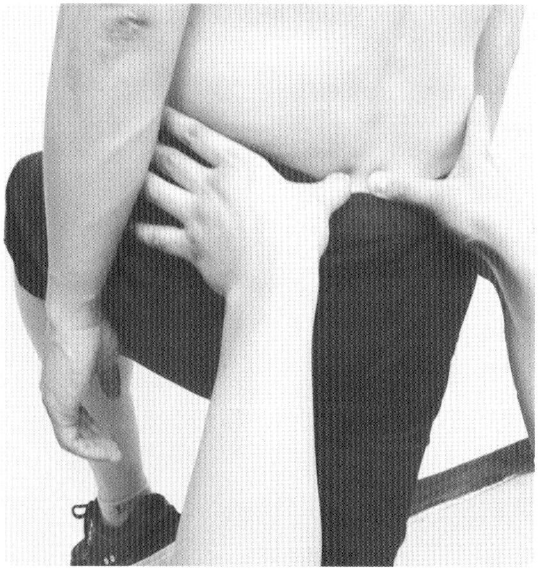

그림 9-15 천장관절 굴곡 평가

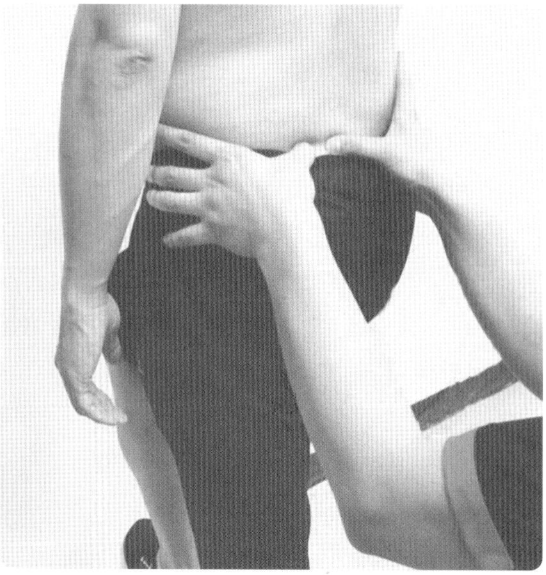

그림 9-16 천장관절 신전 평가

굴곡과정을 평가한 후 환자에게 반대쪽 다리를 동일한 모습으로 들어 올리라고 지시한다. 정상적인 상태에서 천장관절은 신전되면서 PSIS는 anterior, superior 방향으로 움직이면서 접촉하고 있는 두 엄지 사이의 거리가 멀어지는 현상이 관찰된다(그림 9-16).

위의 모습에서 양쪽 PSIS를 접촉한 상태에서 환자가 한쪽 다리를 들어 올렸을 때 정상적인 천장관절 상태에서 다리를 들어 올리는 쪽 PSIS는 posterior, inferior 방향으로 움직임으로 내려가고 반대쪽 PSIS는 anterior, superior 방향으로 올라가기 때문에 양쪽 PSIS에 접촉하고 있는 엄지손가락에 변화가 관찰된다. 그리고 앉은 자세에서 환자가 양쪽 다리를 오므렸을 때 양쪽 PSIS는 서로 멀어지는 현상이 발생하고 환자가 두 다리를 벌렸을 땐 양쪽 PSIS는 서로 가까워지는 것이 관찰된다(그림 9-17, 18).

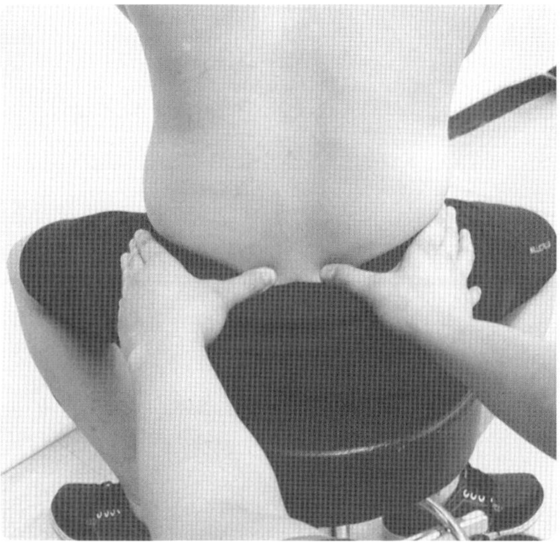

그림 9-17 양 무릎을 벌렸을 때 PSIS는 근접한다

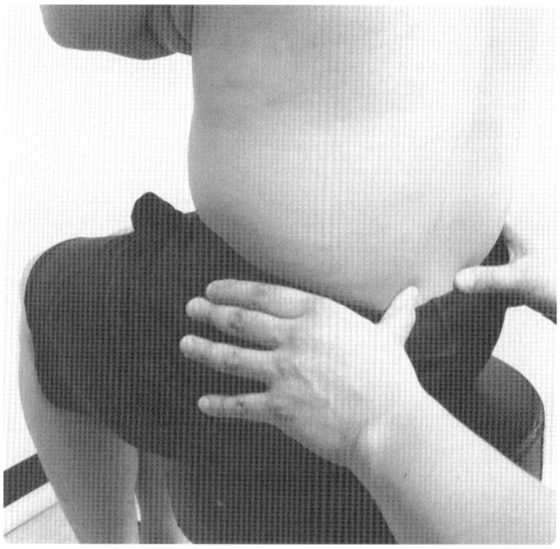

그림 9-18 양 무릎을 붙였을 때 PSIS는 멀어진다

## 2. 3 치골의 기능장애

치골은 섬유연골관절이며 기능적으로는 반관절로 구별된다. 뚜렷한 움직임은 없으나 작은 정도의 움직임이 보행과 함께 나타난다. Kandanji에 의하면 체중이 가해지는 상태에서 치골의 역할은 핀세트 기능을 통해 장골이 천골에 접촉이 유지되도록 하는 역할을 한다고 보고하였다. 천골은 양쪽 장골 사이에 끼워져 있어 골간인대(Interosseous ligament)와 치골인대에 의해 매우 강한 힘으로 유지되고 있다.

결과적으로 치골관절의 기능장애는 골반관절의 기능장애로 인하여 발생할 수 있다. 만약 치골의 변위가 골반의 기능장애를 발생시킬 수 있다면 치료하는 시술자는 어떠한 결정으로 치골 어져스트먼트가 이루어져야 하는가를 고심하게 된다. 치골의 변위를 찾아내는 촉진의 방법은 있지만 촉진의 결과가 치골의 변위로 인한 것인지 아니면 천장관절의 변위로 인한 것인가, 즉 상대적 현상인가에 대하여 확실치 아니하므로 이 임상적 문제는 치료하는 자의 임상적 노력 "trial and error", 즉 여러 방법으로 노력하면서 결과를 관찰하여야 할 것이다. 물론 치골을 어져스트먼트 할 때 이 부위의 어져스트먼트에 관한 금기 사항에 관해 검사되어야 한다(그림 9-19, 20).

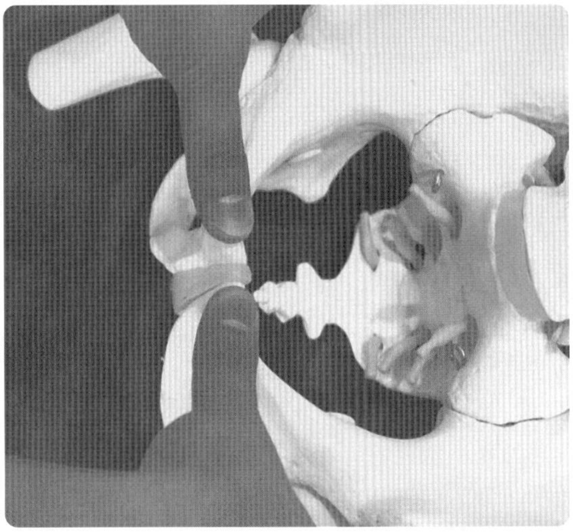

그림 9-19 치골 결합의 통증과 변위를 확인하기 위한 촉진

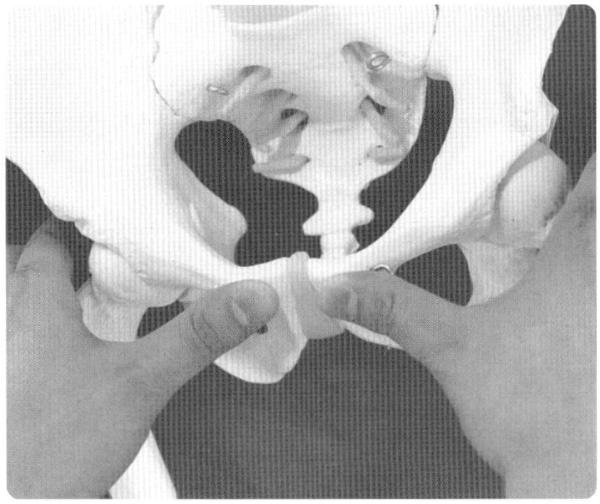

그림 9-20 전방, 상방, 하방 변위 및 활주를 평가하기 위해 각각 압력을 가한다

## 2. 4 Gonstead 골반분석

Gonstead 척추 분석은 척추와 골반에 발생한 motor unit의 운동장애 현상을 분석하는데 매우 유용하게 사용되지만 절대적인 기준으로써 사용되는 것은 금물이다. 포괄적인 이학검사를 통해 환자에 대한 전반적인 정보 그리고 동작촉진과 역동적 스트레스(dynamic stress) 방사선 검사와 함께 여러 정보를 통해 척추의 서블럭세이션을 분석해야 한다. Gonstead 분석법은 골반 길이와 넓이를 측정하고 대퇴골두의 높낮이를 측정하여 골반의 전반적 변위상태, 다리 길이의 차이, 천골의 회전변위와 같은 중요한 정보를 제공한다(그림9-21). 이 분석법에 관한 여러 논문들은 Gonstead 분석법에 대한 신뢰성을 높여준다. 정확한 Gonstead 분석을 위해 방사선 검사는 반드시 직립 자세에서 촬영된 Full spine을 사용하며 수평이동할 수 있는 Gonstead 수평자를 사용한다.

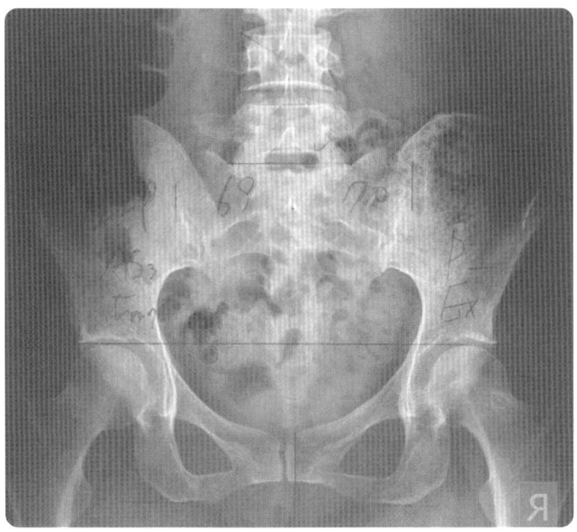

그림 9-21 전후 골반 방사선 사진

### 2. 4. 1 분석을 위한 중요한 부위

① 양쪽 대퇴골두의 가장 높은 부위에 점을 찍는다.
② 양쪽 장골능의 가장 높은 부위에 점을 찍는다.

③ 양쪽 좌골결절의 가장 낮은 부위에 점을 찍는다.
④ 양쪽 천골의 관절돌기 측면부위에 점을 찍는다.
⑤ 양쪽 천골의 가장 외측면 부위에 점을 찍는다.
⑥ 양쪽 장골의 가장 외측면 부위에 점을 찍는다.
⑦ 2번 천골결절 중심 부위에 점을 찍는다.
⑧ 치골관절 중심 부위에 점을 찍는다.

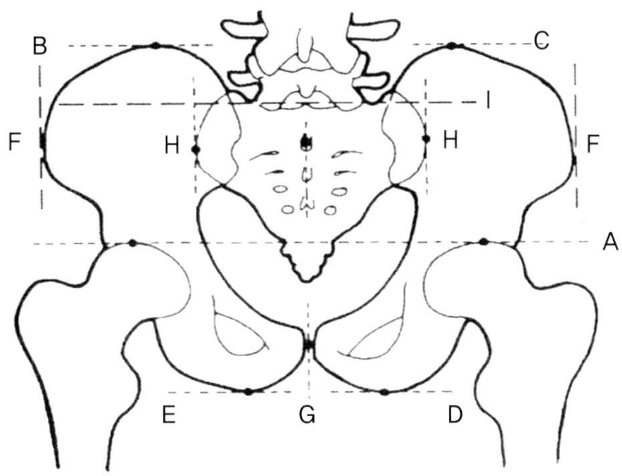


그림 9-22 골반 위에 선 긋기

## 2. 4. 2 골반 분석 순서 (그림 9-22)

① 먼저 수평자를 사용하여 대퇴골두 사이를 연결한다. 그리고 이 선을 대퇴골두선이라 한다(A선).
② 수평자를 대퇴골두선에 놓고 수평으로 끌어올리며 먼저 만나는 장골능점에서 약 7cm 정도의 선을 (B선) 그은 후 반대쪽 장골능 점에서 같은 7cm 정도의 수평선을 긋는다(C선).
③ 수평자를 사용하여 대퇴골두선에서 아래로 향하게 하여 먼저 만나는 좌골결절 점에서 약 7cm 정도의 수평선을 긋는다(D선). 그리고 반대쪽 좌골결절 점에 같은 방법으로 선을 긋는다(E선). 장골의 높이는 양쪽 장골능선과 좌골결절선 사이를 측정하여 결정된다. 측정은 0.5mm까지 측정하며 높이가 상대적으로 높은 쪽이 PI(posterior inferior)이며 높이가 낮은 쪽은 AS(anterior superior)가 된다.

장골의 변위는 천장관절과의 관계에서 결정된다. PI 또는 AS 장골은 폐쇄공의 모습에 변화를 준다. PI 장골에서 폐쇄공의 모양은 대각선 방향으로 크기가 증가되고 AS 장골에선 그 크기가 감소한다.
④ 수평자를 대퇴골두선과 직각이 되게 한 후 수평으로 이동하여 양쪽 장골의 가장 외측면에 있는 점에서 약 5cm의 수직선을 긋는다(F선). 계속적으로 수평 이동한 후 양쪽 천골의 가장 외측면에 있는 점에서 약 5cm의 수직선을 긋는다(H선).

⑤ 수평자를 대퇴골두선과 직각이 되게 한 후 천골결절점을 지나면서 치골을 통과하는 약 7cm 정도의 수직선을 긋는다(G선). 장골의 Y축에서 회전변위를 측정하는 몇 개의 다른 방법이 있다. 가장 일반적인 방법은 천골결절에서 수직으로 그은 선에서부터 치골관절 중심점 사이의 거리를 측정하는 방법이다. 정상적인 상태에선 이 선은 치골의 중심점을 지나야 한다. 이 선으로부터 멀어지는 치골쪽 장골은 내측 회전변위 IN을 나타내며 반대측 장골은 외측 회전변위 EX가 된다. 장골 서블럭세이션 리스팅은 L5의 추체가 회전된 즉 극돌기 회전의 반대쪽의 장골에 기록한다. 장골의 회전변위인 IN 또는 EX를 측정할 수 있는 다른 방법으로서 폐쇄공의 모양을 관찰할 수 있다. 폐쇄공의 모양과 크기는 장골변위에 의해 변화된다. EX 장골에서 폐쇄공의 기저부위는 증가되고 IN 장골에서 폐쇄공의 기저부위는 좁아진다. 또 다른 방법은 장골의 외측경계와 내측경계 사이의 거리를 측정하는 것이다. 좌우 장골면의 거리가 큰 쪽이 IN 장골을 지적한다. 반대로 장골면이 작은 쪽이 EX 장골을 지적하는 것이다.

⑥ 천골의 양쪽 관절돌기에 찍은 두 점 사이를 잇는 선을 긋는다(I선). 이 선은 천골수평선이다. Sacral Horizontal Plane line (SHPL). 수평자를 대퇴골두선과 맞춘 후 수평으로 끌어올리면서 천골수평선과 비교한다. 두 선이 수평을 이루지 못하면 천골의 inferior subluxation을 지적한다. 또는 천골의 기형을 지적할 수도 있다. 천골의 회전변위는 2번 천골결절에서부터 천골의 양쪽 외측경계면까지 거리를 측정함으로서 결정된다. 측정된 거리가 긴 쪽이 천골의 후방회전 posterior subluxation을 지적한다. 측정 은 0.5mm까지 측정한다. 오른쪽 천골의 후방회전은 P-R 그리고 왼쪽 천골의 후방회전은 P-L이라고 기록한다. 물론 이러한 분석은 고착현상과 부종현상이 함께 동반되는 것을 촉진으로서 확인되어야 할 것이다. 천골의 inferiority는 먼저 언급되었듯이 천골의 기형현상이 없을 때만 정당하게 분석될 수 있다. 그리고 천골에 기형현상이 없고 천골수평선과 대퇴골두선이 서로 평행을 이루지 못할 때 천골의 inferiority subluxation을 지적한다. 오른쪽 천골의 inferiority는 PI-R, 왼쪽인 경우엔 PI-L로서 기록한다.

⑦ 단족을 분석하기 위해서는 수평자를 엑스레이 필름 아래 끝 부위에 놓고 수평으로 끌어올린 후 두 대퇴골두 점에 놓고 수평선을 길게 긋는다. 그리고 높은 쪽과 낮은 쪽을 비교분석하여 측정한다. 이때 나타나는 차이점을 measurement difference(MD)라 한다. 하지만 이것이 실제 단족의 모습은 아니다. 장골의 변위는 장단족 분석에 영향을 주기 때문이다.

Gonstead 연구소는 오랜 임상연구를 해 실제적인 단족현상(anatomical short leg)과 골반변위로 인해 발생하는 생리적 단족현상 또는 기능적 단족현상(functional short leg)을 감별하기 위한 독특한 5:2 분석법을 개발하였다. 5mm 정도의 AS와 IN의 변위를 치료하였을 때 대퇴골두는 2mm 정도 낮아지며 5mm 정도의 PI와 EX변위를 치료하였을 때 대퇴골두는 2mm 정도 높아진다는 연구결과였다. 물론, 복합적인 장골변위는 각 변위의 특성에 따라 대퇴골두의 높낮이를 상쇄 또는 악화시킬 수 있다. 예를 들어 PI10 EX5 분석결과에서 measurement difference가 10mm 이라면 PI 10mm 치료를 통해 4mm의 다리 길이를 회복시킬 수 있으며 EX5 치료를 통해 2mm의 다리길이를 회복시킬 수 있다. 이 경우 전체 다리길이에서 6mm의 길이를 회복시킬 수 있으며 10mm의 단족상태에서 성공적인 치료를 통해 6mm가 회복된다면 4mm는 실제적 단족(actual difference)단족이다. 실제적 단족을 치료하기 위해 heel lift를 사용한다.

# 3 어져스트먼트 테크닉

## 3.1 Side Posture 테크닉

### ① Listing: PI ilium

장골의 굴곡변위를 말한다. PSIS의 위치가 posterior 그리고 inferior 방향으로 변위된다. 이로 인한 장골의 flexion subluxation을 일반적으로 PI라고 칭한다. 천장관절의 상단부위에 부종현상으로 촉진 시 압통이 발생한다. 방사선 필름 분석에서 장골능과 좌골결절 사이의 거리가 반대쪽과 비교해 상대적으로 증가되어 있으며 폐쇄공의 크기는 수직 그리고 대각선 방향으로 증가된다. PI subluxation은 요추의 전만현상을 증가시킬 수 있으며 대둔근은 아래쪽으로 처지는 현상이 관찰될 수 있다. 엎드린 자세에서 PI쪽 다리에 단족이 나타날 수 있다. 물론 해부학적 단족 또는 다른 기전으로 인해 단족의 변화가 나타난다.

- ◆ **PP** PI 장골이 위로 향하는 side posture 자세를 취하게 한다.
- ◆ **DS** 시술자의 위치는 환자의 앞쪽 그리고 요추부위에 약 45도 대각선 방향으로 자세를 취한다.
- ◆ **CH** 시술자 자세에서 하부 쪽 손. 오른쪽 PI인 경우 왼손, 왼쪽 PI인 경우 오른손
- ◆ **CP** 접촉점 #1 수근골의 두상골(pisiform)
- ◆ **SCP** PSIS
- ◆ **SH** 시술자의 자세에서 상부 쪽 손
- ◆ **LOC** posterior-anterior, inferior-superior
- ◆ **Procedure** 자세에서 환자의 하부 쪽 다리를 곧게 뻗게 한다. 그리고 환자의 발목이 테이블을 넘어 아래 부위에 놓이게 한다. 가능한 환자는 시술자와 가깝게 오도록 테이블 끝 부위로 오게 한다. 그리고 환자의 하부 어깨를 앞쪽으로 충분히 끌어당긴 후 팔을 상부 팔 겨드랑이 밑에 놓게 하여 마치 양쪽 손으로 팔짱을 끼듯이 한다. 그리고 환자의 상부측 다리는 고관절과 무릎에서 굴곡 시킨 후 시술자의 두 다리 사이에 오게 한다. 이 때 고관절의 굴곡각은 요추 치료 때 보다 환자의 무릎을 더욱 상부쪽으로 끌어당겨야 한다.

  주동손으로 피부를 끌어당긴 후 손은 척추와 수평적인 모습으로 PSIS에 정확하게 접촉한다. 환자의 어깨를 충분히 끌어당긴 후 시술자의 양쪽 다리를 사용하여 환자의 무릎을 적절한 각도로 끌어당긴 다음 시술자는 주동손이 약간 밑으로 향하는 모습을 취한다. 환자의 대퇴부 외측면으로 체중을 가하면서 시술자의 상체가 환자 몸을 넘어서게 한다. 환자에게 숨을 완전하게 내쉬게 한 후 body drop을 이용하여 thrust를 가한다. 어져스트먼트를 실행한 후 주동손의 접촉을 약 3초 동안 유지한다. 이 때 보조손은 환자를 안정시킬 뿐 thrust를 가하지 않는다(그림 9-23).

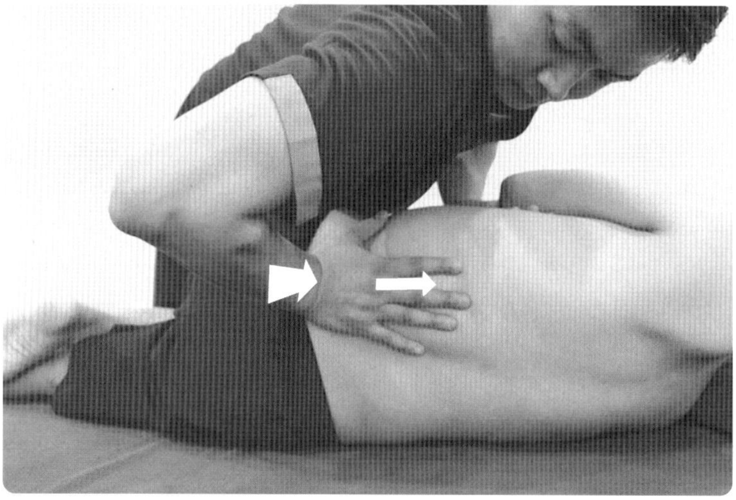

그림 9-23 PI 장골 치료

## ② Listing PIEX ilium

PI 변위와 함께 장골의 외측회전 변위. PIEX 변위는 천장관절의 상부 그리고 하부면에 부종현상을 유발시키며 압통이 촉진된다. 폐쇄공의 넓이가 증가된다. EX 역시 대퇴골두의 높이를 낮아지게 하며 요추의 전만현상을 증가시킨다.

- **PP** PIEX 장골이 위로 향하는 side posture를 취하게 한다.
- **DS** 시술자의 위치는 환자의 앞쪽 그리고 요추부위에 약 45도 대각선 방향으로 자세를 취한다.
- **CH** 시술자의 자세에서 하부 쪽 손
- **CP** 접촉점 #1 수근골의 두상골
- **SCP** PSIS
- **SH** 시술자의 자세에서 상부 쪽 손
- **LOC** posterior-anterior, inferior-superior, lateral to medial. 오른쪽 장골을 치료할 때 시계방향의 torque, 왼쪽 장골 치료 때 반시계방향의 torque을 실행한다.
- **Procedure** side posture에 있는 환자의 하부 쪽 다리를 곧게 뻗게 한다. 그리고 환자의 발목이 테이블을 넘어 아래 부위에 놓이게 한다. 가능한 환자는 시술자와 가깝게 오도록 테이블 끝부위로 오게 한다. 그리고 환자의 하부 어깨를 앞쪽으로 충분히 끌어당긴 후 팔을 상부 팔 겨드랑이 밑에 놓게 하여 마치 양쪽 손으로 팔짱을 끼듯이 한다. 그리고 환자의 상부측 다리는 고관절과 무릎에서 굴곡 시킨 후 시술자의 두 다리 사이에 오게 한다. 이 때 고관절의 굴곡각은 요추 치료 때 보다 환자의 무릎을 더욱 상부쪽으로 끌어당겨야 한다. 주동손으로 피부를 끌어당긴 후 손은 척추와 수평적인 모습에서 하부방향 45도 대각선 Inferior oblique 방향으로 PSIS에 정확하게 접촉한다. 환자의 어깨를 충분히 끌어당긴 후

시술자의 양쪽 다리를 사용하여 환자의 무릎을 적절한 각도로 끌어당긴 후 시술자는 주동손이 약간 밑으로 향하는 모습을 취한다. 환자의 대퇴부 외측면으로 체중을 가하면서 시술자의 상체가 환자 몸을 넘어서게 한 후 환자에게 숨을 완전하게 내쉬게 한 후 body drop을 이용하여 thrust를 가한다. 어져스트먼트를 실행한 후 주동손의 접촉을 약 3초 동안 유지한다. 이 때 보조손은 환자를 안정시킬 뿐 thrust를 가하지 않는다(그림 9-24).

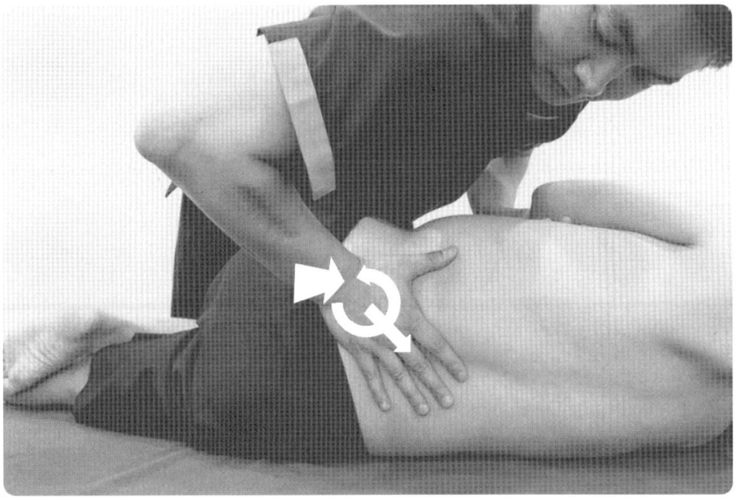

그림 9-24 PI-EX 장골 치료

### ③ Listing PIIN ilium

PI 변위와 함께 장골의 내측회전 변위. 방사선 분석에서 장골능과 좌골결절 사이의 거리는 증가한다. 폐쇄공의 수직적 높이는 증가되나 좌우 폭은 감소된다. IN 현상은 대퇴골두의 높이를 증가시킨다. IN은 요추의 전만현상을 감소시킨다.

- ◆ **PP** PIIN 장골이 위로 향하는 side posture를 취하게 한다.
- ◆ **DS** 시술자의 위치는 환자의 앞쪽 그리고 요추부위에 약 45도 대각선 방향으로 자세를 취한다.
- ◆ **CHP** 시술자의 자세에서 하부쪽 손
- ◆ **CP** 접촉점 #1, 수근골의 두상골
- ◆ **SCP** PSIS
- ◆ **SH** 시술자의 자세에서 상부쪽 손
- ◆ **LOC** posterior-anterior, inferior-superior, medial to lateral, 오른쪽 장골 치료할 때 반시계방향의 torque, 왼쪽 장골 치료 시 시계방향의 torque.

◆ **Procedure** side posture에 있는 환자의 하부 쪽 다리를 곧게 뻗게 한다. 그리고 환자의 발목이 테이블을 넘어 아래 부위에 놓이게 한다. 가능한 환자는 시술자와 가깝게 오도록 테이블 끝 부위로 오게 한다. 그리고 환자의 하부 어깨를 앞쪽으로 충분히 끌어당긴 후 팔을 상부 팔 겨드랑이 밑에 놓게 하여 마치 양쪽 손으로 팔짱을 끼듯이 한다. 그리고 환자의 상부측 다리는 고관절과 무릎을 굴곡 시킨 후 시술자의 두 다리 사이에 오게 한다. 이 때 고관절의 굴곡각은 요추 치료 때 보다 환자의 무릎을 더욱 상부쪽으로 끌어당겨야 한다. 주동손으로 피부를 끌어당긴 후 손은 척추와 수평적인 모습에서 상부방향 45도 대각선 superior oblique 방향으로 PSIS에 정확하게 접촉한다. 환자의 어깨를 충분히 끌어당긴 후 시술자의 양쪽 다리를 사용하여 환자의 무릎을 적절한 각도로 끌어당긴 다음 시술자는 주동손이 약간 밑으로 향하는 모습을 취한다. 환자의 대퇴부 외측면으로 체중을 가하면서 시술자의 상체가 환자 몸을 넘어 서게 한다. 환자에게 숨을 완전하게 내 뿜게 한 후 body drop을 이용하여 thrust를 가한다. 어져스트먼트를 실행한 후 주동손의 접촉을 약 3초 동안 유지한다. 이 때 보조손은 환자를 안정시킬 뿐 thrust를 가하지 않는다(그림 9-25).

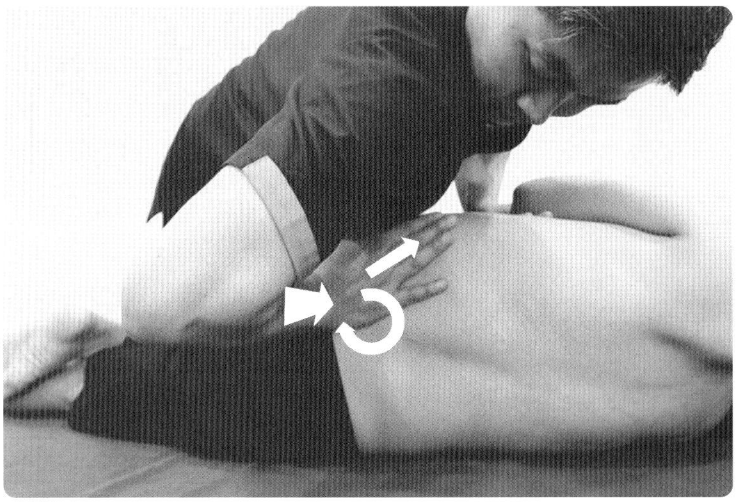

**그림 9-25 PI-IN 장골 치료**

## ④ AS ilium

장골의 신전변위(Extension subluxation)을 말한다. PSIS의 위치가 anterior, superior 방향으로 변위된다. 이로 인해 장골의 Extension subluxation을 AS라 한다. 장골능과 좌골결절 사이의 거리가 감소된다. 폐쇄공의 크기는 수직 그리고 대각선 방향으로 감소된다. AS장골은 대퇴골두의 높이를 증가시키고 기능적 장족현상이 관찰된다. 요추의 전만현상은 감소되며 천골의 기저각 역시 감소될 수 있다. 천장관절의 하부면에 부종현상이 나타나고 촉진시 압통이 있다. AS 장골은 상면하고 있는 천골기저를 posterior superior 방향으로 변위되게 한다. 대둔근은 위로 끌어당겨진다.

- **PP** AS 장골이 위로 향하는 side posture를 취하게 한다.
- **DS** 시술자의 위치는 환자의 앞쪽 그리고 요추부위에 약 45도 대각선 방향으로 자세를 취한다.
- **CH** 시술자의 자세에서 하부쪽 손
- **CP** 접촉점 #1 수근골의 두상골
- **SCP** 고관절과 좌골극(ischial spine) 중간 부위
- **SH** 시술자의 자세에서 상부쪽 손
- **LOC** posterior−anterior, superior−inferior
- **Procedure** side posture에 있는 환자의 하부 쪽 다리를 곧게 뻗게 한다. 그리고 환자의 발목이 테이블을 넘어 아래 부위에 놓이게 한다. 가능한 환자는 시술자와 가깝게 오도록 테이블 끝 부위로 오게 한다. 그리고 환자의 하부 어깨를 앞쪽으로 충분히 끌어당긴 후 팔을 상부 팔 겨드랑이 밑에 놓게 하여 마치 양쪽 손으로 팔짱을 끼듯이 한다. 그리고 환자의 상부 측 다리는 고관절과 무릎을 굴곡 시킨 후 시술자의 두 다리 사이에 오게 한다. 이 때 고관절의 굴곡각은 요추 치료 때 보다 환자의 무릎을 더욱 상부쪽으로 끌어당겨야 한다.

  주동손으로 피부를 끌어당긴 후 손은 골반 외측으로 향하게 하며 고관절과 좌골극 중간 부위에 정확하게 접촉 한다. 환자의 어깨를 충분히 끌어당긴 다음 시술자의 양쪽 다리를 사용하여 환자의 무릎을 적절한 각도로 끌어당긴 후 시술자는 주동손이 약간 밑으로 향하는 모습을 취한다. 환자의 대퇴부 외측면으로 체중을 가하면서 시술자의 상체가 환자 몸을 넘어서게 한다. 환자에게 숨을 완전하게 내쉬게 한 후 body drop을 이용하여 thrust를 가한다. 어져스트먼트를 실행한 후 주동손의 접촉을 약 3초 동안 유지한다. 이 때 보조손은 환자를 안정시킬 뿐 thrust를 가하지 않는다(그림 9−26).

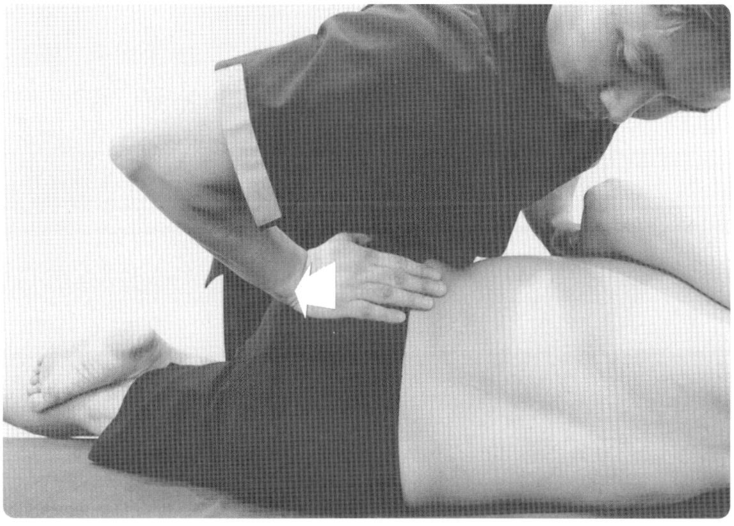

**그림 9-26 AS 장골 치료**

### ⑤ ASIN ilium

장골의 신전변위와 함께 내측회전. 장골능과 좌골결절 사이 수직적 높이가 감소되어 있으며 폐쇄공 크기는 감소되어 있다. IN은 폐쇄공의 좌우 폭의 길이를 감소시킨다. 대퇴골두의 높이는 증가된다. IN은 AS와 같이 요추의 전만현상을 감소시킬 수 있다. 부종현상이나 압통은 촉진되지 않을 수 있다. 천장관절의 전방인대 손상으로 인해 허벅지 안쪽으로 통증이 나타날 수 있다.

- **PP** AS 장골이 위로 향하는 side posture를 취하게 한다.
- **DS** 시술자의 위치는 환자의 앞쪽 그리고 요추부위에 약 45도 대각선 방향으로 자세를 취한다.
- **CH** 시술자의 자세에서 하부쪽 손
- **CP** 접촉점 #1, 수근골의 두상골
- **SCP** 고관절과 좌골극 중간 부위
- **SH** 시술자의 자세에서 환자의 상부쪽 손
- **LOC** posterior-anterior, superior-inferior, medial-lateral. 왼쪽 골반 치료할 때 시계방향의 torque, 오른쪽 골반 치료 시 반시계방향의 torque.
- **Procedure** side posture에 있는 환자의 하부 쪽 다리를 곧게 뻗게 한다. 그리고 환자의 발목이 테이블을 넘어 아래 부위에 놓이게 한다. 가능한 환자는 시술자와 가깝게 오도록 테이블 끝 부위로 오게 한다. 그리고 환자의 하부 어깨를 앞쪽으로 충분히 끌어당긴 후 팔을 상부 팔 겨드랑이 밑에 놓게 하여 마치 양쪽 손으로 팔짱을 끼듯이 한다. 그리고 환자의 상부측 다리는 고관절과 무릎을 굴곡 시킨 후 시술자의 두 다리 사이에 오게 한다. 이 때 고관절의 굴곡각은 요추 치료 때 보다 환자의 무릎을 더욱 상부쪽으로 끌어 당겨야 한다.

  주동손으로 피부를 끌어당긴 후 손은 척추와 수평적인 모습에서 상부방향 45도 대각선 방향으로 고관절과 좌골극 중간 부위에 정확하게 접촉한다. 환자의 어깨를 충분히 끌어당긴 다음 시술자의 양쪽 다리를 사용하여 환자의 무릎을 적절한 각도로 끌어당긴 후 시술자는 주동손이 약간 위로 향하는 모습을 취한다. 환자의 대퇴부 외측면으로 체중을 가하면서 시술자의 상체가 환자 몸을 넘어서게 한다. 환자에게 숨을 완전하게 내쉬게 한 후 body drop을 이용하여 thrust를 가한다. 어저스트먼트를 실행한 후 주동손의 접촉을 약 3초 동안 유지한다. 이 때 보조손은 환자를 안정시킬 뿐 thrust를 가하지 않는다(그림 9-27).

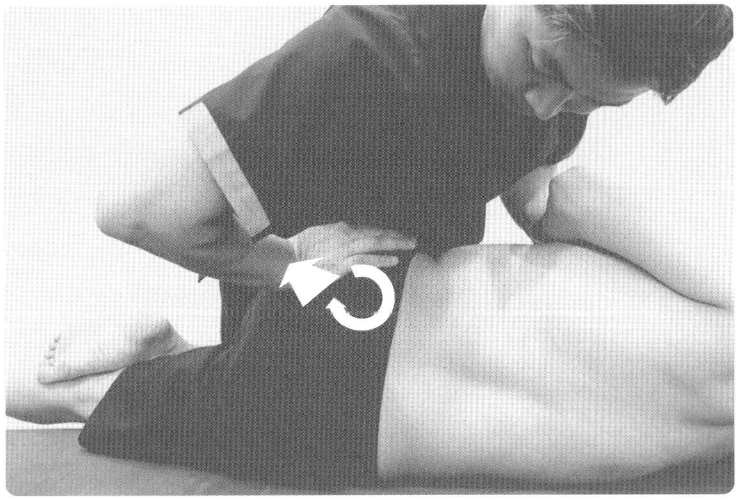

그림 9-27 AS-IN 장골 치료

## ⑥ Listing: ASEX

장골의 신전변위와 함께 외측회전. 장골능과 좌골결절 사이 수직적 높이가 감소된다. AS는 폐쇄공 크기를 감소시킨다. 그러나 EX는 폐쇄공의 좌우 폭의 길이를 증가시킨다. AS는 대퇴골두의 높이를 증가시키나 EX는 대퇴골두 높이를 감소시킨다. 결과적으로 AS와 EX의 정도 차이에 따라 대퇴골두의 높이가 결정된다. AS는 요추의 전만현상을 감소시키나 EX는 증가시킨다. AS와 EX의 정도 차이에 따라 전만현상에 변화를 준다. 천장관절의 posterior inferior 부위에 압통이 나타난다.

- ◆ **PP** AS 장골이 위로 향하는 side posture를 취하게 한다.
- ◆ **DS** 시술자의 위치는 환자의 앞쪽 그리고 요추부위에 약 45도 대각선 방향으로 자세를 취한다.
- ◆ **CH** 시술자의 자세에서 하부 쪽 손
- ◆ **CP** 접촉점 #1, 수근골의 두상골
- ◆ **SCP** 고관절과 좌골극 중간 부위
- ◆ **SH** 시술자의 자세에서 환자의 상부 쪽 손
- ◆ **LOC** posterior-anterior, superior-inferior, lateral to medial. 왼쪽 골반 치료시 반시계 방향의 torque, 오른쪽 골반 치료 시 시계방향의 torque.
- ◆ **Procedure** side posture에 있는 환자의 하부 쪽 다리를 곧게 뻗게 한다. 그리고 환자의 발목이 테이블을 넘어 아래 부위에 놓이게 한다. 가능한 환자는 시술자와 가깝게 오도록 테이블 끝 부위로 오게 한다. 그리고 환자의 하부 어깨를 앞쪽으로 충분히 끌어당긴 후 팔을 상부 팔 겨드랑이 밑에 놓게 하여 마치 양쪽 손으로 팔짱을 끼듯이 한다. 그리고 환자의 상부 측 다리는 고관절과 무릎을 굴곡 시킨 후 시술자의 두 다리 사이에 오게 한다. 이 때 고관절의 굴곡 각은 요추 치료 때 보다 환자의 무릎을 더욱 상부쪽으로 끌어당겨야 한다.

주동손으로 피부를 끌어당긴 후 손은 척추와 수평적인 모습에서 하부방향 45도 대각선 방향으로 고관절과 좌골극 중간 부위에 정확하게 접촉한다. 환자의 어깨를 충분히 끌어 당긴 다음 시술자의 양쪽 다리를 사용하여 환자의 무릎을 적절한 각도로 끌어당긴 후 시술자는 주동손이 약간 밑으로 향하는 모습을 취한다. 환자의 대퇴부 외측면으로 체중을 가하면서 시술자의 상체가 환자 몸을 넘어서게 한다. 환자에게 숨을 완전하게 내쉬게 한 후 body drop을 이용하여 thrust를 가한다. 어져스트먼트를 실행한 후 주동손의 접촉을 약 3초 동안 유지한다. 이 때 보조손은 환자를 안정시킬 뿐 thrust를 가하지 않는다(그림 9-28).

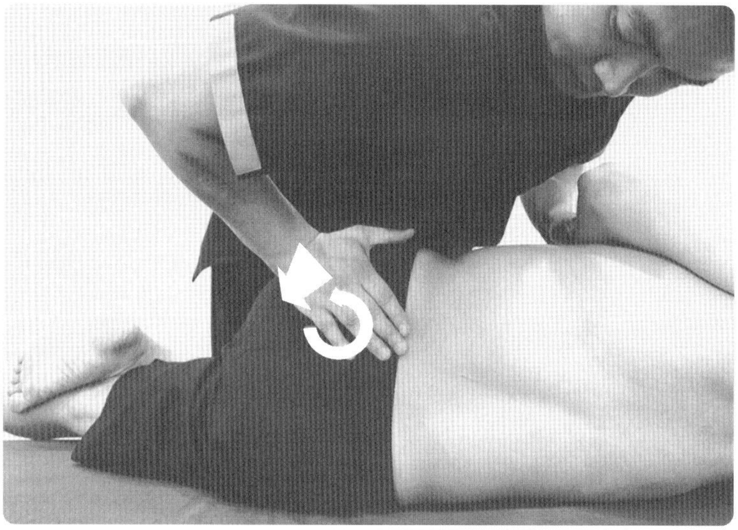

**그림 9-28 AS-EX 장골 치료**

### ⑦ Listing: IN ilium

장골이 천골에 가까워지는 내측회전(IN). 장골능과 좌골결절 사이의 수직적 거리에는 변화가 없으나 폐쇄공의 크기에는 변화가 나타난다. IN일 경우 폐쇄공의 좌우 폭의 길이가 감소되고 대퇴골두의 높이는 증가하며 요추전만은 감소된다.

- ◆ **PP** IN 장골이 위로 향하는 side posture를 취하게 한다.
- ◆ **DS** 시술자의 위치는 환자의 앞쪽 그리고 요추부위에 약 45도 대각선 방향으로 자세를 취한다.
- ◆ **CH** 시술자의 자세에서 하부쪽 손
- ◆ **CP** 접촉점 #1 수근골의 두상골(pisiform)
- ◆ **SCP** PSIS 내측면

- **SH** 시술자의 자세에서 상부쪽 손
- **LOC** medial to lateral
- **Procedure** side posture에 있는 환자의 하부 쪽 다리를 곧게 뻗게 한다. 그리고 환자의 발목이 테이블을 넘어 아래 부위에 놓이게 한다. 가능한 환자는 시술자와 가깝게 오도록 테이블 끝 부위로 오게 한다. 그리고 환자의 하부 어깨를 앞쪽으로 충분히 끌어당긴 후 팔을 상부 팔 겨드랑이 밑에 놓게 하여 마치 양쪽 손으로 팔짱을 끼듯이 한다. 그리고 환자의 상부측 다리는 고관절과 무릎을 굴곡 시킨 후 시술자의 두 다리 사이에 오게 한다. 이 때 고관절의 굴곡각은 요추 치료때 보다 환자의 무릎을 더욱 상부쪽으로 끌어당겨야 한다.

  주동손으로 피부를 끌어당긴 후 손은 척추와 수직적인, 손가락이 외측을 향한 모습으로 PSIS 내측면에 정확하게 접촉한다. 환자의 어깨를 충분히 끌어당긴 다음 시술자의 양쪽 다리를 사용하여 환자의 무릎을 적절한 각도로 끌어당긴 후 시술자는 주동손의 팔꿈치가 밑으로 향하는 모습을 취한다. 환자의 대퇴부 외측면으로 체중을 가하면서 시술자의 상체가 환자 몸을 넘어 서게 한 후 팔꿈치를 아래로 내려 medial-lateral 방향으로 thrust가 용이하도록 한다. 환자에게 숨을 완전하게 내 뿜게 한 후 body drop을 이용하여 thrust를 가한다. 어져스트먼트를 실행한 후 주동손의 접촉을 약 3초 동안 유지한다. 이 때 보조손은 환자를 안정시킬 뿐 thrust를 가하지 않는다(그림 9-29).

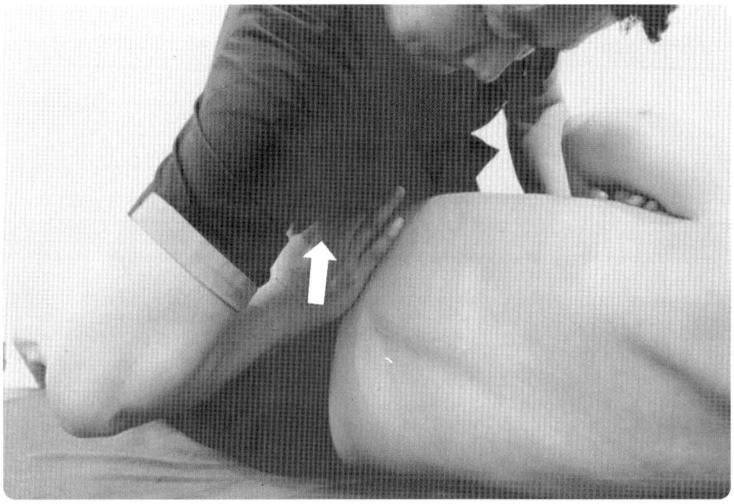

**그림 9-29 IN 장골 치료**

### ⑧ Listing: EX ilium

장골이 천골과 멀어지는 외회전(EX). 장골능과 좌골 결절 사이의 수직적 거리에는 변화가 없으나 폐쇄공의 크기에는 변화가 나타난다. EX일 경우 폐쇄공의 좌우 폭의 길이가 증가되고 대퇴골두의 높이는 감소하며 요추전만은 증가된다.

◆ **PP** EX 장골이 아래로 향하는 side posture를 취하게 한다.

◆ **DS** 시술자의 위치는 환자의 앞쪽 그리고 요추부위에 약 45도 대각선 방향으로 자세를 한다.

◆ **CH** 그 시술자의 자세에서 하부쪽 손

◆ **CP** 접촉점 #4, 주동손의 2, 3, 4, 5 손가락 그리고 pisiform이 PSIS 외측면에 접촉되게 한다.

◆ **SCP** 하부쪽 장골 외측면과 함께 ASIS 전면부위

◆ **SH** 시술자의 자세에서 상부쪽 손

◆ **LOC** lateral to medial

◆ **Procedure** side posture에 있는 환자의 하부쪽 다리를 곧게 뻗게 한다. 그리고 환자의 발목이 테이블을 넘어 아래 부위에 놓이게 한다. 가능한 환자는 시술자와 가깝게 오도록 테이블 끝 부위로 오게 한다. 그리고 환자의 하부 어깨를 앞쪽으로 충분히 끌어당긴 후 팔을 상부 팔겨드랑이 밑에 놓게 하여 마치 양쪽 손으로 팔짱을 끼듯이 한다. 그리고 환자의 상부측 다리는 고관절과 무릎을 굴곡 시킨 후 시술자의 무릎은 환자 무릎 후면에 접촉시킨다.

주동손의 2, 3, 4, 5 손가락으로 ASIS에 접촉하고 장골을 끌어당긴 후 동측손 두상골을 PSIS 외측면에 접촉한다. 보조손으로 환자의 어깨를 충분히 끌어당긴 후 시술자는 무릎을 사용하여 환자의 무릎을 적절한 각도로 끌어당긴다. Thrust는 주동손을 주로 사용하며 무릎은 사용하지 않고 긴장감만 유지한다. 어져스트먼트를 실행한 후 주동손의 접촉을 약 3초 동안 유지한다(그림 9-30).

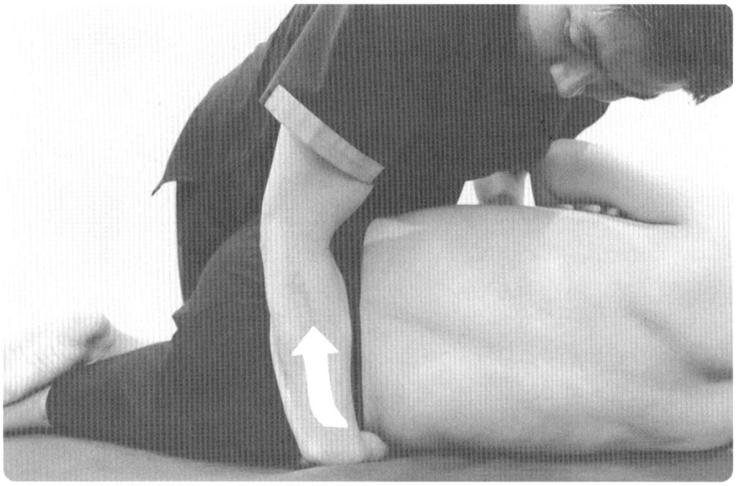

**그림 9-30 EX 장골 치료**

## ⑨ IN - EX ilium

장골 AS와 PI(X축) 그리고 척추의 축회전(Y축) 변위 없이 IN과 EX 변위가 동시에 나타날 수 있다.

- **PP** EX 장골이 아래쪽 그리고 IN 장골은 위로 향하는 side posture를 취하게 한다.
- **DS** 시술자의 위치는 환자의 앞쪽 그리고 요추부위에 약 45도 대각선 방향으로 자세를 취한다.
- **CH** 시술자의 자세에서 하부쪽 손
- **CP** 주동손의 2, 3, 4, 5번째 손가락이 ASIS 그리고 두상골이 PSIS 외측면에 접촉되게 한다. 그리고 주동손의 전완부위가 IN 장골쪽 PSIS의 내측면에 접촉한다.
- **SCP** 하부 장골 외측면과 함께 ASIS 전면부위, 상부 장골 PSIS 내측면
- **SH** 시술자의 자세에서 상부쪽 손
- **LOC** lateral to medial
- **Procedure** side posture에 있는 환자의 하부쪽 다리를 곧게 뻗게 한다. 그리고 환자의 발목이 테이블을 넘어 아래 부위에 놓이게 한다. 가능한 환자는 시술자와 가깝게 오도록 테이블 끝 부위로 오게 한다. 그리고 환자의 하부 어깨를 앞쪽으로 충분히 끌어당긴 후 팔을 상부 팔 겨드랑이 밑에 놓게 하여 마치 양쪽 손으로 팔짱을 끼듯이 한다. 그리고 환자의 상부측 다리는 고관절과 무릎을 굴곡 시킨 후 시술자의 무릎은 환자의 무릎 후면에 접촉시킨다.
  주동손으로 장골을 끌어당긴 후 두상골을 PSIS 외측면에 접촉하며 전완부위는 IN쪽 장골의 PSIS 내측면에 접촉되도록 한다. 환자의 어깨를 충분히 끌어당긴 후 시술자는 무릎을 사용하여 환자의 무릎을 적절한 각도로 끌어당긴다. Thrust는 주동손의 pisiform을 주로 사용하며 무릎은 사용하지 않고 긴장감만 유지한다. 어져스트먼트를 실행한 후 주동손의 접촉을 약 3초 동안 유지한다(그림 9-31).

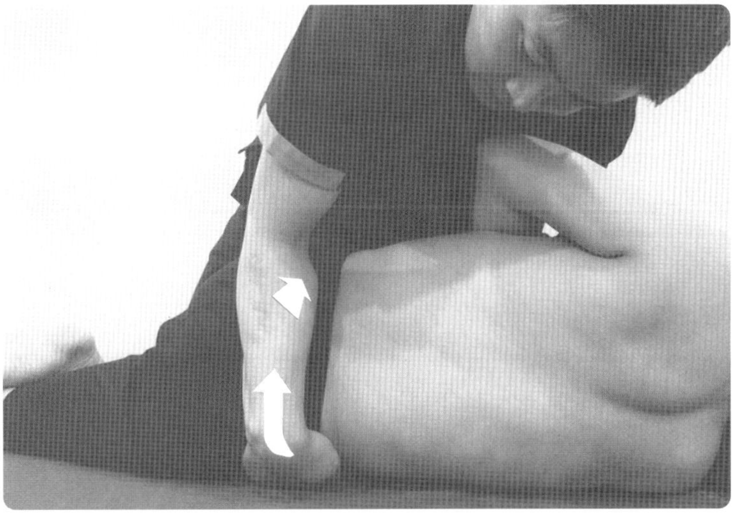

**그림 9-31 IN-EX 장골 치료**

## 3. 2 천골 어져스트먼트 테크닉

### Listing: P-R, P-L

동작 촉진을 통해 posterior subluxation된 천골 부위에서는 관절의 움직임이 제한된 것을 느낄 수 있으며 부종현상으로 인해 천장관절의 후면을 따라 압통이 촉진된다.

- **PP** posterior 천골부위가 위로 오도록 side posture를 자세를 취하게 한다.
- **DS** 시술자의 위치는 환자의 앞쪽 그리고 요추부위에 약 45도 대각선 방향으로 자세를 취한다.
- **CH** 시술자의 자세에서 하부쪽 손
- **CP** 접촉점 # 1, 두상골
- **SCP** 천골결절과 PSIS 사이, 가능한 천골 외측면에 접촉한다.
- **SH** 시술자의 자세에서 상부쪽 손
- **LOC** posterior to anterior, 천골변위에 Inferiority가 있다면 torque이 실행되어야 한다.
- **Procedure** side posture에 있는 환자의 하부쪽 다리를 곧게 뻗게 한다. 그리고 환자의 발목이 테이블을 넘어 아래 부위에 놓이게 한다. 가능한 환자는 시술자와 가깝게 오도록 테이블 끝부위로 오게 한다. 그리고 환자의 하부 어깨를 앞쪽으로 충분히 끌어당긴 후 팔을 상부팔 겨드랑이 밑에 놓게 하여 마치 양쪽 손으로 팔짱을 끼듯이 한다. 그리고 환자의 상부측 다리는 고관절과 무릎을 굴곡 시킨 후 시술자의 두 다리 사이에 오게 한다. 이 때 고관절의 굴곡각은 요추 치료 때 보다 환자의 무릎을 더욱 상부쪽으로 끌어당겨야 한다.

  주동손으로 피부를 끌어당긴 후 주동손은 천골과 수직적인 모습으로 천골 외측면에 정확하게 접촉한다. 환자의 어깨를 충분히 끌어당긴 후 시술자의 양쪽 다리를 사용하여 환자의 무릎을 적절한 각도로 끌어당겨 긴장점을 조성한다. 상체는 약간 아래로 내리며 시술자의 하복부는 환자의 골반 외측면에 있게 한다. 환자의 골반과 대퇴부 외측면으로 체중을 가하면서 환자에게 숨을 완전하게 내쉬게 한 후 body drop을 이용하여 thrust를 가한다. 어져스트먼트를 실행한 후 주동손의 접촉을 약 3초 동안 유지 한다. 이 때 보조손은 환자를 안정시킬 뿐 thrust를 가하지 않는다(그림 9-32, 33).

  천골에 Inferiority가 있는 경우 PI-R인 경우 반시계방향으로, PI-L인 경우 시계 방향으로 torque을 구사한다.

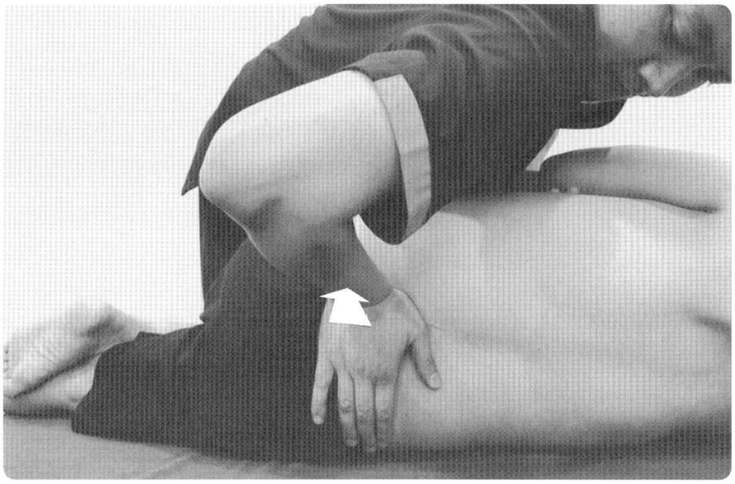

그림 9-32 P-L 천골 치료

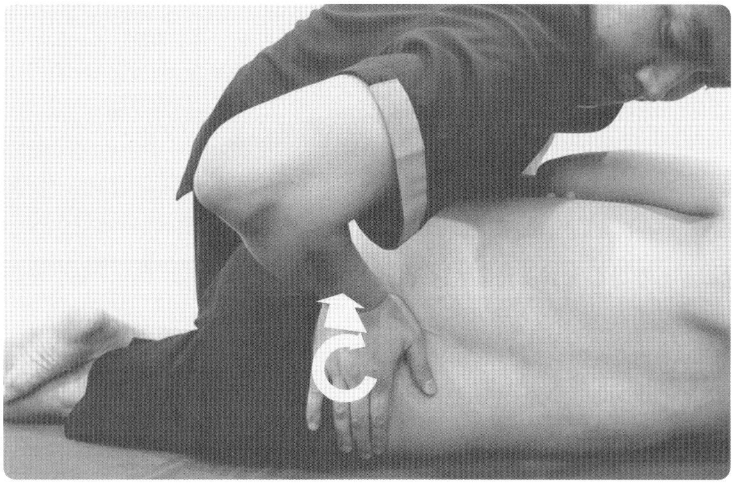

그림 9-33 PI-L 천골 치료

장골과 천골은 서두의 기능해부학에서 언급되었듯이 서로 상호적으로 움직이는 현상이 있다. 장골에 posterior rotation이 발생할 때 천골은 anterior, inferior 방향으로 움직이며 장골에 anterior rotation이 발생할 때 천골은 posterior, superior 방향으로 움직인다. 이러한 생체 역학적 관계에서 임상가들은 천골과 장골 중 어느 부위를 치료해야 하는가에 대한 혼돈과 어려움을 느끼게 된다. Dr. Gonstead은 오랜 임상경험을 통해 얻은 귀한 결과들을 바탕으로 아래와 같은 치료 지침을 주장한다.

① 장골에 리스팅이 없으나 천골 서블럭세이션이 있는 경우 천골을 치료 한다.

② 천골에 posterior rotation이 있는 경우 동측 장골이 ASIN 또는 AS와 IN이 주요 리스팅인 경우 천골을 치료한다.

③ 천골에 posterior rotation이 있는 경우 동측 장골이 PIEX 또는 PI와 EX가 주요 리스팅일 경우 장

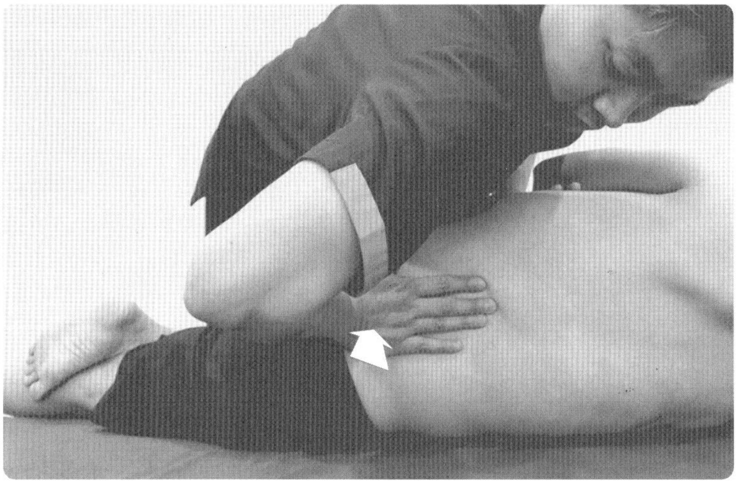

※대체 방법으로 posterior 천골부위가 아래로 가도록
side posture를 자세를 취하게 한다.

**그림 9-34 P-R 천골 치료**

골을 치료한다.

④ ASIN 또는 AS와 IN이 주요 리스팅인 경우에 바로 누운 supine 자세에서 동측에 단족이 관찰되는 경우 천골을 치료한다.

⑤ ASIN 또는 AS와 IN이 주요 리스팅인 경우 천장관절에 압통점이 없는 경우 장골을 치료하고 압통점이 나타나는 경우에는 천골을 치료한다.

## 3.3 치골 어져스트먼트 테크닉

환자는 supine 자세로 반드시 눕고 시술자는 양쪽의 중지를 사용하여 양쪽 치골의 anterior 부위를 촉진한다. 먼저 치골의 anterior to posterior 그리고 superior to inferior 의 배열의 모습을 촉진한다. 또한 양쪽의 치골을 anterior to posterior 그리고 superior to inferior, inferior to superior의 방향으로 움직이면서 통증의 유무 그리고 움직임의 정도를 감지한다.

### ① Listing: Superior

- ◆ **PP** supine. 환자는 환측 쪽 골반이 테이블 외측 끝 부위에 있게 한다. 그리고 환자의 다리는 테이블 아래로 내려가게 한다. 이 때 동측 쪽 PSIS는 테이블 위에 놓여져야 한다.
- ◆ **DS** 시술자는 환자 측면에서 다리 쪽으로 향한 자세를 취한다.
- ◆ **CH** 주동손은 환측 대퇴 말단부위에 접촉한다.

- **SCP** 환측 다리의 대퇴골 말단부위
- **SH** 보조손은 반대쪽 ASIS에 접촉한다.
- **Procedure** ASIS를 접촉한 보조손으로 환자의 골반을 안정시키고 대퇴골의 말단부위에 접촉한 주동손은 anterior to posterior 방향으로 힘을 가한다. 그리고 환자에게 주동손이 가하는 힘에 대하여 저항하라고 한다. 약 4-5초 후 가벼운 thrust을 가한다.
  어져스트먼트가 끝난 후 환자는 치료받는 자세를 약 1-2분 동안 유지한다(그림 9-35).

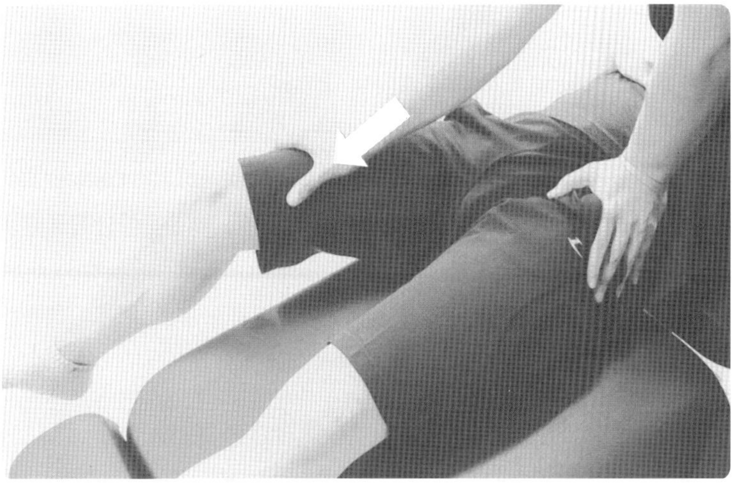

**그림 9-35 오른쪽 상방 치골 치료**

## ② Listing: Anterior

- **PP** supine, 시술자는 건측 쪽 무릎과 고관절을 최대한으로 굴곡 시킨다.
- **DS** 시술자는 환자 건측 쪽에서 환자의 다리 쪽으로 향한 자세를 취한다.
- **CH** 주동손은 상부 방향에 있는 손이다. 왼쪽 치골을 치료할 땐 왼쪽 손이며 오른쪽 치골을 치료할 때 오른손
- **CP** 접촉점 #3, 중수골 내측면(Knife edge)
- **SCP** 치골의 상부면
- **SH** 보조손은 주동손 손목을 감싸거나 아니면 환측 무릎에 접촉하여 안정시킨다.
- **LOC** anterior-posterior
- **Procedure** 주동손을 통해 빠르고 짧은 thrust를 A-P 그리고 약간 S-I 방향으로 실행한다.
  이 테크닉은 drop table에서 가장 효과적으로 실행될 수 있다(그림 9-36).

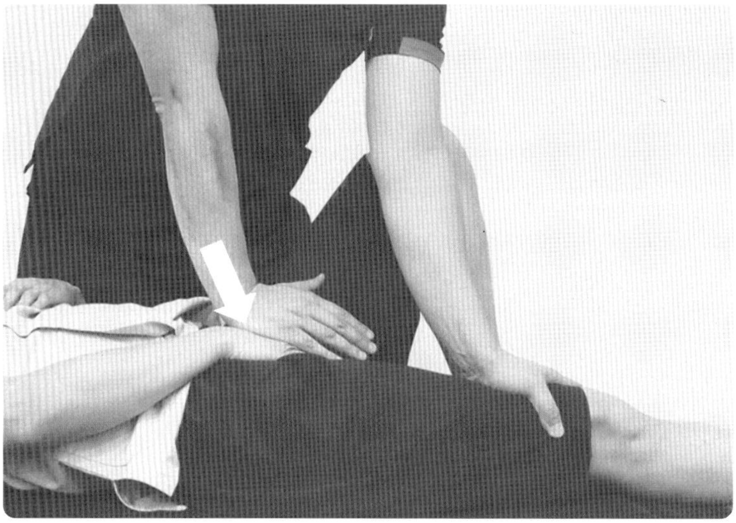

그림 9-36 왼쪽 전방 치골 치료

### ③ Listing: Inferior

- ◆ **PP** supine, 환자는 환측 무릎과 고관절을 최대한으로 굴곡 시킨다.
- ◆ **DS** 시술자는 환자 건측으로 상체를 숙여 환자의 경골에 가슴이 닿도록 한다.
- ◆ **CH** 상부쪽 손은 환자의 ASIS에 접촉하며 하부쪽 손은 환자의 좌골후면에 접촉한다.
- ◆ **LOC** 상부손은 anterior-posterior, 하부손은 posterior-anterior, inferior to superior
- ◆ **Procedure** 시술자의 가슴으로 접촉된 환자의 경골을 통해 긴장감을 유지한 상태에서 접촉된 두 손으로 환자의 골반을 회전시킨다. Thrust 후 경골에 가해진 접촉을 약 3초 동안 유지한다(그림 9-37).

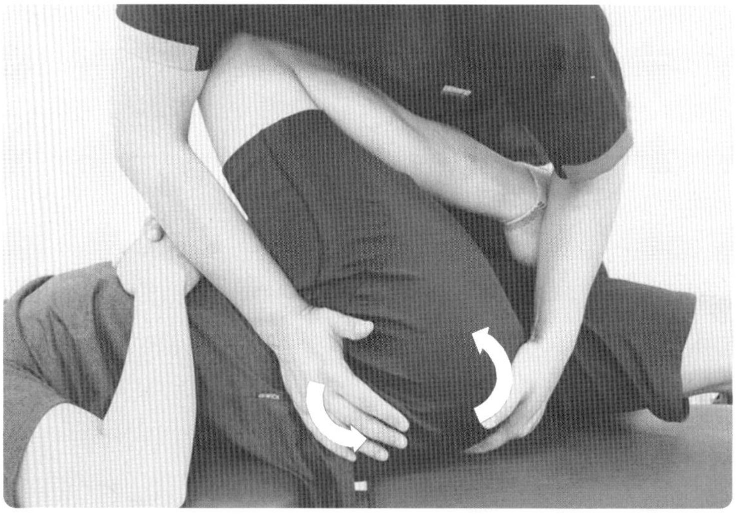

그림 9-37 오른쪽 하방 치골 치료

④ 치골 distraction : 치골관절 밀착현상. 치골결절 부위와 내전근에 압통

- **PP** supine, 환자는 양쪽 무릎과 고관절을 굴곡 시킨 후 두 발은 서로 닿게 한 후 테이블위에 자연스럽게 놓는다.
- **DS** 시술자는 환자 발쪽에 서서 환자를 향한다.
- **CHP** 접촉점 #12 손바닥
- **SCP** 환자의 양쪽 무릎 내측변
- **LOC** medial to lateral
- **Procedure** 환자의 무릎 내측면을 서로 상반되는 손으로 접촉한 후 환자에게 양쪽을 동시에 힘을 주며 조이라고 한다. 그리고 시술자는 환자의 무릎을 양손을 통해 저항하면서 약 5초 동안 힘을 유지한다. 내전근에 피로감이 올 쯤 시술자는 양손을 통해 빠르게 thrust 한다(그림 9-38).

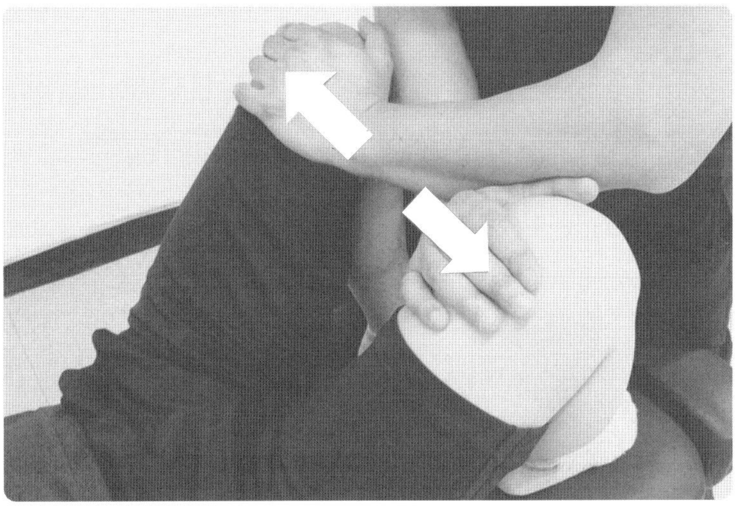

그림 9-38 치골 견인 치료

## 3.4 미골 어져스트먼트 테크닉

환자는 엎드린(prone) 자세를 취하고 시술자는 천골과 미골의 관절(sacrococcygeal joint)를 촉진하면서 정상적 배열의 모습 또는 압통(tenderness)을 관찰한다. 양쪽의 엄지를 포갠 모습으로 천미관절을 posterior to anterior의 방향으로 가볍게 누르며 천미관절의 미끄러지는 관절놀이(joint play)의 모습을 촉진한다. 이때 나타나는 통증, 부정배열(misalignment) 또는 관절놀이의 제한현상은 미골의 기능장애 현상을 지적한다.

## ① 외부에서 접근하는 미골 테크닉(External Approach)

- ◆ **PP** 환자는 엎드린(prone) 자세를 취한다. 쿠션을 사용하여 환자의 복부와 골반부위가 약간 올라가도록 한다.
- ◆ **DS** 시술자는 환자의 측면에서 약 45도 방향 머리 쪽으로 향한다.
- ◆ **CHP** 접촉점 #9, 엄지
- ◆ **SCP** 미골의 기저부위
- ◆ **SH** 주동손 엄지 위에 보조손의 두상골로 접촉한다.
- ◆ **LOC** inferior to superior
- ◆ **Procedure** 주동손과 보조손으로 피부를 머리 방향으로 끌어 당기며 머리방향으로 그리고 약간 posterior to anterior 방향으로 thrust한다(그림 9-39, 40).

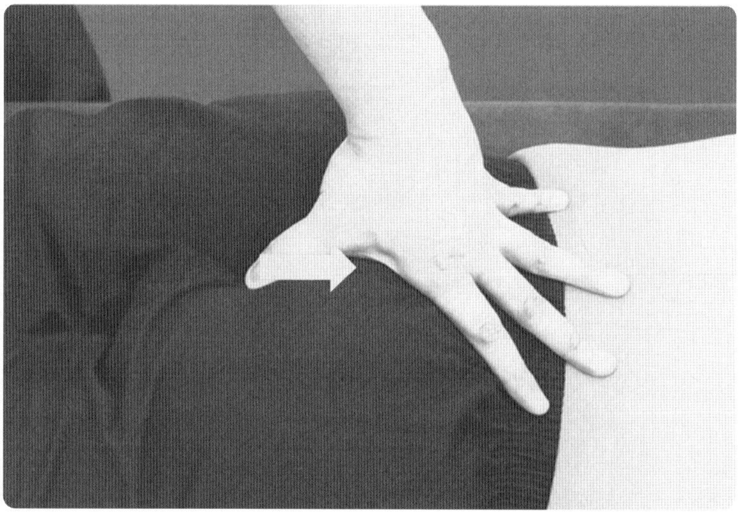

그림 9-39 미골 기저 부위에 접촉한 후 상방으로 tissue pull 한다

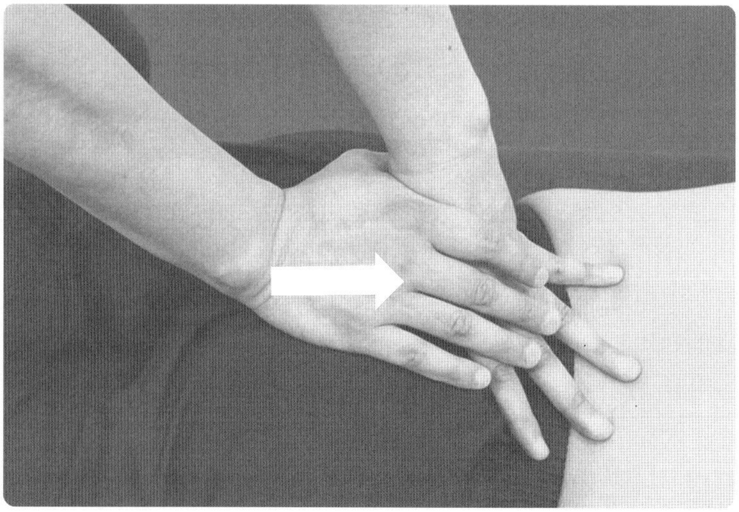

그림 9-40 보조손의 두상골을 접촉하여 강화하며 상방으로 thrust 한다

## ② 내측에서 접근하는 미골 테크닉(Internal Approach)

- **PP** 환자는 엎드린 prone 또는 옆으로 누운 side posture를 취한다.
- **DS** Prone 자세에서 시술자는 환자의 측면에 있으며 side posture 자세에선 환자의 후면에 자세를 취한다.
- **CH** 주동손은 하부쪽에 있는 손의 2번째 또는 3번째 손가락, 반드시 외과용 고무장갑을 착용하고 유활제를 사용한다.
- **SCP** 항문으로 접근하여 미골의 내측면에 접촉한다.
- **SH** 보조손의 손바닥 부위를 천골 상부면에 접촉한다.
- **LOC** superior to inferior
- **Procedure** 항문 안으로 접촉한 주동손을 통해 미골 내측면에 접촉한 후 미골을 inferior 방향과 posterior 방향으로 가볍게 끌어당기며 천골 상부 후면부위에 접촉한 보조손은 가볍게 주동손과 동시에 inferior to superior 그리고 posterior to anterior 방향으로 thrust한다. 이때 가해지는 힘은 천골과 미골관절의 운동성을 회복시킨다(그림 9-41, 42, 43, 44).

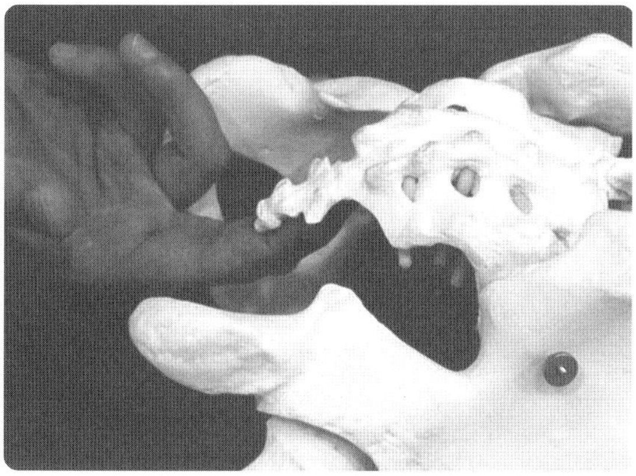

그림 9-41 골격모형을 이용내측 미골 접촉1

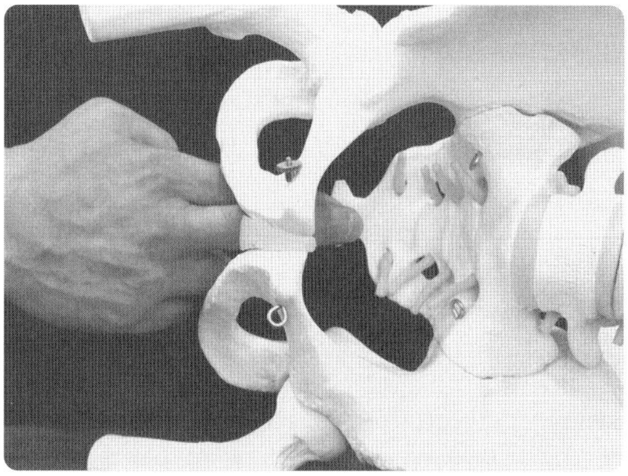

그림 9-42 골격모형을 이용 내측 미골 접촉2

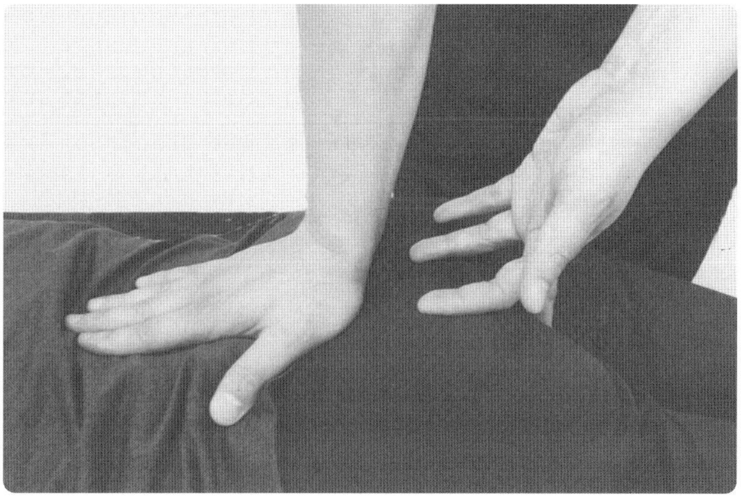

그림 9-43 내측 미골 접촉 모습

# 참고문헌


1. Chapman-Smith, David: The Chiropractic Profession. West Des Moines. Iowa, NCMIC Group Inc., 2000: 11-7, 70-71.
2. Chiropractic: State of Art. Arlington. Virginia, American Chiropractic Association, 1998:2-3, 12-14.
3. Spinal Manipulation Policy Statement. Arlingtion, Virginia: American Chiropractic Association, 1996: 6.
4. Manga Report to the Ontario Ministry of Health, 1998.
5. The text book of Clinical Chiropractic, by Gregory Plaugher. published by Williams & Wilkins in 1993.
6. Low Back Pain, Mechanism, Diagnosis and Treatment, 4th edition by James M. Cox. published by Williams & Wilkins in 1992.
7. Myofascial Pain and Dysfunction by Janet F. Travell, David G. Simons published by Williams & Wilkins in 1992.
8. Back Pain and Spinal Manipulation by John E. Murtagh Clive J. Kenna published by Bitterworth-Heinemann, a division of Reed Educational & Professional Publishing Ltd In 1997.
9. Fundamentals of Chiropractic by Daniel redwodd, Carl S. Cleveland, Marc Micozzi. pusblished by Mosby in 2003.
10. Essentials of Skeletal Radiology, 2nd edition by Terry Yochum, Lindsay, J. Rowe. pusblished by Williams & Wilkins.
11. Whiplash Injuries, The Cervical Acceleration/Deceleration Syndrome, 2nd edtion by Stephen M. Foreman, Arthur C. Croft. published by Williams & Wilkins in 1995.
12. Activator Chiropractic Technique by Arlan W. Fuhr translated by Joo Kang Lee KCI 학회회원 in 2001. pusblished by Yeong mun pusblishing company.
13. Chiropractic Technique by Thomas Brgman.
14. The Appropriateness of Spinal Manipulation for Low Back Pain, Project Overview and Literature Review by Paul. G. Shekelle, Alan h. Adams, Mark R. Chassin, Eric L. Hunrwithz, Reed B. Phillips, Robert H. Brook. published by RAND in 1991.

15. Neck and Arm Pain by Rene Cailliet, 3rd edition. published by F. A. Davis Company in 1991.
16. Low Back Pain Sybdrome by Rene Cailliet, 3rd edtion. published by F. A. Davis company in 1991.
17. Applied Chiropractic in Distortion Analysis by william J. Kotheimer, published by Dorrance & Company in 1976.
18. Advance in Chiropractic by Dana J. Lawrence, J. David CAssidy, Marion McHregor, William G. Meeker, Howard T. Vernon. published by Mosby in 1994.
19. Joint Structure and Function, 2nd edition by CynthiaC. Norkin, Pamela K. Levangie. published by F. A. Davis 1992.
20. Craniosacral Therapy by John Upledger, D.O., FAAO & Jon Vredeboogd, MTA., 16th printing, Published by Eastland.
21. Principles and Techniques of Patient Card by Frank M. Pierson, M. A., P. T. Assistant professor, The Ohio State University, Cloumbus, Ohio, published by W. B. Saunders Company.
22. Chiropractic Theory by Leach, 3rd edition, published by Mosby in 1994.
23. Chiropractic Diagnosis by Associated Chiropractic Academic Press. published in 1980.
24. Chiropractic Approach to Head pain by Darryl D. Curl. published by Williams & Willikins in 1994.
25. Principle and Practice of Chiropractic by Nation College of Chiropractic. published in 1976.

# 대한카이로프랙틱학회 교육프로그램

### ▶ 카이로프랙틱 정규교육

- Basic 코스 (16주 과정)
  Diversified 테크닉, Gonstead 리스팅, 척추 병리학, X-ray
- A 코스 (14주 과정)
  Thompson 테크닉, Cox 테크닉, Extremity, TMJ
- B 코스 (10주 과정)
  CST, SOT
- C 코스 (10주 과정)
  Logan Basic, AMCT, Pettibon, Toggle Recoil
  강사 : 이주강 학회장, 나강호, 이중현, 한주영 이사

### ▶ 부수교육

- Scoliosis Correction & Stabilization Treatment (SCST) (40시간 과정)
- Medical Pilates (Pilates Rehabilitaton) (60시간 과정)
  강사 : 변영준 이사
- Myofunction Restorative Training (MRT) (4주 과정)
  강사 : 안상용 이사
- Soft Tissue Mobilization Technique (SMT) (50시간 과정)
- Nerve Mobilization Technique (NMT) (64시간 과정)
  강사 : 유성용 이사
- Myo Combing Technique (MCT) (15시간 과정)
  강사 : 신현호 이사
- Chiro Day (학회 보수교육) (4회/년, 5시간/일)
  강사 : 안성현 이사
- Natural Movement School (NMS) 자가 이완 트레이닝 (25시간 과정)
- Foundation Training (10시간 과정)
- Gonstead Technique (24시간 과정)
  강사 : 이용직 이사

학회 홈페이지 www.kcistory.com